음주 문제

음주 문제

치료 전문가를 위한 가이드

키스 험프리스, 앤 링포드 휴즈 지음 | 다사랑중앙병원 옮김

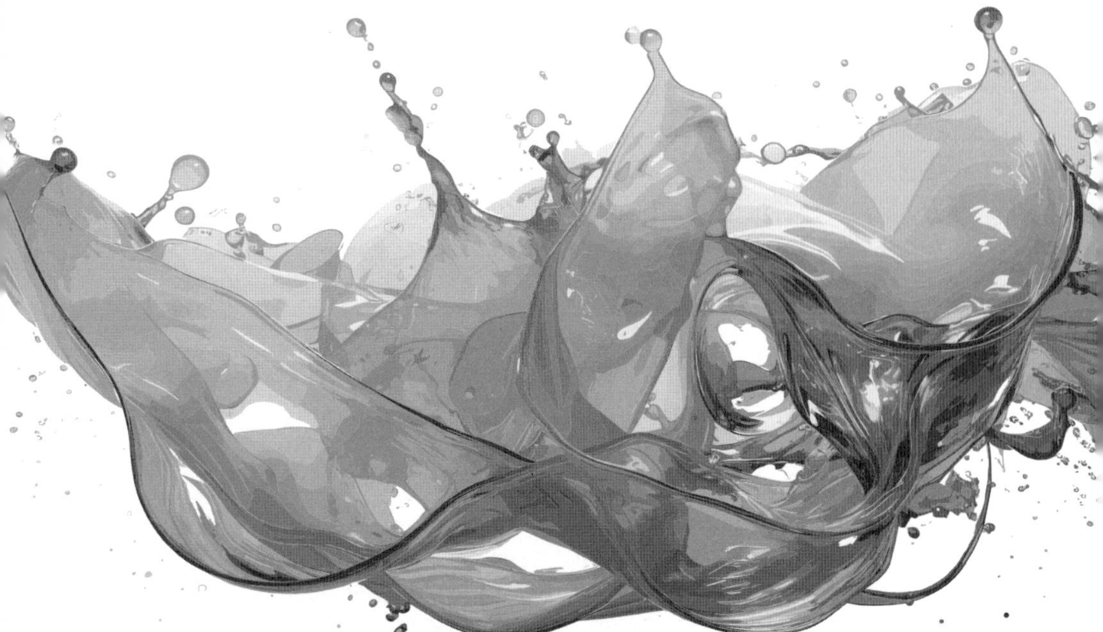

Edwards' Treatment of Drinking Problems 6th Edition

圖書出版 하나醫學社

이 책을 음주 문제로 어려움을 겪고 있는 모든 분들에게 바칩니다.

목차

일러두기

· 이 책의 영어판 원서는 2016년 발행되어 ICD-10을 기준으로 하고 있습니다.
· ICD-11은 세계보건기구에서 2018년 발표, 2022년부터 적용하고 있습니다.

감사의 말

저자들은 각 장의 초안을 검토해 주신 레미 플라셰Remy Flachais와 존 켈리John Kelly에게 매우 감사드립니다. 더불어, 과학적 참고자료를 찾고 업데이트해 준 자넷 블로젯Janet Blodgett의 부지런한 노력에도 감사드립니다. 또한, 이 책의 주제에 대해 많은 것을 가르쳐 준 환자들과 치료 분야의 동료들에게도 감사드립니다.

대략적인 재정 지원 출처는 다음과 같습니다. 이 책을 집필하는 동안 키스 험프리스Keith Humphreys는 미국 재향군인회, 미국 국립 알코올 남용 및 알코올 중독 연구소, Michael and Arlene Rosen 재단, Greenwall 재단의 보조금을 받았습니다. 그는 음료 산업이나 음주 문제 치료에 사용되는 약품 제조업체로부터 보조금이나 사례금을 받은 적은 없습니다. 앤 링포드 휴즈Anne Lingford-Hughes는 영국 의학 연구 위원회와 영국 국립 보건 연구소로부터 연구 보조금을 받았습니다. 그녀는 또한 룬드벡Lundbeck으로부터 연구 자금을 지원받았을 뿐만 아니라 연설, 프레젠테이션 및 의장 행사에 대한 사례금도 받았습니다.

여섯 번째 판에 대한 참고사항

『음주 문제: 치료 전문가를 위한 가이드The Treatment of Drinking Pro-blems: A Guide for the Helping Professions』는 1982년 그리피스 에드워즈Griffith Edwards의 단일 저자 텍스트로 처음 출판되었습니다. 그는 "모든 치료 텍스트의 기초가 되어야 하는 두 가지 주요 자원, 즉 임상 경험과 과학 연구의 세계"에서 자유롭게 추출했다고 썼습니다. 에드워즈는 모즐리Maudsley 병원과 베스렘 로얄Bethlem Royal 병원에서 20년 넘게 함께 일했던 많은 임상 동료들에게 감사를 표했습니다. 1982년판은 독일어, 스페인어, 포르투갈어, 일본어, 스웨덴어로 번역되었습니다. 두 번째 판은 1987년에 다시 한번 저자의 작품으로 등장했습니다. 세 번째(1997) 및 네 번째(2003) 판의 경우 에드워즈는 집필 팀의 동등한 파트너로 제인 마샬Jane Marshall 및 크리스토퍼 쿡Christopher Cook과 합류했습니다. 2010년에 에드워즈는 직접적인 참여에서 물러나 제5판을 마샬과 두 명의 새로운 저자인 데이비드 볼과 키스 험프리스에게 넘겼습니다. 험프리스는 새로운 집필 파트너인 앤 링포드 휴즈와 함께 이 6판의 공동 저자로 활동하고 있습니다. 에드워즈는 중독 및 치료 분야에서 세계 최고의 권위자 중 한 사람으로 오랜 경력을 쌓은 후 2012년에 세상을 떠났습니다. 그가 쓴 책은 여러 저작팀에 의해 반복적으로 수정 및 업데이트되었기 때문에 그의 원래 문장 중 어떤 것이 이 여섯 번째 판의 본문에 남아 있는지는 확실하지 않습니다. 그러나 그의 정신과 지성이 모든 페이지에 생기를 불어넣기 때문에 현재의 저자와 출판사는 기꺼이 책의 이름을 『에드워즈의 음주 문제의 치료: 전문가들을 위한 가이드Edwards' Treatment of Drinking Problems: A Guide for the Helping Professions』로 바꾸었습니다.

머리말

이 책의 주요 대상 독자는 음주 문제가 있는 사람들과 접촉하는 책임을 맡은 전문가들이고, 이 책은 그들을 돕기 위해 쓰였습니다. 우리는 이 책이 일반의에게 해당 분야에 대한 유용한 소개가 되기를 바라며, 모든 배경의 일반의와 전문가가 이 책을 사용하여 진단 및 치료 기술을 향상시키기를 바랍니다. 음주 문제가 있거나 음주 문제를 겪고 있는 사람을 사랑하는 일부 사람들은 자신의 상황을 이해하고 대처하는 데 이 책이 도움이 되며 가치가 있다는 것을 발견할 수 있을 것입니다.

음주 문제는 모든 사회 구조에서 발생하며 전문 중독 치료 분야에만 국한될 수는 없습니다. 따라서 본문에서는 비전문가들의 비공식적 치료부터 전문적 치료에 이르기까지 다양한 접근 방식을 통해 음주 문제의 치료를 숙고합니다. 다양한 지원 전문가들이 업무 중 음주 문제에 직면할 수 있기 때문에 우리는 도움을 주는 사람을 설명하기 위해 '임상의'라는 일반적인 단어를 사용했습니다. 우리는 이 텍스트가 일반의사, 정신과 의사 및 다른 의학 전문가들, 특히 간호사, 심리치료사, 목회상담사, 심리학자, 사회복지사, 작업치료사들의 필요에 동등하게 관련되기를 바랍니다.

일반적인 용어인 '음주 문제'와 그 사촌 격인 '문제성 음주'는 책 전반에 걸쳐 사용되어 일반적으로 '알코올 중독'으로 설명되는 것부터 중재를 통해 도움을 받기는 하지만 훨씬 덜 심각한 경우까지 다양한 범위의 어려움을 포괄합니다. 실제로 이 책의 핵심 메시지는 음주 문제에는 다양한 종류가 있으며 중재는 일률적으로 적용되기보다는 환자의 상황에 맞게 조정되어야 한다는 것입니다.

이 책은 두 부분으로 나누어져 있습니다. 첫 번째는 음주 문제와 그 영향을 이해하는 데 필수적인 맥락을 제공하는 반면, 두 번째는 치료의 세부 사항을 자세히 설명합니다. 각 장의 내용은 아래에 요약되어 있습니다.

제1부: 이해의 배경(1~7장)

음주 문제의 정의(1장)

이 장은 음주 문제의 다양한 측면을 설명하는 여러 사례로 시작되며, 이어서 '분별 있는' 음주 지침에 대한 설명이 이어집니다. 알코올 오용은 위험한 음주, 유해한 음주, 알코올 의존의 세 가지 범주로 정의됩니다. 알코올 의존 증후군 개념의 임상적 기원이 개괄적으로 설명되고, 증후군의 개별 요소가 논의되며, 의존의 이해와 치료의 세부 사항 간의 연관성이 고려됩니다.

약물로서의 알코올(2장)

알코올은 인체 대부분의 시스템에 중요한 약리학적 및 독성 효과를 갖는 약물입니다. 이러한 약리학적 효과에 대한 지식은 채택된 치료뿐만 아니라 음주로 인해 발생하는 문제를 이해하는 데 기본이 됩니다. 이 장의 표현은 필연적으로 전문적이지만, 우리는 비의료 분야의 독자가 접근할 수 있는 방식으로 텍스트를 쓰려고 노력했습니다.

음주 문제의 원인(3장)

이 장에서는 왜 어떤 사람들에게는 음주 문제가 발생하고 어떤 사람들에게는 발생하지 않는지 설명하려고 노력합니다. 알코올 이용도 및 문화적 규범과 같은 환경적 요인뿐만 아니라 경제적 요인, 생물학적 소인 및 심리적 기전도 언급됩니다.

알코올 관련 문제(4~7장)

4장부터 7장은 사회적 문제(4장), 신체적 문제(5장), 정신적 문제(6장), 다른 약물 문제(7장) 등 다양한 영역을 포괄하는 알코올 문제의 합병증을 다루고 있습니다.

제2부: 치료 — 맥락과 내용(8~17장)

치료 접근, 환경 및 역할(8장)

음주 문제가 있는 사람 중 아주 소수만이 실제로 전문 서비스에 연락합니다. 따라서 이 장에서는 문제 음주자가 도움을 찾을 수 있는 곳을 보다 폭넓게 살펴보고 비공식, 비전문가, 전문 치료 경로를 포함하는 도움추구궤적을 탐구합니다.

전문적인 치료 환경 밖에서의 사례 발굴 및 개입(9장)

비전문가 환경에서는 문제가 심각해지기 전에 인생 과정/음주 경력 초기에 개입할 수 있는 기회를 제공합니다. 충분히 일찍 이루어진 작은 개입이라도 장기적으로 상당한 영향을 미칠 수 있습니다. 일차의료부터 직장까지 다양한 비전문가 환경이 설명됩니다. 우리는 음주 문제를 치료할 수 있는 능력이 있음에도 불구하고 너무 자주 간과되는 일반 정신과 서비스를 포함합니다. 사례 발견 및 탐지가 고려되며, 생물학적 표지 및 선별 설문지 검토가 이어집니다. 비전문가 환경에서의 개입이 설명되고 간단한 동기부여 인터뷰 및 의료 관리에 대한 보다 자세한 설명이 제공됩니다.

음주 문제가 있는 환자의 평가(10장)

이 장에서는 병력청취의 기법 및 기술과 관련된 실제적인 문제를 다루고 있습니다. 필요한 경우 평가 시간을 단축하는 방법과 함께 음주 평가와 환자 생활의 다른 영역에 대한 평가도 다루어집니다. 또한 사례공식화 및 치료목표설정을 안내하는 평가의 역할도 논의됩니다.

금단 상태와 임상적 관리(11장)

해독은 의존적인 음주자를 치료하기 위한 중요한 전주곡입니다. 이 장에서는 알코올 금단의 의학적, 임상적 기초를 다룰 뿐만 아니라 비의료 독자가 기본 원리를 이해할 수 있도록 도와드립니다. 금단 상태의 다양성, 지역사회설정과 입원환자설성 간의 선택, 약물의 올바른 사용이 모두 다루어집니다.

치료적 관계(12장)

이 장에서는 임상의와 문제 음주자 사이의 관계가 문제 음주자에게 사용된 치료 기술이나 치료 전략만큼 중요하다는 점을 강조합니다. 마찬가지로, 환자 측의 중요한 동기 없이 행동 변화는 불가능하며, 이러한 동기를 육성하는 것이 임상의의 핵심 업무입니다. 환자와 협력하기 위한 몇 가지 지침 원칙이 제공되며, 치료 종료 시점에 대한 질문도 검토됩니다.

음주 문제에 대한 전문적인 치료법(13장)

이 장에서는 동기강화상담, 동기강화 치료, 인지행동치료 및 약물 치료에 특히 초점을 맞춰 전문 치료에 대한 근거 기반을 검토합니다. 이 장에서는 치료가 연구기반이어야 한다는 관점을 특히 강조합니다.

익명의 알코올 중독자들과 기타 자조 모임 단체(14장)

AA alcoholics anonymous는 1935년 설립된 이래로 수많은 음주 문제를 겪고 있는 수백만 명의 사람들을 도와온 국제 자조 단체입니다. 이 장에서는 AA의 운영 방식과 그 신념 및 관행을 소개합니다. 치료 전문가와 AA 간의 효과적인 협력의 중요성이 강조되고, 대안적인 상호 지원 조직도 논의됩니다.

치료에서의 종교, 영성 및 가치관(15장)

종교에서 유래되었든 아니든 가치관은 사람들이 그들의 음주 문제, 치료, 삶의 목표를 어떻게 이해하는가를 형성해줍니다. 음주 문제를 치료할 때 영적, 종교적 문제도 일반적으로 다루어집니다. 이 장에서는 영성과 종교적 신념의 의미를 탐구하고, 중독의 결과로 발생하는 영적 "악영향"을 고려하며, 알코올 문제가 있는 사람과 일할 때 이 모든 것이 무엇을 의미하는지 이해하도록 해줍니다.

금주 이외의 치료 결과 추구하기(16장)

음주 문제가 있는 모든 사람이 건강하고 생산적인 삶을 살기 위해 금주할 필요는 없습니다. 이 장에서는 적당한 음주 목표가 치료에 더 적합한 경우에 대해 설명합니다. 또한 임상의가 음주 관련 치료 목표를 다른 긴급한 임상 문제의 후순위에 위치시킬 것을 결정할 수 있는 상황에 대해서도 논의합니다.

치료 과정에서의 좌절과 어려움 다루기(17장)

이 장은 치료에 어려움을 겪는 일반적인 임상 상황을 다루는 실용적인 장입니다. 그러한 문제가 어떻게 발생하는지, 그리고 다시 정상 궤도에 오르기 위해 그러한 상황에서 치료 전략을 재구성하는 방법을 고려합니다.

제1부 이해의 배경

1장

음주 문제의 정의

음주 문제의 다양한 양상들

이 책의 이전 판을 읽은 독자들을 포함해서 이 분야의 종사자들을 위해 다음과 같은 사례가 '음주 문제'라는 구절을 상기시켜줍니다.

로버트(Robert)는 45세 백인 남자이고 무직입니다. 일 년 동안 두 번째로 알코올로 인한 금단에 의학적인 도움을 받고자 입원했습니다. 그는 10대부터 과도한 음주를 하기 시작했습니다. 그때 이후로 그는 치료 전문가들 및 자조 집단의 단기 도움을 통해 단지 2~3번의 일시적인 단주를 했습니다. 그의 아내는 그의 알코올 문제에 신물이 나서 그를 5년 전에 집 밖으로 쫓아내 버렸습니다. 그 이후로 그는 다리 아래서 주취자들과 함께 자기도 하고 피난처 사회복귀시설(중간집), 일인 투숙 시설 등을 전전했습니다. 병동 아침 모임에서 그는 찻잔을 잡을 때 손을 떨었으며 의사와 타 환자들에게 떨리는 목소리로 "이번에는 성공할 거예요"라고 말하였습니다.

로버트처럼 전문치료시설에 있는 심한 알코올 의존 환자들은 알코올 치료 분야에 있는 종사자들에게 친숙한 사람들이며 이 책의 이 판에서는 계속해서 초점을 맞추고 있습니다. 그러나 음주 문제는 모든 사회 구조와 건강 자원 전반에 걸쳐 발생하고 존재하며 전문 중독 분야에만 국한되지 않습니다. 이 책은 모든 종류의 알코올 문제의 치료를 위해 전문적 방법부터 비전문적 방법까지 전부를 알릴 것입니다. 즉, 단지 확립된 알코올 치료 방법의 언급뿐만 아니라 음주 문제의 발생을 감소시키는 예방 요소들과 덜 심한 알코올 문제를 가진 사람에게 이익이 되는 임상적 중재를 연구하는 사람들의 의견도 언급할 것입니다. 따라서 다음과 같은 다양한 사례가 이 책의 범위 내에 있습니다.

마이클(Michael)은 50세의 성공적인 인도계 세일즈맨입니다. 그는 약간 과체중이며 주치의로부터 혈압 상승에 대해 정기적으로 모니터링을 받고 있습니다. 주치의는 마이클이 혈압을 조절하는 데 어려움을 겪는 것에 대해 혼란스러움을 느끼고 있습니다. 아마 투약과 식이조절이 제대로 이행되지 않은 것 같습니다. 이른 오후 진료 시간에 주치의는 마이클이 약간 취한 것을 인지하고 계속해서 음주 여부를 물었습니다. 마이클은 웃으면서 말합니다. "고객과 마티니 세 잔의 점심 식사는 판매 게임의 표준 관행입니다. 하지만 제가 알코올 중독자이거나 다른 것은 아닙니다. 집이 있고, 훌륭한 가족이 있고, 회사에서 스타로 활동하고 있습니다. 그럼 혈압 때문에 약을 바꿀 건가요?"

22세의 우등생인 에밀리(Emily)는 룸메이트가 얼굴의 멍과 갈라진 치아를 치료하기 위해 토요일 자정에 그녀를 응급실[1]로 데려갔습니다.

에밀리는 자신이 계속해서 남자 바텐더의 추파에 응했다고 확신하는 남자 친구에게 폭행을 당했습니다. 에밀리의 남자 친구는 주중에 여러 번 술집에 갑니다. 그녀는 주말에만 그와 동행합니다. 그녀의 남자 친구는 체포되었고 에밀리는 그가 감옥에 갇히는 것을 원하지 않는다고 울부짖고 있습니다. 그녀는 불분명한 말로 항의합니다. "그 사람은 실제로 그런 사람이 아닙니다. 그 사람이 그렇게 행동하게 만드는 것은 술 때문입니다. 나는 그 사람을 쫓아다녔습니다." 에밀리는 부상이 치료되는 대로 떠나려고 하지만 의사는 알코올 담당 간호사가 그녀와 이야기를 나눌 수 있도록 잠시만 기다리라고 합니다. "내 남자 친구 음주 때문에요?" 에밀리가 묻습니다. "아니요." 의사가 친절하게 말했습니다. "당신의 문제 때문에요."

조지(George)는 65세까지 존경받는 판사이자 일 중독자였습니다. 은퇴 후에 그는 생애 처음으로 오랜 시간 지루함을 느끼기 시작했고, 이로 인해 와인 시음의 취미생활을 하는 데 지나치게 많은 시간을 소비하게 되었습니다. 유난히 여유로운 주말을 보낸 후 그는 의식을 잃고 혀를 깨물고 소변을 참지 못하는 증상을 경험했습니다. 조지가 뇌졸중에 걸렸다고 생각한 그의 아내는 구급차를 불러 조지를 병원으로 데려갔습니다. 그는 밤새 임상 결정 병실(clinical decision unit)에 입원했고, 다음날 추가 조사를 위해 신경과 병동으로 이송되었습니다. 이틀 후, 그는 혼란과 의심하는 증상을 나타내기 시작했고 MRI 촬영 중에 검사대에서 뛰어내려 정맥주사를 뽑았습니다. "저 기계가 내 마음을 읽으려고 해요!" 그는 도난당한 개인 정보가 범죄 단체에 의해 최종적인 복수 행위로 가족을 파멸시키는 데 사용될 것이라고 주장하며 소리쳤습니다. 그는 병원 보안팀에 의해 억제되었고, 단기 진정제인 벤조디아제핀을 투여한 후 회복되었지만 여전히 그의 인생에서 이 무서운 시기를 이해하기는 어렵습니다.

음주에 대한 인구(통계)학적 관점

인구 집단 내 음주는 비음주자부터 '보통' 또는 '낮은 위험' 음주자, 위의 예에서 설명한 것과 같이 다양한 심각도의 음주 문제가 있는 개인에 이르기까지 연속적인 범주로 예상될 수 있습니다. 인구 집단 전반에 걸쳐 이러한 범주에 속하는 사람들의 비율은 3장에서 살펴볼 이유로 인해 매우 다양합니다.

술 한잔과 저위험 음주의 정의

음주량이 얼마나 건강에 해로운지 정의하기 위한 전제 조건은 '술 한 잔 drink'이라는 용어를 표준화하는 것입니다. 표준 잔은 국가마다 다르므로 문헌을 읽거나 음주 행위를 정량화하는 도구를 사용할 때 이 점을 고려해야 합니다(〈표 1.1〉 참고). 많은 국가에서는 순수 알코올 10g이라는 세계보건기구[WHO] 표준을 사용합니다. 이는 와인 100mL에 함유된 알코올과 거의 같습니다. 이와 대조적으로 영국에서는 '알코올 한 단위'가 8g으로 대략 영국식 단위인 반 파인트(284mL)에 포함된 양입니다. 미국에서는 제품 크기가 일반적으로 온스 단위로 설정되며 표준 잔은 14g으로 이는 12온스 맥주 캔에 함유된 알코올과 거의 같습니다.

영국에서는 1980년대 중반 왕립의사, 정신과 의사, 일반의가 제정한 음주 지침이 통합되어 남성의 경우 주당 21단위 미만, 여성의 경우는 주당 14단위 미만을 저위험 음주로 정의했습니다(영국 의학 협회, 1995). 남성의 경우 주당 22~50단위, 여성의 경우 주당 15~35단위를 섭취하는 것은 위험한 것으로 간주되었으며, 남성의 경우 주당 50단위, 여성

〈표 1.1〉 국가별 표준 음료 크기의 예

국가	표준 음료수(에탄올 g)
호주	10
불가리아	13
캐나다	13.6
프랑스	10
아일랜드	10
룩셈부르크	12.8
멕시코	14
영국	8
미국	14

출처: Kalinowski & Humphreys, 출간 중

의 경우 주당 35단위를 초과하는 섭취는 유해한 것으로 간주되었습니다. 1995년에 보건부는 주간 한도에서 일일 한도로 변경하고 "모든 연령층의 남성이 하루에 3~4단위를 정기적으로 섭취하는 것은 심각한 건강 위험을 초래하지 않을 것"이라고 권고했습니다(보건복지부Department of Health, 1995, p. 32). 마찬가지로 여성들은 "모든 연령대의 여성이 하루에 2~3단위를 정기적으로 섭취해도 심각한 건강 위험을 초래하지 않을 것"이라는 조언을 받았습니다(보건복지부Department of Health, 1995, p. 32). 알코올 관련 질병률 및 사망률에 대한 역학 데이터를 기반으로 한 이러한 지침은 다른 많은 국가에서 사용 가능한 지침과 유사했습니다(〈표 1.2〉 참고). 그러나 2016년 영국 최고 의료 책임자[CMO]는 알코올 소비가 건강, 특히 암에 미치는 영향에 대한 최신 증거를 바탕으로 조언을 수정했습니

다(보건부, 2016). 그들은 남성과 여성 모두에게 "주당 14단위 이상 정기적으로 술을 마시지 않는 것이 가장 안전하다"라는 것과 "한꺼번에 마시지 말고 3일 이상 고르게 마시는 것", "금주일을 채택하는 것"을 권고했습니다.

미국 지침은 14g 단위를 기반으로 하며 '보통' 음주와 '저위험' 음주를 다르게 정의하여 다소 혼란스럽습니다. 표준 잔으로 전자는 여성의 경우 하루 최대 1잔, 남성의 경우 최대 2잔까지 해당되는 반면, 후자는 여성의 경우 하루 최대 3잔, 남성의 경우 4잔까지 해당됩니다(Kalinkowski & Humphreys,). 흥미롭게도 여성이 남성보다 알코올 단위당 건강에 더 많은 좋지 않은 영향을 받는다는 증거에도 불구하고 전 세계의 모든 지침이 남성보다 여성의 음주 한도를 낮추도록 권장하는 것은 아닙니다. 예를 들어, 호주 국립 보건 연구 위원회(2009)는 남성과 여성 모두에게 하루 20g(호주 표준 음료 2잔)의 한도를 권장합니다.

저위험 음주 지침이 알코올 소비 패턴에 얼마나 많은 영향을 미치는지는 논쟁의 여지가 있습니다. 권장 수준 이상으로 음주하는 것

〈표 1.2〉 여러 국가의 일일 권장 음주 한도(에탄올 g)의 예

국가	남성	여성
호주	20	20
캐나다	40.7	27
일본	40	20
필리핀	28	14
미국	28/56	14/42

출처: Kalinowski & Humphreys, 출간 중

은 흔한 일입니다. 미국 국립종단음주역학조사National Longitudinal Drink Epidemiologic Survey의 데이터를 사용하여 Dawson과 동료(Dawson, Archer, & Grant, 1996)는 음주자의 3분의 1은 결코 보통음주량을 초과하지 않고, 3분의 1은 가끔씩 보통음주량을 초과하며, 나머지는 평소 음주 수준이었다고 계산했습니다. 게다가 알코올의 88%가 위험한 유행 방식으로 소비되었습니다.

마찬가지로, 영국의 일반생활양식조사general lifestyle survey에서는 남성의 39%, 여성의 28%가 술을 가장 많이 마신 날에 일일 권장 한도를 초과한 적이 있다고 보고했습니다(Lifestyle Statistics, Health and Social Care Information Centre, 2013). 특히 이는 65세 이상 연령층에서 가장 흔했습니다. 호주에서는 남성의 24%, 여성의 17%가 적어도 한 달에 한 번 급성적인 손상에 대한 권장 지침보다 더 많이 음주한다고 보고했으며(Australian Institute of Health and Welfare, 2008), 소비된 알코올의 62%는 급성적인 손상이 일어날 수 있는 위험/고위험 수준이었습니다(Chikritzhs et al., 2003). 이 비율은 14~17세와 18~24세 연령대에서 80% 이상으로 증가했습니다(Chikritzhs et al., 2003). 전 세계적으로 알코올은 질병 부담의 약 4%를 차지하며, 고소득 국가와 남성에게 더 큰 부담을 줍니다(Rehm et al., 2009; World Health Organization, 2009).

고위험 음주의 분류

권장 한계를 벗어난 음주의 세 가지 분류는 [그림 1.1]의 피라미드의 상위 3개 계층, 즉 위험한 음주, 해로운 음주 및 알코올 의존으로 구성되어 있습니다(Edwards, Arif, & Hodgson, 1981). 위험한 음주란 아직 해를 끼치지는 않았지만 안전 기준을 초과하는 음주를 말합니다. 해로운 음주는 피해를 입힌 음주 행위를 말합니다. 음주로 인한 피해(예: 간 손상)가 감지되지 않을 수 있기 때문에 이 둘 사이의 구분은 다소 임의적입니다. 다른 문제(예: 갈망감, 기억상실)를 가지고 있는 세 번째 고위험 음주 집단의 분류는 '알코올 의존'입니다.

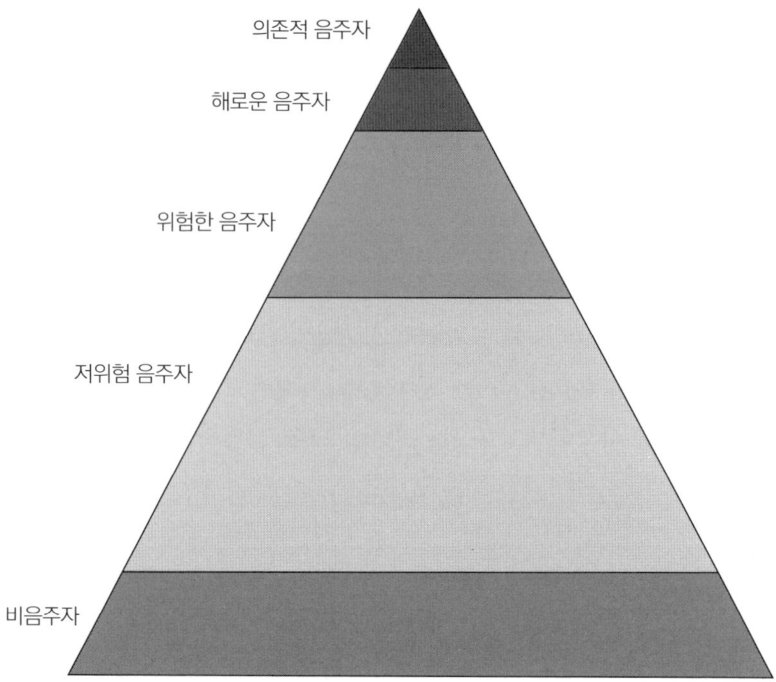

[그림 1.1] 인구 내 음주

이 영역은 다양한 음주 행동을 보이는 사람들의 상대적 비율을 정확하게 나타내지 않습니다. 이는 인구에 따라 다르기 때문입니다.

위험 음주

위험한 음주는 개인에게 해를 입힐 위험이 있는 특정 한도 이상의 음주를 의미합니다(Edwards, Arif, & Hodgson, 1981). WHO(1994)의 알코올 및 약물 용어집에서는 물질의 위험한 사용을 다음과 같이 설명했습니다.

> 사용자에게 해로운 결과를 초래할 위험을 증가시키는 물질 사용 패턴입니다. 일부는 신체적, 정신적 건강에 대한 결과에만 한정되고(해로운 사용과 같이), 일부는 사회적 결과도 포함합니다. 해로운 사용과 달리 위험한 사용은 개별 사용자에게 현재 장애가 없음에도 불구하고 공중 보건에 중요한 사용 패턴을 의미합니다.

위험한 음주는 일반적으로 권장 수준 이상을 마시는 사람에게 적용됩니다. 위험한 사용의 일반적인 패턴 중 하나는 일상 대화에서 '많은' 음주를 설명하는 데 사용되는 용어 및 동의어(예: bout, bender, spree)인 '폭음' 입니다. 임상적, 과학적 정의는 국가마다 다릅니다.

미국 국립 알코올 남용 및 알코올 중독 연구소[NIAAA]는 폭음을 혈중 알코올 농도가 0.8mg/dL에 달하는 음주 패턴으로 정의하며, 이는 일반적으로 여성의 경우 4잔, 남성의 경우 5잔 이상 섭취한 후 2시간 전후에 발생합니다. 폭음은 어떤 음주 수준에도 특정되지 않기 때문에 [그림 1.1]이나 진단 기준에 나타나지 않습니다. 위험한, 해로운, 의존적인 음주자 모두 폭음에 들어갈 수 있습니다.

위험한 음주자는 일반적으로 알코올 문제에 대한 도움을 구하지 않습니다. 이들은 전형적으로 1차 진료, 종합병원, 기타 비전문 진료 환경에서 기회에 따라 발견됩니다(9장 참고).

해로운 음주

위험한 음주와 달리 해로운 음주는 음주자에게 손상을 끼치는 것으로 알려져 있습니다(Edwards, Arif, & Hodgson 1981). 유해한 향정신성 물질 사용(이 경우 알코올)은 국제질병분류[ICD-10]의 진단 용어입니다.

> 건강에 해를 끼치는 향정신성 물질 사용의 한 가지 양상 손상은 신체적(주사 약물의 자가 투여로 인해 발생한 간염의 경우처럼)이거나 정신적(예: 과도한 음주로 인한 이차 우울증 삽화)일 수 있습니다(세계보건기구, 1992, pp. 74~75).

비록 해로운 사용이 흔히 부정적인 사회적 결과를 가져온다 할지라도 사회적 결과 자체만으로는 해로운 사용 진단을 정당화하기에 충분하지 않습니다. 정신질환의 진단 및 통계 편람 네 번째 판[DSM-IV]에서 병행 진단은 알코올 남용(즉, '알코올 의존 진단이 없는 상태에서 알코올 사용의 부적응 양상')이었습니다(American Psychiatric Association, 2000).

그러나 DSM-5는 알코올 남용 및 알코올 의존 진단을 알코올 사용 장애(AUD)로 대체했습니다. AUD는 경도, 중등도, 고도 세 가지 하위 분류로 연속선상에 존재합니다. DSM-5에서는 많은 기준이 동일하게 유지되지만 법적 결과는 삭제되고 '갈망'이라는 용어가 추가되었습니다(American Psychiatric Association, 2013). 11개 기준 중 경도 AUD 진단에는 2~3개, 중등도 진단에는 4~5개, 고도 장애 진단에는 6개 이상이 필요합니다(〈표 1.3〉 참고). DSM-5의 이러한 변경으로 인해 개인은 이제 DSM-IV 알코올 남용 기준을 충족하지 못하는 음주 수준으로도 AUD 기준을 충족할 수 있습니다. ICD-11은 개발 중이며 해로운 사용 및 의존성에 대한 ICD-10 범주를 유지할 것으로 보입니다.

알코올 의존(증후군)

[그림 1.1]의 피라미드 꼭대기는 의존적인 음주자를 나타냅니다. 이러한 개인은 전형적으로 알코올 관련 문제의 병력을 갖고 있으며 전문 알코올 치료 서비스 기관에서 대부분의 담당 건수를 이룹니다(다른 곳에서도 존재하지만). 중간 정도의 의존적인 음주자는 내성, 알코올 금단, 음주 조절 장애의 증거를 나타냅니다. 심한 정도의 의존적인 음주자는 일반적으로 오랜 문제와 반복적인 치료 경험을 가지고 있습니다.

다양한 진단 체계에 의해 부과된 전통에 어느 정도 기반을 두고, 이러한 음주자 집단에 대한 일부 과학적 및 임상적 작업은 '알코올 의존'(예: DSM-IV를 사용한 연구)이라는 개념하에 조직되었습니다. 반면에 다른 연구에서는 '알코올 의존 증후군'이라는 개념이 알려졌습니다(예: ICD-10을 사용한 연구). 어원학적으로 영어 단어 '증후군'은 '함께'를 의미하는 그리스어 syn과 '달리기'를 의미하는 dromos에서 파생됩니다. 따라서 ICD-10에 의해 운영상 결정된 '알코올 의존 증후군'은 알코올을 마시고 싶은 충동, 조절의 어려움, 금단 증상 및 금단 증상 완화를 위한 음주, 내성, 두드러지는 음주 그리고 유해한 증거에도 불구하고 지속적인 사용을 포함한 '결합된' 증상의 모음입니다(〈표 1.4〉 참고). 그럼에도 불구하고 ICD-10은 세 가지 기준만 요구하므로 '지속적으로 함께 발생하는'이라는 증후군의 엄격한 정의가 ICD-10에 적용되어서는 안 됩니다. ICD-10에 따라 알코올 의존으로 진단된 많은 사람은 중증 AUD에 대한 DSM-5 기준을 충족하게 됩니다. 여기에는 내성, 금단 증상, 의도

〈표 1.3〉 알코올 사용 장애에 대한 DSM-5 기준

DSM-IV		DSM-5	
알코올 남용: 다음 기준 중 1가지	• 반복적인 알코올 사용으로 인해 직장, 학교 또는 가정에서 주요 역할 의무를 이행하지 못함	• 의도한 것보다 더 많은 양이나 장기간에 걸친 알코올 섭취	알코올 사용 장애
	• 신체적으로 위험한 상황에서 반복적인 알코올 사용 • 반복되는 알코올 관련 법적 문제 • 알코올의 영향으로 인해 지속적이고 반복적인 사회적 또는 대인관계 문제가 발생하거나 악화됨에도 불구하고 알코올을 계속 사용	• 알코올 사용을 줄이거나 조절하려는 지속적인 욕구가 있거나 노력이 실패 • 술을 얻거나, 술을 사용하거나, 술의 영향에서 회복하는 데 필요한 활동에 많은 시간을 소비 • 술을 마시고 싶은 갈망 또는 강한 욕구나 충동	약함: 2~3개 존재 증상
알코올 의존: 다음 기준 중 3가지	• 다음 중 하나로 정의되는 내성 a) 중독이나 원하는 효과를 얻기 위해 알코올의 양을 현저히 증가시켜야 함 b) 동일한 양의 알코올을 계속 사용하면 효과가 현저히 감소함	• 반복적인 알코올 사용으로 인해 직장이나 학교 또는 집에서 주요 역할을 수행하지 못함	보통: 4~5개 존재 증상
	• 다음 중 하나에 해당하는 금단: a) 알코올의 특징적인 금단 증후군 b) 금단 증상을 완화하거나 피하기 위해 알코올을 섭취함	• 알코올의 영향으로 인해 지속적이고 반복적인 사회적 또는 대인관계 문제가 발생하거나 악화됨에도 불구하고 알코올을 계속 사용함	심각함: 6개 이상의 증상이 있음

• 알코올을 종종 다량으로 섭취하거나 의도했던 것보다 더 오랜 기간 동안 섭취 • 알코올 사용을 줄이거나 조절하려는 지속적인 욕구가 있거나 노력이 실패함 • 술을 얻기 위해 필요한 활동에 많은 시간을 소비함	• 알코올 사용으로 인해 중요한 사회적, 직업적, 또는 여가 활동을 포기하거나 줄임 • 신체적으로 위험한 상황에서 반복적으로 알코올을 사용 • 알코올르 인해 발생하거나 악화될 가능성이 있는 지속적이고 반복적인 신체적, 정신적 문제가 있음을 알고 있음에도 불구하고 알코올 사용을 계속함
• 알코올 사용으로 인해 중요한 사회적, 직업적, 여가 활동이 포기되거나 감소됨	• 다음 중 하나로 정의되는 내성 a) 중독 또는 원하는 효과를 얻기 위해 현저하게 증가된 양의 알코올을 필요로 함. b) 동일한 양의 알코올을 계속 사용하면 효과가 현저하게 감소함
• 물질에 의해 유발되거나 악화될 가능성이 있는 지속적이거나 반복적인 신체적 또는 심리적 문제가 있음을 알고 있음에도 불구하고 알코올 사용을 지속함(예: 알코올 섭취로 인해 궤양이 악화되었다는 것을 인식함에도 불구하고 계속 음주)	• 다음 중 하나로 나타나는 금단: a) 알코올에 대한 특징적인 금단 증후군(알코올 금단 기준 A 및 B 참조) b) 금단 증상을 완화하거나 피하기 위해 알코올(또는 벤조디아제핀과 같이 밀접하게 관련된 물질)을 복용함

국립 알코올 남용 및 알코올 중독 연구소 [NIAAA](괄호가 아닌 대괄호 사용) 2015년에서 채택

〈표 1.4〉 알코올 의존 증후군에 대한 ICD-10 기준

한때 더 가치가 있었던 다른 행동보다도 알코올 사용행동이 특정 개인에게 훨씬 더 높은 우선순위를 갖는 생리적, 행동적, 인지적 현상의 집합입니다. 의존 증후군의 주요 설명적 특징은 술을 마시고 싶은 욕구(종종 강하고, 때로는 압도적인)입니다. 일정 기간 금주한 후 다시 알코올을 사용하게 되면 비의존적인 개인에게서 발생하는 것보다 증후군의 다른 특징이 더 빨리 다시 나타난다는 증거가 있을 수 있습니다.
전년도에 다음 중 3가지 이상을 경험했거나 나타남.
(a) 술을 마시고 싶은 강한 욕구나 강박감.
(b) 알코올 섭취 행위의 시작, 종료 또는 사용 수준을 통제하는 데 어려움이 있음.
(c) 알코올 사용을 중단하거나 줄인 경우의 생리적 금단 상태는 다음과 같이 입증됨. 알코올에 대한 특징적인 금단 증후군 또는 금단 증상을 완화하거나 회피하려는 의도로 알코올(또는 밀접하게 관련된 물질)을 사용.
(d) 더 낮은 용량으로 가능했던 효과를 얻기 위해서 증가된 용량이 필요하다는 내성의 증거.
(e) 알코올 사용, 알코올을 얻거나 마시거나 알코올 효과에서 회복하는 데 필요한 시간 증가로 인해 대안적인 즐거움이나 관심이 점진적으로 무시됨.
(f) 과도한 음주로 인해 간에 해를 끼치거나, 심한 물질 남용으로 인한 우울한 기분 상태, 또는 알코올과 관련된 인지 기능 장애와 같은 명백히 해로운 결과에 대한 확실한 증거에도 불구하고 알코올 사용을 계속함. 사용자가 피해의 성격과 범위를 실제로 알고 있었는지, 또는 알 것으로 예상할 수 있었는지 확인하기 위한 노력이 이루어져야 함.

출처: 세계보건기구(1992)

한 것보다 많은 양의 알코올 섭취, 줄이려는 욕구 또는 실패한 시도, 막대한 지출, 알코올을 얻거나 섭취 후 회복하기 위한 활동 시간, 활동 포기, 관련 문제에도 불구하고 지속적인 알코올 사용 등이 포함됩니다(〈표 1.3〉 참고).

의존성을 진단하는 것은 기계적으로 빈칸을 확인하는 연습이 되어서는 안 됩니다. 의존성은 진단 작업이 완료된 상태에서 '없음' 또는 '있음'으로 간주될 수 없습니다. 임상의는 증상의 미묘함을 인식해야 하며, 이를 통해 이 상태가 존재하는지의 여부뿐만 아니라 존재하는 경우 발달 정도도 알 수 있습니다. 또한 배워야 할 것은 증후군의 징후가 성격, 환경 영향 또는 문화적 힘에 의해 어떻게 형성되는지입니다. 테마에 따른 변주곡을 이해하는 능력은 임상 진단의 진정한 기술을 구성합니다. 예를 들어, 갈망은 임상의와 환자에게 서로 다른 의미를 가질 수 있게 하며, 알코올과 관련된 결과는 전후 사정에 따라 달라질 수 있습니다. 만일 임상의가 의존성의 정도(또는 AUD의 심각도)를 인식할 수 없다면 특정 개인에 대한 접근 방식을 환자에 맞게 조정할 수 없으며 음주 문제가 있는 모든 개인이 시달리는 것으로 간주하는 고정된 개체로서 '알코올 중독'을 바라보는 것으로 되보될 수 있습니다. 이로 인해 모든 알고올 횐지의 보편적 목표가 완전한 단주여야 하고 보편적으로 집중적인 치료가 제공되어야만 한다는 편협된 시각을 가질 수 있습니다.

개념의 임상적 기원

증후군은 적어도 처음에는 인과 관계나 병리에 대해 불가지론적으로 보일 것 같은 임상 증상을 함께 설명하는 것이었습니다. 알코올 의존의 존재는 수년 동안 급성 관찰자에게서 명백했지만([Box 1.1] 참고), 1970년대에 에드워즈와 Gross(1976)는 증후군 모델 내에서 자세한 임상 설명을 발표했습니다. 이 학자들의 임상 관찰 결과 특정 과음자에게서 징후와 증상이 반복적으로 군집되는 것으로 나타났습니다. 그들은 증후군이 절대적인 범주가 아닌 심각도의 정도에 따라 존재하고, 그 증상이 구체적이고 불변적이기보다는 병태적 영향에 의해 형성될 수 있으며, 알코올 의존은 알코올 관련 문제와 개념적으로 구별되어야 한다고 가정했습니다. 이 임상적으로 파생된 표현은 그 단계에서 잠정적인 것으로만 지정되었으며, 정신과 분류학의 일반적인 연구 전통 내에서 증후군의 타당성을 결정해야만 했습니다.

알코올 의존 증후군의 요소

원본의 설명에 따른 광범위한 연구를 통해 알코올 의존 증후군은 임상적 눈의 비현실적 생각이 아니라 현실이라는 것이 입증되었습니다. 그렇다고 해서 모든 요소가 심리적 용어로 동일하게 증후군과 잘 연관되어 있다는 말은 아닙니다. 심리학적 관점에서 일부 요소는 중복될 수 있으며 목록의 축소, 주관적 변화, 복원 등과 같은 요소를 조정하는 데 있어서 직면된 어려움이 있었습니다.

ICD-10(Edwards & Gross, 1976)에 묘사된 보다 제한적인 설명보다는 에드워즈와 그로스가 원래 설명한 증후군의 요소를 순차적으로 논의할 것입니다. 알코올 의존 증후군은 공식적인 진단 기준이 어느 정도 지표가 되는 가설적 구성입니다. 그러나 이렇게 가설적으로 구성된 증상은 엄밀히 말해 진단 증상 목록과 동일하지 않다는 점을 인식하는 것이 중요합니다.

음주 양태의 축소

일반 음주자의 음료 섭취량과 음료 선택은 매일, 매주 다양합니다. 어떤 날은 점심시간에 맥주를 마시고, 다른 날에는 아무것도 마시지 않고, 어느 날은 밤 저녁 식사 때 와인 한 병을 마시고, 토요일에 파티에 가서 여러 잔을 마실 수도 있습니다. 그들의 음주는 다양한 내부단서와 외부 상황에 따라 특정한 행동 양식이 형성됩니다.

처음에 과음에 빠진 사람은 자신의 음주 양태와 음주 신호를 보내는 단서들의 범위를 넓힐 수 있습니다. 의존성이 심화됨에 따라 단서는 알코올 금단 증상 완화 또는 회피와 점점 더 관련되며, 음주자의 개인 음주 양태는 점점 더 좁아집니다. 의존자는 근무일, 주말, 공휴일에 관계없이 동일한 양의 알코올을 마시기 시작합니다. 공휴일의 경우 회사의 성격이나 자신의 기분은 점점 더 큰 차이를 만들어 내지 못합니다. 임상적 질문은 음주 양태가 좁아지는 정도에 따라 의존성의 초기 단계와 후기 단계를 구별할 수 있습니다. 의존성이 심해지면 높은 혈중 알코올 농도를 유지하는 엄격한 일일 시간표에 따라 음주가 계획될 수 있습니다. 그러나 좀 더 신중하게 질문하면 의존성이 잘 확립된 경우에도 어느 정도 변형 능력이 남아 있음을 알 수 있습니다. 증후군은 구체적으로 설정된 것이 아니라 미묘하고 유연한 것으로 묘사되어야 하지만, 의존성이 심화됨에 따라 패턴은 점점 더 고정되는 경향이 있습니다.

현저해지는 음주

의존성이 심화됨에 따라 음주 양상이 고정관념화되면서 개인은 알코올 섭취량을 유지하는 데 우선순위를 두게 됩니다. 동거인[2]의 고통스러운 꾸지람은 처음에는 효과가 있지만 나중에는 자신의 음주를 이해하지 못해서 그런다며 술꾼에 의해 무력화됩니다. 술을 덜 마시라는 짜증 나는

[Box 1.1] 역사의 페이지로부터: 술 취함에 관한 토마스 트로터의 선구적인 에세이

술 취하는 습관은 마음의 질병이다. - 토마스 트로터(1804)

7세기 후반부터 값싸고 독한 증류주의 가용성이 높아지면서 영국 전역에서 음주 문제가 전염병처럼 번졌습니다. 개혁가들은 알코올 공급을 제한하려는 노력으로 대응했으며(예: 1751년 진조령[1]) 음주 인구의 종교적, 도덕적 쇄신을 요구했습니다. 19세기가 되어서야 책 한 권 분량의 논의에서 과음에 대한 명시적인 의학적 관점을 채택했습니다. 「음주와 그것이 인체에 미치는 영향에 관한 의학적, 철학적, 화학적 논문」은 최근 왕립 해군 의사로서 뛰어난 경력을 쌓다가 은퇴한 토마스 트로터 박사(1804)가 집필했습니다(Vale & Edwards, 2011).

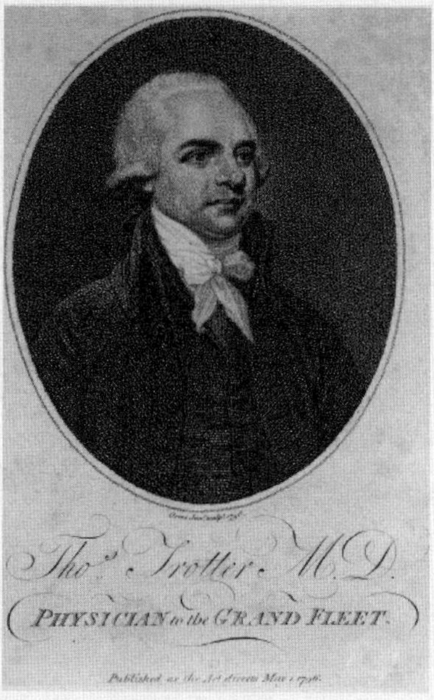

[그림 1.2] Wellcome 도서관의 허가를 받아 사용된 토마스 트로터의 초상화

1) 1736년 영국에서 진(Gin, 술의 이름)의 음용을 강제적으로 제한하기 위하여 공포한 법률(역자 주).

트로터는 궤양, 황달, 우울(즉, 우울증)을 포함하여 만성 음주로 인해 발생할 수 있는 의학적 후유증을 자세히 설명하고 개별 사례에 대한 생생한 보고를 통해 요점을 설명했습니다. 음주 문제의 원인을 밝히면서 트로터는 음주자의 정신이나 나쁜 성격을 비난하지 않았습니다. 오히려 그는 문제 음주를 심리적인 힘에 의해 더욱 끈질기게 만들어지는 학습된 습관으로 이해했습니다. 따라서 그의 '질병' 개념은 엄밀히 말하면 생물학적인 것이 아니라 심리적 불편함을 의미하는 것입니다(Vale & Edwards, 2011).

트로터는 일부 세부 사항에서 분명히 틀렸으며(예를 들어 Charles Dickens와 마찬가지로 그는 과음이 결국 인체를 불붙기 쉬운 것으로 만들 수 있다고 믿었습니다) 그의 논문은 마땅히 받을만한 폭넓은 청취를 얻지 못했습니다. 그러나 오늘 이 책을 읽는 것은 수 세기 동안 지배적이었던 종교적 이해와 궁극적으로 경쟁하게 될 음주 문제에 대한 온정적이고 의학 지향적인 관점의 역사적 출현에 대한 놀라운 기회를 제공합니다.

조언을 피하기 위해 술꾼은 전적으로 똑같이 술을 많이 마시는 사람들로 구성된 사회 집단으로 표류합니다. 이전에는 많은 요구를 지원해야만 했던 소득이 이제는 음주 습관을 첫 번째 요구사항으로써 지원합니다. 어느 간 손상이 있는 사람에게는 생존을 고려하는 것보다 음주 욕구를 충족시키는 것이 더 중요해질 수 있습니다. 진단적으로는 특정 시점의 음주자의 행동보다는 알코올에 대한 현저성의 진행적인 변화가 중요합니다. 그 사람은 자신의 집을 자랑스러워했지만 이제는 페인트가 벗겨지고 있다는 식으로 결부시킬 수 있습니다. 예를 들어 예전에는 항상 아이들을 축구 경기에 데려가곤 했지만 지금은 가족과 함께 시간을 보내지 않습니다. 그리고 예전에는 다소 전통적인 도덕 기준을 가지고 있었지만 이제는 술값을 얻기 위해 구걸하거나 빌리거나 훔치곤 합니다.

알코올에 대한 내성 증가

알코올은 중추신경계[CNS]에 내성이 생기는 약물입니다(2장 참고). 개인들은 스스로를 "알코올에 대해 재능이 있다"라는 식으로 내성에 대한 보고를 합니다. 정기적인 비의존 알코올 음주자에게서 급성 내성이 나타날 수 있지만, 이는 의존 증후군의 특징인 만성 내성과 구별되어야 합니다. 의존에서, 내성은 개인이 알코올 섭취를 유지할 수 있고 내성이 없는 음주자를 무력화시킬 수 있는 혈중 알코올 농도에서도 업무를 수행할 수 있음으로 표시됩니다. 이것은 이러한 음주자의 기능이 손상되지 않았다는 것을 의미하지 않습니다. 그들은 위험한 운전자가 될 것이지만 그들의 내성 때문에 그들은 (불행하게도) 여전히 운전할 수 있습니다. 더욱이, 개인은 비내성자에게 치명적일 수 있는 매우 높은 혈중 알코올 농도를 나타낼 수 있지만 술에 취한 것처럼 보이지는 않으며 건설적인 인터뷰에 참여하고 심지어 나중에 그것을 기억할 수도 있습니다! 평가 중에 '음주 측정'할 수 있게 됨으로써 개인의 내성 정도를 결정하는 데 실마리가 됩니다.

교차 내성은 특정 다른 약물, 특히 벤조디아제핀과 같은 진정수면제까지 확장됩니다. 즉, 알코올에 내성을 갖게 된 사람은 이러한 약물에도 내성을 가지게 되며 그 반대의 경우도 마찬가지입니다. 실제로 이러한 교차 내성은 벤조디아제핀을 사용하여 해독 중 알코올 금단 증상을 예방하고 관리하는 것으로 활용될 수 있습니다. 내성의 발달 속도는 다양하지만, 의존적이지 않은 과음자도 내성을 나타낼 수 있습니다. 의존의 후기 단계에서는 불분명한 이유로 많은 사람이 이전에 획득한 내성을 잃기 시작하고 이전에 감당할 수 있었던 알코올의 양으로도 무력화됩니다. 한때는 술집에서 과음으로 늘 하던 식의 견딜만한 저녁 시간을 보낸 후에 거리에서 술에 취해 쓰러질 수도 있습니다.

금단 증상

처음에는 이러한 증상이 간헐적이고 경미합니다. 이로 인해 무능력이 거의 발생하지 않으며 다른 증상 없이 한 가지 증상만 경험할 수 있습니다. 의존성이 증가함에 따라 금단 증상의 빈도와 심각도도 증가합니다. 금단 증상이 완전히 발달되면 개인은 일반적으로 매일 아침 깨어날 때, 심지어 한밤중에도 심각한 복합 증상을 경험합니다. 자세한 질문에 의해 심각하게 의존하는 개인은 알코올 농도가 낮아지는 하루 중 언제라도 가벼운 금단 증상을 경험한다는 사실이 종종 드러납니다. 따라서 완전한 단주가 장애를 일으키는 데 필수는 아닙니다. 비록 많은 개인이 자신의 증상을 알코올 금난 증상과 연관시킨다고 하더라도, 일부는 그렇지 않고 자신이 불안이나 스트레스를 겪고 있다고 설명할 수도 있습니다.

흔히 개인들이 금단 증상을 처음 경험하기 시작한 날짜를 정확히 기억하는 경우가 많으며, 알코올 섭취량의 급격한 증가와 반드시 연관될 필요는 없습니다. 증상의 범위는 넓으며 떨림, 메스꺼움, 발한, 소리에 대한 과민증(청각과민증), 귀 울림(이명), 가려움증, 근육 경련, 기분 장애, 수면 장애, 환각, 전신발작(대발작), 그리고 진전섬망의 완전히 발달된 모습 등을 포함합니다. 다음 부분에 네 가지 주요 증상이 설명되어 있습니다.

떨림

떨림은 단순히 개인이 금단 떨림을 경험하느냐 혹은 하지 않느냐를 사례 기록하는 것이 아니라 임상 관찰에 필수적인 증상 경험의 정도임을 분명하게 보여줍니다. 흔들림은 한두 번만 경험했거나 간헐적으로 경미하게(예를 들어 폭음 후) 경험했을 수도 있고, 매일 아침 무능력할 정도로 경험할 수도 있고, 중간에 여러 강도와 빈도로 나타날 수도 있습니다. 손이 떨리는 것뿐만 아니라 얼굴이 떨리거나 몸 전체가 떨리는 경우도 있습니다. 치료자는 지진의 강도를 분류하는 데 사용되는 리히터 척도에 해당하는 것에 대한 인식을 구축하고 받침 접시 위에 있는 아침용 찻잔이 덜컥거리는 소리를 낸다고 말하는 개인을 주의 깊게 살펴보아야 합니다. 극단적인 경우, 음주자는 그날의 첫 파인트를 입으로 가져가기 위해 바텐더나 술을 마시는 동반자의 친절함을 필요로 할 수도 있습니다.

메스꺼움

단지 구토 여부에 대해서만 질문받은 사람은 이를 부정할 수도 있습니다. 그러나 그들의 경험으로는 아침에 이를 닦으려고 하면 구역질이 난다는 것입니다. 또는 너무 위험하다는 것을 알기 때문에 아침 식사를 전혀 먹지 않을 수도 있습니다. 흔한 이야기는 하루 중 첫 번째 음주의 대부분이 다시 토해진다는 것입니다.

땀 흘림

이는 극적일 수 있습니다. 개인은 땀을 흠뻑 흘리며 아침 이른 시간에 정기적으로 깨어납니다. 의존의 초기 단계에서 술꾼은 축축한 느낌만 보고할 수도 있습니다.

기분 장애

초기 단계에서 개인들은 "약간 불안하다" 또는 "내 신경이 너무 좋지 않다"라는 말로 경험을 표현할 수 있지만, 의존성이 완전히 심해지면 끔찍한 초조와 우울 상태를 나타내기 위해 생생한 설명을 사용할 수 있습니다. 종종 불안은 시끄러운 소음이나 교통에 대한 겁에 질린 반응(때때로 길 건너기 공포증과 함께), 누군가 뒤에서 다가오는 것에 대한 두려움, 그리고 '나무의 잔가지들이 서로 스치는 것'에 대한 공포로 특징지어질 수 있습니다. 동시에 발생하는 기분 장애는 때때로 금단 증상을 악화시킬 수 있습니다.

추가 음주를 통한 금단 증상 완화 또는 회피

초기 단계에서 개인은 점심시간에 음주를 하면 '나의 기분을 조금 바로잡는 데 도움이 된다'라는 사실을 인식할 수 있습니다. 다른 극단적인 경우에는 절실한 필요로 인해 매일 아침 침대에서 일어나기 전에 음주해야 할 수도 있습니다. 금난 증상과 마찬가지로 완화 음주도 단지 아침 행사로 생각해서는 안 됩니다. 개인은 초기 금단 증상을 중단시키는 음주를 위해 한밤중에 깨어날 수 있습니다. 그들은 낮에 술을 마시지 않고 3~4시간을 지낸다면 그다음 마시는 술이 특히 완화 효과가 있다는 것을 알고 있을 것입니다. 완화시키는 음주는 노골적인 금단 증상뿐만 아니라 술을 마시지 않을 경우 더 심한 고통을 나타내는 아급성 금단 증상이 미미해진다는 단서가 주어집니다. 의존적인 개인은 금단의 위험 수준보다 편안하게 인식하도록 학습된 일정한 알코올 수준을 유지하려고 노력할 수 있으며, 금단 완화뿐만 아니라 금단 회피에 의해 신호가 됩니다.

개인의 의존성의 심각성에 대한 증거는 하루 중 술을 처음 마시는 상황과 시기, 그리고 그에 대한 태도에 대해 그들이 제공하는 작은 세부사항에 의해서 주어집니다. 만약 그들이 술을 마시기 전에 일어나서 목욕을 하고, 옷을 입고, 신문을 읽는다면, 의존성은 그다지 진행되지 않은 것입니다. 마찬가지로, 첫 잔을 마시기 전에 심부름을 하거나 집안일을 끝내는 사람은 하루의 첫 번째 차나 커피잔에 위스키를 붓는 사람과는 다르게 의존성의 다른 단계에 있습니다. 완화 음주에 관여하는 누군가는 그 과정을 의례적으로 해왔을 수도 있습니다. 어떤 사람이 이른 아침 술집에 갔다가 곧장 바로 스탠드바로 올라가면 바텐더는 즉시 그에게 라거 한 잔을 주는 것을 알고 있고, 그 사람은 서투르게 두 손으로 그것을 잡고 빨리 마셔버릴 것입니다. 그는 화장실에 가서 이 파인트를 다시 토할 수도 있지만, 그다음에는 더 여유롭게 다음 파인트를 마실 수 있으며, 그 술집에 들어간 지 20~30분 이내에 '그 음주가 나를 낫게 할 것'이라는 것을 알게 될 것입니다. 술꾼들은 이 '치유'에 필요한 알코올의 정확한 양과 알코올이 효과를 발휘하는 정확한 시간 간격을 알고 있다고 언급할 수 있으며, '치료'가 거의 기적적일 정도로 반복적으로 완전하다고 보고합니다. 때때로 술꾼들은 아마도 조건화된 반응(즉 손에 잔을 들고 있다는 사실만으로도 완화를 주는 것)이 무엇인지 묘사합니다.

의존 증후군이 불변의 것이 아니라 변할 수 있는 상태라는 점은 이 특정 요소가 사회적, 개인적 요인에 의해 형성되는 방식을 통해 다시 한번 드러납니다. 어떤 사람들에게는 집에 술을 보관한다는 생각이 하위 문화적 기대에 너무 어긋나서 '실내에 술을 두는 것'보다 항상 술집이 열릴 때까지 기다릴 수 있습니다. 성격이 완고한 사람은 점심 식사 전에 술을 마시지 않고 몇 시간 동안 상당한 금단 현상을 견딜 수 있습니다. 단기적인 경쟁 활동(예: 면접에서 좋은 성과를 거두기, 종교 행사에 참석하기, 연로한 부모를 돌보기 위해 주말 보내기)을 하는 의존적인 개인들은 계속 불참할 수 있습니다. 개별 보고서의 내용을 완전히 이해하려면 항상 이러한 형성 요소를 고려해야 합니다.

음주강박행동에 대한 주관적 인식

의존적인 사람의 주관적인 경험을 설명하는 데 사용되는 전통적인 문구는 완전히 만족스럽지 않습니다. 예를 들어, '조절 능력의 상실'에 대한 인식은 비정상적인 음주를 이해하는 데 중요하다고 합니다. 때로 술꾼은 "한두 잔을 마시면 계속 마시게 돼", "술집에 가면 약속은 아무 의미가 없어", "행실을 고치려는 결심은 술에 의해 사라진다", "일단 맛을 본 후에는 떠나겠습니다"라고 말할 수도 있습니다. 조절 능력은 '상실'된 것보다는 가변적으로 또는 간헐적으로 손상된 것으로 볼 수 있습니다. 일부 고전 문헌에서는 '조절 능력의 상실'이 알코올 의존 진단의 시금석으로 묘사되어 있지만, 소위 사회적 음주자라고 불리는 많은 사람은 때때로 술을 너무 많이 마시고 나중에 후회하고 당황하게 됩니다. 그러나 비의존적 음주자와는 달리, 의존적인 사람은 일반적으로 "보통 누가 통제하고 있습니까? 당신입니까, 아니면 알코올입니까?"라는 질문에 "알코올"이라고 대답합니다.

'갈망'의 경험은 흔히 관습적인 표현으로 요약됩니다. 환자는 이를 명확한 용어로 설명할 수 있습니다. 즉, "술을 마시려고 헐떡거린다"라거나 "한잔 술이 끝내준다"라고 보고합니다. 적절한 치료를 위해서는 개인의 갈망 경험을 특성화하는 것이 필수적입니다. 예를 들어, 금단 현상을 완화하기 위해(부정적 강화) 또는 전화를 걸기 위해(긍정적 강화) 알코올에 대한 갈망이 있습니까? 갈망은 역동적이고 환경에 의해 많은 영향을 받으며, 병동에서 금단 증상을 겪고 있는 사람은 집에 비해 갈망감을 경험하지 않습니다. 갈망에 대한 단서에는 취한 느낌뿐만 아니라 초기 또는 진행된 금단 증상, 기분(분노, 우울 또는 의기양양) 또는 상황적 단서(술집에 있거나 술을 마시는 친구와 함께 있음)가 포함될 수 있습니다.

금단 상태(또는 부분 금단)에 있는 개인은 자신이 알코올에 대해 강박적으로 반추하고 있으며 다른 사고방식을 도입하여 이러한 반추를 차단하는 전략을 세웠다고 보고할 수 있습니다.

단주 후 복귀

알코올 의존 환자가 금주 기간 이후 다시 음주를 시작하면(실패), 일반적으로 조만간 다시 의존 방식으로 음주를 하게(재발) 됩니다. 시간 경과는 매우 다양합니다. 일반적으로 중간 정도의 의존성을 갖고 있던 사람은 의존으로부터 벗어나는 데 몇 주 또는 몇 달이 걸릴 수 있으며, 도중에 한두 번 뒤로 물러날 수도 있습니다. 심하게 의존적인 개인은 일반적으로 술을 마시기 시작한 후 며칠 이내에 다시 '중독'된다고 보고합니다. 그러나 여기에도 예외가 있습니다. 첫날에는 (예전에 비해 조금 마셔도) 비정상적으로 취하여 내성을 잃었다는 사실에 놀랄 수 있습니다. 그러나 며칠 내에 그들은 심각한 금단 증상을 경험하게 되고 이 증상의 완화를 위해 음주를 하게 되며, 주관적인 강박 경험이 살아나면서 그들의 음주는 예전과 같은 양상으로 돌아갑니다. 발병하는 데 수년이 걸렸던 증후군은 음주 후 72시간 이내에 완전히 복귀될 수 있으며, 이는 이 질환의 가장 수수께끼 같은 특징 중 하나입니다.

금단 증상이 없어도 의존성을 진단해야 합니까?

앞서 언급했듯이 '증후군'이라는 용어는 특정 증상과 징후가 지속적으로 함께 나타나는 것을 의미합니다. 대조적으로, 진단 기준의 '선택 및 혼합(다양한 것을 선별하여 모으는)' 특성은 금단 증상 없이 알코올 의존(ICD-10) 또는 심각한 AUD(DSM-5)의 진단을 허용합니다. 따라서 이 접근 방식은 술을 많이 마시지만 알코올에 대한 신체적 의존성을 전혀 경험하지 않는 많은 사람도 진단에 들어오게 할 것입니다. 질문은 중요하며 단순히 의미론적인 것이 아닙니다. 미국의 대규모 가구 조사에서 Schuckit와 동료들은 알코올 의존 진단을 받은 사람들이 생리적 증상(금단 또는 내성)이 있는지에 따라 현저히 다르다는 사실을 발견했습니다. 생리적 증상이 있는 사람들은 다른 사람들보다 술을 더 많이 마시고 음주로 인해 더 많은 부정적인 결과를 경험했습니다(Schuckit et al., 1998). 또 다른 인구 조사에서는 별림 경험이 1년 동안의 임상 결과와 만성도의 악화를 예측했습니다(Hasin, Paykin, Meydan, & Grant, 2000). 증후군은 본질적으로 비증후군과 완전히 구별하기 어려운 상태이며, 어떤 사람들은 금단 증상의 존재를 단지 심각도의 척도로 이해하지만 다른 사람들은 적어도 어느 정도 금단 증상을 경험한 사람들에게는 알코올 의존 진단을 유보할 것을 권장합니다. 임상의가 사례의 심각도를 판단할 때 금단 증상을 다른 진단 기준보다 더 많이 따져봐야 한다는 것이 우리의 견해입니다. 특히 적절하게 인식하고 치료하지 않을 경우 발생할 수 있는 잠재적인 심각한 후유증을 고려할 때 더욱 그렇습니다(4장 및 5장 참고).

시간 요소

의존성의 심각성을 논의하려면 필연적으로 시간 요소를 고려해야 합니다. 누군가가 금단과 완화의 반복적인 주기를 오랫동안 겪을수록, 그 사람의 의존성은 더욱 심해질 것입니다. 그러나 과음과 의존 사이의 전환 속도 혹은 점진성, 그리고 의존이 발생하는 연령도 주목해야 합니다. 술꾼의 삶의 특정 단계에서 의존성이 나타나게 된 이유는 설명되지 않습니다. 알코올 중독 가족력이 강한 일부의 경우 의존성으로의 전환이 더 빨리 진행될 가능성이 있습니다. 일부 증거에 따르면 평균적으로 여성은 남성보다 의존성 증상이 '빨리 진행되는' 발병을 경험하는 반면, 남성의 경우 장기간의 과도한 알코올 섭취 후 약 12개월에 걸쳐 의존성 증상이 발생합니다. 남성과 여성의 음주 패턴이 더욱 유사해짐에 따라 그러한 성별 차이는 모든 사회와 하위문화에서 뚜렷하게 나타나지 않을 수도 있습니다. 다른 문화, 성격, 음주 패턴으로 인해 의존성은 인생의 더 일찍 또는 나중에, 알코올에 노출된 기간이 길거나 짧을 때 발생할 수 있으며, 속도가 더 빠르거나 늦을 수 있습니다.

요약하자면, 개인의 의존성을 완전히 이해하려면 현재의 모습이 시간에 따른 변화과정과 관련되어야 하며 그 변화과정의 결정 요인이 식별되어야 합니다.

의존성에 대한 이해가 중요한 이유

의존성 진단, 증후군 발달 정도를 확인하는 방식, 성격과 환경이 증상을 형성하는 방식 등을 설명하고 나면 다음과 같은 질문이 생깁니다. "그러한 진단 작업의 실제 목적은 무엇입니까? 이런 종류의 진단 기술을 개발함으로써 얻을 수 있는 이점은 무엇입니까?" 대답은 일반적이면서도 구체적입니다.

의존 개념과 이해의 중개

알코올 의존과 같은 상태가 존재한다는 사실을 깨닫고 이 진단이 개인적으로 갖는 의미를 이해하는 것은 종종 그 사람의 혼란스럽고 당황스러운 느낌을 완화하는 데 도움이 될 수 있습니다. 이는 개인적인 이해를 위한 유용한 틀에 기여할 수 있으며 이전에는 혼란스럽게만 반응했던 상태를 받아들일 수 있게 해줍니다. 알코올이 의존성을 유발할 수 있는 약물, 즉 '중독 약물'이라는 사실은 종종 개인뿐만 아니라 가족에게도 놀라운 일이 됩니다. 진단을 민감하게 설명하면 가족에게도 이전에 혼란, 두려움 또는 분노를 불러일으켰던 상황에 대한 반응을 재구성하는 방법을 제공할 수 있습니다. 배우자는 이해해야 할 '의지의 약함' 이상의 것이 있다는 것을 깨닫기 시작합니다. 그리고 그들의 동반자가 '다른 사람들처럼 술을 조절해서 마실 것'을 기대하는 것은 불가능하다는 것을 깨닫기 시작합니다.

치료하는 임상의의 경우, 의존의 본질을 이해하는 것은 어느 정도 그 사람의 경험에 대한 정확한 공감을 하는 데 도움을 줍니다. 일종의 진단적 딱지를 붙이는 것(일종의 사법적인 처분판정과 같은)을 대놓고 전달하는 것이 이해를 발전시킨다는 의미는 아닙니다.

더욱이, 일반 대중이 알코올에 의존할 가능성이 있다는 것을 인식한다면 그것은 유용한 건강 교육이 될 것입니다. 대중은 위험과 위험 신호에 대해 더 많이 알아야 하며 자신, 가족 중 누군가, 직장에서 누군가 또는 술집에서 만나는 누군가에게 의존이 어떤 의미를 가질 수 있는지 알아야 합니다. 알코올 의존에 대한 이해는 일반적인 사회적 인식의 일부가 되어야 하지만, 마찬가지로 알코올 문제는 의존 없이도 흔히 발생한다는 사실을 사회가 이해하는 것도 중요합니다.

치료의 세부 사항을 위한 의존성에 대한 이해의 관련성

의존성을 진단하고 그 정도를 인식하는 능력은 치료 목표 설정에 필수적입니다(10장 및 12장 참고). 심하게 의존적인 음주자는 정상적인 음주로 돌아갈 수 없을 가능성이 높으며 의존성의 정도를 정확하게 인식하는 임상의의 능력은 치료의 이 중요한 측면에 필수적입니다(Edwards, 1986). 환자의 의존 정도에 대한 평가는 금단 요법 선택 및 진전섬망이나 금단 발작의 위험에 대한 사전 경고와도 관련이 있습니다(11장 참고). 재발의 심각성을 이해하려면 의존성으로부터 얼마나 회복되었는지를 인식하는 능력이 필요합니다. 시간이 지남에 따라 의존 강도가 약화되는 것을 추적관찰하는 것은 음주 경력 및 평생 동안의 음주를 이해하는 것과 관련이 있습니다.

음주 문제의 범위

다양한 상황과 환경에서 발생하고 나타나는 음주 문제의 전체 범위를 이해하는 것은 필수적입니다. 치료를 통해 혜택을 받을 수 있는 문제 음주자 중 다수는 알코올 의존자가 아니며, 그러한 개인은 다양한 어려움과 요구 사항, 장점 등을 가지고 있습니다. 알코올 의존 증후군을 구성하는 일련의 증상을 경험하는 제한된 음주자 집단이라도 심각도는 다양하며 각기 다른 개인적, 환경적, 문화적 요인을 포함한 형성 요인의 영향을 받습니다. 임상의는 음주 문제가 있는 모든 사람을 단일의 대략적인 기준(예: 금주해야 하는 알코올 중독자)으로 정신적 분류를 하기보다는 음주 문제의 특별한 다양성과 그들이 보는 각 환자에게 항상 존재하는 개성과 인간성을 인식해야 합니다.

미주

1. 최근 몇 년 동안 '응급실'이라는 용어는 역사적으로 사고 및 응급 부서[A&E] 또는 사상자 부서라는 용어를 선호한 적이 있었던 미국으로부터 영국까지 확산되었습니다. 문체상의 편의를 위해 이번 판의 책에서는 이러한 모든 장소를 포괄하는 용어로 '응급실'을 사용합니다.

2. 이 책에서 우리는 법적 결혼을 포함할 수도 있고 포함하지 않을 수도 있는 술꾼의 삶에서 중요한 애정적인 애착에 대한 포괄적 용어로서 '파트너'라는 용어를 사용합니다.

참고문헌

American Psychiatric Association (APA). (2000). Diagnostic and statistical manual of mental disorders (4th edition, text revision). Washington DC: American Psychiatric Association.

American Psychiatric Association (APA). (2013). Diagnostic and statistical manual of mental disorders (5th edition). Washington DC: American Psychiatric Association.

Australian Institute of Health and Welfare. (2008). 2007 national drug strategy household survey: Detailed findings. Drug statistics series no. 20. Cat. no. PHE 98. Canberra, Australia: Australian Institute of Health and Welfare.

British Medical Association. (1995). Alcohol: Guidelines on sensible drinking. London: British Medical Association.

Chikritzhs, T., Catalano, P., Stockwell, T., Donath, S., Ngo, H. T., Young, D. J., & Matthews, S. (2003). Australian alcohol indicators 1990–2001: Patterns of alcohol use and related harms for Australian states and territories. Perth,

Australia: National Drug Research Institute.

Dawson D. A., Archer L. D., & Grant B. F. (1996). Reducing alcohol-use disorders via decreased consumption: A comparison of population and high-risk strategies. Drug and Alcohol Dependence, 42(1), 39-47.

Department of Health. (1995). Sensible drinking: The report of an interdepartmental working group. London: Department of Health.

Department of Health. (2016). Alcohol Guidelines Review-Report from the Guidelines development group to the UK Chief Medical Officers. London: Department of Health.

Edwards, G. (1986). The alcohol dependence syndrome: A concept as stimulus to enquiry. British Journal of Addiction, 81(2), 171-183.

Edwards, G., Arif, A., & Hodgson, R. (1981). Nomenclature and classification of drug-and alcohol-related problems: A WHO memorandum. Bulletin of the World Health Organization, 59(2), 225-242.

Edwards, G., & Gross, M. M. (1976). Alcohol dependence: Provisional description of a clinical syndrome. British Medical Journal, 1(6017), 1058-1061.

Hasin, D., Paykin, A., Meydan, J., & Grant, B. (2000). Withdrawal and tolerance: prognostic significance in DSM-IV alcohol dependence. Journal of Studies on Alcohol, 61(3), 431-438.

Kalinowski, A., & Humphreys, K. (in press). Governmental standard drink definitions and low-risk alcohol consumption guidelines in 37 countries. Addiction.

Lifestyle Statistics, Health and Social Care Information Centre. (2013). Statistics on alcohol: England, 2013. London: Health and Social Care Information Centre.

National Health and Medical Research Council. (2009). Australian guidelines to reduce health risks from drinking alcohol. Canberra, Australia:

National Health and Medical Research Council. National Institute on Alcohol Abuse and Alcoholism (NIAAA). (2015). Alcohol use disorder: A comparison of DSM-IV and DSM-5. NIH Publication 13-7999. Bethesda, MD: National Institutes of Health.

Rehm, J., Mathers, C., Popova, S., Thavorncharoensap, M., Teerawattananon,

Y., & Patra, J. (2009). Global burden of disease and injury and economic cost attributable to alcohol use and alcohol-use disorders. Lancet, 373(9682), 2223–2233.

Schuckit, M. A., Smith, T. L., Daeppen, J. B., Daeppen, J. B., Eng, M., Li, T. K., … Bucholz, K. K. (1998). Clinical relevance of the distinction between alcohol dependence with and without a physiological component. American Journal of Psychiatry 155(6), 733–740.

Trotter, T. (1804). An essay, medical, philosophical, and chemical, on drunkenness, and its effects on the human body. London: T. N. Longman and O. Rees.

Vale, B., & Edwards, G. (2011). Physician to the fleet: The life and times of Thomas Trotter, 1760–1832. Woodbridge, UK: Boydell Press.

World Health Organization (WHO). (1992). The ICD-10 classification of mental and behavioural disorders clinical descriptions and diagnostic guidelines. Geneva: World Health Organization.

World Health Organization (WHO). (1994). Lexicon of alcohol and drug terms. Geneva: World Health Organization.

World Health Organization (WHO). (2009). Global health risks: Mortality and burden of disease attributable to selected major risks. Geneva: World Health Organization.

2장

약물로서의 알코올

이 장의 목적

인류는 술과의 관계를 오랫동안 '즐겨왔습니다'. 알코올의 특성은 수천 년 동안 전 세계 수많은 사람에게 친숙했으며 매우 높이 평가되었습니다. 알코올 음료는 사회적, 문화적, 종교적 관습과 의례에서 사용될 때 상징적인 의미를 갖습니다. 그러나 알코올은 인체의 대부분의 시스템에 중요한 약리학적, 독성 효과를 갖는 약물이기도 합니다. 이러한 약리학적 효과에 대한 지식은 알코올 사용으로 인해 발생하는 문제와 채택된 치료 접근법을 모두 이해하는 데 기본입니다.

알코올 음료에는 무엇이 들어 있나요?

영어 단어 알코올alcohol은 초기 눈썹화장의 형태로 사용되었던 정제된 안티몬al-koh'l의 검은 가루를 뜻하는 아랍어 단어에서 유래되었습니다. 이 단어는 나중에 정제를 의미하도록 일반화되었고 나중에 와인 증류액을 '와인의 알코올'로 설명하기 위해 영어로 채택되었습니다. 약리학적으로 알코올은 포화 탄소 분자에 수산기가 붙어 있는 것을 특징으로 하는 유기 화합물을 말합니다.

메틸 알코올(메탄올이라고 하는데, 독성이 높아 30mL를 섭취하면 치명적일 수 있음), 이소프로필 알코올(이소프로판올이라고도 하는데, 이 또한 독성이 높으며 20mL 정도의 낮은 용량에서도 증상이 보고됨) 및 에틸알코올(에탄올이라고도 하는 알코올 음료의 주요 활성 성분, [그림 2.1] 참고)을 포함한 많은 알코올이 있

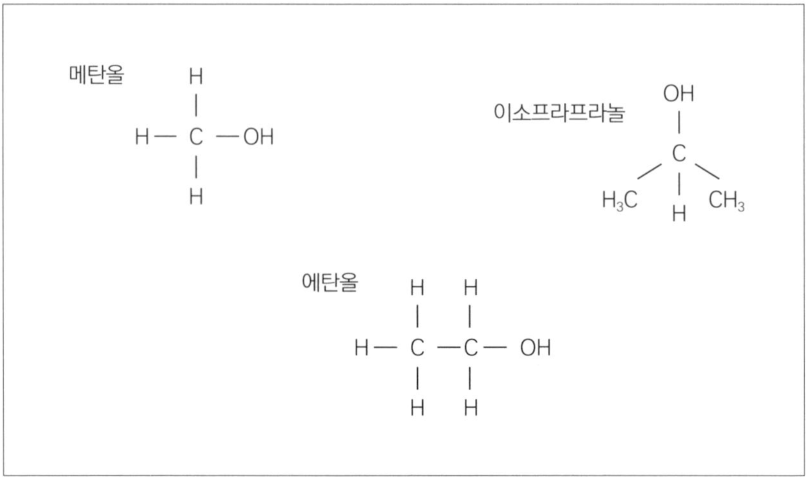

[그림 2.1] 일부 알코올의 화학 구조

습니다. 알코올 함유 음료는 대부분 물(H_2O), 에탄올(CH_3CH_2OH) 및 향료/착색료로 구성됩니다. 에탄올은 단순한 구조로 인해 '멍청한 분자'라고 불리는 반면, 향료, 착색료 및 동질체(발효 중 생성되는 관련 화학 물질)는 때때로 '음료 속의 먼지'라고 불립니다. 이 장의 주제는 에탄올입니다. 그러나 '알코올'이라는 부정확한 용어는 이러한 내재된 부정확성을 인식하면서 이 용어의 일반적인 사용법을 존중하여 그 자리에서 사용됩니다.

약리학

알코올은 실온에서 무색의 액체입니다. 물에 비해 밀도, 어는점, 끓는점이 더 낮습니다(〈표 2.1〉 참고).

〈표 2.1〉 물과 비교한 알코올의 성질

	알코올(에탄올)	물
분자식	CH_3CH_2OH	H_2O
외관	무색 투명한 액체	살짝 파랑색 도는 무색 투명한 액체
분자량	46g/mol	18g/mol
밀도	0.79g/cm^3(액체)	1g/cm^3(액체)
녹는점	-114°c	0°c
끓는점	78.4°c	100°c

과학적 표기법의 복잡성

알코올 농도를 표현하는 다양한 방법이 여러 문서에 사용됩니다. 일반적으로 농도는 주어진 양의 혈액(또는 호흡, 소변)에 들어있는 무게로 표현됩니다. 이 장에서는 혈중 알코올 농도[BAC]를 혈액 100밀리리터당 밀리그램(mg/100mL)으로 표시합니다. 그러나 다음과 같이 보고된 BAC는 모두 동일하다는 점에 유의해야 합니다(Brick, 2004 참고).

100mg/100mL
100mg/데시리터(100mg/dL)
100mg/100cc
100mg 퍼센트(100mg%)
0.1g/100mL
0.1g/데시리터
0.1그램 퍼센트(0.1g%)
0.1퍼센트(0.1%)

실험실 연구에서는 밀리몰 농도가 보고될 수 있으며 이는 분자량을 사용하여 mg/100mL로 변환될 수 있습니다. 따라서 알코올의 밀리몰 농도(mmol)에 분자량 46g/mol을 곱하고 10으로 나누어 mg/100mL 단위의 동일한 농도를 얻습니다. 임상 검사실에서는 일반적으로 혈액보다는 혈청 내 알코올 농도를 측정합니다. 혈청과 혈중 농도 사이의 대략적인 환산은 혈청의 값에 0.85를 곱하여 얻을 수 있습니다.

'프루프proof'라는 용어는 특히 '공통 언어에 의해 분리된 두 국가(미국과 영국)'에 걸쳐 또 다른 복잡성을 추가합니다. 프루프는 알코올 농도의 척도로 사용되었으며 100% 프루프는 화약과 동일한 양의 연소를 유지할 수 있는 가장 낮은 희석을 나타내며 시험에 사용되는 중인 증류주이고 맑고 푸른 불꽃을 생성합니다. 이는 영국 시스템에서 약 57%의 알코올 농도(ABV=alcohol by volume)를 나타내며 순수 알코올은 175% 프루프입니다. 미국에서는 프루프가 부피로 표시되는 농도의 두 배입니다. 따라서 100% 프루프는 50% ABV와 같습니다. 따라서 기존 영국 시스템에서는 70% 프루프 증류주가 40% ABV, 미국에서는 80% 프루프입니다! (알코올 단위 또는 '술 한잔'에 알코올이 얼마나 함유되어 있는지에 대한 자세한 내용은 1장을 참고하십시오.)

흡수 및 분포

알코올의 흡수는 위에서 상대적으로 느리지만 소장에서는 빠르게 일어나며, 섭취 후 혈중 최대 농도에 도달하는 데 걸리는 시간은 30~90분입니다(Brick, 2004). 위장에 음식이 존재하면 위가 소장으로 배출되는 것을 지연시켜 흡수 속도가 느려지는데, 이는 융모에 의한 것으로 이러한 물질을 흡수하는 데 매우 효율적입니다. 융모는 흡수 가능한 표면적을 극적으로 증가시키는 장내로의 작은 돌기입니다. 더욱이, 식후 상태는 다양한 알코올 농도의 술들이 흡수되는 효율성을 바꿀 수 있습니다. 탄산음료(예: 샴페인)에 이산화탄소 거품이 있으면 흡수가 증가하는 반면, 신체 운동은 흡수를 감소시킵니다. 또한 무설탕(술에 타 마시는) 희석 음료는 설탕이 함유된 일반 희석 음료에 비해 위로 배출되거나 흡수되는 것을 증가시킵니다. 더욱이, 동일한 양의 알코올을 여러 번 소량 섭취하는 것보다 단일 용량으로 한 번에 섭취하는 경우 최고 혈중 농도가 더 높아집니다(Agarwal & Goedde, 1990).

알코올은 흡수된 후 몸 전체에 퍼집니다. 친수성(물을 좋아함)이므로 물과 함께 분포됩니다. 이는 태반을 통과하여 태아 순환계로 들어갈 수 있으며 수유부의 모유에서도 발견됩니다.

BAC는 지방을 제외한 신체 대부분의 조직 수준과 매우 유사합니다. 일반적으로 여성은 키가 작고 상대적으로 높은 체지방 비율(또는 낮은 수분 비율)을 가지고 있기에 동일한 양의 알코올을 마셨을 때 남성에 비해 발생하는 BAC가 더 높은 경우가 많습니다. 이는 부분적으로 특정 유형의 조직 손상에 대한 여성의 취약성이 증가한 것을 설명할 수 있습니다.

배설과 대사

섭취한 알코올의 90~98%는 산화되어 이산화탄소와 물로 몸에서 제거됩니다. 산화를 피하는 대부분의 알코올은 날숨, 소변, 땀을 통해 변화 없이 배설됩니다. 이러한 경로를 통한 제거는 과음 후 또는 온도 상승 시 증가할 수 있습니다. 실제로, 호흡 측정기를 사용하여 호기呼氣 내 알코올의 존재 여부를 사용하여 BAC를 추정할 수 있습니다. 호흡 알코올 농도는 국가마다 다른 변환 계수를 사용하여 추정 BAC 수준을 계산하는 데 사용할 수 있습니다(일부 음주 측정기는 자동으로 이를 수행함). 음주 측정기는 단일 임상 검사보다 알코올 농도에 대한 더 객관적인 척도를 제공하며 음주 운전 범죄(미국에서는 음주 운전으로 알려짐)가 의심되는 운전자를 테스트하는 데 널리 사용됩니다. 국가마다 운전을 할 수 있는 법적 제한이 다릅니다. 예를 들어, 법적 제한은 혈액 내 0부터 80mg/100mL까지 유럽 전역에서 광범위하게 적용됩니다.

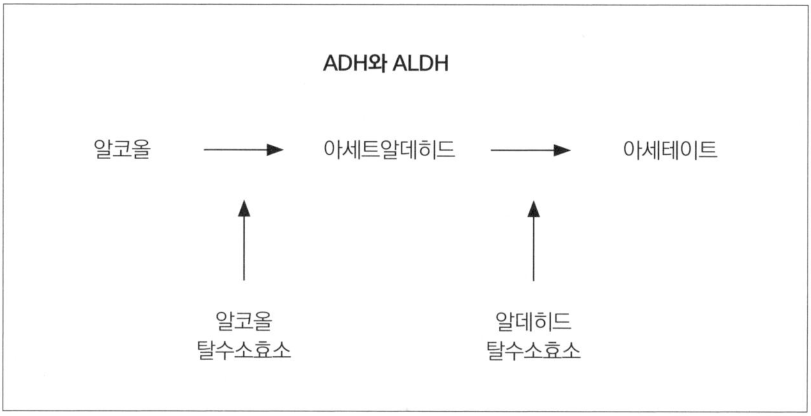

[그림 2.2] 알코올의 대사

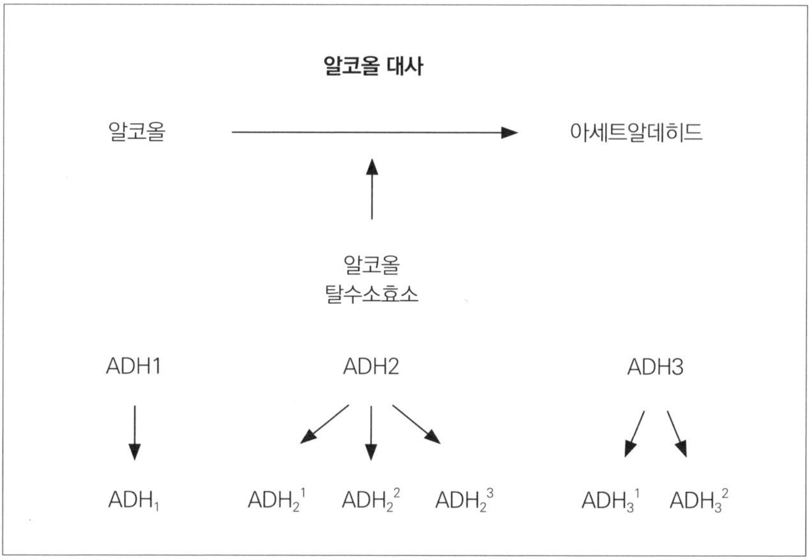

[그림 2.3] 유전적 변이 I 알코올 탈수소효소[ADH]

효소의 속도에 영향을 미치는 ADH2에는 3가지 유전 변이가 있고 ADH3에는 2가지 유전 변이가 있습니다.

간 알코올 대사

단위 시간당 산화되는 알코올의 양은 체중에 따라 다릅니다. 건강한 성인의 경우 알코올 비율은 70kg 성인의 경우 시간당 약 8g, 즉 1UK 단위, 또는 시간당 120mg/kg으로 한정됩니다(Fleming, Mihic, & Harris, 2006). 간에서 알코올 분해는 BAC가 낮을 때 대부분 포화됩니다(즉, 가능한 한 빨리 분해됩니다). 기술적으로 이것은 가성 0차 신진대사pseudo-zero-order of metabolism라고 하며, 이 비율은 일반적으로 음주 중 발견되는 수준의 알코올 농도에 따라 변하지 않고 일정합니다. 술을 많이 마시는 사람의 경우 분해가 더 빨라질 수 있습니다(추후 설명 참고). 알코올은 위에서 1차 통과 대사를 거치지만, 섭취한 알코올의 90~98%는 간에서 대사됩니다. 주요 경로는 알코올 탈수소효소[ADH]에 의한 아세트알데히드로의 산화입니다([그림 2.2] 참고). 아세트알데히드는 독성이 매우 높으며 일반적으로 알데히드 탈수소효소 2[ALDH2]에 의해 빠르게 아세테이트로 산화됩니다. 아세트산은 물과 이산화탄소로 분해됩니다.

ADH와 ALDH 효소는 유전적 통제를 받습니다. ADH에는 다섯 가지 종류가 설명되어 있으며 클래스 I 변종은 주로 간에서 알코올 대사의 첫 번째 단계를 담당합니다([그림 2.3] 참고). 클래스 I은 최대 반응 속도에서 최대 40배의 차이를 나타내는 세 가지 다른 유전자에 의해 암호화된 효소로 구성됩니다. 완전한 인간 게놈 및 발현 연구에 따르면 19개의 기능적 ALDH 유전자가 있다고 보고되었습니다. 아세트알데히드의 산화에 주로 관여하는 동종효소인 ALDH2는 두 가지 형태로 존재하며, 그중 하나는 사실상 비활성입니다(ALDH2*2 변종). 아시아인에게 흔히 나타나는 저활성 ALDH2는 알코올을 섭취할 때 홍조 반응을 일으킵니다. 이 반응은 불쾌하며 메스꺼움, 두통, 안면홍조 등이 포함될 수 있습니다. 활동성이 낮은 ALDH2를 가진 개인은 음주 경향이 적으므로 알코올 문제 및 의존성 발달에 덜 취약합니다(Ball, Pembrey, & Stevens, 2007). 알데히드의 독성은 오랫동안 인식되어 왔지만 최근에는 저활성 ALDH2 변종을 뇌졸중, 심부전, 알츠하이머병 등의 다른 장애와 연관시키는 증거가 늘어나고 있습니다(Chen, Ferreira, Gross, & Mochly-Rosen, 2014). ALDH는 또한 ALDH2의 활성을 억제하여 작용하고 알코올 의존에서 금주를 유지하는 데 사용되는 약물인 디설피람의 주요 작용 부위이기도 합니다(13장 참고). 본질적으로, 이 저활성 변종을 보유하는 것은 디설피람을 지속적으로 복용하는 것과 유사합니다. 아세트알데히드로부터 형성된 아세테이트는 순환계로 방출되어 트리카르복실산 회로를 통한 산화를 위해 근육과 심장에 주로 흡수됩니다(Fleming et al., 2006; [그림 2.4] 참고).

알코올 산화에 있어서 ADH가 알코올 산화의 주요 경로이지만 두 가지 다른 효소 체계, 즉 활면 소포체[SER]에 위치한 미세소체 에탄올 산화 체계[MEOS]와 퍼옥시좀에 위치한 카탈라아제에 의해 산화될 수도 있습니다. 카탈라아제의 기여는 미미한 것으로 생각됩니다. MEOS는 SER에 있는 시토크롬 P450 체계에 의존합니다. 이는 일반적으로 알코올 대사에서 작은 역할을 하지만, 이 역할은 알코올을 많이 섭취할수록 증가합니다. 만성 알코올 섭취는 시토크롬 P450 2E1(CYP2E1)이라는 P450 형태를 유도하는 과정을 통해 MEOS 활동을 향상시킵니다. CYP2E1의 유도는 알코올 대사 속도를 증가시키고 알코올 및 기타 약물에 대한 내성을 증가시킵니다. 실제로, CYP2E1은 만성 음주 문제가 있는 사람들의 알코올 대사의 최대 10%를 담당할 수 있습니다.

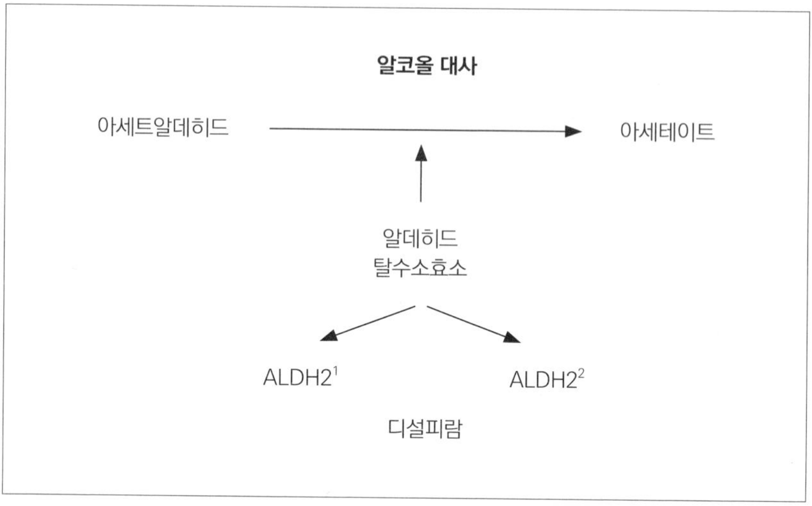

[그림 2.4] ALDH2의 유전적 변이

ALDH2에는 두 가지 일반적인 변종이 있으며 그중 하나는 활동성이 낮습니다. 단주 유지를 돕기 위해 사용되는 혐오 약물인 디설피람은 다음과 같은 활동을 파괴합니다(알코올 대사를 효과적으로 차단하여 잠재적으로 위험한 반응을 일으킴).

간 외 알코올 대사

이제 알코올은 위에서 ADH 동위효소(주로 ADH7)에 의해 1차 통과 대사를 거치며 이것이 알코올의 전체적인 효과로부터 신체를 어느 정도 보호한다는 사실이 받아들여지고 있습니다(Birley et al., 2008; Jelski, Chrostek, Szmitkowski , & Laszewicz, 2002).

급성 약리학적 효과

이 구문에서는 알코올 섭취로 인한 일반적인 급성 영향에 대해 설명합니다. 만성 영향은 5장에 설명되어 있습니다.

심혈관계

급성 중독이 심혈관계에 심각한 결과를 초래하는 경우는 거의 없습니다. 그러나 정기적인 과음의 병력에 더해 폭음은 심장 부정맥, 일반적으로 심실상성 빈맥[SVT]과 관련이 있으며 이를 '휴일 심장 증후군'이라고 합니다. (SVT는 심계항진으로 경험되는 빠른 심장 박동의 삽화입니다.) 일반적으로 금주 후에 자연적으로 회복됩니다.

체온

적당한 양의 알코올은 말초 혈관 확장을 유발하여 열 손실을 증가시킬 수 있지만 오해하게 만드는 따뜻함과 관련이 있습니다. 또한, 땀을 많이 흘리면 열 손실과 체온 저하로 이어질 수 있습니다. 많은 양의 알코올을 섭취하면 중앙 온도 조절 메커니즘이 억제되어 체온이 더욱 뚜렷하게 떨어질 수 있습니다.

위장관

알코올은 위산 분비를 유발하는 가스트린 호르몬의 방출을 자극할 수 있습니다. 알코올 농도가 낮은 음료는 더 많은 가스트린 방출 및 더 높은 위산 수치와 관련이 있습니다. 그러나 강한 알코올 음료는 위벽에 염증을 일으키고 미란성 위염을 유발합니다.

신장

알코올은 다량의 수분 섭취와 관련된 유량 증가와는 별개로 이뇨 효과를 유발합니다. 이러한 이뇨 효과는 바소프레신(항이뇨 호르몬) 분비를 억제하기 때문입니다.

호흡

적당한 양의 알코올은 호흡을 자극하거나 저하시킬 수 있습니다. 더 많은 양(예: 400mg/100mL 이상)에서는 지속적으로 호흡 저하가 발생합니다.

중추 신경계

알코올이 뇌에 미치는 영향은 복용량, BAC 상승 속도, 내성 정도에 따라 달라집니다. 일반적으로 운전 기술은 30mg/100mL에서 영향을 받습니다. 운동실조, 부주의 및 느린 반응 시간은 약 50mg/100mL의 수준에서 분명하게 나타납니다. 기분과 행동 변화는 약 50~100mg/100mL의 수준에서 발생합니다. 150~300mg/100mL 수준에서 음주자는 일반적으로 자제력 상실, 불분명한 말투, 서투름을 경험합니다. 과음에 익숙하지 않은 개인은 BAC 수준 150~250mg/100mL에서 중간 정도의 중독 상태이며, 명백한 중독은 일반적으로 300mg/100mL에서 분명합니다. BAC가 300~500mg/100mL이면 개인은 대개 심하게 중독되며 혼미와 저체온증이 때때로 나타날 수 있습니다. 저혈당증과 발작은 가끔 이 범위의 BAC에서 나타나는 특징입니다. 술을 많이 마시는 사람은 알코올의 중추신경계 영향에 대한 내성이 생기고 때로는 뚜렷한 중독 징후 없이 혈중 알코올 농도가 500mg/100mL에 이를 수도 있습니다. 그러나 내성이 없는 음주자의 경우 이러한 수준은 반사 및 호흡 둔화, 저혈압, 저체온증 및 사망과 관련이 있습니다.

알코올이 뇌 기능에 어떻게, 어디서 영향을 미치는지 이해하는 것은 임상의가 신경과학 연구에 사용되는 핵심 기술을 어느 정도 이해하고 있을 때 더 쉽습니다. 따라서 우리는 이제 알코올 오용이나 의존성 발달에 대한 취약성, 알코올이 뇌에 미치는 영향 및 회복 능력에 대한 지식을 크게 발전시킨 다양한 종류의 신경 영상 기술에 대한 개요를 제공합니다.

신경영상

광범위하게 말하면, 영상 기술은 (1) 자기 공명[MR], (2) 방사성 표지 추적자 및 양전자 방출 단층 촬영[PET] 또는 단일 광자 방출 컴퓨터 단층 촬영[SPECT], (3) 측정된 전기활동(뇌파검사[EEG], 자기뇌파검사[MEG])등 세 가지 유형으로 분류될 수 있습니다. 모두 임상적으로 사용되며(예: 뇌종양 주변의 뇌 기능 지도작성) 강력한 연구 도구이기도 합니다.

구조 분석의 경우 MR이 더 높은 해상도와 백질, 회백질 및 뇌척수액을 구별하는 능력을 제공하므로 컴퓨터 단층촬영[CT]은 더 이상 사용되지 않습니다. 최근 구조 연구에 따르면 지속적인 금주로 회백질과 백질의 양이 모두 회복되는 것으로 나타났습니다(Monnig et al., 2013; Sullivan & Pfefferbaum, 2005). 이는 인지 기능의 개선과 일치합니다. 최근에는 또 다른 MR 기술인 확산 텐서 영상[DTI]이 이 조직 내 물의 확산을 평가하여 백질 온전성을 평가하기 위해 개발되었습니다. 현재 DTI를 사용한 연구는 거의 완료되지 않았습니다. 그러나 백질 기능의 조절 장애와 일치하는 변화가 설명되었습니다.

뇌 기능은 일반적으로 기능적 MRI 영상[fMRI]으로 사용하여 혈류를 사용하여 측정됩니다. fMRI는 탈산소화된 혈액이 산소화된 혈액과 다른 자기 회전을 갖는다는 원리를 기반으로 하며, 이로부터 혈중 산소 수준 의존성[BOLD] 차이가 발생합니다. 따라서 뇌 영역의 활동은 혈류, 산소화 헤모글로빈 수준 및 결과적으로 BOLD 신호를 달라지게 합니다. 따라서 연구는 몇 분에 걸쳐 기준 조건 뒤에 여러 번 반복해서 실험 조건(예: 알코올 신호 표시)이 뒤따르도록 설계되었습니다. 대안적으로, 피험자는 '사건'(예: 갈망)을 경험하고 있는 시기를 나타낼 수 있으며, BOLD 신호는 그렇지 않은 경우와 비교됩니다. fMRI는 MRI 기계가 널리 사용 가능하고 상대적으로 저렴한 연구 도구이며 분석 프로그램이 온라인에서 무료로 제공되기 때문에 일반적으로 사용됩니다. fMRI는 시간적, 공간적 해상도가 뛰어나며 안전하고 일반적으로 잘 참을 수 있기 때문에 개인은 여러 번의 스캔을 받을 수 있습니다.

PET/SPECT는 생체 내에서 신경약리학을 조사하는 가장 강력한 접근법이지만 높은 비용과 특정 연구 스캐너 요구 조건으로 인해 사용이 제한되어 있습니다. 방사성 선량을 투여해야 하기 때문에 개인은 일반적으로 연구 조사에서 1~2회 스캔만 받습니다. SPECT가 더 널리 사용 가능하지만 PET는 해상도가 더 높기 때문에 연구에 더 일반적으로 사용됩니다.

PET/SPECT로 평가할 수 있는 신경전달물질 시스템은 관심 표적에 결합하는 추적자가 있는지에 따라 달라집니다. 추적자는 도파민 D2/D3 수용체와 감마아미노부티르산[GABA]-벤조디아제핀 수용체, 세로토닌 수송체 및 뮤 오피오이드 수용체와 같은 중독과 관련된 기타 관심 표적에 사용할 수 있습니다. 글루타메이트-NMDA(N-메틸-D-아스파르트산염)와 같은 다른 경우 추적자는 아직 개발 중이거나 널리 사용할 수 없습니다. 또한 몇 가지 추적자는 뇌의 신경전달물질에 민감하므로 두 스캔에서 방사성 추적자 결합을 비교하면 신경전달물질 수준의 변화에 대한 지표가 제공됩니다. 예를 들어, 한 스캔은 기준선 역할을 하고 다른 스캔은 약리학적 시험(예: 도파민을 증가시키는 암페타민) 또는 행동 시험(예: 신호 유발 갈망)을 포함할 수 있습니다.

자기공명분광법[MRS]은 생화학적 또는 대사적 정보를 제공합니다. 예를 들어 N-아세틸 아스파르트산염[NAA]은 신경 손상을 감소시킵니다. 콜린은 탈수초화와 연관되어 있습니다. GABA와 글루타메이트/글루타민은 신진대사에 따라 변경됩니다. 우리는 GABA와 글루타메이트가 신진대사에 관여하고 MRS 신호의 대부분은 신경전달보다는 신진대사에서 나온다는 것을 알고 있습니다.

마지막으로, 전기 활동은 EEG를 사용하여 측정하거나 MEG를 사용하여 전류와 관련된 자기장을 측정하여 측정할 수 있습니다. MEG는 시간적 해상도는 높지만 공간적 해상도는 제한된 비교적 새로운 기술입니다. 뇌의 상층부 활동만 측정할 수 있습니다.

작용 부위: 뇌 회로

이제 우리는 뇌 회로에 관한 주요 발견을 강조합니다. 중독에 대한 신경영상 연구에 대한 보다 포괄적인 검토는 다른 곳에서 확인할 수 있습니다(Jasinska et al., 2014). 영상 연구를 통해 알코올과 기타 향정신성 물질 사이에 많은 유사점이 밝혀졌지만, 물질 사용 장애를 이해하는 데 도움이 되는 차이점도 나타났습니다. 니코틴과 알코올 사이의 신경약리학과 뇌 회로의 상호 작용에 대한 연구는 점차 늘어나고 있는 반면, 알코올 사용 장애와 불법 약물 사용 및/또는 기타 정신 질환의 동반 질환에 대한 연구는 덜 이루어지고 있습니다.

두드러진 알코올 신호에 대한 뇌의 반응은 알코올 중독 및 재발의 중요성을 고려할 때 널리 연구되어 왔습니다. 많은 연구에 따르면 중립적 신호(예: 야생 동물 녹화영상 또는 가정/사무실 물건들)와 비교할 때 두드러진 약물 관련 신호는 중변연계의 뇌 활동 수준을 높이는 것으로 나타났습니다. 중변연계는 뇌간의 복측피개영역[VTA]으로부터 복부 선조체(측격핵)와 전두엽 피질 내의 안와전두엽 및 전대상피질까지 도파민 방사를 합니다. 쾌락을 매개하는 중요한 역할과 소위 타고난 쾌락(음식, 성)에 대한 동기부여 및 다양한 남용 물질로 인한 중독에서 이 경로에 대한 수많은 연구가 있었습니다([그림 2.6] 참고). 따라서 신호 반응성 연구는 학습과 기억에 관여하는 영역인 해마와 편도체뿐만 아니라 복부 선조체, 전대상회, 뇌섬엽 및 VTA에서 더 큰 활성화를 보여줍니다(Jasinska et al., 2014; Schacht, Anton, & Myrick, 2013). 이러한 과다활성은 수년간의 금주 후에도 두드러진 신호에 대한 강한 반응(예: 갈망)을 보고하는 개인과 일치합니다.

보상, 충동성, 의사 결정과 같은 중독과 관련된 다른 과정들은 fMRI를 촬영하는 동안 적절한 심리적 과업을 사용하여 조사되었습니다.

예를 들어, 금전적 보상 지연 과업은 보상에 대한 기대를 조사하기 위해 다른 조건에서 널리 사용되었습니다. 비록 충동성과 관련된 둔감한 반응이 알코올 의존에서 보고되었다 하더라도(예: Beck et al., 2009), 또 다른 연구에서는 다른 보상 과업을 사용하여 이를 재현하지 못했습니다(van Holst et al., 2014). 신호 반응성과 함께 알코올 관련 보상을 평가하는 영상 연구의 메타 분석에서는 복부 선조체와 전대상회 및 복내측 전전두엽 피질과 같은 의사 결정에 관여하는 영역을 포함한 다양한 뇌 영역의 강력한 활성화가 보고되었습니다(Schacht et al. , 2013). 그러나 알코올 의존 환자와 대조군 사이에는 이 지역들의 활성화에 차이가 없었습니다. 대신, 후대상회와 같은 지역에서 알코올 의존 환자에게서 더 큰 활성화가 나타났습니다. 이 모든 연구를 종합해보면, 알코올 의존의 보상 시스템은 조절 장애가 있는 것으로 나타나고 동시에 복측 선조체 외부의 다른 뇌 영역도 영향을 받습니다.

작용 부위: 약리학

알코올은 여러 화학적 메신저 또는 신경전달물질 경로와 상호 작용하는 비교적 비특이적인 약물입니다. 이는 오피오이드 유사제처럼 하나의 특정 뇌 수용체에서 배타적으로 상호 작용하지도 않으며, 코카인처럼 재흡수 수송체를 차단하지도 않습니다. 대신, 알코올은 이온 채널이나 효소와 같은 신경 신호 전달에 관여하는 다양한 조절 단백질에 결합하는 것으로 생각됩니다. 알코올의 유익한 특성은 도파민 및 오피오이드 시스템에 대한 효과에 의해 부분적으로 매개되는 것으로 생각되며, GABA 및 글루타메이트 시스템에 대한 알코올의 영향은 진정 및 호흡 억제, 내성 및 금단과 같은 많은 효과를 초래합니다(LingfordHughes, Watson , Kalk, & Reid, 2010).

신경전달물질 체계와 알코올과의 상호 작용을 특성화할 때 취약성 또는 조절 장애 소인, 알코올과의 급성 상호 작용, 만성 음주로 인해 발생하는 적응이라는 세 가지 단계를 고려해야 합니다. 그러한 신경적응은 에드워즈와 그로스가 알코올 의존 증후군의 일부로 설명한 주요 특징, 즉 수년간의 금주 후에도 의존 음주로의 빠른 복귀에 기여할 가능성이 높습니다(Edwards & Gross, 1976). 알코올 관련 보상 및 내성/금단과 같은 기본 과정을 이해하면 알코올 의존의 예방부터 치료에 이르기까지 적절한 전략 개발에 도움이 됩니다.

술과 보상

알코올과 도파민

설명된 바와 같이, 중변연계 도파민 경로(VTA → 측좌핵)는 즐거움, 동기부여 및 약물 추구에서 중심 역할을 합니다. 동물 모델에서 알코올은 도파민성 뉴런의 발화를 증가시켜 측좌핵의 도파민 수치를 증가시키는 것으로 나타났습니다. VTA에서 도파민성 뉴런의 활성화는 억제성 GABA 뉴런에 의해 제어되며, 이는 다시 오피오이드 유사제(mu), 니코틴성 및 카나비노이드(CB1)와 같은 다양한 억제성 신경전달물질 수용체에 의해 조절됩니다([그림 2.5] 참고). 따라서 알코올은 이러한 조절제, 특히 GABA 및 오피오이드 체계에 대한 효과를 통해 도파민 뉴런의 발화를 간접적으로 증가시킵니다. 알코올에 대한 동기, 기대 및 탐색에는 도파민성 중변

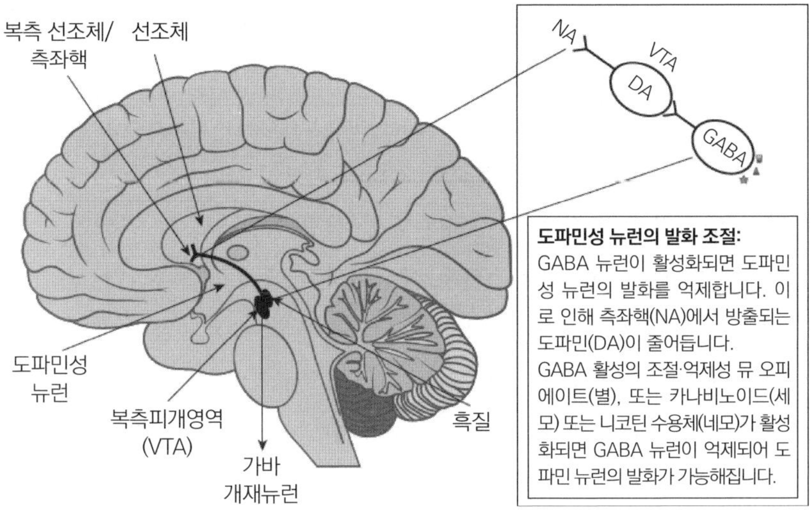

[그림 2.5] 알코올 소비와 관련된 뇌 보상 회로

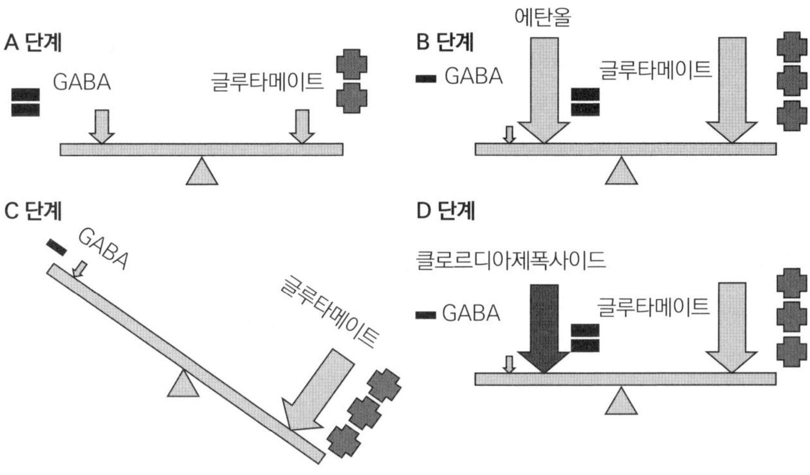

[그림 2.6] 내성 및 금단에서 감마아미노부티르산[GABA]과 글루타메이트의 단계들

뇌에서는 억제성 GABA 체계와 흥분성 체계가 균형을 이루고 있습니다(A 단계). 알코올은 이러한 균형을 방해하며, 만성적으로 노출되면 뇌는 알코올의 존재에 적응합니다(B 단계). 육체적으로 의존적인 사람이 술을 끊거나 급격하게 줄이면 뇌는 충분히 빨리 적응할 수 없고 신체적 금단 증상과 징후가 나타납니다(C 단계). 이 균형은 회복될 수 있으며 금단 증상은 천천히 완화되는 벤조디아제핀을 사용하여 치료할 수 있습니다. 뇌는 이 두 체계 사이의 균형을 다시 확립합니다(D 단계).

연계 경로가 관여하는 것으로 나타났지만, 비도파민성 경로도 관여합니다(Nutt, Lingford-Hughes, Erritzoe, & Stokes, 2015).

도파민 수용체에는 D1(D1 및 D5)과 D2(D2, D3, D4)라는 두 계열이 있습니다. 연구자들은 잠재적인 치료 표적으로 D2 계열에 특별한 관심을 보였습니다. 도파민 시스템에 대한 신경 영상 연구는 인간의 알코올 사용 및 의존에서 이 시스템을 특성화하는 데 중요했습니다. 비의존적 음주자에서는 일관되지는 않지만 알코올에 의해 유도된 도파민 방출이 관찰되었으며(Martinez & Narendran, 2010 참고), 한 연구에서는 뮤 오피오이드 수용체 변종에 의한 조절이 보고되었습니다(Ramchandani et al., 2011). 금주하는 알코올 의존 개인의 경우 복부 선조체에서 도파민으로의 전환 증가, 암페타민이 유도하는 도파민 방출 둔화, 도파민 D2/D3 수용체 감소가 보고되었습니다. 이러한 효과는 지속되는 것으로 보이며 일부 연구에서는 갈망과 관련이 있습니다. 이러한 결과는 중독에 대한 도파민 기능 저하 또는 '보상 결핍' 이론과 일치합니다. 그러나 보다 최근의 증거에 따르면 도파민 D3 수용체의 수준은 알코올 의존에서 증가할 수 있으며 도파민 D2/D3 수용체의 수준은 금주로 '정상화'될 수 있음이 시사됩니다(Erritzoe et al., 2014).

도파민 체계의 주요 역할에도 불구하고 이를 조절하는 약물은 임상적 효과가 제한적인 것으로 나타났습니다. 예를 들어, 부분 작용제로써 도파민 기능을 차단하여 즐거움을 감소시키거나 기능 저하를 해결하기 위해 도파민을 증가시키는 약물은 강력하게 효과적인 것으로 밝혀지지 않았습니다(Lingford-Hughes, Welch, Peters, & Nutt, 2012). 디설피람은 일반적으로 간 효소 차단제로 생각되지만 도파민 대사에 관여하는 뇌의 유사한 효소인 도파민-베타수산화효소도 차단합니다. 이러한 차단은 도파민의 증가와 노르아드레날린의 감소를 초래합니다. 도파민 및 노르아드레날린 수준에 대한 이러한 효과가 디설피람의 임상적 효과에 얼마나 기여하는지는 명확하지 않지만, 뇌 효소의 변형이 디설피람의 부작용과 연관되어 있습니다(Mutschler et al., 2012).

알코올 및 오피오이드 유사제

알코올의 강화 효과와 쾌락 효과는 적어도 부분적으로는 내인성 오피오이드 시스템의 활성화에 의해 매개됩니다([그림 2.5] 참고). 오피오이드 수용체 아형에는 뮤mu, 카파kappa, 델타delta 등 세 가지가 있으며, 각각 내인성 오피오이드 유사제를 가지고 있습니다. 베타-엔돌핀은 뮤 아형에 결합하고, 다이노르핀은 카파에, 엔케팔린은 델타에 결합합니다. 알코올은 VTA에서 베타-엔돌핀 방출을 증가시키며, 이는 도파민성 VTA 신경세포 발화를 조절하고 측중핵에서 도파민 세포를 직접 자극해 측좌핵에서 도파민 방출을 증가시킵니다(Lingford-Hughes et al., 2010). 뮤 수용체는 알코올의 쾌락 효과와 관련되어 있는 반면, 카파 아형은 덜 즐거운 경험(불쾌감)을 중재하므로 알코올 소비가 의존 수준으로 계속됨에 따라 뮤 관련 쾌락을 '대응'하는 역할을 합니다. 증가된 카파 활동은 금욕 중에도 유지되며, 이와 관련된 불쾌감은 재발에 대한 취약성을 증가시키는 것으로 제안됩니다(Butelman, Yuferov, & Kreek, 2012). 또한, 오피오이드 체계는 충동성과 스트레스 체계(시상하부-뇌하수체-부신 축)를 조절하는 데 관여하므로 스트레스로 인한 알코올병 재발의 경우 이해해야 할 핵심 과정입니다.

알코올 의존에 대한 PET 영상 연구에서는 금주가 대조군에 비해 뮤 오피오이드 수용체의 더 높은 가용성과 연관되어 있음이 일관되게 나타났습니다. 이러한 높은 가용성은 지속되는 것으로 보이며 갈망과 관련이 있습니다(Heinz et al., 2005). 도파민 뉴런 발화를 조절하는 억제성 GABA성 뉴런에 더 많은 억제성 뮤 오피오이드 제 수용체가 있으면 GABA성 뉴런이 억제되기 때문에 도파민성 활동의 가능성이 더 커집니다([그림 2.5] 참고).

날록손 및 날트렉손과 같은 뮤-오피오이드 수용체 길항제는 베타-엔돌핀의 이러한 중추 효과를 차단하고 동물 모델 및 임상 환경에서 알코올 소비를 감소시키는 것으로 나타났습니다(13장 참고). 뮤 오피오이드 수용체를 차단하는 또 다른 약물은 날메펜nalmefene이지만 카파 수용체에서 부분 작용제처럼 작용한다는 점에서 날트렉손과 다릅니다. 이 부분은 비록 임상적으로 두 약물이 직접적으로 비교되지는 않았지만 임상 효과에 중요할 수 있습니다(Walker & Koob, 2008).

내성과 금단

알코올과 GABA

GABA는 뇌의 주요 억제성 신경전달물질입니다. 이온 통로(이온성)인 $GABA_A$와 G 결합 단백질(대사성)에 연결된 $GABA_B$의 두 가지 수용체 체계가 있습니다. $GABA_A$ 수용체 체계는 뉴런의 막에 위치하는 링 도넛과 같으며 5개의 하위 단위(2개의 알파, 2개의 베타, 1개의 감마 하위 단위)로 구성됩니다. 이는 바르비투르산염, 벤조디아제핀 및 신경스테로이드를 포함한 여러 조절인자에 대한 결합 부위를 가지고 있습니다(Kumar et al 2009). GABA는 통로를 통해 세포 내로 염소 이온의 통과를 촉진하여 세포의 흥분을 감소시킵니다. 알코올은 벤조디아제핀과 GABA 사이의 결합을 강화하여 GABA 매개 염소 이온 유입과 억제를 증가시킵니다. $GABA_A$ 수용체는 알코올에 대한 민감도를 결정하는 알파 하위 단위(1-6)에 따라 명명됩니다(Kumar et al., 2009). 뇌에 대한 알코올의 주요 효과(예: 불인 감소, 진정, 기억 장애)는 $GABA_A$ 수용체를 통해 매개됩니다. 이는 불안과 연관 관계가 있는 알파 2와 알파 3, 기억력과 알코올 유사체와 연관 관계가 있는 알파 5와 같은 특정 하위 유형과 연결될 수 있습니다(Rudolph & Knoflach, 2011).

지속적인 음주는 $GABA_A$ 수용체의 변화로 인해 내성을 뒷받침하는 알코올에 대한 민감도가 감소합니다([그림 2.6] 참고). 신경영상 연구에서는 금주하는 알코올 중독자의 경우 특히 전두엽에서 벤조디아제핀 수용체의 가용성이 감소하는 것으로 나타났습니다(Krystal et al., 2006). 특히 이러한 벤조디아제핀 수용체의 기능을 테스트할 때 벤조디아제핀이 유발하는 반응은 베타-EEG 증가와 관련하여 알코올 의존 개인과 대조군 사이에 차이가 없었지만 알코올 의존 개인은 알코올의 수면 유도 효과에 덜 민감했습니다(Lingford -Hughes et al., 2005). 이러한 감소된 민감성은 내성과 일치하며 알코올 의존에서 흔히 발생하는 수면 문제와도 일치합니다. 알코올의 부정적인 결과들을 줄이기 위해 치료할 새로운 표적을 특성화하려면 이러한 다양한 하위 유형의 역할에 대해 더 많이 이해하는 것이 중요합니다.

$GABA_B$ 수용체는 최근까지 덜 주목을 받았지만 이제는 도파민 보상 체계를 조절하는 작용으로 인해 치료를 위한 흥미롭고 새로운 표적이 되었습니다(Tyacke, Lingford-Hughes, Reed, & Nutt, 2010). 이에 대해서는 13장에서 더 자세히 논의합니다.

▌알코올과 글루타메이트

글루타메이트는 뇌의 주요 흥분성 신경전달물질 체계이며 GABA 체계와 마찬가지로 이온성 수용체와 대사성 수용체를 모두 가지고 있습니다. 알코올이 뇌에 미치는 영향과 관련하여 이온성 NMDA 수용체가 주요 표적입니다(Nutt, 1999). $GABA_A$ 수용체와 마찬가지로 NMDA 수용체는 세포막에 위치한 하위 단위의 링 도넛과 같습니다. NMDA 수용체는 칼슘 이온을 세포 내로 들어오게 하여 세포가 '발화'되거나 활성화될 가능성을 높입니다. 글리신, 펜시클리딘[PCP] 및 케타민을 포함한 다양한 화합물이 NMDA 수용체 복합체에 결합하여 활동을 조절합니다. 알코올은 NMDA 수용체의 차단제(길항제)처럼 작용하여 글루타메이트의 효과에 반대됩니다([그림 2.6] 참고). 따라서 알코올은 GABA 억제 활성을 강화하고 흥분성 NMDA 글루타메이트 활성을 차단함으로써 뇌 활동을 매우 효과적으로 감소시킵니다. NMDA 수용체는 알코올의 차단 작용을 극복하기 위해 수용체 수를 늘려 알코올에 적응합니다. NMDA 수용체의 이러한 증가는 칼슘의 과도한 유입으로 이어질 수 있으며, 이는 뉴런에 손상을 주며 흥분독성 손상이라고 합니다. 이 기전은 알코올 관련 신경 세포 손실(위축)과 기억상실을 포함한 인지 장애에 기여하는 것으로 생각됩니다.

알코올과 다른 두 이온성 수용체인 L-알파-아미노-3-하이드록시-5-메틸-이속사졸-4-프로피온산[AMPA]과 카이네이트 사이의 상호작용에 대해서는 알려진 바가 적습니다. 그러나 AMPA 수용체를 차단하면 알코올 소비도 감소합니다. 동물 모델이므로 잠재적인 치료 표적으로 연구되고 있습니다(Holmes, Spanagel, & Krystal, 2013). 대사성 수용체와 관련하여 여러 아형(mGluR)이 있으며, mGluR2/3 및 mGluP5는 알코올 섭취와 연관되어 있습니다(Holmes et al., 2013).

글루타메이트는 또한 뇌의 특정 시냅스 또는 연결이 반복 사용을 통해 강화되거나 제한된 사용으로 인해 약화되는 과정인 시냅스 가소성과도 결정적으로 관련되어 있습니다. 이 과정은 학습과 기억, 그리고 변화하는 환경에 행동을 적응시키는 중요한 기초입니다. 따라서 알코올 섭취는 뇌 연결을 변경하고 '비알코올' 회로를 억제하여 알코올에 의해 활성화된 회로의 연결을 강화함으로써 이 핵심 과정을 방해할 수 있습니다.

내성과 금단에 있어서 GABA와 글루타메이트

설명된 바와 같이, GABA와 NDMA 글루타메이트 수용체 시스템은 모두 알코올에 대한 만성 노출에 적응합니다([그림 2.6] 참고). 따라서 $GABA_A$ 기능의 보상적 감소와 NDMA 글루타메이트 기능의 증가는 각각 알코올의 강화 효과와 차단 효과에 대응하기 위해 발생합니다. 이러한 변화는 내성과 금단을 뒷받침합니다. 정기적으로 술을 마시는 많은 사람은 알코올에 대한 내성이 생긴다는 것을 알고 있습니다. 알코올은 그들에게 효능을 적게 미칩니다(예: 중독이나 진정). 비록 내성이 비의존적 음주로 인해 발생할 수 있다 하더라도, 심각한 금단 증상은 일반적으로 알코올에 의존하는 개인의 경우에 나타납니다. 알코올이 뇌에서 빠져나감에 따라 감소된 GABA와 강화된 글루타메이트 활성은 떨림, 발한, 헛구역질, 일부의 경우 금단 발작 및 진전섬망을 포함한 금단 증상으로 나타납니다(11장 참고).

의학적으로 이러한 금단 증상은 알코올을 벤조디아제핀으로 대체함으로써 예방되거나 적어도 상당히 감소될 수 있습니다. 벤조디아제핀은 알코올과 유사하게 GABA로 유발된 염소 이온의 흐름을 향상시켜 이 두 시스템 사이의 균형을 회복합니다([그림 2.5] 참고). 반감기가 긴 벤조디아제핀을 사용하거나 며칠에 걸쳐 감량 요법을 사용함으로써 뇌는 이 두 반대 시스템 사이의 균형을 회복함으로써 알코올이 없는 상태로 재조정하는 데 필요한 시간을 확보할 수 있습니다. 대안으로, 항경련제로 글루타메이트 활성을 감소시키면 알코올 금단 증상도 치료할 수 있고(11장 참고), 뇌 글루타메이트 수치를 낮추고 관련 독성을 예방할 수 있습니다(Hermann et al., 2012; Ward, Lallemand, & de Witte, 2009).

향후 방향

알코올은 인류가 오랫동안 연관되어 있음에도 불구하고 뇌에 미치는 영향이 아직 완전히 이해되지 않은 놀라운 분자이자 약물입니다. 신경생물학적, 신경약리학적 연구는 알코올의 작용, 알코올에 대한 '갈망', 의존성의 생물학적 기초를 뒷받침하는 기전을 밝히는 데 도움이 되었습니다. 이로 인해 알코올 의존에 대한 약물요법에 대한 새로운 관심이 생겼고 몇 가지 유망한 결과가 나왔습니다. 이제 과제는 신경약리학, 분자유전학, 임상과학의 통찰력을 다른 더 넓은 학문, 특히 심리학의 이해와 통합하는 것입니다. 알코올 섭취는 다양한 결정 요인을 갖는 행동이며, 장기적으로 정말 중요한 질문은 다학문적 연구를 통해 해결될 것입니다. 임상의는 음주 문제를 더 잘 감지, 평가 및 치료하기 위해 이러한 발전을 파악하고 새로운 과학 지식을 사용해야 합니다.

참고문헌

Agarwal, D. P., & Goedde, H. W. (1990). Alcohol metabolism, alcohol intolerance, and alcoholism: Biochemical and pharmacogenetic approaches. Berlin: Springer.

Ball, D., Pembrey M., & Stevens, D. N. (2007). Genomics. In D. Nutt, T. W. Robbins, G. V. Stim-son, M. Ince, & A. Jackson (Eds.), Drugs and the future (pp. 89–131). London: Academic Press.

Beck, A., Schlagenhauf, F., Wüstenberg, T., Hein, J., Kienast, T., Kahnt, T., Schmack, K., Hägele, C., Knutson, B., Heinz, A., & Wrase J. (2009). Ventral striatal activation during reward anticipation correlates with impulsivity in alcoholics. Biological Psychiatry, 66(8), 734–742.

Birley, A. J., James, M. R., Dickson, P. A., Montgomery, G. W., Heath, A. C., Whitfield, J. B., & Martin, N. G. (2008). Association of the gastric alcohol dehydrogenase gene ADH7 with variation in alcohol metabolism. Human Molecular Genetics, 17(2), 179–189.

Brick, J. (2004). Characteristics of alcohol: Chemistry, use, and abuse. In J. Brick (Ed.), Handbook of the medical consequences of alcohol (pp. 1–6). New York: Haworth.

Butelman, E. R., Yuferov, V., & Kreek, M. J. (2012). κ-Opioid receptor/dynorphin system: Genetic and pharmacotherapeutic implications for addiction. Trends Neurosciences, 35(10), 587–596.

Chen, C. H., Ferreira, J. C., Gross, E. R., & Mochly-Rosen, D. (2014). Targeting aldehyde dehydrogenase 2: New therapeutic opportunities. Physiological Reviews, 94(1), 1–34.

Edwards, G., & Gross, M. M. (1976). Alcohol dependence: Provisional description of a clinical syndrome. British Medical Journal, 1(6017), 1058–1061.

Erritzoe, D., Tziortzi, A., Bargiela, D., Colasanti, A., Searle, G. E., Gunn, R. N., … Lingford-Hughes A. (2014). In vivo imaging of cerebral dopamine D3 receptors in alcoholism. Neuropsychopharmacology, 39(7), 1703–1712.

Fleming, M., Mihic, S. J., & Harris, R. A. (2006). Ethanol. In L. L. Brunton, J. Lazo, & K. L. Parker (Eds.), Goodman and Gilman's: The pharmacological basis of therapeutics (11th ed., pp. 591–606). New York: McGraw Hill.

Heinz, A., Reimold, M., Wrase, J., Hermann, D., Croissant, B., Mundle, G., … Mann, K. (2005). Correlation of stable elevations in striatal μ-opioid receptor availability in detoxified alcoholic patients with alcohol craving: A positron emission tomography study using carbon 11-labeled carfentanil. Archives of General Psychiatry, 62(1), 57–64.

Hermann, D., Weber-Fahr, W., Sartorius, A., Hoerst, M., Frischknecht, U., Tunc-Skarka, N., … Sommer, W.H. (2012). Translational magnetic resonance spectroscopy reveals excessive central glutamate levels during alcohol withdrawal in humans and rats. Biological Psychiatry, 71(11), 1015–1021.

Holmes, A., Spanagel, R., & Krystal, J. H. (2013). Glutamatergic targets for new alcohol medications. Psychopharmacology (Berl), 229(3), 539–554.

Jasinska, A. J., Stein, E. A., Kaiser, J., Naumer, M. J., & Yalachkov, Y. (2014). Factors modulating neural reactivity to drug cues in addiction: A survey of human neuroimaging studies. Neuroscience & Biobehavioral Reviews, 38, 1–16.

Jelski, W., Chrostek, L., Szmitkowski, M., & Laszewicz, W. (2002). Activity of class I, II, III, and IV alcohol dehydrogenase isoenzymes in human gastric mucosa. Digestive Diseases and Sciences, 47(7), 1554–1557.

Krystal, J. H., Staley, J., Mason, G., Petrakis, I. L., Kaufman, J., Harris, R.A., … Lappalainen, J. (2006). Gamma-aminobutyric acid type A receptors and alcoholism: Intoxication, dependence, vulnerability, and treatment. Archives of General Psychiatry, 63(9), 957–968.

Kumar, S., Porcu, P., Werner, D. F., Matthews, D. B., Diaz-Granados, J. L., Helfand, R. S., & Morr-ow, A. L. (2009). The role of GABA(A) receptors in the acute and chronic effects of ethanol: A decade of progress. Psychopharmacology (Berl), 205(4), 529–564.

Lingford-Hughes, A., Watson, B., Kalk, N., & Reid, A. (2010). Neuropharmacology of addiction and how it informs treatment. British Medical Bulletin, 96, 93–110.

Lingford-Hughes, A. R., Welch, S., Peters, L., & Nutt, D. J. (2012). BAP updated guidelines: Evidence-based guidelines for the pharmacological management of substance abuse, harmful use, addiction and comorbidity: Recommendations from BAP. Journal of Psychopharmacology, 26(7), 899–952.

Lingford-Hughes, A. R., Wilson, S. J., Cunningham, V. J., Feeney, A., Stevensen, B., Brooks, D. J., & Nutt, D. (2005). GABA-benzodiazepine receptor function in alcohol dependence: A combined 11C-flumazenil PET and pharmacodynamic study. Psychopharmacology, 180, 595–606.

Martinez, D., & Narendran, R. (2010). Imaging neurotransmitter release by drugs of abuse. Current Topics in Behavioral Neurosciences, 3, 219–245.

Mutschler, J., Abbruzzese, E., Witt, S. H., Dirican, G., Nieratschker, V., Frank, J., … Kiefer, F. (2012). Functional polymorphism of the dopamine β-hydroxylase gene is associated with increased risk of disulfiram-induced adverse effects in alcohol-dependent patients. Journal of Clinical Psychopharmacology, 32(4), 578–580.

Monnig, M. A., Tonigan, J. S., Yeo, R. A., Thoma, R. J., & McCrady, B. S. (2013). White matter volume in alcohol use disorders: A meta-analysis. Addiction Biology, 18(3), 581–592.

Nutt, D. (1999). Alcohol and the brain. Pharmacological insights for psychiatrists. British Journal of Psychiatry, 175, 114–119.

Nutt, D., Lingford-Hughes, A., Erritzoe, D., & Stokes, P. R. (2015). The dopamine theory of ddiction: 40 years of highs and lows. Nature Reviews Neuroscience, 16, 305–132.

Ramchandani, V. A., Umhau, J., Pavon, F. J., Ruiz-Velasco, V., Margas, W., Sun, H.,…Heilig, M. (2011). A genetic determinant of the striatal dopamine response to alcohol in men. Molecular Psychiatry, 16(8):809–817.

Rudolph, U., & Knoflach, F. (2011). Beyond classical benzodiazepines: Novel therapeutic potential of GABAA receptor subtypes. Nature Reviews Drug Discovery, 10(9), 685–697.

Schacht, J. P., Anton, R. F., & Myrick, H. (2013). Functional neuroimaging studies of alcohol cue reactivity: A quantitative meta-analysis and systematic review. Addiction Biology, 18(1), 121–133.

Sullivan, E. V., & Pfefferbaum, A. (2005). Neurocircuitry in alcoholism: A substrate of disruption and repair. Psychopharmacology, 180, 583–594.

Tyacke, R. J., Lingford-Hughes, A., Reed, L. J., & Nutt, D. J. (2010). $GABA_B$ receptors in addiction and its treatment. Advances Pharmacology, 58, 373–396.

van Holst, R. J., Clark, L., Veltman, D. J., van den Brink, W., & Goudriaan, A.E. (2014). Enhanced striatal responses during expectancy coding in alcohol dependence. Drug and Alcohol Dependence, 142, 204–208.

Walker, B. M., & Koob, G. F. (2008). Pharmacological evidence for a motivational role of kappaopioid systems in ethanol dependence. Neuropsychopharmacology, 33(3), 643–652.

Ward, R. J., Lallemand, F., & de Witte, P. (2009). Biochemical and neurotransmitter changes implicated in alcohol-induced brain damage in chronic or "binge drinking" alcohol abuse. Alcohol and Alcoholism, 44(2), 128–135.

3장

음주 문제의 원인

왜 어떤 사람은 음주 문제를 일으키고 다른 사람은 그렇지 않을까요? 어떤 음주 문제는 단기간에 사라지는 반면, 다른 음주 문제는 개인의 인생에서 지속되는 이유는 무엇일까요? 과학적 연구 결과에 따르면 음주 문제의 발생 여부와 지속 여부에 영향을 미치는 요인은 크게 네 가지로 분류할 수 있습니다(〈표 3.1〉 참고). 그러나 각각의 요인들이 개인의 삶에 미치는 영향은 다양하므로, 음주 문제의 개별 사례를 다룰 때는 의료 서비스 제공자, 개인, 그 주변 사람들과의 관계를 잘 살펴보아야 이해할 수 있습니다.

〈표 3.1〉은 음주 문제에 영향을 미치는 요인을 사회, 가족/커뮤니티, 개인의 세 가지 범주로 나누어 보여줍니다. 이 표는 여러 가지 측면을 지나치게 단순화한 것이지만, 범주 간 또는 범주 내에서 서로 다른 요인의 상호 작용을 분석하고 설명하기에 유용합니다.

〈표 3.1〉 음주 문제의 발달에 영향을 주는 4가지 요인

요인	범주		
	사회	가족/커뮤니티	개인
알코올의 가용성	알코올의 법적 상황	알코올 판매점의 밀집도	가정과 직장에서 가용할 수 있는 알코올
	허가 및 판매 규제	가족 및 사회관계망 알코올 가용성	알코올을 구입할 수 있는 합법적인 연령
경제적 요인	주류 산업의 영향	경제적 충격	술값을 지불할 수 있는 개인의 능력
	과세 및 가격 정책	계층별 음주 패턴	음주 문제에서 벗어날 수 있는 재정 상태
가치와 규범	문화적 음주 패턴	음주 전통	종교적 신념
	우세한 종교적 전통	청소년 문화의 중요성	알코올에 대한 신념
생물학적 요인	사회집단의 위험/보호 요인	부모 유전자	알코올 반응, 불안, 우울증 및 활동 수준과 관련된 개별 유전자의 신경학적 취약성

알코올의 가용성

음주 문제는 특정한 환경적 특징, 즉 알코올이 있을 때만 발생할 수 있다는 점에서 다른 많은 일반적인 건강 문제와 중요한 차이가 있습니다. 사람들은 만성 요통, 우울증 또는 고혈압을 어디에서나 경험할 수 있지만, 음주 문제는 술이 있는 곳에서만 발생합니다. 그리고 사회, 가족/커뮤니티 또는 개인의 범주에서 볼 때 알코올을 쉽게 구할 수 있을수록 음주 문제가 발생할 가능성이 더 높습니다.

알코올의 가용성을 결정하는 가장 근본적인 요인은 알코올의 생산, 판매 및 소비 가능 여부와 조건을 규제하는 법률입니다. 알코올은 일부 지역(예: 중동 일부 지역)에서 사실상 불법이며, 이들 지역에서는 음주 문제의 유병률이 유난히 낮습니다. 미국의 금주령 사례는 많은 영화와 소설에서 실제로 음주 문제가 증가한 것으로 표현됩니다. 그러나 실제로 일관성 없는 법 집행에도 불구하고 알코올 소비와 알코올 관련 피해가 실질적으로 감소하는 정반대의 현상이 발생합니다(Hall, 2010). 마찬가지로 핀란드의 국유화된 주류 산업의 파업으로 인한 공급 부족은 음주 문제를 감소시켰습니다(Makela, 1980).

법적으로 음주를 허용하는 사회에서는 일반적으로 개인이 술을 처음 구매할 수 있는 연령을 징합니다. 구매 가능 연령이 높아질수록(예: 1980년대 미국에서처럼 18세에서 21세로) 청소년의 알코올 소비와 알코올 관련 피해는 감소합니다.

주류가 합법적인 경우, 특정 면허 소지자와 특정 시간대에만 주류를 판매하도록 하는 등의 정책을 통해 주류 이용 가능성을 줄일 수 있습니다. 수요가 더 많은 공급을 자극할 수 있는 것처럼 공급의 변화도 수요에 영향을 줍니다. 주류 공급에 대한 제한을 줄여 주류 공급을 확대하는 정책도 주류 소비를 증가시킬 수 있습니다. 따라서 주류정책을 어떻게 하느냐가 알코올 소비에 커다란 영향을 미칩니다. 반대로 이러한 정책을 제대로 활용하지 못하면 알코올 소비가 증가하고 관련 문제가 급속하게 생깁니다(Alcohol and Public Policy Group, 2010; Anderson & Baumberg, 2006).

지역사회 차원에서는 알코올 판매점의 밀도 및 분포 등과 같은 요인들이 알코올 관련 도로교통사고 및 폭력 발생 빈도에 영향을 줍니다(Gruenewald & Treno, 2000). 또한, 특정 가족 및 사회관계망의 사교, 오락, 지역사회 행사에서는 일상적으로 술을 제공하기도 하고 제공하지 않기도 하지만 대부분은 '술을 제공하는wet' 상태입니다.

또한 개인마다 일상생활에서 마실 수 있는 알코올의 양이 다릅니다. 집에 술을 편하게 마실 수 있도록 편의시설이 갖추어져 있다면 과음을 쉽게 할 수 있지만, 술집에 한 번 가려면 차를 타고 가야 할 정도로 도심 외곽에 살고 있다면 과음하기가 더 어려워집니다. 레스토랑, 바에서 일하거나 주류 업계에 종사하는 등 특정 직종에서는 비정상적으로 술을 많이 접할 수 있습니다.

경제적 요인

사회가 주류 공급을 늘리는 이유를 설명할 때, 누가 이득을 보는지 질문해 보아야 합니다. 거의 항상 대답은 주류 생산자와 판매자입니다.

알코올을 대량 생산하여 공격적으로 마케팅하고 판매할 수 있는 음료 산업의 존재는 알코올 소비와 음주 문제를 광범위하게 증가시킵니다. 현지에서 만든 도수가 낮고 만들기 어려운 알코올 음료[예: 정교한 과정을 거쳐 의식 행사를 위해 도수가 낮은 바나나 와인을 만들었던 하야 인디언(Carlson, 2006)]만을 사용하던 문명이 덜 발달된 사회보다 산업계에서 제공하는 도수가 높고 매력적으로 포장되어 쉽게 구할 수 있는 상업용 알코올 음료가 등장하면서 음주 문제가 급격히 증가한 것을 알 수 있습니다.

알코올 소비 분포는 일반적으로 인구에 따라 편향되어 있습니다. 예를 들어, 미국에서는 상위 10%의 음주자가 국가 알코올 소비의 대부분을 차지합니다(Cook, 2007). 따라서 주류 생산자와 판매자는 하루에 두 병 이상의 와인을 소비하는 사람들이 없으면 수익의 대부분을 잃게 되므로 이들 업자들의 수익은 얼마나 많은 문제 음주자들이 있느냐에 달려있습니다. 이러한 경제적 현실로 인해 업계에서는 과음하는 사람들의 규모를 줄이는 모든 조치에 반대하는 경향이 있습니다.

술값 인상은 문제 음주자에게 미치는 영향이 상대적으로 크기 때문에, 알코올 가격을 인상하게 되면 알코올 문제가 감소하는 것은 자연스러운 현상입니다. 예를 들어, 단위당 세금이 10% 인상되면 일반적인 음주자에게는 연간 만 원 정도의 비용이 들지만, 과음하는 사람에게는 연간 몇십만 원 이상의 비용이 들기 때문에 술값 인상은 소비를 줄일 수 있는 강력한 동기가 될 수 있습니다.

음주 문제를 줄이기 위한 효과적인 방법으로는 주세를 조절하는 것 외에도 더 있습니다. 캐나다 주에서는 알코올 관련 피해를 과도하게 초래하는 과음 소비자들이 선호하는 도수가 높은 저가 음료의 판매를 막는 최저 판매 가격 정책을 채택했습니다. 놀랍게도 2002년부터 2009년까지 주류의 평균 최저 가격이 10%만 인상되어도 알코올로 인한 사망률이 32% 감소한 것으로 나타났습니다(Zhao, Stockwell et al., 2013).

영국은 최저 단가 책정을 검토하고는 있지만, 지금까지 주류 업계와 잉글랜드와 웨일즈의 정치적 동맹단체들에 의해 이 정책이 더 이상 추진되지는 못하고 있습니다. 반면 스코틀랜드는 이러한 정책을 통과시켰고, 스코틀랜드 위스키 협회와 기타 와인 및 주류제조업체들은 최저 단가 책정이 무역에 관한 유럽 법률을 위반한다고 주장하며 즉시 국제사법재판소에 제소했습니다. 유럽사법재판소는 2015년 다소 모호한 판결을 내렸기 때문에 스코틀랜드가 알코올 관련 범죄, 병원 입원, 유병률 그리고 사망률 등을 크게 줄일 수 있는 정책을 향후 지속적으로 추진할 수 있을지가 불투명해졌습니다.

경제적 요인도 음주에 영향을 미치는데, 이는 다양한 형태의 술이 대중의 마음속에 있는 (종종 광고를 통해) 다양한 경제 계층과 연결되어 있기 때문입니다. 따라서 부유한 사람이 맥주보다 와인을 마시는 것은 진정 와인을 좋아해서가 아니라 와인이 부유한 사람들이 마시는 술이라는 인식에 근거한 것일 수 있습니다. 이러한 계층적 구분은 종종 사회적 맥락에서 강화되는데 퇴근 후 친구들과 술집에 가서 셰리주(와인의 한 종류) 한 잔을 주문하는 공장 노동자들은 상당한 조롱을 견뎌야 할 수도 있습니다.

지역사회의 경제적 충격도 문제 음주를 부추길 수 있습니다. 여러 연구에 따르면 경제적 충격(예: 공장 폐쇄 및 이와 관련된 집단 정리해고)이 발생하면 가족 문제뿐만 아니라 정신과 치료를 받는 경우가 증가하며 결국 문제 음주로 이어진다는 연구가 있습니다(Kiernan, Toro, Rappaport, Seidman, 1989). 개인적 차원에서 어떤 사람들은 청구서를 지불하지 못할 정도로 생계가 어려워서 생기는 스트레스가 문제 음주를 일으킨다고 주장하지만, 다른 사람들은 이에 동의하지 않고 오히려 문제 음주자들은 환경의 희생자가 아니라 스스로 그러한 재정적 어려움을 초래한다고 주장합니다. 언제나 그렇듯이 여러 연구 결과나 사례들을 한 가지 관점으로만 설명하는 것은 문제가 됩니다. 종단 연구에 따르면 문제 음주가 실제로 음주자와 그 가족에게 경제적 부담을 주는 것은 사실이지만, 이러한 부담은 결국 음주 문제를 더욱 악화시키는 것으로 나타났습니다(Humphreys, Moos, & Finney, 1996).

인기 있는 책인 『The Spirit Level』의 출간 이후, 경제적 불평등이 음주 문제(사실상 모든 인간 문제)를 일으킨다는 생각이 유럽에서 오랫동안 유행했습니다. 그러나 이러한 생각의 근거는 불명확한 편입니다. 한 사회의 음주 문제 수준을 나타내는 지표는 경제적 불평등과 아무런 관계가 없거나 긍정적인 관계를 보인다는 연구도 있기 때문입니다(Cameron, 2013).

개인의 재정 상태에 따라 음주 문제의 양상이 달라질 수 있습니다. 음주 운전 체포와 보트 사고는 이러한 교통수단을 이용할 여유가 있는 사람들에게서 더 흔하게 발생합니다. 경제적인 여유가 있는 사람은 적어도 단기적으로는 음주 문제에서 벗어날 수 있는 방법을 어느 정도는 찾을 수 있습니다. 음주 관련 사고 후 전문변호사를 고용하여 혐의를 줄이거나 기각시키는 등이 그러한 예입니다.

가치와 규범

유사한 법체계를 가진 국가들 사이에서도 음주 유병률과 음주량은 상당히 다릅니다. 음주는 종종 사회적 활동이고 음주자들은 사회적 비교를 바탕으로 어느 정도의 음수가 정상인지 판단하는 경향성 때문에, 더 높은 음주 유병률과(즉, 금주자가 거의 없음) 과음을 허용하는 문화는 결국 더 많은 음주 문제로 이어집니다(Alcohol and Public Policy Group, 2010).

음주 문제 발생에 영향을 미치는 음주의 특성은 음주의 양만이 아닙니다. 음주 패턴에 관한 규범도 중요합니다. 예를 들어, 매일 4잔의 와인을 마시는 여성과 이틀 동안 3병의 와인을 마신 후 2~3주 동안 술을 전혀 마시지 않는 여성은 다른 음주 문제가 발생할 가능성이 높습니다. 전자는 간, 뇌 및 기타 장기에 손상을 줄 수 있는 위험이 더 큰 반면, 후자는 부부 불화 및 기타 사회적 문제의 위험이 더 큽니다.

문화적 규범은 음주량만큼이나 음주 방식에 영향을 미칠 수 있습니다. 프랑스에서는 식사 시에 와인을 습관적으로 마시는 문화가 있어 1인당 알코올 소비량이 상대적으로 높고 지속적으로 증가하고 있는데, 이는 간경변이나 특정 암과 같은 만성적인 합병증을 유발합니다. 영국과 북미의 도시 중심지, 특히 직장인 남성의 경우 술을 집 밖에서 마시는 경우가 많으며, 한자리에서 비교적 많은 양을 마시는 경우가 많습니다. 이러한 음주 패턴은 종종 부부 불화, 다양한 크고 작은 사고들, 폭력 사건들, 심근 경색과 같은 부작용을 일으킵니다.

보건 전문가와 주류 업계 모두 알코올 소비 규범에 촉각을 곤두세우고 있습니다. 둘 다 젊은이들에게 과도한 음주의 위험성을 알리는 프로그램과 같은 교육적 접근 방식에 참여했습니다. 일반적으로 이러한 프로그램은 음주를 화려하고 재미있고 매력 있는 것으로 묘사하는 광고의 효과에 비해 그 영향력이 미미합니다. 그 결과, 주류 업계는 교육 프로그램을 지지하는 경향이 있는 반면, 보건 전문가들은 알코올 소비를 줄이기 위해 주류 광고 등을 제한하는 데 더 노력을 기울입니다(Alcohol and Public Policy Group, 2010).

문화적 규범도 사람들이 술에 취했을 때 행동하는 방식에 영향을 미칠 수 있습니다. 술에 취한 행동은 약물로써 알코올의 생물학적 효과뿐만 아니라 사람들이 술에 취했을 때 어떻게 행동할지에 대한 사회적, 문화적 기대에 의해서도 영향을 받습니다(MacAndrew & Edgerton, 1970). 이는 술에 취한 채 반사회적 행동을 할 가능성에 영향을 미칠 수 있습니다.

문화의 중요한 요소 중 하나는 종교적 관습입니다. 지금까지 설명한 거의 모든 요인이 이와 관련이 있습니다(예: 미국의 금주법을 지지한 개신교 종교 단체, 중동의 금주 가치관에 영향을 미친 이슬람의 금주법 등). 알코올 문제가 있는 사람은 일반인보다 종교적 관습에 참여할 가능성이 훨씬 낮습니다. 반면, 종교적 분위기 속에서 자란 젊은이들의 경우에는 종교가 알코올 문제를 겪지 않도록 도와주는 강력한 보호막 역할을 합니다(Humphreys & Gifford, 2006).

음주에 대한 문화적 규범은 종종 성별에 따라 다르며, 음주와 과음은 세계 대부분의 국가에서 여성보다 남성에게 훨씬 더 많이 용인됩니다. 그러나 서구 국가에서 여성의 사회적, 경제적 지위가 변화함에 따라 음주 규범에도 많은 변화가 있습니다. 선진국에서는 여성의 과음이 매우 증가했으며, 그와 함께 건강과 웰빙을 위한 알코올 관련 중요성도 증가했습니다. 같은 양의 에탄올이라도 남성보다 여성에게 더 심각한 영향을 미칠 수 있다는 사실에 비추어 볼 때, 어떤 알코올 치료 프로그램이든 3분의 2에서 4분의 3만큼의 남성 환자 수가 있을 것이라는 오래된 규칙을 뒤집을 수 있습니다.

가치와 규범은 또한 지역사회 차원에서 음주 문제를 해결하는 강력한 힘입니다. 예를 들어, 일부 지역들(대개 대학이 있기 때문에 항상 그런 것은 아니지만)은 음주, 데이트, 연애, 그리고 춤추기 등이 자연스럽게 행해지는 젊은이들의 복합문화 공간입니다. 뉴캐슬의 키사이드나 보스턴 사우스이 지역의 아일랜드 에스닉 바, 극단적으로는 미국 딥 사우스 일부의 건조한 카운티에서 볼 수 있는 것과 같은 지역사회에도 음주 전통이 있습니다.

가정에서도 아이들이 지키고 배우는 음주 전통이 있습니다. 어떤 가정에서는 과음을 자부심과 정체성의 일부로 여깁니다(예: "그는 진짜 술 하나는 끝내주게 잘 마셔!"). 부모가 직접 술을 권하는 가정에서 자란 자녀는 특히 청소년기에 과음할 가능성이 높습니다(Aiken et al., in press).

개인 차원에서는 개인의 종교적 신념과 가치관, 알코올에 대한 특정 신념도 개인의 음주 문제 발생 가능성에 영향을 미칠 수 있습니다. 일반적으로 이러한 효과는 직관적입니다(즉, 종교적 신념이 강하고 알코올을 거부하는 신념이 강할수록 음주 문제가 줄어듭니다). 그러나 일부 사람들에게는 이러한 신념들이 음주의 유혹을 자극하여 알코올을 마치 금기된 과일처럼 매력적으로 느끼게 합니다.

생물학적 요인

위험 요인으로 작용하는 생물학적 요인은 크게 두 가지 영역으로 나누어집니다. 첫 번째는 유전적/후생적 요인이고 두 번째는 비유전적이거나 기원을 알 수 없는 신경학적 취약성입니다(이 중 일부는 언젠가 유전적/후생적 요인으로 밝혀질 수 있음). 각 요인에 대해 차례로 설명하겠습니다.

유전학

알코올 사용 장애의 유전학에 대한 다년간의 연구 결과, 알코올 사용 장애를 유발하는 단일 '유전자gene'는 밝혀지지 않았습니다. 오히려, 장애의 위험은 많은 가능한 유전적 변이들이 서로와 환경에 미치는 상호 작용을 포함합니다(Ducci & Goldman, 2008; NIAAA, 2013). 예를 들어, 유전적 변이는 의존성 발달 가능성에 영향을 미칠 뿐만 아니라 알코올 대사, 보상/중독 민감성, 그리고 금단 발작 가능성의 차이에도 영향을 미칩니다.

이제 알코올 의존에 관여하는 유전자와 이를 연구하는 데 사용되는 다양한 접근 방식에 대해 간략하게 설명하겠습니다. 좀 더 자세한 내용은 참조 문헌에서 확인이 가능합니다(예: Hirschorn & Daly, 2005; NIAAA, 2013).

유전자는 대립유전자alleles로 구성되며, 이 대립유전자에는 다양한 유형 또는 다형성polymorphism이 존재할 수 있으므로 이질성heterogenecity이 존재합니다. 하나의 유전자는 서로 다른 유형, 즉 다형성이 될 수 있는 대립유전자들로 이루어져 있으며, 이로 인해 이질성이 발생합니다. 일반적인 연구 접근법에는 유전적 다형성을 확인하는 것을 목표로 하는 유전체학genomics, 유전자가 코딩하는 단백질(예: 효소 또는 수용체)의 기능 변화를 조사하는 단백질체학proteomics이 있습니다. 최근에는 다양한 기술 발전, 그에 따른 비용 절감, 그리고 더 많은 표본의 크기와 집단 특성 분석의 개선 등으로 인해 연구 발전에 큰 진전을 보이고 있습니다. 뇌영상과 마찬가지로 유전자 연구의 목표는 알코올 사용, 오용 및 의존의 기저 신경생물학에 대한 이해를 높이고 예방 및 치료를 위한 새로운 대상을 찾아내는 것입니다

알코올 의존증은 다른 많은 장애와 마찬가지로 가족력이 있습니다. 적어도 한 명 이상이 알코올 의존의 영향을 받는 일란성 또는 이란성 쌍둥이가 있는 가족들을 대상으로 연구가 진행되었습니다. 알코올 의존 위험이 유전적 요인과 관련이 있다면, 동일한 유전자를 가진 일란성 쌍둥이는 유전체genome의 50%만 공유하는 이란성 쌍둥이보다 일치도가 높을 것입니다. 이러한 접근 방식은 실제로 일란성 쌍둥이에서 더 높은 일치도를 보여 알코올 의존에 대한 유전적 영향을 뒷받침합니다. 이러한 쌍둥이 연구와 입양과 관련된 연구를 통한 알코올 의존의 변이 또는 유전성의 유전적 요소는 약 50%로 추정됩니다(Enoch, 2013; Rietschel & Treutlein, 2013). 따라서 환경적 위험 요인과의 상호 작용도 마찬가지로 중요합니다.

알코올 의존의 원인이 될 수 있는 어떤 특정 유전자 또는 특정 유전체 영역이 있는지를 알아보기 위해 알코올 의존의 가족력이 있는 구성원과 가족력이 없는 가족 구성원의 유전자 표지자genetic marker를 비교했습니다. 이러한 가족 기반 연관성 연구에서는 몇 개의 표지자 또는 최대 수천 개의 표지자로 구성된 유전체 전체 세트를 특성화하거나 유전자형을 분석합니다. 표지자marker는 알코올 의존증과 연관이 있는 유전자와 구별되어 있어야 합니다. 이 접근 방식은 유전체 전체에서 유전자 표지자

를 편견 없이 포괄적으로 검색할 수 있다는 장점이 있습니다. 그러나 가족의 규모와 수(일반적으로 수백 개 필요), 개체의 특성 분석(표현형 분석)의 정밀도, 대립유전자의 빈도와 침투력, 표지자와의 연결 등이 중요한 변수로 작용합니다. 그리고 연구 결과들은 다른 가족들이나 사람들에게 동일하게 적용되지는 않습니다. 이러한 연구 방식은 알코올 중독의 유전학에 관한 공동 연구Collaborative Study on the Genetics of Alcoholism에서 수행되었습니다.

다른 연구법으로는 질병(예: 알코올 의존증) 또는 개인 특성(예: 충동성)에 대한 유전적 표지자가 가족 내에서가 아닌 지역주민 전체에서 특징지워지는 연관성 연구가 있습니다. 이러한 사례-대조군 접근법에는 사례(예: 알코올 의존증)와 대조군에서 공통적인 대립 유전자 변이를 비교하는 것이 포함되며, 관심 있는 유전자 또는 유전체 영역에 대한 사전 지식이 필요합니다. 따라서 이러한 후보 유전자 접근법candidate gene approach은 설계가 더 간단하고 비용이 저렴하기 때문에 널리 사용됩니다. 이 접근법은 연관성 연구보다 일반적인 유전자 변이의 영향을 감지하는 데 더 효과적입니다.

후보 유전자 접근법 대신, 기술의 발전으로 이제 전장유전체연관분석(genome-wide association studies, GWAS)를 사용하여 전체 유전체를 조사하여 장애 또는 특성과 관련된 유전자 또는 적어도 유전체 영역을 식별할 수 있습니다(Hirschhorn &Daly, 2005; Rietschel & Treutlein, 2013). 변이에는 단일 DNA 구성 요소(즉, 뉴클레오티드)만 포함될 수 있으며, 따라서 이러한 변이는 단일 뉴클레오티드 다형성(single-nucleotide polymorphism, SNP)으로 알려져 있습니다. GWAS는 특정 유전자나 유전자 영역에 대한 선험적 가설이나 지식이 필요하지 않으며, 많은 일반적인 복합 장애와 행동에 대한 유전적 기여를 이해하는 데 널리 적용되었습니다. 대부분의 유전자 변이는 질병에 미치는 영향이나 형질에 대한 기여도가 미미하기 때문에 수천 명의 개별 피험자가 필요합니다. 또한 유전체의 변이 수가 많기 때문에(최대 100만 개) 통계적으로 적절한 분석과 해석을 위해서는 대규모 표본이 필요합니다. GWAS는 일관되지 않은 결과와 위양성인 결과가 많이 나왔기 때문에, 보고된 모든 결과는 신뢰도가 확보되기 전까지는 어느 정도 회의적인 시각으로 바라봐야 합니다.

단일 변이체 또는 유전자를 확인하는 대안은 유전자가 관계망에서 함께 작동하거나 환경과 상호 작용하는 방식을 연구하는 것입니다. 이러한 분석은 개별 유전자와 관계망이 알코올 의존과 같은 복잡한 장애에 어떻게 기여하는지를 구체적으로 설명하는 데 꼭 필요합니다. 여러 비교가 수반되므로 센터 간의 협업 또는 공개데이터베이스(예: connectome, 커넥톰)를 사용할 수 있는 대용량 데이터 세트가 필요합니다. 이러한 접근 방식 중 하나인 융합 기능 유전체학convergent functional genomics은 인간과 동물 데이터를 통합하여 후보 유전자의 우선순위를 정함으로써 제한된 규모의 코호트 및 데이터 세트에서도 신호와 노이즈를 구별하는 능력을 향상시킵니다. 알코올 의존증에서는 신경전달물질 수용체 DRD2와 GABRA2뿐만 아니라, 뇌 가소성 및 신경 생성에 관여하는 시냅스 전 샤페론chaperone인 SNCA 및 뉴런-성상세포 상호 작용, 세포 부착 및 세포 간 통신에 관여하는 성상세포 중간 필라멘트형 단백질인 GFAP를 포함한 10개의 유전자가 확인되었습니다(Levey et al., 2014).

알코올 대사

유전성이 알코올 대사에 미치는 영향은 익히 알려진 바입니다. 아울러 알코올 의존 및 알코올 관련성 질환들에 영향을 미치는 알코올탈수소효소 및 알데히드탈수소효소 유전자의 변이들도 알려져 있습니다. 예를 들어, 동아시아 인구에서 '홍조 증후군'은 ALDH2의 한가지 변형에 의해 발생하는데, 이는 알코올 섭취에 대한 생리학적으로 불쾌한 반응으로 나타납니다. 돌연변이 유전자를 지닌 보균자는 술을 거의 마시지 않는 경향이 있는데, 이는 음주를 하는 인구에서 과음과 알코올 관련 문제의 발생을 극적으로 줄여줍니다. 유사하지만 신체가 알코올을 분해하는 방식에서 기인하는 미묘한 차이가 개인의 음주량에 영향을 미칠 수 있습니다.

신경전달물질 경로와 치료 반응을 암호화하는 유전자

설명한 바와 같이, 감마-아미노뷰티르산-A[GABAA] 수용체의 변이는 알코올에 대한 민감성을 부여하므로, 당연히 이 수용체의 하부단위subunit를 암호화하는 유전자는 알코올 의존성과 여러 가지 연관성이 있습니다. 후보 유전자 접근법은 일관되지는 않지만 종종 $GABA_A$ 수용체의 알파 2 하부단위를 암호화하는 GABRA2 유전자의 대립유전자가 알코올 의존의 위험과 관련이 있다는 사실을 밝혀냈습니다(Edenberg & Foroud, 2013). 다른 GABA 수용체 하부단위와는 일관성이나 견고한 연결성이 떨어지는 것으로 나타났습니다. 특히 GABRG1, GABRA1, GABRG3, GABRR1, GABRR2, 그리고 GABRB3와 같은 유전자들과의 관련성이 덜 발견되었습니다.

다른 신경전달물질 경로의 유전적 변이가 알코올 의존과 관련하여 보고되었습니다. 여기에는 뮤 및 카파 오피오이드 수용체mu and kappa opioid receptors, 뉴로펩티드 Y 수용체, 무스카린 M_2 수용체, 코르티코트로핀 방출

호르몬[CRHR1]이 포함됩니다(Enoch, 2013; Edenberg & Foroud, 2013).

다른 의학 분야에서는 특히 잠재적인 부작용 가능성profile이 있을 경우 유전자 정보를 사용하여 '개인맞춤형' 치료를 합니다. 따라서 유사 접근법은 '개인맞춤형'에 대한 다른 접근법의 증거가 부족함에도 불구하고 알코올 의존에서 치료 선택을 안내하는 데 도움이 될 수 있습니다. 가장 강력한 후보로는 뮤 오피오이드 수용체를 암호화하는 ORPM1 유전자의 다형성이 있으며, 이는 다양한 연구 집단에서 날트렉손 치료에 대한 반응과 관련이 있는 것으로 나타났습니다(예: Anton et al., 2008). 그러나 전향적 연구에서 이 다형성은 날트렉손에 대한 반응을 조절하지 못했습니다(Oslin et al., 2015). 또 다른 연구에서는 아캄프로세이트 및 날트렉손에 대한 반응과 함께 다양한 신경 전달 물질을 암호화하는 여러 유전자를 조사했습니다(Ooteman et al., 2009). DRD2, GABRA6 및 GABRB2 유전자와 치료 반응 사이에 연관성이 발견되었지만 두 약물 간에는 제한적인 차이가 발견되었습니다. 세로토닌 수송체와 $5HT_3$ 수용체의 유전자형도 $5HT_3$ 길항제인 온단세트론ondansetron의 치료 결과에 영향을 미치는 것으로 나타났습니다(Johnson et al., 2014). 최근에는 카이네이트 글루타메이트 수용체kainate glutamate receptors의 $GluK_1$ 서브유닛을 암호화하는 GRIK1 유전자의 다형성이 과음자에서 토피라메이트topiramate에 대한 응답을 변조시킨다는 연구 결과가 나왔습니다(Kranzler et al., 2014).

후성유전학

후성유전학은 최근에 개발된 학문으로, 기본 DNA 서열에 영향을 주지 않고 전사 및/또는 번역을 조절하는 유전체의 변형으로 인한 유전자 발현의 변화를 말합니다. 이는 환경에 적응하는 중요한 방법으로, DNA 메틸화methylation 및 히스톤 변형과 같은 과정을 포함합니다. 예를 들어, 알코올 노출은 시냅스 가소성 관련 유전자 발현에 변화를 유발하고 미성숙한 시냅스의 풍부화, 비정상적인 시냅스 가소성, 그리고 기능 이상적인 수상돌기 형성과 같은 결과를 초래할 수 있습니다(Kyzar & Pandey, 2015).

신경생물학적 취약성

약물 오남용 위험과 연관된 뇌 반응의 특징을 연구하기 위해 역학적 접근 방식과 함께 신경 영상 기술(2장 참고)이 점점 더 많이 적용되고 있습니다. 이러한 특성 분석은 인간을 대상으로 한 영상 연구 결과에 대한 공통적인 딜레마, 즉 관찰된 어떤 양상이 약물 사용의 원인인지 결과인지를 판단하는 데 도움이 될 수 있습니다. 2,000명의 청소년을 대상으로 약물 사용을 포함한 정신건강 및 위험 감수 행동에 대해 평가하고 추적 관찰하고 있는 IMAGEN을 포함하여 전 세계에서 수행 중인 몇 가지 코호트 몇몇 집단 연구가 유익한 정보를 제공할 수 있습니다. 알코올 의존 가족력은 13~15세 청소년의 보상 기대치 변화와 관련이 없는 반면, 나이가 들어서야 그러한 경향성이 발견된다는 사실이 이미 밝혀진 바 있습니다. 이는 알코올의 가족력이 있어도 삶의 후반기가 되기 전까지는 보상 체계 발달에 영향을 미치지 않는다는 것을 시사합니다(Muller et al., 2015). 과도한 음주를 하는 젊은 사람들은 나중에 뇌 보상 시스템에 지속적인 영향을 미치는 기능적 및 구조적 뇌 손상의 위험이 있습니다(Hermens et al., 2013).

또한 알코올 의존의 가족력을 갖는 것은 성숙 지연을 암시하는 뇌의 차이와 관련이 있습니다. 알코올 의존 가족력이 있는 청소년은 가족력이 없는 청소년에 비해 전두엽 피질을 포함한 신경 회로가 덜 발달되어 있습니다(Spadoni, Simmons, Yang, & Tapert, 2013). 또 다른 연구에서는 알코올 의존 위험이 높은 사람들의 편도체가 더 작다고 보고했습니다(Hill et al., 2001). 알코올 의존증의 가족력은 흔히 존재하기 때문에, 알코올 의존 환자의 영상 연구를 해석할 때 이러한 연구 결과들을 고려하는 것이 중요합니다. 그렇다면 과음과 음주 문제에 대한 유전적 원인과 환경적 원인의 중요성을 뒷받침하는 연구 결과들을 어떻게 하나로 모을 수 있을까요? 물론 음주와 같은 행동은 유전자나 환경만으로는 완전히 이해할 수 없으며, 다양한 유전적 영향과 환경적 영향의 상호 작용의 산물로만 이해할 수 있다는 것이 진실입니다(Ducci & Goldman, 2008).

따라서, 사람에 따라 과음에, 특정 술과 관련된 문제에, 그리고 알코올 의존에 기질적으로 더 노출되는 사람이 있고 덜 노출되는 사람이 있습니다. 이러한 기질이 얼마나 강한지에 따라 과음하거나 특정 음주 관련 문제를 겪을 위험 또는 확률이 결정됩니다. 환경적인 위험 요인과 유전적 위험 요인의 조합이 특정 가상의 임곗값을 초과하면 해당 개인은 과음을 하거나 음주와 관련된 특정 문제를 겪을 수 있습니다.

이제 우리는 과음을 하고도 해를 입지 않는 사람과 적당히 마시고도 다양한 합병증을 겪는 사람에 대해 더 많이 이해하게 되었습니다. 전자의 경우, 유전적 요인과 환경적 요인이 복합적으로 작용하여 과음하는 경향이 있을 수 있습니다. 그러나 동시에 간 손상으로부터 보호하는 (유전적) 체질적 회복력이 있을 수 있으며, 공공장소에서의 음주, 음주 운전 또는 기타 알코올 관련 문제를 피하는 사회적 통제와 행동 양식을 환경으로부터 학습할 수도 있습니다. 후자의 경우에는 그 반대일 수도 있습니다. 따라서 과음에 대한 유전적, 환경적 소인이 적더라도 간이 알코올에 의해 손상될 수 있는 유전적 취약성으로 인해 간질환에 걸릴 수 있습니다.

'자가 치료'가 음주 문제를 유발하나요?

〈표 3.1〉에 나와 있는 음주 문제의 원인에는 심리적 고통에 대한 부분이 빠져있다고 주장할 수 있습니다. 결국, 우리는 일반적으로 사람들이 "스트레스 해소를 위해 술을 마신다"라고 말하며 우울증, 조현병 및 기타 심리적 문제를 가진 사람들은 종종 자신의 고통을 '자가 치료self-medicating' 하는 것으로 알려져 있습니다. 따라서 고전적인 정신분석 이론에 따르면 음주 문제는 근본적인 심리적 고통의 증상이며 알코올로 자가 치료하고 있다고 볼 수 있지 않을까요?

의심할 여지 없이, 음주 문제는 다른 정신건강 문제가 있는 사람들과 상당한 스트레스(예: 실직, 이혼)를 겪고 있는 사람들에게 흔히 나타납니다. 그러나 우리가 주목해야 할 점은 음주 문제가 다른 문제들을 계속 일으키게 되며 비록 음주자가 자신의 이야기를 변명하듯 풀어내더라도, "왜 그 사람이 음주하게 되었는가?"라는 것은 많은 경우 음주로 인해 일어났다는 것이 반대로 일어나는 경우보다 빈번하다는 것입니다(Lembke, 2012).

알코올이 우울증이나 사회 불안 장애와 같은 장애에 대한 진정한 자가 치료법이라면 알코올이 건강에 유익한 역할을 해야 할 것입니다. 그러나 우울증이나 불안을 동반한 음주자는 그렇지 않은 사람보다 예후가 더 나쁩니다(Lembke, 2012).

마지막으로, 음주 문제가 근본적인 심리적 장애의 증상일 뿐이라면 정신건강 문제가 적절히 치료되면 증상이 완화될 것입니다. 그러나 우울증과 물질 사용 장애를 동반한 환자들을 대상으로 항우울제 약물 치료를 받은 사례들을 메타 분석한 연구(Nunes and Levin's, 2004)에 따르면 약물 치료가 우울증에 미치는 영향이 컸던 일부 연구 집단에서도 약물 남용 문제의 지속적인 치료 성공을 이루지 못했습니다. 이것은 정신과적 문제를 동반한 사람들에게 나타나는 음주 문제가 자가 치료의 부작용에서 기인한 것은 아니라는 점을 시사합니다. 그보다는 음주 문제 자체가 독립적으로 존재하는 것으로 이해해야 합니다.

참고문헌

Aiken, A., Wadolowski, M., Bruno, R., Najman, J., Kypri, K., Slade, T., … Mattick, R. P. (in press). Cohort profile: The Australian Parental Supply of Alcohol Longitudinal Study (APSALS). International Journal of Epidemiology.

Alcohol and Public Policy Group. (2010). Alcohol: No ordinary commodity–a summary of the second edition. Addiction, 105, 769–779.

Anderson, P., & Baumberg, B. (2006). Alcohol in Europe. London: Institute of Alcohol Studies.

Anton, R. F., Oroszi, G., O'Malley, S., Couper, D., Swift, R., Pettinati, H., & Goldman, D. (2008). An evaluation of mu-opioid receptor (OPRM1) as a predictor of naltrexone response in the treatment of alcohol dependence: Results from the Combined Pharmacotherapies and Behavioral Interventions for Alcohol Dependence (COMBINE) study. Archives of General Psychiatry, 65(2), 135–144.

Cameron, D. (2013). Thoughts (and some data) on The Spirit Level. New Directions in the Study of Alcohol, 35, 21–24.

Carlson, R. G. (2006). Ethnography and applied substance misuse research: Anthropological and cross-cultural factors. In W. R. Miller & K. Carroll (Eds.), Rethinking substance abuse: What the science shows and what we should do about it (pp. 97–114). New York: Guilford.

Cook, P. J. (2007). Paying the tab: The costs and benefits of alcohol control. Princeton, NJ: Princeton University Press.

Ducci, F., & Goldman, D. (2008). Genetic approaches to addiction: Genes and alcohol. Addiction 103, 1414–1428.

Edenberg, H. J., & Foroud, T. (2013). Genetics and alcoholism. Nature Reviews Gastroenterology and Hepatology, 10(8), 487–494.

Enoch, M. A. (2013). Genetic influences of the development of alcoholism. Current Psychiatry Reports, 11, 412.

Gruenewald, P. J., & Treno, A. J. (2000). Local and global alcohol supply: Economic and geographic models of community systems. The supply side initiative: International collaboration to study the alcohol supply. Addiction, 95(Suppl 4), 537–549.

Hall, W. (2010). What are the policy lessons of National Alcohol Prohibition in the United States, 1920–1933? Addiction, 105, 1164–1173.

Hermens, D. F., Lagopoulos, J., Tobias-Webb, J., De Regt, T., Dore, G., Juckes, L.,…. Hickie, I. B. (2013). Pathways to alcohol-induced brain impairment in young people: A review. Cortex, 49, 3–17.

Hill, S. Y., De Bellis, M. D., Keshavan, M. S., Lowers, L., Shen, S., Hall, J., & Pitts, T. (2001). Right amygdala volume in adolescent and young adult offspring from families at high risk for developing alcoholism. Biological Psychiatry, 49(11), 894–905.

Hirschhorn, J. N., & Daly, M. J. (2005). Genomewide association studies for common diseases and complex traits. Nature Review: Genetics, 6, 95–108.

Humphreys, K., & Gifford, E. (2006). Religion, spirituality and the troublesome use of substances. In W. R. Miller & K. Carroll (Eds.), Rethinking substance abuse: What the science shows and what we should do about it (pp. 257–274). New York: Guilford.

Humphreys, K., Moos, R. H., & Finney, J. W. (1996). Life domains, Alcoholics Anonymous, and role incumbency in the 3-year course of problem drinking. Journal of Nervous and Mental Disease, 184, 475–481.

Johnson, B. A., Seneviratne, C., Wang, X. Q., Ait-Daoud, N., & Li, M.D (2014). Determination of genotype combinations that can predict the outcome of the treatment of alcohol dependence using the 5-HT3 antagonist ondansetron.

American Journal of Psychiatry, 170(9), 1020–1031.

Kiernan, M., Toro, P. A., Rappaport, J., & Seidman, E. (1989). Economic predictors of mental health services utilization: A time-series analysis. American Journal of Community Psychology 17, 801–820.

Kranzler, H. R., Covault, J., Feinn, R., Armeli, S., Tennen, H., Arias, A. J., … Kampman, KM. (2014). Topiramate treatment for heavy drinkers: Moderation by a GRIK1 polymorphism. American Journal of Psychiatry, 171(4), 445–452.

Kyzar, E. J., & Pandey, S. C. (2015). Molecular mechanisms of synaptic remodeling in alcoholism. Neuroscience letters, 601, 11–19.

Lembke, A. (2012). Time to abandon the self-medication hypothesis in patients with psychiatric disorders. American Journal of Drug and Alcohol Abuse, 38, 524–529.

Levey, D. F., Le-Niculescu, H., Frank, J., Ayalew, M., Jain, N., Kirlin, B., … Niculescu, A. B. (2014). Genetic risk prediction and neurobiological understanding of alcoholism. Translational Psychiatry, 20, e391.

MacAndrew, C., & Edgerton, R. B. (1970). Drunken comportment. London: Nelson.

Mäkelä, K. (1980). Differential effects of restricting the supply of alcohol: Studies of a strike in Finnish liquor stores. Journal of Drug Issues, 10, 131–144.

Müller, K. U., Gan, G., Banaschewski, T., Barker, G. J., Bokde, A. L., Büchel, C., … IMAGEN Consortium. (2015). No differences in ventral striatum responsivity between adolescents with a positive family history of alcoholism and controls. Addiction Biology, 20, 534–545.

NIAAA. (2013). Update on the genetics of alcoholism. Alcohol Research: Current Reviews, 34(3), 261–380.

Nunes, E. V., & Levin, F. R. (2004). Treatment of depression in patients with alcohol or other drug dependence: A meta-analysis. JAMA, 291, 1887–1896.

Ooteman, W., Naassila, M., Koeter, M. W., Verheul, R., Schippers, G.M., Houchi, H.,…van den Brink, W. (2009). Predicting the effect of naltrexone and acamprosate in alcoholdependent patients using genetic indicators. Addiction Biology, 14(3), 328–337.

Oslin, D. W., Leong, S. H., Lynch, K. G., Berrettini, W., O'Brien, C. P., Gordon, A.

J., & Rukstalis, M. (2015). Naltrexone vs placebo for the treatment of alcohol dependence: A randomized clinical trial. JAMA Psychiatry, 72, 430–437.

Rietschel, M., & Treutlein, J. (2013). The genetics of alcohol dependence. Annals of the New York Academy of Sciences, 1282(1), 39–70.

Spadoni, A. D., Simmons, A. N., Yang, T. T., & Tapert, S. F. (2013). Family history of alcohol use disorders and neuromaturation: A functional connectivity study with adolescents. American Journal of Drug and Alcohol Abuse, 39(6), 356–364.

Zhao, J., Stockwell, T., Martin, G., Macdonald, S., Vallance, K., Treno, A., … Buxton, J. (2013). The relationship between minimum alcohol prices, outlet densities and alcohol-attributable deaths in British Colombia. Addiction, 108, 1059–1069.

4장

음주 문제의 사회적 합병증

임상의는 음주 문제자를 진료할 때 신경학적 장애, 의학적 합병증, 정신병리, 불법적인 약물 의존 등 환자가 '가지고 있을 수 있는' 문제들을 직접 탐색합니다. 이러한 문제들은 모두 임상적으로 주목할 만한 가치가 있는 중대한 장애이므로 이 책의 다른 장에서 다루고 있습니다. 그러나 이번 장에서는 일반적으로 상담실에서 직접 관찰할 수 없는 것들, 즉 음주 문제자가 일상에서 접하는 가족 상호 작용, 사회관계망, 제도적 대응에 대해 다루고 있습니다. 이러한 주변 요소들은 치료 과정뿐만 아니라 음주자의 삶에도 큰 영향을 미칠 수 있습니다. 예를 들어 음주 운전으로 구속되는 일은 어떤 환자에게는 생산적인 활동을 하게 하는 충격요법이 될 수도 있지만 다른 환자에게는 술에 취해 절망에 빠뜨리게 할 수도 있습니다. 함께 술을 마시는 친구들은 치료를 방해할 수 있는 반면, 지지적이면서도 확고한 가족은 치료 진행에 큰 도움이 될 수 있습니다. 또한 음주로 인한 단 한 번의 폭력 행위도 가해자와 피해자 모두에게 평생의 후유증을 남길 수도 있습니다.

음주 문제가 발생하는 구체적인 사회적 맥락을 살펴보기 전에 네 가지 중요한 개념적 주제를 고려해야 합니다. 각각의 개념을 통해 음주 문제가 어떻게 전개되는지에 대한 이해의 폭을 넓힐 수 있으며, 향후 임상적 개입에서도 영향을 미치게 됩니다.

개인의 삶에서 음주 문제의 '합병증'을 정확히 찾아내는 것은 결코 간단하지 않습니다

3장에서는 논리적으로 반드시 선행되어야 하는 음주 문제의 원인에 대해 논의했습니다. 이번 장에서는 시간이 지나면서 반드시 뒤따르는 음주 문제와 연결되는 합병증들에 대해 다루려고 합니다. 그러나 안목 있는 독자라면 여러 가지 문제들이 예로 제시된 문제들(부부 갈등, 경제적 어려움) 외에도 다양하게 있을 것임을 추측할 수 있을 것입니다. 마찬가지로 개별 환자를 치료할 때 추정되는 원인과 결과를 명확하게 구분하는 것은 상당히 어려울 수 있습니다.

> 마릴린은 목수인 남편과 결혼한 지 3년이 된 28세의 부동산 중개사입니다. 이 부부는 마릴린이 아기를 출산하기 전까지만 직업을 유지하고 그 이후에는 전적으로 육아에 집중하는 전통적인 가족 형태를 계획했습니다. 결혼 2년 후, 부부는 마릴린이 불임이라는 사실을 알게 되면서 관계가 나빠지기 시작했습니다. 마릴린은 이 소식에 '여성으로서의 실패'라는 느낌이 들었고 남편도 속으로는 자신과 같은 생각을 하

고 있을 것이라 생각했습니다. 이때까지 마릴린은 자신을 괴롭히고 자주 술에 취했던 부모님처럼 될까 봐 술을 거의 마시지 않았습니다. 그럼에도 불구하고 마릴린은 혼자 있을 때면 '이게 다 무슨 소용이 있을까?'라고 생각하면서 절망에 빠져 주기적으로 술을 마시기 시작했습니다. 그녀는 남편의 관심과 애정이 점점 줄어들고 있다고 느꼈습니다. 이 기간 동안 그녀의 음주는 늘어났고 우울증과 외로움도 커졌습니다. 그녀는 고객과의 약속을 놓치기 시작했고 결국 직장을 잃었습니다. 이제 그녀는 보통 오후 3시쯤이면 심하게 술에 취해 있고 거의 아침에는 두통과 구토 증상을 보였습니다. 남편과의 성관계는 지난 1년 동안 거의 중단되었는데, 이는 남편이 침실 바닥에서 술에 취해 나체로 누워 있는 그녀를 발견하고 "혐오스럽다"라고 말하면서부터입니다. 그녀는 최근 남편이 혼외정사를 하고 있다는 지속적인 불안감에 시달리고 있으며, 술을 마시는 것만이 마음속에서 계속되는 두려움을 없애는 유일한 방법이라고 주장합니다.

이 슬픈 마릴린의 예시에서 그녀의 음주 문제가 결혼 생활의 갈등과 정서적 문제를 초래했다고 주장할 수 있을 것입니다. 그러나 실제로는 건강 문제와 개인적인 비극, 즉 아이를 간절히 원했던 사람의 불임이 마릴린의 음주 문제를 일으켰다는 가설을 세울 수도 있습니다. 또는 마릴린의 우울증과 불안이 일시적일 수 있는 초기 음주 문제의 진행을 가속화 했을 수도 있습니다. 또는 마릴린은 알코올 중독 부모로부터 유전적 소인을 물려받았으며 이것이 현재 불행의 진정한 원인일 수도 있습니다. 심지어 여성의 적절한 역할에 대한 이 부부의 인식(즉, 여성의 가치는 궁극적으로 어머니가 되는 것에 있다는 인식)이 음주 문제, 결혼 생활의 불행, 우울증을 유발한다고 주장할 수도 있습니다. 강가에 서서 어떤 특정 강물, 소용돌이, 바위, 뒤집힌 나무 그루터기가 물의 흐름을 결정하는지에 대해 끝없이 추측할 수 있는 것처럼, 이 짧은 사례에서도 마릴린의 음주로 인한 합병증과 원인에 대해 여러 가지 다른 추측을 할 수 있습니다.

복잡한 삶 속에서 합병증과 합병증에 대한 원인을 명확히 드러낼 수 있는지에 대한 문제는 환자들이 다음과 같은 간단히 답하기 어려운 질문들(예: 내가 술을 마신 이유가 뭘까요? 이것이 제 잘못인가요? 제가 술을 안 마시면 어떤 변화가 일어날까요?)에 대한 답을 상당히 듣고 싶어 한다는 것을 알면 이성적으로 답변하는 것은 그리 중요해 보이진 않습니다. 치료자가 "선생님이 한 잔도 마시지 않았다 하더라도 모든 문제가 닥치지 않을 것이라고 확신할 수 있는 방법은 없어요"라고 환자에게 말해주는 것은 이성적으로는 맞는 말이지만 잠재적으로는 환자의 변화 동기를 파괴할 수 있기 때문에 임상적으로는 부적절합니다. 다른 극단적인 예로는, 치료자가 환자의 삶에서 일어나는 모든 불행을 음주 문제와 연결 짓는 것은 환자에게 엄청난 죄책감, 부적절한 자책감을 줄 수 있으며, 한 잔의 술을 시작만 하지 않으면 인생에 꽃길만 펼쳐질 것이라는 잘못된 희망을 유발할 수 있습니다.

임상의는 개인의 과거사에서 무엇이 원인이었는지 완벽하게 이해하고 있는 척할 필요도 없고, 인간 존재의 일부인 근본적인 불확실성으로부터 환자를 보호할 필요도 없습니다. 일반적으로 과거에 대한 책임을 전가하는 것보다 바꿀 수 있는 미래, 즉 미래에 초점을 맞추는 것이 행동 변화에 동기를 부여할 가능성이 더 높습니다. 그래서 환자에게 확률적으로 이야기하는 것이 최선의 방법인 경우가 많습니다(예: "당신의 결혼 생활이 불행해진 것이 술을 많이 마시기 시작했기 때문인지 아니면 그 반대인지는 우리 둘 다 확실히 알 수는 없지만, 당신이 술을 조절하면 앞으로 좋아질 가능성이 더 높다는 데 동의할 수 있기를 바랍니다"). 이 책 역시 정확히 동일한 확률론적 입장을 취합니다. 우리가 사회적 '합병증'으로 여겨지는 문제들을 강조하는 이유는 과학적 증거에 따르면 이러한 문제들이 음주 인구에 널리 퍼져 있고 음주로 인해 악화되는 경우가 많기 때문입니다. 이 두 가지 사실은 임상의가 주목할 만한 가치가 있습니다. 그러나 '합병증'이라는 용어를 주저 없이 사용하는 이유는 개인의 삶에서 합병증이 실제로 음주 문제의 원인이 될 수도 있고, 합병증과 원인 모두가 문제가 되기도 하기 때문입니다.

어떤 사람에게는 저주이지만 다른 사람에게는 축복이 될 수 있습니다

경험이 부족한 임상의는 문제 음주자들이 그들 주변 사람들과 마찬가지로 음주의 불이익을 잘 알고 있을 것이라고 생각합니다. 문제 음주로 인해 직장을 잃은 환자는 치료자뿐만 아니라 환자의 배우자와 자녀에게도 골칫거리가 될 수 있지만, 환자는 새로 찾은 자유시간도 즐기며 직장 스트레스로부터 해방감을 즐길 수도 있습니다. 치료자들에게는 놀라운 일일지 모르지만 어떤 배우자는 술 마시면 늘 까다롭고 귀찮게 구는 남편이 매일 저녁 과음으로 곯아떨어지는 것을 아주 좋아할 수도 있습니다. 왜냐하면 그제야 아내는 조용한 시간을 가질 수 있고 집안일도 처리할 수 있기 때문입니다. 이러한 이유로 숙련된 임상의는 환자에게 음주로 인해 생긴 어떤 결과가 문제가 된다는 것을 예민하게 설명하려 하기보다는 항상 음주와 관련된 주변 상황을 중립적으로 평가합니다. 결국, 치료적 영향력은 다른 사람들이 음주의 단점으로 보는 것보다 음주자 본인이 음주로 인한 합병증으로 받아들일 때 생깁니다.

문제 음주의 사회적 환경은 어느 정도는 선택할 수도 있고 자신의 선택과 상관없을 수도 있습니다

문제 음주를 하는 사람은 얼마나 건강한 간 기능을 갖고 태어날지를 선택할 수 없으며, 마찬가지로 환자의 간도 과음으로 인해 더 많은 스트레스를 받게 될 때 얼마나 더 버틸 수 있을지는 아무도 모릅니다. 이와는 대조적으로, 문제 음주자는 종종 자신이 참여할 사회적 환경을 선택할 수 있습니다. 이와 비슷한 방식으로 음주자의 사회적 환경을 구성하는 사람들도 음주자와 어울릴지 여부를 선택할 수 있습니다. 예를 들어, 사회 역학에서 흥미로운 관찰 중 하나는 과음을 하는 사람들은 과음이 흔하게 발생하는 사회관계망에 속하는 경향이 있다는 것입니다. 이는 부분적으로는 술을 마시는 사람의 선택(예: 대부분의 사람들이 '술을 마시기에는 너무 이르다'라고 생각하는 시간대에 술집에서 어울리거나 술을 마시는 선택)을 통해 이루어집니다. 또한 다른 사람들의 선택을 통해서도 발생할 수 있습니다. 예를 들어, 가족 중에서 가벼운 술자리를 즐기는 친척들은 부부가 술 취한 뒤에 벌이는 말다툼에 노출되지 않기 위해 서서히 연락을 줄일 수 있습니다. 이러한 현상, 즉 과음자들이 정상 음주자들과 어울리려고 하는 이유는 자신들도 주변 사람들만큼 술을 마시기 때문에 자신들의 주량이 평균 이상이라고 생각하지 않을 수 있기 때문입니다.

따라서 임상의는 의학적 또는 정신과적 결과도 중요하지만 사회적 합병증에 대한 '더 높은 수준의' 탐색을 해보는 것이 중요합니다. 특히, 음주 문제의 결과물뿐만 아니라 음주를 하면서 처음에 어떻게 이런 술 마시는 환경에 처하게 되었는지도 탐색해야 합니다. 환자는 술에 빠져 살면서 자신들도 모르게 현재의 상황에 처하게 되었기 때문에 이런 탐색을 통해 처음엔 몰랐던 중독에 이르게 된 원인을 명확히 알아차리는 기회를 얻을 수 있습니다. 예를 들어, 문제 음주를 하는 사람은 자신을 힘들게 하는 상사와 어떻게 잘 지낼지를 배우고, 그리고 창고 직원(음주가 허용되기 때문에 선택한 직업)으로서 적은 급여로 어떻게 생활해 나갈지를 걱정하기보다는, 음주를 조절함으로써 그러한 걱정이 애초에 필요 없는 더 나은 직장을 얻을 수 있다면 더 좋아할 것입니다. 연애 관계에서도 동일한 원칙이 적용됩니다. 예를 들자면 술을 진탕 먹을 수 있는 나이트클럽 같은 곳에서 데이트 상대를 물색하려 하기보다는 술 마시는 것이 목적이 아닌 만남의 장소에서 데이트 상대를 찾는 것입니다.

또한, 이러한 '더 높은 수준의 탐색'은 임상의가 환자를 사회적 환경의 수동적 희생자로 간주하는 경향을 방지할 수 있습니다. 사실 일부 환자들은 자신들이 사회적 환경의 희생자라고 스스럼없이 말하기도 하며 심지어 그렇게 믿고 있는 환자도 있습니다. 예를 들어, 아내나 친구가 없거나 자녀가 찾아오지 않아서 술을 많이 마신다고 주장하는 남성은 사실은 자신의 음주로 인해 다른 사람들이 자신을 멀리할 수 있다는 사실을 인정하지 않고 있습니다.

개인의 자원은 음주 문제와 사회적 합병증 등을 완화시켜 줍니다

똑같은 음주 문제를 가진 두 여성이 있다고 가정해 봅시다. 두 여성 모두 술에 취한 상태에서 심야 파티를 마치고 차를 몰고 집으로 돌아오다가 도로변 음주 검문소를 마주쳤습니다. 경찰관의 음주 측정 결과 두 여성의 혈중 알코올 농도는 법적 한도를 간신히 넘긴 것으로 나타났습니다. 이론적으로는 이 두 여성의 운명, 즉 '음주로 인한 합병증'도 동일해야 하지만 실제로는 그렇지 않을 수 있습니다. 두 여성 중 한 명은 유명한 작가이고 다른 한 명은 단순노동자일 수도 있으며, 한 명은 고가의 벤츠를 운전하고 다른 한 명은 중고 소형차를 운전할 수도 있으며, 한 명은 매력적이면서도 상냥한 반면 다른 한 명은 무례하고 말투도 거칠 수도 있습니다. 여러분이 만약에 경찰관이라면 어쩌면 재량권을 달리 사용하게 될 수도 있을 것입니다. 전자의 예와 같은 여성이라면 "이번 한 번만"이라는 경고로 끝날 수도 있지만 후자의 여성과 같은 경우라면 그러한 자비가 제공되지 않을 수 있습니다.

어떤 사람들은 사회적 지위, 돈, 속임수, 외모, 매력 또는 인맥을 통해 음주 문제로 인해 초래될 수 있는 결과를 비정상적으로 잘 회피하는 데 능숙합니다. 부유하고 유명 인사들의 음주 단속이 세간의 이목을 집중시키는 것은 종종 유명인에 대한 미디어의 집착 때문이기도 합니다. 그러나 이를 다르게 설명하는 방식도 그럴듯합니다. 이러한 사람들은 문제가 덜 심각할 때 음주로 인한 사소한 합병증으로부터 회피할 수 있는 보호를 받았기 때문에 (아이러니하게도) 나중에 아무리 영향력, 돈 또는 명성이 있어도 막을 수 없는 심각한 문제들로 발전할 가능성이 더 높을 수 있습니다.

임상의는 다른 사람과 마찬가지로 환자의 재력이나 재치나 매력 등에 의해 판단에 영향을 받을 수 있으며, 지금까지 음주로 인한 결과가 거의 드러나지 않았기 때문에 음주가 그다지 심각하지 않다는 환자의 주장을 믿는 편향성을 경계해야 합니다. 다른 한편으로, 임상의가 사회적 합병증이 특정 개인에게 비정상적으로 가혹하게 작용할 수 있다는 사실을 무시하면 치료 관계가 악화될 수도 있습니다(예: 소수민족 집단의 환자가 경찰의 불시검문에 걸릴 확률이 더 높다는 점).

지금부터는 음주로 인한 사회적 합병증이 흔히 발생하는 영역인 가족, 직업/교육수준, 범죄, 재정적/주거 안정성 등에 대해 살펴보겠습니다.

문제 음주로 인해 가족이 겪는 고통

음주 문제는 일 년에 몇 번만 연락하는 친구나 멀리 떨어져 있는 사돈을 포함하여 개인의 사회적 관계 전체에 영향을 미칠 수 있습니다. 그러나 거의 모든 경우에 가장 큰 영향을 받는 사람은 음주자의 동반자(배우자 또는 동거인)와 자녀이며, 여기서는 이들에 초점을 맞춥니다.

동반자

'동반자partner'는 문제 음주자의 법적 배우자(이성 또는 동성) 또는 결혼은 하지 않았지만 소중한 연인관계일 수 있습니다. 이전 시대의 임상 문헌에서는 '동반자'를 여성, 문제 음주자를 남성으로 간주하는 경우가 많았기 때문에 여기서는 최근 수십 년간 여성의 과음 증가 추세에 따라 여성뿐만 아니라 남성을 지칭할 때도 '동반자'라는 용어를 사용합니다 (Grucza, Bucholz, Rice, & Bierut, 2008).

▌동반자 개인의 과거력

일부 임상의는 동반자로부터 오로지 문제 음주자에 대한 정보만을 얻으려고 합니다. 이러한 접근 방식은 문제 음주자의 동반자도 그 자체로 소중한 사람이라는 중요한 현실을 무시하는 것입니다. 상담 초기의 환자에 대한 평가assessment 과정에서 이러한 사실을 인식하지 못하면 몇 주가 지나서야 환자에 대한 치료는 알려진 많은 정보를 바탕으로 잘 진행되고 있는 반면에 동반자에 대한 정보는 여전히 의문으로 남아 있어 두 사람의 상호 작용을 설명할 수 없다는 사실을 갑자기 깨닫게 될 것입니다. 이렇게 되면 결국 환자의 치료도 장애물을 만나게 되고 결국 동반자도 도움이 필요하다는 사실을 뒤늦게 깨닫게 됩니다.

다른 사람을 돕기 위해 병원에 함께 온 사람에게 사생활에 대해 질문하는 것은 임상의에게는 지나치게 앞서가는 것처럼 느껴질 수 있으며, 마치 합리적인 사회적 규범을 지키지 않는 사람처럼 느껴질 수 있습니다. 동반자는 때때로 임상적 질문에 대해 방어적인 태도를 보이며 이의를 제기할 수 있습니다(예: "문제가 있는 사람은 내가 아니에요!"). 임상의는 환자와 동반자 상호 간의 이익을 위해 소신을 갖고 상담에 임해야 하며 동반자의 저항도 부드럽게, 그러나 단호하게 견디어 내야 합니다. 동반자와 함께 초기 상담을 편안하게 하는 방법은 10장에 자세히 설명되어 있습니다.

음주 문제가 동반자와 관계에 미치는 영향

앞서 언급했듯이 사회적 관계에 참여한다는 것은 어떤 관계를 선택하느냐에 따라 어떤 사람들을 만날지가 어느 정도 결정됩니다. 커플 중 한 명에게 음주 문제가 있는 경우, 이는 다른 사람들이 부끄러움, 불편함 또는 두려움으로 인해 음주자와의 만남을 회피할 수 있기 때문에 사회적 고립을 초래할 수 있습니다. 술을 마시지 않는 동반자는 수치심이나 비판으로부터 음주자를 지키고자 이러한 고립을 부추길 수 있습니다.

빈번하게 발생하는 추가적인 스트레스 요인은 음주자의 행동을 예측할 수 없다는 것입니다. 아내는 남편이 술집에서 귀가했을 때 조용하게 졸려 할지 아니면 성질을 부릴지 짐작할 수가 없습니다. 저녁 외출을 준비하는 남성은 동반자가 술에 취해 시끄럽고 거칠거나 성적으로 부적절한 행동을 함으로써 사교적인 상황에서 두 사람에게 모욕감을 줄까 봐 걱정할 수 있습니다. 수년 동안 계속되는 심한 고통과 위기에 대처하면서 동반자는 지치게 되어 지속적인 불만을 품을 수 있습니다.

역사적으로 중독자 아내들에 대한 차별적이고 왜곡된 시각을 견지한 임상 문헌에서는 알코올 중독인 남편의 아내가 보이는 행동의 상당 부분을 정신병리(예: 남편이 알코올에 의존한다는 은밀한 기쁨이나 우월감)에 기인하는 것으로 설명했습니다. 그러나 많은 아내와 남편의 행동에 대한 보다 직접적인 설명은 이러한 모든 상황에도 불구하고 동반자가 문제 음주자를 계속 사랑한다는 것입니다. 중독자의 계속되는 재음주에도 불구하고 또 기회를 주고 학대와 실망감을 견디어 내며 중독자의 음주를 통제하려는 아내들의 노력은 동반자가 문제 음주자를 걱정하고 돌보며 돕고 싶어 한다는 동기에 의해 생겨나는 것인데, 이는 다양한 문화에서 대동소이하게 발견되는 일반적인 현상입니다(Orford et al., 2005). 이러한 스트레스 상황에서 동반자는 사랑하는 사람이 자해를 하는지 지켜봐야 하는 스트레스도 겪어야 하며 또한 어디까지가 사랑인지 어디까지가 해로운 방종인지를 구분해야 하는 정신적 고통을 겪게 됩니다.

문제 음주자의 동반자는 정서적 부담 외에도 임대료를 내지 않으면 퇴거 조치를 당하거나 폭력으로 인해 심각한 신체적 상해를 입을 수 있는 등 실질적인 위협이 될 수 있는 구체적인 현실에 직면하는 경우가 많습니다. 경제적, 심리적으로 심각한 악영향을 미치는 이혼도 문제 음주로 인해 발생할 수 있습니다. 뒤늦게 밀린 요금을 납부할 때까지 하루 동안 전기가 끊기거나, 어젯밤 음주자가 집에 돌아왔을 때 문이 쾅 닫혔다고 이웃이 불평하거나, 자주 시비가 붙거나, 화장실에서 구토 냄새가 나거나, 음주자가 깔끔하지 않거나 침대에 소변을 지리는 등 문제 음주로 인해 대처해야 할 사소한 문제가 많이 발생하게 됩니다.

그러나 이러한 관계를 극단적으로만 생각하는 것은 항상 오류를 낳게 됩니다. 격렬한 고통은 슬픔 정도로 분명히 자주 발생하는 것도 사실이지만, 그 문제는 실은 아주 다양하게 나타납니다. 때때로 술에 취했을 때 문제 음주자의 행동거지가 그다지 심한 수준은 아닐 수 있습니다. 아마도 취해서 허튼소리를 늘어놓거나 아니면 앉아서 꾸벅꾸벅 졸면서 잠자리에 제대로 들기 어려운 정도일 것입니다.

보다 긍정적인 측면에서 보자면, 배우자는 문제 음주자의 성공적인 치료를 통해 상당한 유익함을 얻을 수 있습니다. 단주하고 있는 알코올 의존증 환자의 배우자는 정신건강 측정에서 대조군과 비슷하거나 다소 높은 점수를 받았으며, 현재 음주하고 있는 알코올 중독자의 배우자보다 훨씬 더 높은 점수를 받았습니다(Moos, Finney, & Cronkite, 1990). 때때로 문제 음주자의 배우자가 정신병리를 지속하는 사례의 대부분은 실제로는 음주 문제가 해결되면 사라지게 되는, 그저 어려운 상황에 대한 정상적인 반응입니다.

동반자가 겪을 수 있는 어려움의 유형은 동반자로부터 '별도의 개인력'을 파악하는 것과 관련하여 10장에서 더 자세히 설명합니다.

▌두 사람 모두 음주 문제가 있는 관계일 때

매우 어려운 이런 사례는 음주 문제의 유병률에서 짐작할 수 있는 것보다 더 자주 발생합니다. 과음을 하는 사람은 다른 과음자와 연애 관계를 시작할 가능성이 비정상적으로 높으며, 함께 술을 마시는 것이 이러한 관계에서의 중심적인 활동이 될 수 있습니다.

이러한 경우는 보통 음주 문제가 있는 사람이 명백한 음주 문제가 있는 다른 누군가와 결혼했을 때의 이야기입니다. 한쪽 또는 양쪽 동반자에게는 두 번째 결혼일 수 있습니다. 그들은 아마도 술집이나 같은 병원에 입원했을 때 만나서 단지 술 마실 목적으로 쉽게 혼인신고를 했을 것입니다. 그들은 술 끊은 상태로 지내본 적이 없기에 온전한 정신일 때의 성품에 대해 서로 무지하며 슬프게도 서로를 더욱 악화시키는 결과를 초래하게 됩니다. 알코올 관련 문제는 때때로 이미 오랜 결혼 생활 도중에서 두 동반자 모두에게 발생하기도 합니다. 종종 한 사람의 음주 문제가 시작되고 다른 동반자가 이에 대한 스트레스를 해결한다는 명분 하에 술을 마시면서 부부의 중독 발달이 이루어지는 경우가 많습니다. 두 동반자 모두에게 음주 문제가 있다면 적어도 상대방의 음주 문제보다는 덜 심각하다고 서로가 주장할 것입니다. 완전하게 다른 유형의 관계로는 AA 모임이나 치료를 통해 만나서 '회복'에 전념하고 서로에게 많은 도움을 주고 있는 회복 중인 커플입니다.

일반적으로 두 동반자 모두 심각한 문제를 가지고 있는 경우 효과적인 도움을 받기가 어려울 수 있습니다. 만약 두 사람이 술집에서 만났고 각자 의도적으로 문제가 있는 음주 동반자에게 접근했나면, 임상의는 당황스러운 병리적 동기와 마주할 수 있습니다. 이러한 경우 할 수 있는 일은 도움을 제공하고 일종의 모니터링 연락을 유지하면서 치료의 기회를 기다리는 수밖에 없는데 한 동반자가 신체 질환으로 병원에 입원하는 경우가 그러합니다. 과음이 처음 관계의 기초가 아니라 관계 중에 발생한 경우, 치료 가능성은 일반적으로 더 희망적입니다. 두 동반자가 동시에 도움을 요청할 수도 있고, 동기가 더 강한 동반자 또는 치료 전문가의 도움을 받을 수 있는 자녀부터 치료를 시작해야 할 수도 있습니다. 치료를 통해 같은 문제를 공유한 동반자 사이에 존재할 수 있는 상호 이해를 이끌어 낼 수 있다면, 처음에는 어려웠던 상황이 오히려 전화위복이 될 수 있습니다.

자녀들이 노출되는 위험들

문제 음주자인 부모를 둔 자녀가 겪게 되는 경험은 부모가 제공하는 정서적 지원의 정도, 활용 가능한 다른 다양한 사회적 및 정서적 지원, 부모가 음주 문제를 일으켰을 때 자녀의 나이, 문제 음주자의 행동과 기분을 이해하는 자녀의 능력 수준에 따라 달라집니다(Steinglass, Bennett, Wolin, & Reiss, 1987). 술에 취했을 때 부모의 실제 행동과 모습이 매우 중요하며, 지속적인 소란, 말다툼 또는 폭력은 언어적, 신체적 또는 성적 학대와 관련이 없는 경우보다 훨씬 더 부정적인 영향을 미칩니다.

음주 문제가 있는 가정은 사회복지사가 "문에 들어서자마자 뭔가 잘못되었다는 것을 알 수 있다"라고 보고하는 경우가 많습니다. 음주 문제는 그 정도나 성격에 관계없이 결국 나쁜 가정 분위기를 만들고, 이는 자녀에게 제공해야 할 가정생활의 근본을 뒤흔드는 것입니다. 문제 음주자가 동성이기 때문에 역할 모델이 될 가능성이 높은 경우 자녀가 더 큰 피해를 입는지는 확실하지 않지만, 어쨌든 문제 음주자 부모의 영향은 같은 가족 내에서도 남자아이와 여자아이에게 다르게 나타날 수 있습니다. 술에 취한 부모가 특정 자녀를 지속적으로 괴롭히거나, 꾸짖거나, 지적을 하거나, 비하하거나, 구타한다면 그 자녀는 엄청난 위험에 처하게 됩니다. 마찬가지로 술에 취한 부모가 아이에게 부적절한 농담을 하면서 성적으로 유혹을 한다면 이러한 학대 행위가 신체적 접촉으로 이어지지 않더라도 아이의 심리적 발달에 장기적으로 심각한 영향을 미칠 수 있습니다.

일부 가정에서는 부모의 음주 행동으로 인해 별거, 이혼, 심지어 조기 사망으로 인해 자녀 입장에서 부모를 완전히 상실하게 되는 일이 발생하기도 합니다. 음주 사고, 입원, 수감 등으로 인해 일시적으로 부모가 부재하는 경우도 흔합니다. 자녀는 가족, 이웃 또는 친구로부터 부모에 대한 비판을 받아야 할 수 있으며, 부모의 행동으로 인해 당혹감이나 수치심을 느낄 수 있습니다. 자녀들은 술을 마시는 부모에게 가족에 대한 책임을 맡길 수 없으며 술에 취하지 않을 때의 부모 행동도 부정적으로 경험합니다. 심지어 자녀는 부모가 술 마실 때가 더 낫다고 생각하기도 합니다(Velleman & Orford, 1999).

방금 설명한 부모의 음주 문제가 초래하는 위험은 심각하지만, 모든 가정이 이러한 악순환에 빠지는 것은 아닙니다. 일부 문제 음주자 중 상당히 효과적으로 양육을 계속하거나 심한 파괴적인 행동은 자제하는 부모도 있습니다(Reich, Earls, & Powell, 1988). 또한, 부모의 행동이 좋지 않더라도 같은 가족 내에서 어떤 자녀는 부정적인 영향을 받지만 다른 자녀는 영향을 받지 않을 수 있습니다. 임상적 과제는 이러한 가능성을 열어두는 동시에 실제로는 매우 고통스러운 상황에 처해 있다는 것을 위장하기 위해서 만들어 낸 '행복한 가족'이라는 이야기에 현혹되지 않는 것입니다.

자녀들이 겪는 어려움들

음주 문제가 있는 부모의 자녀는 다양한 악영향의 위험에 노출될 수 있습니다(〈표 4.1〉 참고). 이러한 악영향은 알코올과 특히 관련이 있을 수 있

〈표 4.1〉 문제 음주자 자녀가 자주 경험하는 문제

- 불안
- 우울증
- 낮은 자존감
- 관계의 어려움
- 학교 성적 부진
- 반사회적 행동
- 신체적 및 성적 학대
- 우발적 부상
- 생애 후반기 알코올 관련 문제 발생 위험

으며(예: 부모의 과음 모델을 자녀가 따라 하는 경우)(Jacob & Johnson, 1997), 또한 알코올과는 관련이 없을 수도 있습니다. 예를 들어, 부모의 일관된 한계 설정이 부족하여 자녀의 반항적인 행동을 유발할 수 있습니다(Jacob & Johnson, 1997).

심리적 피해와 그로 인해 발생할 수 있는 사회적 장애는 상호 작용합니다. 학교 환경에서 불안은 사회적 장애, 학업 성취도 저하 및 기타 문제로 이어질 수 있습니다. 학교에서의 반사회적 행동은 퇴학으로 이어질 수 있으며, 이는 열악한 고용 전망, 범죄 행위, 경찰과의 충돌로 이어질 수 있는 계기가 될 수도 있습니다.

가정 내에서 정서적으로 존중받지 못한 청소년은 부모에 대해 특히 거부적인 태도를 갖게 될 수 있습니다. 운이 좋다면 교사, 조부모, 성직자 등 자신과 동일시할 수 있는 다른 긍정적인 사람을 찾을 수 있습니다. 그러나 더 흔한 경우, 청소년은 또래 집단과 급격하게 동일시하게 됩니다. 표준에서 극단적으로 벗어나는 것이 반드시 부정적인 결과를 초래하는 것은 아니지만 이러한 불안정한 가정의 아이들은 폭음이나 기타 마약 복용 등 건강에 해롭고 반사회적인 행동을 하는 집단에 참여하기 쉬울 수 있습니다. 이러한 비정상적인 또래 애착은 부분적으로 부모에 대한 복수심을 드러내는 것이기도 하며 일탈적인 또래 관계를 통해서 위안이나 흥분감을 대체하여 일상에서 느끼지 못하는 긍정적인 내면의 감정 공백을 채우려는 시도일 수도 있습니다.

그러나 음주 가정의 자녀가 사춘기를 어떻게 맞이할지에 대해 정확하게 예측하는 것은 어렵습니다. 일부 청소년은 또래와 어울리기보다는 필사적으로 집안일에 집착하고 불안해하며 술을 마시지 않는 부모를 보호하느라 다른 청소년과의 정체성을 형성하지 못하게 됩니다. 또 다른 결과로는 부모가 포기한 책임들(예: 어린 자녀의 준부모 역할, 수표 잔고 관리 및 식료품 구입, 생계를 위한 직업 활동 등)을 상당한 정서적 대가를 치르면서도 영웅적으로 수행하고 집 밖에서 학업이나 운동 등 뛰어난 성과를 내기 위해 열심히 노력하여 '가족의 명예를 회복'하려고 시도하는 청소년이 있습니다.

아동기의 모든 단계에서 실제적인 신체적 손상의 가능성을 고려해야 합니다. 음주 문제와 비우발적인 부상 사이에는 연관성이 있으며, 아동기와 청소년기에는 신체적 폭행의 위험에 계속 노출될 수 있으며, 피해는 멍이 드는 정도에 그치는 경우가 많지만 더 심각한 부상의 위험을 간과해서는 안 됩니다. 이 기간 동안에는 아동학대 가능성이 훨씬 더 높습니다(Velleman & Orford, 1999). 사고 예방을 위한 부모의 적절한 안내나 지침이 부재할 경우 우발적인 부상이 일어날 수도 있습니다.

'알코올 중독자의 성인 자녀'가 독특한 증후군을 앓고 있다는 개념은 일부 임상가들 사이에서 널리 퍼져 있지만, 이러한 증후군이 단지 중독자 자녀 집단에서만 발견되는 현상은 아닙니다(Griffin et al., 2005). 최근의 면밀한 연구에 따르면 음주 문제의 위험 증가를 제외하고는 부모의 알코올 중독이 성인에게 미치는 알코올 문제와 관련된 해로운 영향은 없습니다. 하지만 이러한 영향은 알코올 문제는 없으나 역기능적인 가족 환경(성적 학대, 신체적 폭력, 부모의 정신병리, 낮은 응집력과 조직력 및 자기 표현력, 갈등이 많은 가족 상황)에 노출된 자녀들도 유사한 정도로 경험하는 것입니다(Griffin et al., 2005). 또한 알코올 중독자의 성인 자녀 중 상당수가 자신의 생활에 잘 적응하고 있으며 심지어 자신의 고통스러운 경험을 이점으로 활용하는 사람도 많다는 것도 언급할 필요가 있습니다.

어린 시절의 케이트는 아버지의 변함없는 술주정으로 인해 자주 휴일을 망치곤 했습니다. 퇴근길에 '동료들과 술 한 잔'을 하고 나면 예측할 수 없는 아버지의 행동에 평범한 일상조차도 제대로 누린 적이 없었습니다. 케이트는 결혼을 하고 자신의 가정을 꾸렸을 때 남편과 함께 술로 인해 가정생활이 망가지는 일은 없도록 하자고 굳게 결심했습니다. 이를 위해 그들은 허용 가능한 음주는 어떤 것이며 음주가 적절한 것으로 받아들여지는 상황은 어떤 때인지에 대해 가족의 기대치를 합의했습니다.

직업 및 교육 수준

저는 여러 회사에 30개의 입사 지원서를 냈습니다. 알코올 중독 치료를 받았고, 지금은 금주 중이며, 모든 것을 기꺼이 공개하면서 일자리를 갖고 싶다고 말했습니다. 하지만 단 한 건의 면접 기회도 제안받지 못했습니다. 그래서 다음번에는 음주 사실을 숨기고 그해 휴직한 것도 거짓말을 하고, 오래된 추천서 두 장을 제출하고, 진단서도 조작하여 제출한 후 취업에 성공했습니다. 그러고 나서요? 회사에서 확인을 했어요. 저는 금요일에 해고되었고, 네, 바보 같지만 그들이 예상한 대로 저는 술을 마셨지요.

위에서 제시된 사례는 음주 문제가 있는 사람이 구직 시 겪을 수 있는 어려움에 대한 것입니다. 이 사례는 사회적 낙인이 한 개인의 목표 달성을 어떻게 어렵게 만드는지를 잘 보여주고 있습니다. 과도한 음주가 업무 성과에 미칠 수 있는 부정적인 영향의 종류는 다양하고 비용도 많이 듭니다(Babor et al., 2010; Jones, Casswell, & Zhang, 1995). 이러한 영향은 고용 계층 구조에서 어느 한 직급에만 국한되지 않습니다. 음주 문제는 작업 현장뿐만 아니라 고위 간부급에서도 피해를 경험할 가능성이 높습니다.

음주는 다른 사람의 생명과 안녕이 문제 음주자의 손에 달려있는 업무 환경과 직업에서 특히 치명적일 수 있습니다. 버스나 기차 운전사, 비행기 조종사, 해군 함장 등의 음주나 숙취는 일반 대중에게 엄청난 위험을 초래합니다. 산업계나 군대, 외교 서비스, 법조계 등의 고위직에서 술에 취해 무분별하게 행동하거나 난폭해지거나 결정적인 순간에 잘못된 판단을 내리는 것은 광범위한 영향을 미칠 수 있습니다(Goodliffe, 1994). 법률 당국은 알코올 의존증인 의사가 초래할 수 있는 막대한 피해를 인식하고 있으며, 따라서 의사의 음주가 공식적으로 주목받게 되면 광범위한 징계 및 모니터링 절차를 밟아야 합니다(DuPont et al., 2009). 교사와 성직자의 경우, 사건의 의혹만으로도 특히 치명적일 수 있지만, 이미 피해를 입은 사람이 있고 심지어 이를 아는 주변 사람들도 종종 상황을 관대한 태도로 대하거나 문제를 모른 척하고 은근슬쩍 넘어가려고 합니다. 이러한 극적인 사례는 많지 않을지라도 임상의가 평가하고 도움을 주려는 개인이 누구든 알코올 관련 사회적 합병증에 대한 분석에는 직업별로 조사가 반드시 필요하다는 점을 시사해 줍니다.

음주로 인한 사회적 합병증에서 더 주목해야 할 것은 교육 또는 훈련 기회를 부분적으로 놓치거나 완전히 상실했을 때 발생하는 장기적인 손실입니다. 음주 문제로 인해 대학에서 퇴학당하거나, 대학원 학위를 이수하지 못하거나, 인턴십을 포기하는 것은 모두 장기적으로 심각한 결과를 초래할 수 있습니다. 그 결과에는 객관적인 경력 손상뿐만 아니라 음주 문제가 해결된 지 오래되었음에도 불구하고 개인을 괴롭히는 자책감과 후회가 계속적으로 이어질 수 있습니다.

범죄

범죄와 음주 문제는 종종 함께 발생하지만, 그 연관성은 단일 방향으로만 흐르지 않을 뿐 아니라 모든 경우에 인과 관계가 존재할 필요도 없습니다(Graham & West, 2001). 예를 들어, 술집과 무면허 업소가 많은 폭력적인 동네에서 자랄 경우 이 두 가지 행동 간에 서로 인과 관계가 없더라도 범죄에 연루되거나 문제 음주자가 될 위험이 높아질 수 있습니다.

동시에 음주는 분명히 범죄에 직접적으로 기여하는 바가 있을 수 있습니다. 인간과 동물을 대상으로 한 실험 연구에 따르면 알코올 섭취는 공격성을 억제할 수 없습니다(Heinz et al., 2011). 이 결과는 실험실에서만 국한되지 않습니다. 국가 알코올 생산을 중단시킨 노동 파업에 대한 준실험적 연구에 따르면 알코올 공급이 제한되면 폭력 및 비폭력 범죄의 발생률이 감소하는 것으로 나타났습니다(Makela, Rossow, & Tryggvesson, 2002).

알코올과 범죄의 연관성은 매우 다양하며, 시간이 지남에 따라 임상의들은 법 제도의 압력이 문제 음주자들이 치료를 받도록 하는 일반적인 동기가 되기 때문에 이 모든 다양성을 접하게 될 것입니다. 때때로 음주와 관련이 없는 범죄 유형은 없으며, 많은 유형의 범죄는 종종 음주와 관련이 있습니다. 이는 사소한 절도, 경미한 폭행, 무임 승차하기, 무전 취식하기, 지하철에서의 노상 방뇨, 취중 행패 부리기 등 심각도가 낮은 문제부터 심각도가 높은 문제까지 다양합니다. 음주 문제가 있는 사람은 술에 취했을 때(술에 취했을 때만) 드라이빙을 즐기기 위해 차를 훔치거나, 서투른 방식으로 '절도'를 저지르거나, 부도 수표를 발행하는 등 자신만의 특정 유형의 범죄를 저지르는 경향이 있다는 것을 알고 있을 수 있습니다.

Hingson과 Winter의 정의에 따르면 문제 음주는 음주 운전 범죄의 위험 요소입니다(Hingson & Winter, 2003). 알코올 문제가 있는 사람은 해당 건강 문제에 대해 규제 당국(예: 영국의 운전 및 차량 면허 기관)에 적절히 알릴 책임이 있습니다. 치료 환경에서 이러한 문제를 제기하기는 까다로울 수 있지만, 그럼에도 불구하고 환자에게 이 사실을 알리는 것은 임상의의 책임입니다. '알코올 중독자' 또는 '문제 음주자'로 다양하게 정의되는 음주 운전 범죄자 중 대상자의 비율에 대한 추정치는 표본과 지역에 따라 4~87%에 이르며, 유병률은 대상 특성이나 상태를 운영적으로 정의하거나 측정하는 방식에 따라 영향을 받거나 결정됩니다. 상습범은 특히 체포 당시 혈중 알코올 농도가 비정상적으로 높은 개인과 마찬가지로 심각한 알코올 문제를 가질 가능성이 높습니다(Miller & Fillmore, 2014).

임상적 관점에서 볼 때, 운전 습관과 음주 운전 위반에 대한 조사가 모든 평가에서 필수적인 부분이 되어야 한다는 결론을 내릴 수 있습니다. 음주 운전으로 유죄 판결을 받은 모든 사람이 음주 문제를 가지고 있는 것은 아니지만(Miller & Fillmore, 2014), 임상에서 만나는 음주 운전자의 상당수가 실제로 자신과 타인에게 위협이 되고 있습니다. 따라서 임상의에게는 환자들의 음주 운전과 관련된 잠재적 위험을 관리해야 한다는 특별한 책임 의식이 있어야 합니다.

취한 노숙자가 다른 동료를 철봉이나 각목으로 머리를 구타하거나, 술에 취한 남성이 술집에서 나온 여성을 따라가 주차장에서 성추행을 하거나, 술에 취한 두 사람이 말다툼을 벌이다 잔인한 폭행으로 끝나는 일들이 생기는데 일반적으로 과음을 하면 억제된 충동이 풀리기 때문에 과음이 공격성을 유발하는 원인이 될 수 있습니다. 그러나 과음을 이유로 신체적 공격성을 정당화할 수는 없습니다.

마지막으로, 대부분의 사람들은 음주 문제가 범죄를 지속시킬 수 있다는 사실을 알고 있지만, 음주 문제가 동반자의 폭행을 포함한 범죄의 피해자가 되는 것과도 관련이 있다는 사실을 인식하고 있는 사람은 거의 없습니다(Devries et al., 2013). 술에 심하게 취한 사람은 주머니를 뒤지거나 강도를 피하지 못해 쉽게 희생양이 될 수 있습니다. 반사회성 범죄자는 눈에 띄게 술에 취한 사람을 표적으로 삼거나 나중에 강도나 성폭행할 목적으로 술을 마시게 할 수도 있습니다. 과거에 학대를 받았던 동반자는 현재 술에 취해 무기력한 동반자의 상태를 오랫동안 원했던 복수를 할 기회로 악용할 수도 있습니다.

재정 및 주거 안정성

온전한 사례 평가를 위해서는 음주 문제로 인해 발생할 수 있는 재정적인 여러 가지 문제들과 가족의 재정 상태에 대한 파악이 필요합니다. 음주 생활을 지속하는 데는 많은 비용이 소요됩니다. 낯선 이에게 거창하게 공짜 술을 사거나, 스트리퍼의 가슴에 거금의 지폐를 꽂아주기도 하고, 외식도 하고, 귀가 시 택시도 타고, 열쇠를 꺼내다가 동전이랑 지폐를 잃어버리기도 하고, 줄담배를 피우기 위한 과도한 담뱃값에, 도박 판돈을 대야 하는 등 이런 식으로 돈을 사용하다 보니 어느새 많은 금액이 지출되는 경우가 많습니다. 주택 및 기타 다양한 사회적 합병증과 마찬가지로, 부유층의 사람들은 더 나은 보호를 받거나 더 오래 지속되는 해결책을 가질 가능성이 높습니다.

재정 수지는 음주 비용 및 관련 지출뿐만 아니라 음주 행위가 소득에 영향을 미치는지에 따라 결정되기도 합니다. 좌천, 질병, 실직 등이 생기면 재정 상태를 더욱 악화시킵니다. 수입을 유지하기 위해서 교묘하고 기만적인 전략이 동원될 수 있습니다. '아르바이트하기', 즉 부업(술을 더 많이 마실 수 있는 술집에서 아르바이트하기)이 일반적이며, 터무니없이 불리한 이율로 대출을 받기도 하며, 소유물을 전당포에 맡기기도 하고, 주택을 재담보로 하여 대출하기도 합니다. 해당 직원과 짜고 서류를 조작하여 건축업자의 벽돌을 몰래 빼돌려 부당이득을 챙기기도 합니다. 의도적으로 소득세 납부를 조작하거나, 가짜 산재 처리 및 가짜 진단서를 발급하여 불법적인 혜택을 얻으려 필사적으로 노력합니다. 임대료가 밀리고 신용카드 대금은 연체됩니다.

재정적 어려움과 관련된 문제가 가족에게 가장 중요하고 시급한 문제가 되어 가족들은 심각한 고통이나 불편을 겪게 됩니다. 사회 복지의 관점에서 보면 그 혼란을 정리하는 것이 필요한 응급 처치일 수 있지만, 음주 문제가 근본적으로 해결되지 않으면 지속적인 도움은 되지 못할 것입니다.

재정적 어려움이 극심할 경우, 주거 환경이 열악해지거나 심지어는 주거지가 전혀 없는 상황으로 이어질 수 있습니다. 음주가 주거 문제로 직결되는 사례도 자주 접하게 됩니다. 후자의 경우, "주변 환경이 만족스럽지 않아서 술을 마신다"라는 환자의 주장은 공허한 변명이 되어버리는데, 왜냐하면 그들이 사는 곳이 동네에서 유일하게 허름하고 페인트도 칠해지지 않은 채 앞마당에 낡은 소파가 놓여 있는 집이기 때문입니다. 이런 종류의 주거 문제는 가족의 소득이 낮을수록 더 심각해집니다. 이웃과의 관계 악화, 집 관리 부실, 임대료 미납, 공공서비스 중단, 퇴거, '임시 거주지' 입소, 수차례의 주소 변경 등은 음주 문제가 더욱 극심해짐에 따라 주거 문제에서 더 드러나게 되는 익숙한 요소들입니다.

음주 문제로 인한 급성적인 노숙 문제는 재정적 어려움과 가족 및 사회적 지원의 소진(즉, 음주자가 집에서 쫓겨나 아무도 그를 받아주지 않을 정도로 견딜 수 없게 된 경우)이 복합적으로 작용하여 발생하는 경향이 있습니다. 과음은 노숙자들 사이에서는 일반적인 생활 방식이며, 이러한 사회적 환경에서는 특히 폭음의 형태로 과음을 지속적으로 강화할 수 있습니다. 반면에 금주를 조건으로 지속적인 주거가 보장되고 술을 마실 수 없는 환경을 의미하는 '금주 주택'의 도움을 받을 수 있는 노숙 문제 음주자의 경우, 삶의 상황이 현저하게 개선되는 것을 확인할 수 있습니다.

참고문헌

Babor, T., Caetano, R., Casswell, S., Edwards, G., Giesbrecht, N., Graham, K.,⋯ Room, R. (2010). Alcohol: No ordinary commodity: Research and public policy (2nd edition). Oxford: Oxford University Press.

Devries, K. M., Child, J. C., Bacchus, L. J., Mak, J., Falder, G. Graham, K., ⋯ Heise, L. (2013). Intimate partner violence victimization and alcohol consumption in women: A systematic review and meta-analysis. Addiction, 109, 379–391.

DuPont, R. L., McLellan, A. T., White, W. L., Merlo, L. J., & Gold, M. S. (2009). Setting the standard for recovery: Physicians health programs. Journal of Substance Abuse Treatment, 36, 159–171.

Goodliffe, J. (1994). Alcohol and depression in England and American lawyer disciplinary proceedings. Addiction, 89, 1237–1244.

Graham, P., & West, P. (2001). Alcohol and crime: Examining the link. In N. Heather, T. J. Peters, & T. Stockwell (Eds.), International handbook of alcohol dependence and problems (pp. 439–470). Chester, UK: John Wiley & Sons.

Griffin, M. L., Amodeo, M., Fassler, I., Ellis, M. A., & Clay, C. (2005). Mediating factors for the long-term effects of parental alcoholism in women: The contribution of other childhood stresses and resources. American Journal on Addictions, 14, 18–34.

Grucza, R. A., Bucholz, K. K., Rice, J. P., & Bierut, L. J. (2008). Secular trends in the lifetime prevalence of alcohol dependence in the United States: A reevaluation. Alcoholism: Clinical and Experimental Research, 32(5), 763-770.

Heinz, A. J., Beck, A., Meyed-Lindenberg, A., Sterzer, P., & Heinz, A. (2011). Cognitive and neurobiological mechanisms of alcohol-related aggression. Nature Reviews Neuroscience, 12, 400-413.

Hingson, R., & Winter, M. (2003). Epidemiology and consequences of drinking and driving. Bethesda, MD: National Institute on Alcohol Abuse and Alcoholism. http://pubs.niaaa.nih.gov/publications/arh27-1/63-78.htm

Jacob, T., & Johnson, S. (1997). Parenting influences on the development of alcohol abuse and dependence. Alcohol Health and Research World, 21, 204-209.

Jones, S., Casswell, S., & Zhang, J. F. (1995). The economic costs of alcohol-related absenteeism and reduced productivity among the working population of New Zealand. Addiction, 90(11), 1455-1461.

Mäkelä, P., Rossow, I., & Tryggvesson, K. (2002). Who drinks more and less when policies change? The evidence from 50 years of Nordic studies. In R. Room (Ed.), The effects of Nordic alcohol policies. Helsinki: Nordic Council for Alcohol and Drug Research.

Miller, M. A., & Fillmore, M. T. (2014). Cognitive and behavioral preoccupation with alcohol in recidivist DUI offenders. Journal of Studies on Alcohol, 75, 1018-1022.

Moos, R. H., Finney, J. W., & Cronkite, R. C. (1990). Alcoholism treatment: Context, process and outcome. New York: Oxford University Press.

Orford, J., Natera, G., Mora, J., et al. (2005). Coping with alcohol and drug problems: The experiences of family members in threecontrasting cultures. Hove, UK: Routledge.

Reich, W., Earls, F., & Powell, J. (1988). A comparison of the home and social environments of children of alcoholic and non-alcoholic parents. British Journal of Addiction, 83, 831-839.

Steinglass, P., Bennett, L. A., Wolin, S. J., & Reiss, D. (1987). The alcoholic family. London: Hutchinson.

Velleman, R., & Orford, R. (1999). Risk and resilience: Adults who were the children of problem drinkers. Amsterdam: Harwood.

5장

과도한 음주로 인한 신체적 합병증

신체적 요소는 음주 문제에 대한 포괄적인 접근 방식에 있어 중요한 부분 중 하나입니다. 지원을 위한 서비스는 신체적 영역의 진단과 치료에 효과적으로 대처할 수 있도록 이루어져야 하며, 문제 음주자를 치료하는 임상의의 특정 전문 분야가 무엇이든 간에 가능한 신체적 병리 현상에 대한 경각심을 가질 필요가 있습니다. 물론 상담을 제공하는 사회복지사들은 그들만의 특수한 기술들을 연마하고 있으며, 그 누구도 거기에 더해서 간의 병리학에 대한 고도의 전문 지식을 추가로 쌓아야 한다고 하지는 않습니다. 그렇다고 하여도 간경화라는 용어를 모호하게 생각하고 결과적으로 내담자가 어쩌면 중요할지도 모르는 이야기를 아예 꺼내지도 못하게 하는 것이 아니라, 간경화라는 진단이 그들에게 어떤 의미를 갖는지 이해할 수 있을 정도로는 충분히 알고 있어야 하겠습니다. 상담을 하는 양측 당사자가 마치 신체 따위는 존재하지 않는 것처럼 암묵적으로 몸 상태에 대한 이야기를 피하기로 공모하지 않도록 말입니다.

신체적 합병증이 중요한 이유

과도한 음주는 사망률과 건강 악화의 주요 원인으로, 이는 60가지 이상의 주요 질병과 부상의 원인이 되며 이로 인해 매년 약 250만 명이 사망합니다(World Health Organization, 2011, p. 20)(〈표 5.1〉 참고). 이는 전 세계 전체 사망자의 4%에 해당하며, 알코올로 인한 질병 및 부상의 약 4.5%에 해당합니다.

질병에 대한 부담은 조기 사망으로 인한 수명 손실 연수와 장애로 인한 수명손실연수를 결합한 요약치인 장애보정수명연수(disability adjusted life years, DALY)로 정량화되어 비교됩니다. 남성이 여성보다 알코올 관련 질병 부담이 더 높고, 알코올은 15~59세 남성 사망의 세계적으로 주요한 위험 요인이며, 특히 젊은 층의 사망은 많은 수명 손실로 이어집니다(Whiteford et al., 2013).

알코올로 인한 질병 부담은 세계의 각 지역마다 큰 차이가 있으며, 저소득 국가에서는 신체 손상이, 고소득 국가에서는 암이 더 높은 비중을 차지합니다. 특정 수준의 음주 패턴의 경우에는 부유한 사회보다 가난한 사회에서 그 폐해가 더 큽니다. 또한 세계 일부 지역의 가정에서는 제조한 술이 메탄올이나 납 등 불순물로 오염되어 건강에 악영향을 미치기도 합니다(World Health Organization, 2011).

선진국에서 알코올은 담배와 고혈압에 이어 사망률이 세 번째로 큰 위험 요인으로, 전체 수명손실연수[DALY]의 9.2%를 차지합니다. 이는 담배 12.2%, 고혈압 10.9%와 비교되는 수치입니다(Rehm et al., 2004; World

〈표 5.1〉 알코올과 관련된 주요 질환과 손상, 그리고 알코올이 원인인 경우의 비율(%)

	남성	여성	합계
악성 종양			
구강 및 구인두암	22	9	19
식도암	37	15	29
간암	30	13	25
유방암	N/A	7	7
신경정신과 질환			
단극성 우울증	3	1	2
간질	23	12	18
알코올 사용장애	100	100	100
당뇨	−1	−1	−1
심혈관계 질환			
허혈성 심질환	4	−1	2
출혈성 뇌졸중	18	1	10
허혈성 뇌졸중	3	−6	−1
위장관계 질환			
간경화	39	18	32
비의도적 손상			
차량 사고	25	8	20
익사	12	6	10
추락	9	3	7
음독	23	9	18
의도적 손상			
자해	15	5	11
타살	26	16	24

출처: Room, Babor, Rehm (2005)

Health Organization, 2007). 간암으로 인한 부담은 1990년에서 2010년까지 45% 이상 증가했는데, 이는 부분적으로는 알코올 때문이며, 간경화는 전 세계 수명손실연수[DALY]의 1.2%를 차지하며, B형 간염, C형 간염, 알코올과 거의 동일한 비중을 차지합니다(Murray et al., 2012). DALY의 7.4%를 차지하는 정신 및 행동 장애 중 알코올 사용(0.7%)은 우울 장애(2.5%), 불안 장애(1.1%), 약물 사용 장애(0.8%)에 이어 상위 5위 안에 들었습니다. 주목할 만한 점은 알코올, 오피오이드(마약성 진통제), 코카인 의존증의 유병률은 1990년에서 2010년까지 증가한 반면, 다른 정신 장애의 유병률은 증가하지 않았다는 점입니다(Whiteford et al., 2013).

신체적 합병증들은 모든 과음주자 집단에서 흔히 발생하지만, 조기에 발견하여 음주를 중단하면 내과적 동반 질환이 회복될 수 있습니다. 반면에 음주를 계속하면 알코올 관련 문제를 악화시키고 생명을 심각하게 위협할 수 있습니다. 신체적 합병증은 문제 음주자의 삶의 모든 측면에 영향을 미치며, 심리적, 사회적, 신체적 장애를 굳이 별개로 구분하는 것은 현실적이지 않습니다. 따라서 의학 교육을 받지 않은 사람이 수행한다고 하여도 모든 평가에는 신체 건강에 대한 질문이 포함되어야만 합니다. 궁금한 사항이나 질문이 있는 경우 적절한 전문가나 진료 서비스에 의뢰되어야 합니다.

종종 신체적 합병증은 치료를 요청하는 주된 이유가 됩니다. 신체적 증상에 대한 정보가 명확하게 전달되어 환자가 그 중요성을 이해할 수 있다면 이러한 정보는 환자의 상태와 상황을 고려하는 데 이용될 수 있습니다. 따라서 신체 증상에 대해 이해함으로써 음주 행동을 바꿀 가능성도 있습니다. 언제나 그렇듯이 임상의는 그저 사실을 나열하는 역할이 아니라, 문제를 제기하고 환자의 감정과 우려를 공유하고 반영하는 역할을 해야 합니다. 신체적 문제에 대한 정보를 환자에게 제공하는 방식은 치료의 일부가 될 수 있습니다. 다음 두 개의 대화 예시는 면담 시 환자의 신체 건강에 대한 우려를 충족시킬 수 있는 다양한 방법을 보여줍니다. 첫 번째 예시는 아주 간략하지만 그저 우스운 이야기로만 치부해서는 안 되는 대화입니다.

환자 의사가 음주 때문에 간이 망가졌다고 하던데 그게 무슨 뜻인가요?

상담사 의사한테 설명해달라고 물어보세요.

환자 하지만 의사는 아무것도 설명해주지 않아요.

상담사 글쎄요, 어쨌든 의사한테 물어보시죠.

두 번째 예시는 보다 건설적인 대화입니다.

환자 의사가 음주 때문에 간이 망가졌다고 하던데 그게 무슨 뜻인가요?

상담사 그건 아주 중요한 이야기입니다. 당신 생각에는 무슨 뜻이라고 생각하시나요?

환자 전 그냥 너무 무서웠어요. 하지만 그 말을 믿을 수 있을지는 모르겠어요. 그냥 저를 겁주려는 것일 수도 있습니다. 하지만 정말로 제가 간경화로 죽을 거라는 말이 맞는다면요? 내내 술을 진탕 마시다가 저세상으로 가버릴지도 몰라요.

상담사 누구도 괜히 공포영화처럼 겁을 주려는 건 아닐 것 같아요. 하지만 당신의 몸이고 당신의 간이니까 그것에 대해서 제대로 알 필요가 있습니다.

환자 그래서 어떻던가요?

상담사 제가 당신의 주치의와 전화로 얘기해보았습니다. 당신은 의심할 여지 없이 간에 심각한 해를 끼치고 있고, 계속 술을 마시면 간경화의 위험이 있으며, 이러다간 비참하게 죽고 말 거라고 하더군요. 하지만 지금이라도 음주를 중단하면 간질환이 진행되지 않고 호전될 수 있습니다. 음주를 크게 줄이는 것만으로도 도움이 될 수 있습니다. 당신은 모든 사실을 알 권리가 있습니다. 걱정하는 것은 당연한 일이지만, 적어도 손상을 회복하기 위해 취할 수 있는 긍정적인 방법이 남아 있습니다.

환자 통증이 있을 때 간 때문일 거라고 생각했지만, 눈을 질끈 감고 '나한테는 그런 일이 생길 리 없어'라고 생각했던 것 같아요.

중요한 부분은 신체적 상태의 어떤 점이 환자에게 의미가 있는지에 대한 것입니다. 환자와 그 가족은 신체적 건강에 대해 우려하고 있으며 사실을 알 권리가 있습니다. 이러한 정보를 설명하고 대화하는 것은 치료자가 환자의 행동 변화를 촉진할 수 있는 기회가 될 수 있습니다.

일부 환자는 알코올이 신체 건강에 직접적인 위협이 되고 있다는 생각이 들면 갑자기 음주를 중단하거나 음주량을 크게 줄이기도 합니다. 신체적 손상에 대한 정보가 음주 양상의 전환점이 되더라도 실제로는 이전의 여러 사건으로 인해 변화의 계기가 마련되었고 그것은 그제야 결정을 내리게 만든 마지막 이벤트가 된 것입니다. 즉, 신체 진찰 결과나 각종 검사 결과를 조잡한 겁주기 전술로써 사용하는 것은 오히려 역효과를 낼 수 있습니다. 환자는 단순히 정보가 너무 무서워서 받아들이려 하지 않고 무시하거나, 혹은 모든 것을 잃어버렸다고 판단하고 오히려 죽도록 술을 마셔버릴지도 모릅니다.

신체적 합병증

알코올 섭취와 관련된 의학적 상태는 알코올 자체가 직접 원인이 되는 경우와 알코올에 의한 급성 및 만성 질환으로 인한 경우로 나눌 수 있습니다(World Health Organization, 2011). 알코올 자체로 인해 직접적으로 발생하는 신체 질환에는 알코올성 다발성 신경병증, 알코올성 위염, 알코올성 간질환, 에탄올 독성 등이 있습니다. 알코올로 인한 급성 질환에는 교통사고(운전자 및 보행자), 낙상으로 인한 부상, 화재, 익사, 업무상 재해, 기타 사고, 자살, 폭행 등이 포함됩니다. 음주량의 정도는 건강 악화와 관련이 있는데, 특히 과음은 의도적이든 의도적이지 않든 부상과 관련이 있습니다. 만성 알코올로 인한 질환에는 각종 암, 간경화, 급성 및 만성 췌장염, 자연유산, 피부의 건선 등이 있습니다(World Health Organization, 2011).

임신 중 과음은 태아 알코올 스펙트럼 장애fetal alcohol spectrum disorders를 유발할 수 있습니다. 청소년과 젊은이의 과음은 뇌 발달에 영향을 미칠 수 있습니다(2장 참고). 일부에서는 알코올의 독성 요소와 영양 장애가 모두 손상의 원인이 되기도 합니다. 다양한 주종별로 다른 위험에 대해서는 알려진 바가 많지 않지만, 특히 증류주를 마시는 경우 특정 신체적 장애가 발생할 위험이 더 높은 것으로 알려져 있습니다(Chou, Grant, & Dawson, 1998).

어느 정도의 알코올 섭취량부터 신체적 위험이 발생할까요? 특정 질환이나 상태마다 다르겠지만, 일반적으로 음주량이 많을수록 질병의 위험이 높아지는 용량-반응 관계를 보입니다. 따라서 '사교적으로' 음주를 즐긴다고 하지만 하루 적정음주량을 초과해서 마시는 사람들도 위험할 수 있습니다.

폭음은 알코올 의존 증후군과 부상 및 뇌 외상을 일으킬 위험이 높습니다. 만성적인 과음주자라고 해서 모두 간경화가 생기는 것은 아니며, 알코올 섭취의 영향은 개인마다 상당한 차이가 있습니다.

그러나 상대적으로 낮은 섭취량에서의 위험성이 어떻든 간에, 알코올 의존 증후군의 특징적인 양상으로 술을 마시는 사람이라면 양을 얼마나 마시던지 어쨌든 위험하다는 사실은 굳이 질문할 필요조차 없겠습니다. 과음은 신체의 구석구석 모든 조직에 대해 영향을 미칩니다. 이 장에서 논의한 특정 조직 손상과는 별개로, 과음과 식이저하의 결과로 체내의 화학적 균형은 이미 대부분 깨져 있을 것이며, 혈청 아연 또는 마그네슘 수치와 같이 잘 티가 나지 않는 요소들도 교란될 수 있다는 점을 기억해야 합니다.

이제 과도한 음주로 인해 발생할 수 있는 신체적 합병증에 대해 설명하겠습니다. 전문 용어를 사용했고 최대한 설명하려 했지만, 서론에서 언급했듯이 이번 장에서는 의료인이 아닌 독자는 다소 인내심을 발휘해야 할 내용을 다루고 있습니다. 그러나 앞서 언급한 바와 같이, 최소한 초기 및 지속적인 평가에는 신체 건강에 대한 질문이 포함되어야 하며, 염려나 질문이 있는 경우 적절한 전문가와 서비스에 의뢰되어야 합니다. 〈표 5.2〉에는 이환율과 사망률에 기여하는 주요 알코올 관련 건강 상태가 나와 있습니다. 이러한 질환들이 있으면 임상의는 기저의 음주 문제의 가능성에 대해 고려해야 합니다. 어떤 경우든 환자의 음주력에 대한 기본적인 조사는 진료와 상담에서 반드시 일상적으로 이루어져야만 합니다.

〈표 5.2〉 주요 알코올 관련 질환과 손상

급성 중독	
암	두경부암, 수화기암, 간암, 여성 유방암
심혈관 질환	부정맥, 허혈성 심질환, 심근병증, 뇌혈관 질환
위장관 질환	알코올성 간경화, 급성 및 만성 췌장염, 위염, 소화성 궤양, 말로리-바이스 증후군
내분비 및 대사질환	제2형 당뇨병, 알코올 유발 가성 쿠싱 증후군, 남성 고환위축증, 저혈당증, 알코올성 케톤산증, 통풍, 고지혈증
면역 질환	
알코올성 근육, 뼈, 피부질환	
호흡기 질환	호흡기감염, 급성 호흡곤란 증후군[ARDS]
혈액학적 영향	빈혈, 거대적아구증, 철분 결핍, 호중구 감소증, 혈소판 감소증
사고	
외과적 합병증	
신경학적 질환	알코올 금단 경련발작, 말초 신경병증, 알코올성 소뇌변성, 베르니케-코사코프 증후군(Wernicke-Korsakoff syndrome), 알코올성 펠라그라 뇌병증, 알코올 관련 뇌손상, 중추성 뇌교 수초용해증(central pontine myelinolysis), 마르키아파바-비그나미 병(Marchiafava-Bignami disease), 알코올 약시, 간성 뇌병증
태아 알코올 스펙트럼 장애[FASD]	

급성 알코올 중독 및 혼수 상태

급성 중독의 영향은 음주의 양, 음주 속도, 알코올에 대한 내성의 정도 또는 알코올을 드물게 마시는 편인지 등 여러 가지 요인에 따라 달라집니다. 알코올 의존증 환자의 경우 음주 조절 경험과 알코올에 대한 내성이 높아서 생명을 위협할 정도의 알코올 과다 복용이 발생할 가능성은 의외로 적습니다. 그렇다고 해서 그러한 환자가 때때로 매우 취하거나 의식을 잃을 정도로 술을 마실 가능성을 배제해서는 안 됩니다. 의식을 잃고 쓰러질 정도로 술을 마시고 '기절passing out 또는 블랙아웃black out'(필름 끊김)하는 것은 폭음이나 토요일 밤에 참석한 파티 때문일 수도 있으며, 이러한 환자들은 심야에 응급실에 종종 방문하곤 합니다. 의도적이든 그렇지 않든 종종 약물 과다 복용도 있을 수 있으므로 치료에서 고려되어야 합니다. 간혹 어린이가 실수로 알코올을 과다 음주하는 경우가 있는데, 이는 저혈당증에 대한 내용에서 다시 설명하겠습니다(저혈당증 부분 참고).

중독은 일반적으로 세심한 보존적 치료로 대처할 수 있으며, 환자가 구토물을 흡입하지 않도록 주의를 기울이면서 푹 잠을 잘 수 있도록 합니다. 물론 검사를 통해 의식소실을 야기하는 다른 원인이 없는지 확인해야 합니다. 때때로 위세척이 필요할 수도 있습니다. 중독 수준이 높으면 호흡 기능 저하 및 사망의 위험이 있습니다. 이 정도 위험할 수 있는 혈중 알코올 농도[BAC]는 개인마다 다르지만 일반적으로 400mg/100mL가 매우 심각한 위험의 기준값으로 인용됩니다. 간혹 호흡 마비로 인한 사망 위험이 있으며, 구토물 흡인으로 위험이 더해지며, 기저 질환이나 합병증(예: 두부 손상, 저혈당증, 케톤산증, 전신 감염증, 기타 허가된 또는 불법인 약물 과다 복용 등)이 숨어있을 가능성이 많으므로 과음으로 인해 응급실을 방문하는 다소 불쾌한 방문객들의 문제를 '일상적으로' 너무 가볍게 무시해서는 안 됩니다. 알코올로 인한 혼수 상태라고 생각되는 경우, 호기 또는 혈중 알코올 농도 측정을 통해 높은 알코올 농도를 확인하는 것이 중요합니다. 두개골 방사선 촬영, 뇌신경 영상검사 및 소변 독성물질 검출을 항상 기본적으로 실시해야 합니다. 알코올성 혼수의 사망률은 약 5%입니다.

메틸알코올(메탄올)에 의한 급성 중독은 보통의 술에 의한 중독보다 드물지만 훨씬 더 위험합니다. 실명과 사망의 위험이 크고, 투석을 포함한 집중적인 내과적 응급치료가 필요할 수 있습니다.

암

최근 몇 년 동안 술을 많이 마실수록 여러 가지 암의 발병 위험이 높아지며, 특히 정기적으로 마실수록 더욱 그러하다는 근거가 쌓여가고 있습니다(Bofetta & Hashibe, 2006; Department of Health, 2016; International Agency for Research on Cancer, 1998; World Cancer Research Fund/American Institute for Cancer Research, 2007). 알코올 섭취량이 많을수록 구강암, 인두암, 후두암, 식도암, 간암(B형 또는 C형 간염의 만성 감염을 통해 직간접적으로), 대장암(남성) 및 유방암(여성)의 위험이 높아집니다.

암 발생 위험에 영향을 미치지 않는 정도의 안전한 알코올 섭취 기준량은 없으며, 이는 최근 영국에서 한 주에 14잔 이하로 마시라는 권고에도 영향을 미쳤습니다(Department of Health, 2016, p. 7; British Medical Association Board of Science, 2008, p. 29). 또한, 술을 과도하게 마시는 사람 중 담배도 피우는 경우가 많아 특히 두경부암의 위험이 증가합니다. 알코올 대사(분해)에 관여하는 유전자는 암의 발병 위험에도 관련 있는 듯합니다. 예를 들어, 독성 아세트알데히드acetaldehyde를 무독성 물질로 대사하는 일부 형태의 알데히드 탈수소효소2(aldehyde dehydrogenase2, ALDH2)(2장 참고)는 두경부암의 발병 위험 증가와 관련이 있습니다(Druesne-Pecollo et al., 2009).

심혈관 질환

하루 1~2잔의 음주가 심장에 좋다는 보호 효과 또는 유익한 효과에 대한 가설이 있는데, 알코올이 소위 J자형 곡선을 그리는 효과가 있느냐에 대해 많은 관심과 논쟁이 있어 왔습니다(영국 보건부, 2016; O'Keefe et al., 2014; Thompson, 2013). 다음에서 살펴보겠지만, 이러한 J자형 관계에 관한 주장은 종종 지나치게 단순화되거나 과대 포장된 경우가 많습니다. 어쨌든 심혈관계 외 부작용은 음주 정도에 따라 선형적으로 증가하므로, 술을 마시지 않던 사람이 전반적인 건강 위험을 낮추고자 굳이 음주를 시작할 필요는 없다는 점을 기억해야 합니다(영국 보건부, 2016).

알코올 관련 부정맥

부정맥은 정상적인 심장박동 리듬의 교란을 뜻합니다. 간헐적인 폭음과 지속적인 과음으로 인해 발생할 수 있으며, 이러한 부정맥은 주말 및 공휴일의 폭음과 관련이 있다 보니 종종 '휴일의 심장holiday heart'이라고 불립니다. 가장 가벼운 증상은 몇 번의 불규칙한 추가 박동(기외수축 extrasystole)으로 인한 두근거림입니다. 심계항진(두근거림)은 알코올에 의해 심방세동atrial fibrillation이나 심방조동atrial flutter 또는 상심실성 빈맥 supraventricular tachycardia과 같은 빈맥(빠른 심박동)으로 인해 발생할 수도 있습니다. 심방세동은 알코올 사용과 관련된 가장 흔한 부정맥입니다. 이러한 부정맥은 일반적으로 금주를 하면 호전되지만 일부에서는 항부정맥 약물이 필요할 수 있습니다. 심실성 부정맥 또한 보고되었습니다.

현재 여러 연구에서는 기존 심장 질환이 없는 경우에도 과음하든 가끔 마시든 모두에서 알코올 사용과 관상동맥 질환으로 인한 돌연사 사이의 연관성이 있다는 것이 입증되었습니다(Mukamal et al., 2005a).

고혈압

알코올은 나이, 체중, 흡연 여부와 관계없이 남성과 여성 모두에서 용량 의존적으로 혈압을 높이고 고혈압 위험을 증가시킵니다(Corrao, Bagnardi, Zambon, & Arico, 1999). 하루 30g을 초과하는 알코올 섭취는 고혈압과 관련이 있으며, 특히 폭음을 하는 경우에는 더 위험합니다(Beilin & Puddey, 2006). 15건의 무작위 대조 시험에 대한 메타 분석에 따르면 알코올 섭취를 줄이는 것이 수축기 및 이완기 혈압 감소와 관련이 있는 것으로 나타났습니다(Xin et al., 2001). 또한 알코올 의존 환자들을 대상으로 한 연구에 따르면 술을 줄이거나 금주한 환자의 혈압이 더 낮은 것으로 나타났습니다(Stewart et al., 2008). 고혈압으로 병원을 찾는 경우 항상 적절한 검사들과 함께 알코올 병력을 조사해야 하며, 알코올 섭취를 줄이도록 조언해야 합니다.

알코올 섭취가 심혈관 건강에 미치는 영향을 파악하기 위한 연구를 하려고 일부에게 일부러 술을 마시게 하는 연구를 할 수는 없으므로, 대안적인 연구 방식인 멘델 무작위 배정법Mendelian randomization이 사용되었습니다. 이 방법은 대규모 역학 집단을 대상으로 알코올 관련 안면홍조 및 낮은 수준의 알코올 섭취와 관련된 ALDH 효소의 유전자 변이가 있는 사람과 없는 사람을 나누어 비교합니다(2장 참고). 이 연구에 대한 메타 분석에 따르면 알코올 섭취량 감소와 관련된 ALDH2 유전자 변이가 있는 사람은 혈압 수치 또한 낮은 것으로 나타났습니다(Chen et al., 2008).

▌뇌졸중

뇌졸중에는 크게 두 가지 범주가 있습니다. 뇌출혈(출혈성 뇌졸중)과 뇌경색(허혈성 뇌졸중)입니다. 뇌출혈은 뇌 표면의 혈관이 파열된 지주막하 출혈과 뇌 실질 내의 혈관이 파열된 두개내 출혈이 있으며, 뇌경색은 심장이나 다른 곳에서 뇌로 가는 뇌혈관이 혈전(응고된 혈액 덩어리)이나 색전(원발 부위로부터 떨어져 혈류에 의해서 다른 부위에 운반되어 그 혈관을 폐색하는 현상-역자주)으로 인해 막히거나 뇌 밖의 혈관(주로 경동맥)이 막혀 발생하는 것입니다. 알코올은 용량 의존적인 방식으로 출혈성 뇌졸중의 위험을 증가시킵니다(Corrao et al., 1999). 간헐적인 과음은 출혈성 뇌졸중과 허혈성 뇌졸중 모두의 위험 요인이며, 특히 청소년과 40세 미만에서 더욱 위험합니다. 허혈성 뇌졸중으로 이어지는 과음의 위험은 심혈관계 보호 요인 중 하나인 고밀도 지질 단백질[HDL] 콜레스테롤과 관련된 유전자에 의해 조절됩니다. 이 유전자의 효과가 없으면 알코올 섭취와 허혈성 뇌졸중 위험 사이에는 통계적 관련성이 없습니다. 이 유전자로 인해 알코올 섭취는 허혈성 뇌졸중의 위험을 증가시킵니다(Mukamal et al., 2005b). 적당한 음주는 허혈성 뇌졸중 위험을 줄이는 데 어느 정도 유의한 효과가 있다는 연구 결과도 있었지만, 그 효과는 적고 관상동맥 심장질환의 위험이 커지는 것에 비해 낮은 수준입니다(Klatsky, Armstrong, Friedman, & Sidney, 2001; O'Keefe et al., 2014).

▌관상동맥 심장질환

관찰 연구에 따르면 가벼운 음주에서 중간 정도의 음주는 심혈관질환 관련 사망의 현저한 감소와 관련이 있으며, 여성의 경우 하루 1/2~1잔, 남성의 경우 1~2잔에서 최대 보호 효과를 얻을 수 있습니다(O'Keefe et al., 2014). 여성의 경우 하루 2½잔 이상, 남성의 경우 3잔 이상 마시면 음주량이 많아질수록 오히려 사망률이 높아집니다. 그러나 중년(50세 이상) 이상에서 가장 이득이 큰 것으로 나타납니다(Hvidtfeldt et al., 2010). 또한, 가벼운 음주에서 중간 정도의 음주는 관상동맥 심장질환을 앓고 있는 사람들의 예후를 개선한다는 연구 결과도 있습니다(Constanzo Di Castelnuovo, Donati, Iacoviello, & de Gaetano, 2010).

'심혈관계 보호 효과'는 특정 주종酒鍾보다는 알코올 자체와 음주 빈도에서 비롯되는 것으로 설명되었습니다. 알코올은 콜레스테롤을 신체의 여러 부위로 운반하는 HDL 수치를 증가시켜 죽상동맥경화증atheriosclerosis을 부분적으로 억제하는 효과가 있을 수 있습니다. 이는 HDL이 관상동맥 심장질환의 위험 감소와 관련이 있으며 혈관에 콜레스테롤이 쌓이지 않도록 하여 동맥을 보호하는 것으로 생각되기 때문입니다. 그러나 알코올이 HDL에 미치는 영향은 미미한 것으로 보입니다. 알코올은 또한 혈소판의 끈적임과 응집을 감소시키고 혈장 섬유소원을 낮추며 섬유소 용해를 증가시킵니다.

그러나 관찰 연구에서 확인된 이러한 연관성은 인과 관계를 뜻하는 것이 아닐 수 있습니다. 앞서 설명한 멘델 무작위 배정 방식은 알코올 섭취와 관상동맥 질환의 관계를 탐구하는 데도 사용되었습니다. 알코올 관련 안면홍조 및 낮은 수준의 알코올 섭취(2장 참고)와 관련된 ALDH 1B 유전자 변이[ALDH1B]를 가진 사람은 관상동맥 심장질환의 위험이 낮고 심혈관계 수치들이 더 양호한 것으로 나타났습니다(Holmes et al., 2014).

따라서 최근의 연구 근거에 따르면 음주는 적당히 마시는 사람을 포함하여 모든 경우에 관상동맥 질환을 증가시키는 것으로 나타났습니다. 따라서 특히 과음은 심장마비 발생률 증가와 관련이 있기 때문에 심혈관 건강을 개선하기 위해 음주를 권장하는 것은 더 이상 적절하지 않습니다. 음주로 인해 손실되는 수명은 보호 요인으로 인해 절약되는 수명을 능가합니다.

심근병증

만성적인 과도한 알코올 섭취(5년 이상 하루 90g 이상)는 심근병증과 심부전으로 이어질 수 있습니다(Rubin & Urbano-Marquez, 1994). 미국에서는 비허혈성 확장성 심근병증의 약 3분의 1이 알코올로 인한 것으로 보고 있습니다. 알코올이 심장 근육에 미치는 직접적인 독성 작용 외에도 고혈압, 신진대사 변화, 아세트알데히드 증가와 같은 과음으로 인한 다른 결과도 심장 근육 손상에 영향이 있으며(Walker et al., 2013), 유전적 소인도 중요한 요인입니다. 알코올성 심근병증은 과거에는 티아민 결핍으로 인한 것이라 생각되었지만, 영양상태가 좋은 과음주자에게서도 발생하기 때문에 아마도 그렇지 않을 것입니다. 이 장애는 일반적으로 30세에서 60세 사이에 나타납니다. 남성이 더 많이 과음하므로 남성에게 더 흔하긴 하지만 여성에게서 특히 더 취약한 것으로 보입니다(Urbano-Marquez et al., 1995). 완전한 금주를 하면 호전되기는 하나, 심근병증과 심부전은 과음주자의 흔한 사망 원인입니다(O'Keefe et al., 2014).

알코올성 심근병증은 심장이 커지고 비대해지는 것이 특징입니다. 좌심실이 확장되고 심장 수축 기능에 장애가 발생하여 심박출량이 감소합니다. 비대 및 확장의 초기 단계에서는 증상이 거의 없을 수 있습니다. 그러나 질환이 진행됨에 따라 심방 및 심실성 빈맥과 방실 전도 장애를 포함한 부정맥이 발생하게 됩니다. 울혈성 심부전은 운동 시 호흡곤란, 야간 호흡곤란, 말초 부종 등의 증상을 보이며, 알코올성 심장질환의 또 다른 전형적인 형태입니다.

무증상 형태의 알코올성 심근병증은 심장초음파와 같은 비침습적 검사를 통해 발견될 수 있습니다. 조기에 발견하고 금주하면 진행을 멈추거나 되돌릴 수 있습니다.

위장 장애

▌알코올성 간질환

알코올 남용은 영국, 유럽, 미국, 호주에서 가장 흔한 간 손상의 원인입니다. 간질환의 발병률은 국가마다 크게 다르지만 알코올 소비량이 가장 많은 국가에서 가장 높은 것으로 나타났습니다. 많은 연구에 따르면 여성이 남성보다 같은 양의 알코올 섭취에 대해 더 취약한 것으로 드러났습니다. 최근 영국에서는 간질환이 있는 경우 뇌졸중, 심장병 및 다양한 암과 같은 다른 만성 질환이 개선되지 않는다는 점에 주목하고 있습니다(Williams et al., 2014). 간질환은 영국에서 조기 사망의 세 번째로 흔한 원인이 되었으며 1970년 이후 사망률은 400% 증가했습니다. 알코올성 간질환의 감소가 뚜렷한 다른 서유럽 국가들보다 영국의 상황은 더욱 심각합니다. 만성 간질환은 침묵의 살인자(즉, 간염이나 간경화로 인해 간 손상이 심각해져 황달, 위장 출혈 또는 뇌병증(혼란)이 나타날 때까지 문제를 자각하지 못함)가 될 수 있습니다.

간은 알코올 대사의 주요 장기이기 때문에 알코올 관련 손상에 취약합니다. 알코올성 간질환에는 크게 세 가지 유형이 있는데, 지방간, 알코올성 간염, 알코올성 간경화입니다(〈표 5.3〉 참고). 이 세 가지 질환은 공존할 수도 있습니다. 과음을 지속하는 음주자의 90%에서 언젠가는 지방간이 발병하며, 약 40%에서는 알코올성 간염이 발견됩니다. 알코올성 간질환 환자의 약 1/3은 알코올 의존증이며, 평생 과음하는 사람의 약 1/3은 간경화로 발전합니다(Williams et al., 2014). 과도한 알코올 섭취와 함께 간질환의 중증도를 높이는 중요한 요인들로는 비만 및 바이러스성 간염(예: B형, C형 간염)과 같은 유전적 및 환경적 요인이 있습니다. 알코올이 산화 과정을 거쳐 아세트알데히드로 전환되는 것을 증가시키거나 아세트알데히드 제거율을 감소시키는 유전적 요인은 간에서 아세트알데히드 수치를 증가시키고 더 많은 손상을 야기합니다. 여성은 남성보다 적은 양의 알코올에도 간경화가 발생합니다. 여성의 경우 위에서 알코올 탈수소효소(alcohol dehydrogenase, ADH)에 의한 알코올의 '첫 번째 대사과정first-pass metabolism'이 남성보다 적어서 혈중 알코올 농도가 더 증가합니다. 지방에 대한 체내 수분의 비율은 남성보다 여성에서 낮은데, 알코올은 체내 수분에 섞여 분포되므로 체내 수분과 혈액 속의 에탄올 농도는 체중에 비해 남성보다 여성에서 더 높은 경향이 있습니다. 알코올 의존증과 C형 간염이 함께 있는 사람은 그렇지 않은 사람보다 더 어린 나이에 더 적은 누적 알코올 용량으로 간 손상이 더 쉽게 발생합니다. 지속적인 과음은 간경화

〈표 5.3〉 알코올과 간

- 지방간은 거의 질병을 유발하지는 않으며 금주를 하면 회복이 가능합니다.
- 알코올성 간염은 치명적일 수 있지만 금주하면 호전될 수 있습니다.
- 알코올성 간경화는 흔히 진행성이며 치명적이지만 금주를 통해 안정될 수 있습니다.
- 금주는 알코올성 간질환의 치료에서 가장 중요한 단일 요소입니다.

와 관련된 간질환의 진행을 가속화하고 B형 및 C형 간염 환자의 간세포암의 발병 위험을 높이는 것으로 알려져 있습니다. 흡연과 커피도 알코올 의존증 환자의 간경화 발병 위험을 높이는 것으로 보이지만 그 이유는 알려져 있지 않습니다. 하루에 20개비 이상의 담배를 피우고 하루에 4잔 이상의 커피를 마시면 그 위험이 더 커집니다.

▌지방간

지속적인 과음주자에게서 나타나는 첫 번째 조직학적 변화는 간에 지방이 축적되는 것입니다. 일반적으로 무증상이지만 불쾌감, 피로감, 메스꺼움, 간 비대 및 압통, 간기능 검사 이상과 같은 비특이적 증상이 나타날 수 있습니다. 간혹 매우 심한 지방간은 황달(폐쇄성 황달), 간부전 또는 지방색전증(지방 덩어리가 혈관에 들어가 동맥을 막는 것)으로 인한 사망으로 이어질 수 있습니다. 지방간은 금주를 통해 회복될 수 있습니다.

▌알코올성 간염

경미한 수준의 알코올성 간염은 무증상일 수 있으며 임상적으로 지방간과 구별이 쉽지 않을 수 있습니다. 더 심해지면 간 조직의 염증과 파괴가 일어납니다. 염증은 알코올과 금단의 직접적인 영향이기도 하지만 또한 장내 미생물(박테리아)에 대한 간접적인 반응으로 인해 발생합니다. 흉터 조직이 간 조직을 대체하게 되는데 이 과정을 '섬유화'라고 합니다. 알코올성 간염의 증상으로는 식욕 부진, 복통, 메스꺼움, 체중감소, 황달, 발열 등이 있습니다. 중증 알코올성 간염은 28일 후 사망률이 약 30~40%에 달할 정도입니다(Hazeldine & Sheron, 2014). 염증 과정을 억제하는 부신피질스테로이드(코르티코스테로이드)는 초기 단계에서 생존율을 향상시킬 수 있지만, 무엇보다도 금주가 최선의 치료법이며 장기 생존을 위해 필수적입니다. 금주는 조직학적 변화를 일부 역전시킬 수 있기는 하나, 여성의 경우 알코올성 간염은 금주 후에도 거의 항상 간경화로 진행됩니다.

알코올성 간경화

간경화(간경변증)는 어떤 경우에는 간염의 중간 상태를 거치지 않고서도 발생할 수 있습니다. 먼저, 간 조직에서 간정맥과 간문맥을 연결하는 섬유 격막들이 생겨 흉터가 생깁니다. 이 흉터는 간 조직이 재생되어도 정상적인 간 구조를 만드는 것을 방해하며 이로 인해 두 가지 결과가 발생합니다. 첫째로, 간 조직의 실제 기능적 손실은 다양한 대사 장애를 유발하게 되고 궁극적으로 간부전이 발생하게 됩니다. 둘째로, 흉터와 조직 파괴로 인해 혈관을 압박하고 혈류가 막히게 된다는 점이 매우 중요합니다. 이러한 물리적 차단은 문맥 시스템(위장관에서 간으로 혈액을 운반하는 정맥)에 압력을 증가시켜 간문맥 고혈압이라고 하는 질환을 유발합니다. 이로 인해 식도 하단의 정맥(식도정맥류)에서 출혈이 발생할 수 있는데, 이러한 출혈은 매우 심각하고 치명적일 수 있습니다.

간경화는 증상과 병의 단계가 다양할 수 있습니다. 병기病期가 너무 진행된 상태만 아니라면, 금주함으로써 간경화는 안정된 채 유지될 수도 있으며 기대 수명이 연장될 수 있습니다. 하지만 환자 입장에서는 갑자기 황달이 생기거나 복부에 체액(복수)이 차거나 대량의 출혈이 생길 때까지 이 조용하고 음흉한 질환에 대해 전혀 모를 수 있습니다. 그보다는 보통, 임상 진찰 및 간 독성 검사를 통해 초기 단계에서 진단이 내려지는 경우가 점점 더 많아지고 있으며 다양한 특수 검사를 통해 확진이 내려집니다. 초음파 검사는 비교적 용이하고 비침습적인 검사입니다.

간경화에 대한 치료는 주로 증상과 합병증을 완화하는 데 중점을 둡니다. 간 이식은 말기의 알코올성 간경화의 치료법으로 치료 결과는 다른 간질환에서의 간 이식과 마찬가지로 우수하며 C형 간염 환자의 간 이식 결과보다 우수하지만, C형 간염과 알코올성 간질환이 동반된 경우엔 생존율이 더 나쁩니다(Lucey, 2014). 수술 후 불안, 우울증 및 음주 재발의 위험으로 인해 많은 이식 센터에서 정신과 전문의의 알코올 평가가 선별 과정의 중요한 요소가 되었습니다. 간 이식 후에도 음주를 하는 경우 대다수(~80%)는 소량만 섭취합니다. 알코올 중독이 재발하면 이전의 발병 때보다 간염으로의 악화가 더 심하게 일어나 생존율이 감소합니다.

급성 췌장염

알코올 남용과 담도 질환은 급성 췌장염의 두 가지 주요한 원인입니다. 최근에는 간과 마찬가지로 장내 박테리아에 의한 염증 반응이 주요 원인이라는 연구 결과가 나오고 있습니다. 급성 알코올성 췌장염 환자는 하루에 80g 이상의 알코올을 마시는 젊은 남성이 많은데, 알코올 중독자의 약 5~15%에서 췌장염이 생깁니다. 가장 흔한 양상은 갑작스러운 심한 상복부 통증으로, 전형적으로 등까지 통증이 퍼지고 구토가 동반됩니다. 통증은 처음 72시간 동안에는 점차 줄어들게 됩니다. 중증의 급성 췌장염 환자는 열이 나고 혈압이 떨어지고 호흡이 빨라지며 급성 복수, 흉막 삼출액, 마비성 장 폐색(장 마비)의 증상을 보일 수 있습니다. 일반적으로 임상 양상을 통해 진단하며, 혈중 아밀라아제amylase와 리파아제lipase 수치가 크게 상승한 피검사 결과를 통해 확진합니다. 사망률은 10~40%입니다.

52세의 한 사업가는 오랜 알코올 의존증의 병력을 가지고 있었습니다. 가끔 몇 달 동안 금주를 하기도 했지만 장기적인 금주를 목표로 한 적은 없었습니다. 어느 주말에 그는 다시 한번 폭음을 시작했습니다.

그리고 일요일 밤에 그는 등까지 관통하는 끔찍한 복통으로 병원에 응급 입원했습니다. 혈청 아밀라아제 수치가 상승되어 있었고 급성 췌장염이라는 진단이 내려졌습니다. 병원의 최선의 노력에도 불구하고 그는 36시간 후 쇼크로 사망했습니다. 사후 부검 결과 췌장의 광범위한 괴사와 오래된 흉터 조직들이 발견되었습니다. 또한 초기 간경화의 증거도 발견되었습니다.

만성 췌장염

과음은 서구에서 성인의 만성 췌장염을 유발하는 가장 흔한 원인이며, 특히 석회화 형태의 만성 췌장염이 주요합니다. 그러나 이제는 알코올 자체가 유발 원인이 아니라 오히려 알코올은 다른 자극이나 손상에 췌장을 취약하게 만드는 것으로 생각되고 있습니다. 흡연은 만성 췌장염의 독립적인 위험 요소이며 유전적(예: 효소의 변이) 및 환경적 요인도 이 질병에 영향을 줍니다(Brock, Nielsen, Lelic, & Drewes, 2013). 주로 술을 많이 마시는 남성에게서 발병하는데, 알코올 섭취량과 음주 기간은 이 질환의 발병과 관련이 있으나, 간경화가 동반되는 경우는 드뭅니다. 주요 증상은 등 쪽으로 방사통을 동반하는 심한 상복부의 둔통이며, 몸을 앞으로 숙이면 다소 완화됩니다. 통증은 종종 메스꺼움과 구토를 동반합니다. 지방변(대변에 지방이 섞여 창백하고 묽어지며 잘 씻겨지지 않는 증상), 설사, 체중감소도 동반됩니다. 이러한 증상들은 정상적인 외분비 조직(소화 효소를 분비하는 조직)의 90% 이상이 파괴되면 발생합니다. 췌장의 랑게르한스 섬islets of Langerhans 조직의 손상과 그로 인한 인슐린 분비 장애로 발생하는 당뇨병은 좀 더 천천히 발생합니다. 치료는 급성 통증 발작 및 당뇨병이나 지방 흡수 장애와 같은 기타 합병증을 관리하는 데 중점을 둡니다. 금주는 치료의 가장 기본 전제이며 통증 발작을 멈추려면 금주가 필수적입니다. 만성 중증 및 난치성 통증을 관리하는 것은 어려울 수 있으며 장기간의 오피오이드 투여가 필요할 수 있고, 그 자체로도 위험성이 있습니다.

위염, 소화성 궤양 및 위장관계 증상

알코올은 식도와 위 사이의 괄약근의 긴장도를 변화시키고 위액 분비를 자극하며 위점막 투과성을 증가시킵니다. 이는 위식도역류질환(속쓰림이나 소화불량으로 경험되는 산성의 위 내용물이 식도로 역류되는 것)의 위험을 증가시킵니다. 또한 위와 십이지장(소장의 첫 부분)에 급성 미란성 궤양을 일으킬 수 있습니다. 위염의 또 다른 원인인 헬리코박터 파일로리 균 helicobacter pylori과 알코올의 상호 작용에 대한 연구에 따르면 알코올을 많이 마실수록 감염이 지속될 수 있지만 적당한 음수(예: 주당 75g 미만)는 보호 효과가 있는 것으로 나타났습니다(Franke, Teyssen, & Singer, 2005).

알코올 중독 치료 센터에 내원하는 환자는 일반적으로 설사 및 흡수 장애와 같은 위장 증상으로 고통받습니다. 이러한 환자들에게서 나타나는 일반적인 영양장애와 체중감소는 대개 식사를 소홀히 한 결과입니다. 따라서 알코올 의존증 환자는 비타민 결핍(특히 엽산, 티아민/비타민 B_1, 비타민 B_{12})의 위험이 있고, 흡수 장애와 저조한 영양공급으로 인해 미네랄과 미량 원소(아연, 셀레늄)의 결핍도 발생할 수 있습니다.

말로리-바이스 증후군

말로리-바이스 증후군Mallory-Weiss syndrome은 과음 및 알코올 의존과 관련이 있으며, 구토를 할 때 식도 내 압력이 갑자기 높아지는 결과로 발생합니다. 이로 인해 위-식도 접합부의 점막이 세로로 찢어지고 피를 토하게 됩니다.

내분비 및 대사 장애

알코올은 열량(칼로리)이 있으며, 1g당 7.1kcal에 해당합니다(Lieber, 1988). 그렇다면 알코올 의존증 환자들이 모두 과체중이 아닌 이유는 무엇일까요? 알코올 의존증에서는 이 과도한 열량이 마이크로솜 에탄올 산화반응(microsomal ethanol-oxidizing system, MEOS)에 의해 주로 사용되기 때문입니다. 알코올 의존증 환자는 식단 관리도 소홀히 하는 경향이 있으므로 두 가지 요인을 함께 고려할 때 과도한 칼로리가 체중 증가로 이어지지는 않는 것입니다.

▌제2형 당뇨병

알코올 섭취와 제2형 당뇨병은 서로 U자형 상관관계를 가지는데, 여성의 경우 하루 24g, 남성의 경우 하루 22g이 가장 높은 보호 효과를 제공합니다(Baliunas et al., 2009). 이는 아마도 알코올이 저용량에서는 인슐린 민감도를 증가시키기 때문일 것입니다. 그러나 여성의 경우 하루 50g 이상, 남성의 경우 하루 60g 이상의 알코올 섭취는 해롭습니다. 당뇨병이 있는 사람은 적당히 마시는 것이 좋습니다.

▌알코올로 유발된 가성 쿠싱 증후군

알코올로 유발된 가성 쿠싱 증후군alcohol-induced pseudo-Cushing's syndrome은, 쿠싱 증후군과 유사한 임상 양상을 보이는 과음주자를 일컫는 용어로 사지가 마르고 복부 비만, 얼굴이 '달덩이처럼' 붓고 붉게 상기되어 있으며, 복부의 멍과 줄무늬처럼 보이는 튼 살, 근육 소모, 고혈압 등의 증상을 나타냅니다. 생화학적 이상으로는 소변 및 혈중 코르티솔 수치 상승(이는 덱사메타손으로 억제되지 않습니다), 혈장 코르티솔의 일주기 리듬

감소, 정상 또는 억제된 부신피질자극호르몬[ACTH] 수치 등이 있습니다. 이러한 생화학적 이상은 금주를 하면 빠르게 정상으로 회복됩니다. 이 질환의 원리는 잘 알려져 있지 않습니다.

생식력

알코올은 에스트로겐과 프로게스테론 수치를 변화시키지만 어느 정도의 알코올 섭취가 여성 생식 기능에 악영향을 끼치는지는 명확하지 않습니다. 그럼에도 불구하고 임신을 고려하는 여성에게는 음주를 피할 것을 권고하는데, 이는 알코올이 태아에 미치는 악영향(태아 알코올 증후군)에도 영향이 있기 때문입니다. 알코올은 남성호르몬인 테스토스테론을 합성하는 고환의 라이디히 세포leydig cell에 직접적인 독성 효과를 일으켜 혈중 테스토스테론 농도를 낮춥니다. 이러한 효과는 간질환과는 무관하게 발생하며, 평생 섭취한 알코올의 총량과 관련이 있을 수 있습니다. 알코올은 정자에도 독성이 있습니다.

저혈당증

알코올로 유발된 저혈당증은 알코올 중독의 결과로 발생하거나 음주를 하며 식사를 제대로 하지 않은 경우에 발생할 수 있습니다. 임상 양상으로, 환자는 얼굴이 붉어지고 땀을 흘리며 맥박이 빨라지고 술에 취해 휘청거리거나 의식이 없는 것처럼 보일 수 있습니다. 또 다른 양상으로는 저혈당증의 뚜렷한 특징이 없이 혼수coma 상태와 저체온증만 나타나는 경우도 있습니다. 어린이와 청소년은 특히 알코올로 인한 저혈당에 취약하며, 이때는 성인보다 훨씬 더 위험합니다(Lamminpaa, 1995).

알코올성 케톤산증

이는 드문 증상으로, 주로 과음 후 구토나 식이 중단을 할 때 주로 발생합니다. 환자는 심지어 혈중 알코올 농도가 0인 상태에서도 의식이 흐리고 졸리고 쓰러진 상태로 나타날 수 있습니다. 대사성 산증은 더 전형적으로 수분과 포도당 보충에 호전됩니다. 구토를 한 경우 대사성 알칼리증도 나타날 수 있습니다.

통풍

통풍은 말초 관절, 특히 손가락과 발가락이 간헐적으로 고통스럽게 붓는 것을 특징으로 하는 대사성 질환입니다. 통풍 환자는 요산 수치가 높으며, 이는 관절에 침착되어 염증과 부종을 유발합니다. 대부분의 통풍은 가족력이 있고 음주를 많이 하는 중년 남성에게서 발생합니다(Choi et al., 2004). 맥주는 특히 퓨린 성분의 함량이 높기 때문에 고요산혈증을 유발하기 쉽습니다. 통풍을 유발하는 또 다른 질환으로는 비만, 고지혈증, 고혈압 등이 있으며, 이 질환들도 모두 과음과 각각 연관되어 있습니다. 과음은 통풍에 대한 잠재적 위험성을 높이고 이미 발생한 통풍을 더욱 악화시킬 수 있습니다.

고지혈증

과음은 순환계 혈중 지방(혈중 중성지방)의 증가와 관련이 있습니다. 이는 생화학적 검사를 통해서만 확인되며 동맥경화의 위험을 높일 수 있습니다.

면역 체계 장애

만성적인 과도한 알코올 섭취가 면역 체계를 억제시켜 높은 감염률을 보인다는 사실은 오랫동안 알려져 있습니다(Estruch, 2001). 과음은 또한 자가 면역을 활성화해서 알코올성 간질환 및 피부 질환과 같은 장기 손상도 일으키게 됩니다.

과음하는 사람은 특히 폐렴 등 호흡기 감염의 위험이 높습니다(Cook, 1998). 또한 폐렴, 요로 감염, 세균성 복막염, 담도 감염 등으로 인한 이차성 패혈증에도 취약합니다. 알코올 섭취, HIV(인체면역결핍바이러스) 감염 및 기타 성병 사이에는 강력한 연관성이 있습니다(Baliunas, Rehm, Irving, & Shuper, 2010). 알코올 의존증과 HIV/AIDS가 같이 있는 사람은 약물 내성 균주를 포함한 결핵에 걸릴 위험이 특히 높으며, 또한 알코올 남용은 항레트로바이러스 약물의 효과와 복약 순응도를 저해할 수 있습니다(Hendershot, Stoner, Pantalone, & Simoni, 2009).

알코올 의존증 환자가 어떤 식으로든 C형 간염에 걸리기 쉽다는 일부 연구 결과가 있으며, 이로 인해 이환율이 10% 정도 증가합니다. 이는 알코올 의존증 환자에서 C형 간염에 대한 감수성이 증가했거나 위험 행동이 증가했거나 또는 둘 다로 인한 것일 수 있습니다.

알코올 의존증 환자는 혈중 면역글로불린immunoglobulin이 증가하지만 그렇다고 해서 강력한 면역 체계를 가진 것은 아닙니다. 오히려 항체 합성의 비정상적인 조절로 인해 증가하는 것입니다(Estruch, 2001). 알코올 의존증에서는 세포 매개 면역이 감소합니다. 간질환이 있는 사람은 림프구(백혈구) 수가 감소하고, 간질환이 없는 사람은 세포수는 정상이어도 그 세포 유형의 비율에 변화가 나타납니다. B세포는 정상이거나 약간 감소하고 자연 살상 세포natural killer cell는 기능적 활동성이 감소합니다.

그러나 최근에는 적응성 및 선천성 면역에 미치는 영향, 순환 면역 글로빈immunoglobin 증가, 사이토카인 발현의 변화, 식세포 기능 장애 등과 관련된 기저의 메커니즘이 점점 더 주목을 받고 있으며 더 많은 치료 표적을 제공합니다. 식욕 부진, 수면 장애 등 우울증에서 보이는 증상이나 치매에서 흔히 볼 수 있는 병적 행동 같은 신경정신과 질환에서도 신경염증과 관련된 요소가 있을 가능성이 높습니다(예를 들어 독감이 기분과 인지에 미치는 영향을 떠올려 보십시오).

알코올성 근육, 피부 및 뼈 질환

알코올이 골격근에 미치는 영향

알코올 중독으로 인한 급성 근병증은 알코올 오남용자의 5% 미만에서 발생하는데, 골격근의 심한 통증, 압통, 붓기 및 약화가 특징입니다. 심한 형태의 급성 횡문근 융해증은 미오글로빈뇨증, 콩팥 손상, 고칼륨혈증(혈중 칼륨 수치 상승)과 관련이 있습니다. 알코올 섭취는 급성 인슐린 저항성을 유발하여 인슐린 작용에 대한 골격근의 정상적인 대사 반응을 감소시킵니다.

만성 알코올성 근질환은 오랜 기간 알코올 문제를 겪은 사람의 최대 60%에서 발생하며, 영양결핍으로 잘못 인식되거나 간과되기 쉽습니다. 알코올성 간질환 및 뇌 손상과 마찬가지로 여성이 남성보다 더 취약합니다. 일반적으로 근위부 근육의 약화, 통증 및 보행장애가 나타나며 어깨와 골반 부위의 근섬유의 위축 및 손실을 보입니다. 조직학적 검사를 해보면 백색(빠른 수축) 섬유의 직경이 감소한 것으로 나타납니다. 이러한 쇠약과 위축은 금주하거나 음주량을 크게 줄이면 개선될 수 있습니다.

다음은 상당히 전형적인 예시입니다.

> 알코올 의존증이 심했던 45세의 한 점원은 '끔찍한 류머티즘'이 생겼다고 호소했습니다. 양쪽 상완에 심한 통증과 압통 및 부종이 있었고 더 이상 진열대에서 물건을 들어 올릴 수 없었습니다. 그가 정상적으로 회복하는 데는 약 2개월이 걸렸습니다.

알코올이 피부에 미치는 영향

술을 많이 마시는 사람이나 알코올을 남용하는 사람은 건선psoriasis, 원반형 습진discoid eczema, 백선tinea pedis 및 다색 백선pityriasis과 같은 표재성 피부 진균 감염 등 다양한 피부 질환에 걸리기 쉽습니다. 장미증rosacea과 여드름은 알코올에 의해 악화될 수 있습니다.

건선은 알코올과 관련된 피부 질환으로 특별한 주의가 필요합니다. 건선이 있는 남성의 하루 알코올 소비량은 다른 피부 질환을 가진 남성보다 높으며 과음은 질병의 중증도와 관련이 있는 것으로 보입니다. 과음하는 사람의 경우 건선은 주로 손바닥과 발바닥에 영향을 미칩니다. 알코올로 인한 건선은 환자가 술을 끊지 않는 한 치료로 잘 호전되지 않습니다.

알코올이 뼈에 미치는 영향

과음주자는 골다공증(구성 성분의 변화 없이 단위 부피당 뼈의 양이 감소하는 것)과 골감소증의 유병률이 증가하고 골절 및 무혈성 괴사의 빈도가 증가합니다. 알코올 섭취와 골다공증 사이의 연관성은 음주량에 따라 정비례하고 영양 상태와는 무관합니다(Preedy, Mantle, & Peters, 2001). 알코올 섭취와 골량 감소 사이의 연관성은 남성보다 여성이 더 적을 수 있습니다.

알코올 의존증 환자의 골밀도 감소는 골 형성 저하(조골세포osteoblast 기능의 저하)와 골 흡수 증가(파골세포osteoclast 수의 증가)의 결과로 발생하는 것으로 생각됩니다. 알코올이 뼈의 대사에 미치는 이러한 영향은 금주하면 되돌릴 수 있는 것으로 보입니다. 따라서 과음하는 사람은 가벼운 외상에도 골절이 발생할 위험이 있습니다. 요통을 호소할 때는 척추의 골다공증과 골절로 인한 척추 붕괴 가능성이 있으므로 이를 간과해서는 안 됩니다. 폐경 후 여성은 특히 알코올이 뼈에 미치는 영향에 취약할 수 있습니다.

호흡기질환

▌호흡기 감염

앞서 언급했듯이 과음은 신체의 면역 반응의 결함과 관련이 있습니다. 임상에서는 이로 인해 폐렴구균Streptococcus pneumoniae, 결핵균Mycobacterium tuberculosis, 클렙시엘라 뉴모니아균Klebsiella pneumoniae에 의한 하부 호흡기 감염이 더 호발합니다. 특히 폭음하는 사람들의 자기 방임과 그러한 생활 방식도 감염을 유발하는 중요한 요인입니다. 과음 후 구토를 하고 정신을 잃을 수 있기 때문에 폐로 토사물을 흡인하기 쉬워 폐 농양이나 기관지 확장증(작은 기관지의 확장 및 감염)이 발생하기도 쉽습니다.

문제 음주자 중 많은 수가 담배를 많이 피웁니다. 따라서 폐암이 드물지 않게 발견되곤 합니다. 때로는 알코올성 치매로 생각되었던 환자가 실은 폐암의 뇌 전이로 인한 이차성 뇌암 때문이라고 판명될 수 있습니다. 또한 심한 알코올성 말초신경병증이 알고 보니 암과 관련된 암성 신경병증으로 판명되기도 하는 등, 임상에서는 진단이 혼란스러울 수가 있습니다. 따라서 간단히 조언하자면, 문제 음주자가 최근에 흉부 엑스레이 검사를 받지 않았다면 반드시 폐 검사를 해보라는 것입니다.

▌성인 호흡곤란 증후군

성인 호흡곤란 증후군(adult respiratory distress syndrome, ARDS)은 혈액 감염, 외상, 폐렴, 수혈로 인해 발생하는 심각한 형태의 폐 손상입니다. 알코올은 폐가 감염과 외상과 같은 염증을 일으키는 자극에 취약하도록 만듭니다.

혈액학적 영향

음주에 문제가 생기면 빈혈, 거대적혈구증, 단순 철분 결핍, 호중구 감소증 및 혈소판 감소증이 발생합니다.

▌빈혈

빈혈은 과음주자에게서 흔히 발생하며 영양실조, 만성 출혈, 간질환, 흡수 장애, 만성 감염, 골수에 대한 알코올의 직접적인 독성 효과 등 다양한 요인으로 인해 발생할 수 있습니다.

▌거대적혈구증

거대적혈구증(적혈구 비대증)은 문제 음주자에게서 흔히 나타나므로, 상세불명의 거대적혈구증이 발견되면 항상 알코올 문제의 가능성을 고려해야 합니다. 영양 섭취가 충분할 경우, 골수에 대한 알코올의 직접적인 독성 효과로 인해 발생할 수 있습니다. 영양이 부족한 음주자에게서 엽산 결핍은 거대적아구성 빈혈megaloblastic anemia을 일으킬 수 있습니다. 또, 알코올이 엽산의 대사과정을 직접적으로 저해할 수도 있습니다.

▌철분 결핍

과음주자의 철분 결핍은 식이량 저조 외에도 위염이나 정맥류 출혈로 인한 만성적인 실혈(혈액 손실)로 인한 것일 수 있습니다. 엽산 결핍과도 관련이 있을 수 있습니다.

▌호중구 감소증 및 혈소판 감소증

과음으로 골수에 독성 영향이 미치거나 엽산 결핍으로 인해 호중구 감소증(백혈구 감소)이 유발될 수 있으며, 이로 인해 환자는 감염에 취약해질 수 있습니다. 알코올 자체도 호중구 기능을 방해할 수 있습니다. 혈소판 감소증(혈소판 감소)은 음주자에게 빈번하게 발생하며 멍이 잘 드는 원인일 수 있습니다. 혈소판 수치는 일반적으로 금주하면 정상으로 돌아옵니다.

사고/외상

알코올은 알코올 문제나 알코올 의존증이 있는 사람뿐만 아니라 일반인에게도 사고를 일으키며 흔히 간과되는 위험 요소입니다. 음주를 하면 운동조정능력과 균형 감각이 무뎌지고 반응속도가 느려지며 주의력, 지각력, 판단력이 손상되어 사고로 인한 부상의 위험이 높아집니다. 음주로 인한 도로교통 사고는 그렇지 않은 사고보다 더 심각하며, 혈중 알코올 농도가 증가함에 따라 이러한 사고의 위험도 증가합니다. 특히 음주 관련 사고는 젊은 남성의 높은 사망률에 기여합니다. 일일 도로교통 사고로 사망하는 보행자의 약 1/3에서 혈중 알코올 농도[BAC]가 측정되었습니다. 알코올 관련 사고에 대한 문헌은 지금까지 주로 도로교통사고와 음주 운전에 초점이 맞춰져 있었지만, 이제는 가정, 직장, 민간 항공에서의 사고와 익사와 같은 레저 사고가 더 많이 보고되고 있습니다. 치명적인 산업재해의 40%와 치명적이지 않은 업무 관련 재해의 35%에서 혈중 알코올 농도 양성이 확인되었습니다. 6시간 이내에 60g 이상의 알코올을 마신 경우 심각한 부상으로 이어질 위험이 있었습니다. 알코올 섭취는 같은 양에서 여성에게 생리학적으로 더 취약하였기 때문에 이러한 사고 위험도 여성에서 더 높을 수 있습니다(McLeod, Stockwell, Stevens와 Phillips, 1999).

다양한 국가들의 연구에 따르면 음주는 가정 및 레저 활동 중 부상의 26~54%와 관련이 있는 것으로 나타났습니다(Babor et al., 2010). 음주는 특히 가정폭력과 관련이 있으며 아동학대와도 관련이 있다고 되어 있습니다.

수술 합병증

과음은 수술 후 합병증 위험 증가와 관련이 있습니다. 이러한 위험은 하루에 약 5잔(≥60g) 이상의 음주에서 분명하게 나타났습니다(Tønnesen, 1999). 합병증으로는 장기 입원, 추가 수술의 필요성, 감염, 심폐기능부전, 출혈이 포함됩니다. 덴마크의 한 연구에 따르면 대장 질환을 앓고 있는 과음주자의 수술 전 금주 기간이 1개월 동안 지속되면(주 2회 디설피람 800mg 치료) 수술 후 합병증이 감소하는 것으로 나타났습니다(Tønnesen et al., 1999).

수술 시와 수술 후에 마취과 의사에게 환자의 과음에 대한 잠재적인 중요성에 대해 간단하게 일반적으로 이해시켜줄 필요가 있습니다. 특히 응급수술 시 알코올 중독을 간과하였다간 경련발작이나 기타 예기치 않은 금단 증상으로 인해 회복에 문제가 생길 수 있기 때문입니다. 알코올에 대한 내성은 특정 마취제, 특히 티오펜톤thiopentone에 대한 교차 내성을 초래할 수 있습니다.

신경 장애

▌알코올 금단 경련발작

알코올 금단 경련발작은 알코올 의존증 환자의 약 2~5%에서 발생하며 경련과 관련된 입원의 1/3을 차지합니다(Brathen et al., 2005). 발작은 음주를 중단한 후 약 7~48시간 후에 발생하며, 전신성 강직간대발작grand mal으로써 의식 상실과 함께 사지 모두의 경련성 움직임이 동반됩니다. 특정 금단 기간 동안 어떤 환자는 한 번만 발작을 일으키기도 하지만, 보통은 며칠간 서너 번의 발작을 일으킵니다. 아주 드물게 간질지속상태(경련중첩증status epilepticus) 상태가 수반되기도 합니다. 이는 발작이 연속적으로 일어나고 한 발작이 다른 발작과 겹쳐지는 것으로 아주 위험할 수 있습니다. 알코올 금단 경련발작은 때때로 '럼주 발작rum-fits'이라고 불리기도 했지만, 사실 특정 주종과는 관련이 없습니다.

알코올 금단 발작의 소인으로는 저칼륨혈증, 저마그네슘혈증, 금단 경련발작의 과거력, 동시성 간질 등이 있습니다. 뇌파 검사[EEG]는 일반적으로 도움이 되지는 않지만, 뇌영상검사는 '난데없이' 발생하는 경련발작의 원인이 될지도 모르는 두개 내 병변을 감별하는 데 도움이 될 수 있습니다.

알코올 금단으로 인해 경련발작을 경험한 알코올 의존증 환자는 향후 금단 기간에서 추가적인 경련발작이 발생할 가능성이 더 높습니다. 또한 경련발작이 섬망에 앞서 나타날 수도 있습니다(11장 참고). 따라서 이러한 환자는 입원시켜서 후속 계획된 해독치료를 진행하는 것이 더 바람직할 것입니다(11장 관리 참고). 알코올 금단 경련발작의 위험이 있는 환자에게는 갑자기 음주를 중단하지 말고 의료기관에서 치료를 받을 때까지 같은 수준의 음주를 계속하도록 권고해야 합니다. 환자가 입원 치료를 거부하고 혼자 해독을 하겠다고 하면 매우 천천히 음주량을 줄여야 합니다. 알코올 의존도가 심한 환자가 스스로 음주를 갑자기 중단했다가 금단 경련발작을 겪는 비극이 종종 발생하기 때문입니다. 이는 어떤 경우든 위험할 수 있지만, 특히 특정 상황(예: 차량 운전 시)에서는 더욱 위험합니다.

기타 경련발작의 원인

음주 문제가 있다고 해도 경련발작이 발생할 수 있는 다른 여러 가지 이유들도 고려해야 하고 전적으로 우연의 일치로 경련발작이 생기기도 한다는 사실을 염두에 두어야 합니다. 예를 들어, 과음은 원인과 관계없이 기본적으로 간질 경향의 역치를 낮출 수 있습니다. 뇌전증 환자는 폭음으로 인해 항경련제의 약 복용을 잊어버릴 수도 있습니다. 과음은 또한 간 효소를 활성화하여 항경련제의 대사를 통한 제거율을 증가시킬 수도 있습니다.

과음하는 사람은 담배를 많이 피우는 경우가 많으며, 경련발작은 때로는 폐암이 뇌로 2차 전이된 비극적인 첫 증상일 수 있습니다. 문제 음주자는 사고를 당하기 쉬워서, 경련발작은 오래전 또는 최근의 두부 부상으로 인한 것일 수도 있습니다. 또한 항우울제를 복용하고 있을 수도 있는데, 항우울제는 과다 복용 시 경련을 유발하는 경우가 있습니다. 알코올성 치매에서도 때때로 경련발작이 동반될 수 있습니다. 경련발작의 다른 원인으로는 진정제 또는 최면제, 특히 벤조디아제핀 계열 약물의 중단, 알코올 관련 저혈당(저혈당에 대한 이전 장의 설명을 참고), 뇌에 발생한 지방 색전증 등이 있습니다.

말초 신경병증

알코올성 말초 신경병증은 만성적인 과음주자의 약 10% 정도에서 나타나는 감각운동성 신경병증입니다. 주요 원인은 비타민 B 결핍과 알코올의 독성 효과로 생각됩니다. 하지가 상지보다 더 자주 영향을 받으며, 전형적인 증상은 하지의 쇠약, 통증, 감각 이상 및 무감각이 서서히 시작되어 '장갑과 스타킹을 신은 듯한glove-and-stocking' 분포로 점점 말초에서 중심부로 대칭적으로 진행되는 양상을 보입니다. 양측 발등을 들기가 힘들어지고 손의 작은 근육들과 손가락 신전근의 약화가 발생할 수 있습니다. 원위 반사는 일반적으로 소실됩니다. 치료에는 비타민 B군 공급과 금주가 포함됩니다. 회복은 일반적으로 느리고 불완전하며 잔존 감각 손실이 영구적이며 일부에서는 지속적인 진통제가 필요하기도 합니다.

알코올성 소뇌 변성

소뇌는 균형과 운동의 통합에 중요한 역할을 하며, 인지 처리(예: 문제 해결, 작업 기억)에서 소뇌의 역할이 점점 더 많이 발견되고 있습니다. 소뇌는 때때로 알코올 관련 뇌손상의 주요 대상이 되기도 합니다. 알코올성 소뇌 변성alcoholic cerebellar degeneration은 일반적으로 조용히 진행되며 보행 실조증(불안정)과 하지의 운동 조정 불능이 특징입니다. 티아민 결핍으로 인한 것으로 생각되지만 알코올의 신경독성도 중요한 요인일 수 있습니다. 금주와 티아민(비타민 B1) 공급으로 병의 진행을 멈출 수 있지만, 영구적인 장애가 남을 수 있습니다.

베르니케-코르사코프 증후군

베르니케 뇌병증Wernicke's encephalopathy과 코르사코프 증후군Korsakoff's syndrome은 각각 1881년과 1887년에 다른 질환으로 설명되었지만, 둘 다 티아민(비타민 B1) 결핍으로 인해 발생합니다. 티아민은 뇌의 대사과정에 중요한 보조 인자로, 티아민이 결핍되면 급성 또는 아급성 증상으로 베르니케 뇌병증이 나타나고 만성 형태로 코르사코프 증후군이 나타납니다. 이들은 뇌의 심부 정중선 및 중뇌 영역(간뇌)에 속하는 뇌실 주위 및 뇌실 주위 회백질과 제3 및 제4 뇌실벽, 그리고 소뇌에서, 혈관 내벽의 손상 및 비정상적인 변화와 뉴런(신경세포) 및 뇌 백질(실질)의 손실과 같은 병리학적 병변 변화를 동일하게 보입니다(Victor, Adams, Collins, 1971). 대뇌피질의 이상도 일부 사례에서 보고되었습니다. 베르니케-코르사코프 증후군의 유병률은 다양하며 부검 연구에서는 약 1.5%의 유병률을 보고한 바 있습니다(Cook, Hallwood, Thomson, 1998). 이 병은 알코올 중독으로 사망한 환자의 부검 연구에서 더 흔하게 발견되었습니다. 최근 몇 년 동안 스코틀랜드에서 발병률이 증가한 것으로 보고되었습니다(Ramayya, Jauhar, 1997). 기본적으로 베르니케 증후군과 코르사코프 증후군은 모두 뇌신경 영상검사나 병리학적 검사가 없이도 임상 양상을 기반으로 진단이 가능합니다.

베르니케 뇌병증

베르니케 뇌병증Wernicke's encephalopathy은 알코올 남용 및 의존이 있거나 티아민 섭취 또는 흡수 부족과 관련된 다양한 다른 질환들이 있을 때 발생합니다. 이러한 다른 질환에는 위암, 기타 악성 종양, 임신성 구토, 신경성 거식증, 혈액 투석, 위절제 수술 후 등이 있습니다. 알코올 의존증 환자의 경우 베르니케 뇌병증은 종종 알코올 금단 상태나 동반 질환으로 인한 부담으로 인해 뇌의 신진대사 부하가 증가하여 촉발됩니다. 어떤 사람은 베르니케 뇌병증 발병에 특히 취약할 수 있습니다.

뇌병증은 일반적으로 갑작스럽게 발생하며 전체 증상이 나타나기까지는 며칠이 걸리기도 합니다(Lishman, 1998; Thomson et al., 2008). 정신 착란이나 불안정한 걸음걸이(보행 실조증)가 가장 먼저 나타나는 경우가 많습니다. 환자는 시야가 흔들리거나 옆을 볼 때 사물이 두 개로 보이는 복시 증상을 호소하는 등 안구운동의 이상을 인지할 수도 있습니다. 혼란, 보행실조, 안구운동 이상(안구의 진동 운동인 안구진탕, 안구 근육 마비로 눈을 가늘게 뜨는 안검 마비 등)의 전형적인 3개 증상이 진단에 특징적이나, 이는 환자의 10%에서만 나타납니다. 많은 과음주자들은 혼돈과 보행 실조증을 보이며, 증상과 징후가 부분적으로만 나타나거나 전혀 나타나지 않을 수 있기 때문에 진단을 놓치는 경우가 많습니다. 따라서 특히 설명할 수 없는 혼돈의 경우에는 항상 이 병을 의심해보아야 합니다. 다른 일반적인 특징으로는 식욕부진, 메스꺼움, 구토 등이 있습니다(Thomson et al., 2008). 어느 정도의 기억력 장애가 동반되는 경우도 있습니다. 무기력증과 저혈압도 보고되었습니다. 드물게 저체온증, 혼미stupor 또는 혼수coma 상태가 나타나기도 합니다. 환자의 약 17~20%가 급성기에 사망합니다(Cook et al., 1998).

확실하게 진단을 내리기 어렵다는 점을 고려할 때, 추정 진단을 내리고 이에 준하여 치료를 시작하는 것이 좋습니다.

베르니케 뇌병증은 내과적 응급상태입니다. 고용량 정주(정맥주사) 티아민(비타민 B1) 치료를 즉시 실시하여 사망 또는 돌이킬 수 없는 뇌 손상의 위험을 막아야 합니다. 정주(비경구) 티아민은 그 자체로 아나필락시스 반응의 위험이 매우 낮아 지역사회에서도 비교적 안전하게 투여할 수 있긴 하지만, 적절한 아나필락시스 치료(예: B형 간염 백신접종과 마찬가지로)가 가능한 경우에만 투여하는 것이 권장됩니다. 임상적 효과를 얻기 위해 초기에는 최대 1g의 티아민이 필요할 수 있으며, 그 이후에는 하루에 500mg의 티아민을 한 번 또는 두 번씩 3~5일간 투여해야 합니다(Thomson과 Marshall, 2006; 11장 참고).

저마그네슘혈증이 치료에 대한 임상적 효과를 낮출 수 있으므로 혈중 마그네슘 수치를 확인해보는 것이 좋습니다. 전해질 불균형과 탈수를 피하고 감염이 있다면 치료해야 합니다.

안구운동 이상은 일반적으로 꽤 빠르게 회복되며(수일에서 수주 이내), 보행 실조증은 대개 첫 주 내에 반응하지만 호전에는 약 1~2개월이 걸리기도 합니다(Lishman, 1998). 일부 환자는 잔여 안구진탕 및 실조증이 치료 후에도 남아있을 수 있습니다. 급성 혼란이나 섬망은 보통 1~2일 이내에 호전됩니다. 전체적인 혼란은 2~3주 후에 나아지기 시작하지만 완전히 호전되려면 1~2개월이 걸릴 수 있습니다. 증상이 호전됨에 따라 기억상실의 결함이 더 분명하게 드러납니다.

베르니케 뇌병증의 더 가벼운 무증상 형태도 존재하는데 상기 기술한 임상 징후와 증상이 나타나지 않기도 합니다. 진단 및 치료가 되지 않은 경우, 추후 부검해보면 만성적인 병리학적인 변화가 생겨 있기도 합니다. 무증상 베르니케 뇌병증도 있을 수 있어 알코올 의존증 환자뿐만 아니라 티아민 결핍 위험이 있는 환자에서 고용량의 정주(비경구) 비타민 B 요법의 예방적 사용은 중요한 의미를 갖습니다(11장 참고).

코르사코프 증후군

코르사코프 증후군Korsakoff's syndrome은 베르니케 뇌병증에 이어 만성 질환으로 나타나는 경우가 많습니다. 그러나 베르니케 뇌병증의 명확한 과거력이 없어도 조용히 발병할 수도 있습니다. 코르사코프 증후군의 주요 결함은 단기 기억의 저하에 있습니다(Kopelman, Thomson, Guerrini, Marshall, 2009; Lishman, 1998). 새로운 기억 형성 시 학습에 장애를 보입니다. 어떤 경우에는 새로운 기억이 없고 전향적 기억상실증(새로운 기억을 만들 수 없는 상태)이 뚜렷하게 나타납니다. 그러나 즉각적인 기억 범위는 손상되지 않았으므로 숫자 범위 테스트(숫자 목록을 따라서 기억하는 능력)의 수행 능력은 일반적으로 정상범위입니다. 일부 역행성 기억상실(발병 이전에 발생한 사건에 대한 기억상실)은 일반적으로 분명하게 나타나며, 이는 장기간 지속될 수 있습니다. 코르사코프 증후군 환자는 시간 감각에 장애를 보이기도 하는데, 예를 들어 최근의 기억을 과거로 돌리거나 과거의 사건을 최근의 일로 떠올리는 등의 증상이 나타납니다. 역행 간격을 넘어서는 아주 오래전의 원격 기억은 더 잘 보존되지만 손상될 수도 있습니다. 기억의 공백을 보완하기 위해 준비된 오답을 만들어내고 가상의 경험을 유창하게 설명하는 작화증confabulation도 보입니다. 그러나 작화증은 병리적으로 특이적인 현상은 아니며 일시적으로 나타났다가 사라질 수 있고 초기 단계(즉, 베르니케 뇌병증 단계; Lishman, 1998)에서 더 흔한 것으로 보입니다.

다른 인지 기능은 표면적으로는 손상되지 않은 것처럼 보일 수 있지만 자세히 검사해보면 문제가 있을 때가 종종 있습니다. 따라서 이러한 사람들은 정신 활동을 지속하기 어렵고 융통성 없는 사고방식을 가지고 있으며 한 생각을 하다가 다른 작업으로 주의를 전환하는 능력이 떨어집니다. 이들의 사고는 종종 고정관념에 사로잡혀 있고, 변하기 어려우며, 쉽게 오해합니다(Lishman, 1998). 어느 정도의 무감동과 자기 방임과 함께 성격에 현저한 장애가 있습니다. 일부 환자는 수다스럽지만 대화의 내용이 피상적이고 반복적입니다. 이들은 종종 주변 환경에 대한 관심이 부족하고 술에 대한 관심이 적기도 합니다. 그들은 현저하게 통찰력이 부족하며 기억력 결함이 있다는 사실조차 스스로 거의 인지하지 못합니다. 코르사코프 증후군은 임상에서 오진될 가능성이 있으며 '알코올성 치매'와 일부 중복될 수 있습니다.

코르사코프 증후군에서 뇌 기저부의 병리는 대개 대뇌피질의 연화와 위축, 뇌실 확장과 관련이 있습니다(Zahr, Kaufman, Harper, 2011). 뇌 신경 영상 연구에 따르면 유선체mammillary bodies, 시상thalamus, 교뇌pons, 해마hippocampus, 소뇌cerebellum에서 다양한 피질하 병변이 발견되었습니다. 유선체-시상관mammillo-thalamic tract의 기능 장애는 기억력 장애와 관련이 있지만, 최근의 근거에 따르면 유선체 위축이 코르사코프 증후군의 병리학적 특징은 아니라는 것이 밝혀졌습니다. 양전자 방출 단층촬영[PET]과 기능적 자기공명영상[fMRI]으로 검사한 기능적 영상검사에서도 전두엽 피질과 소뇌뿐만 아니라 시상과 해마 연결 부위의 기능 저하가 밝혀졌습니다. 신경심리학적 연구에서도 전두엽 손상이 발견되며, 이는 통찰력 부족과 무감동과 같은 특정 측면을 설명합니다.

코르사코프 증후군의 기억상실증은 일반적으로 티아민 치료에 그다지 반응하지 않습니다. 이는 티아민 결핍이 이 질환의 발병에 기여하는 유일한 요인이 아닐 수 있다는 의문을 제기합니다. 알코올성 신경독성도 단독으로 또는 티아민 결핍과 함께 원인으로 고려되고 있습니다.

이 내용들이 다소 알아듣기 힘들다고 해서 비전문가가 이해하기를 포기해서는 안 되니, 예시를 들어보도록 하겠습니다. 이 예시에서는, 베르니케-코르사코프 증후군에서 아주 갑자기 급성 증상이 생기는 것과 이후 만성화된 형태를 보여드리겠습니다.

10년 이상 매일 위스키 한 병씩을 마셔온 48세의 한 여성이 알코올 해독을 위해 정신병원에 입원했습니다. 그녀는 심한 말초 신경 병증(다리

> 의 쇠약, 저림, 통증)을 앓고 있었습니다. 입원 당일 저녁에 그녀는 복시 증상을 호소하고 비틀거리며 혼돈에 빠진 모습을 보였습니다. 다음 날 저녁에는 정신이 혼미해졌고 안구의 움직임이 제대로 조율되지 않았습니다(외안근 마비). 이 단계에서 늦게나마 티아민을 대량으로 투여하기 시작했는데, 혼란스럽고 비틀거리는 걸음걸이와 안구 마비라는 고전적인 증상을 통해 베르니케 뇌병증의 위험한 발생을 알아차렸어야 했습니다. 급성 발병 후 5일째, 혼란 증상은 호전되고 전반적으로 기억 장애를 보였습니다. 환자는 최근 사건에 대한 기억력이 심하게 손상되고, 기억의 공백을 메우기 위해 거짓 기억을 지어내는 모습(작화증)을 보이며, 새로운 정보를 거의 기억하지 못하며 병동에서 길을 헤매곤 했습니다. 이 기억상실 증후군(코르사코프 증후군)은 이후 몇 달 동안 거의 회복되지 않아서, 장기 요양 시설로 전원하게 되었습니다.

이것은 피할 수 있는 비극이므로, 이런 종류의 합병증이 발생할 위험이 있는 환자에게는 예방적으로 티아민을 충분히 투여해야 합니다.

알코올성 펠라그라 뇌병증

알코올성 펠라그라 뇌병증alcoholic pellagra encephalopathy은 만성적인 알코올 남용과 관련된 비타민 B, 니코틴산 및 그 전구체인 트립토판의 결핍으로 인해 발생합니다. 영국과 미국의 문헌에서는 거의 보고되지 않았는데, 아마도 정주(비경구) 종합 비타민을 일상적으로 복용하기 때문일 것입니다(Lishman, 1981). 그러나 일본과 같은 다른 국가들에서는 여전히 발견되고 있기 때문에, 이러한 낮은 보고는 어쩌면 과소진단되기 때문일 수 있습니다. 임상적 특징으로는 전반적인 기억상실, 환시, 무감동과 번갈아 나타나는 안절부절못하는 혼란 상태, 그리고 근간대성 경련 및 과반사증과 같은 기타 신경학적 징후가 있습니다. 감별 진단이 어려울 수 있으며 알코올성 진전 섬망으로 잘못 진단될 수 있습니다. 티아민과 피리독신은 상태를 악화시킬 수 있으며, 니코틴산 치료에 반응합니다.

알코올 관련 뇌 손상

알코올 관련 뇌 손상의 기저 메커니즘은 복합적입니다(Zahr et al., 2011). 영양 부족과 비타민 부족으로 인해 티아민과 니코틴산 고갈이 유발되기 쉽습니다. 알코올은 신경독성이 있으며 주요 대사산물인 아세트 알데히드도 마찬가지이므로 간 손상에 이어 뇌 손상도 유발됩니다. GABA 수용체 억제와 글루타메이트glutamate 수용체 활성이 증가하면 신경가소성neuroplasticity이 감소합니다. 저산소증, 전해질 불균형, 저혈당증과 같은 급성 및 만성 중독과 금단으로 인한 대사적 요인들도 중요하며, 알코올 금단 경련발작, 간성 뇌병증, 지주막하 출혈, 출혈성 뇌졸중, 두부 손상도 마찬가지로 중요한 요인들입니다. 음주가 뇌에 미치는 영향은 뇌의 발달 상태에 따라 달라질 수 있습니다. 젊은 사람들이 과도한 음주를 하면 기능적 및 구조적 뇌 손상의 위험이 있으며, 이는 장기적으로 부정적인 결과를 초래할 수 있습니다(Hermens et al., 2013).

만성 알코올 남용 병력이 있는 많은 사람은 단기 및 장기 기억력, 학습, 시공간 구성, 시각-지각 추상화, 인지 기능 유지, 충동 조절에 있어 경증에서 중등도의 장애를 보입니다. 금주를 하면 신경심리검사의 결과가 향상되지만, 5년이 지난 후에도 일부 장애가 여전히 남을 수 있습니다. 신경병리학 연구에 따르면 부검했을 때 대조군과 비교하여 과음주자의 뇌 무게가 현저히 줄어들어 있고 선택적으로 신경세포 손실이 있는 것으로 나타났습니다. 컴퓨터 단층촬영[CT] 스캔의 등장으로 동일 연령의 대조군에 비해 알코올 중독자의 약 3분의 2에서 피질 수축(특히 전두엽 부위)과 뇌실 비대가 보인다는 사실이 확인되었습니다(Lishman, 1998).

MRI를 이용한 신경 영상 연구에 따르면 합병증이 없는 알코올 중독의 경우 대뇌 피질, 특히 전두엽의 부피가 감소하는 것으로 나타났습니다(Sullivan, Pfefferbaum, 2005; Zahr et al., 2011). 연구에 따르면 뇌의 해마 부위(학습 및 기억의 핵심 영역)의 손상 시 경련발작의 병력과 관련이 있는 것으로 보이며, 이러한 알코올의 영향은 나이가 들수록 증가한다고 합니다. 그러나 결정적으로, 종단 연구에 따르면 금주하게 되면 뇌의 회백질과 백질의 부피가 증가하고, 뇌의 영역들 간의 활동성 및 연결성 개선과 관련이 있는 것으로 나타났습니다. 이는 인지 능력의 개선과도 일치합니다.

인지 기능의 결함은 치료 효과를 방해하는 원인 중 하나일 가능성이 높습니다. 이러한 환자들에게는 치료 프로그램이 너무 복잡하여 이해하기 어려울 수 있습니다. 따라서 임상의는 환자의 위험 요인들과 초기 인지 저하의 징후에 대해 잘 알고 있어야 합니다. 신경심리검사의 결과와 뇌신경 영상검사에 대한 간단한 사실적 피드백도 환자에게 금주 동기를 부여하는 데 도움이 될 수 있습니다. 검사상 인지적으로 온전해 보이더라도 중등도에서 중증의 뇌 손상이 있는 환자는 동기부여 면담이나 인지행동치료의 원칙을 이해하지 못할 수 있습니다(13장 참고). 이들의 치료 초기에 필요한 것은 기본적인 것으로, 좋은 영양 섭취, 비경구 및 경구 티아민 치료, 감독을 받는 주거 해결 등이 포함될 것입니다. 익명의 알코올 중독자 모임[A.A.]의 반복적인 구조와 일상은 경증에서 중등도의 뇌 손상이 있어도 가능합니다. 물론 임명의 알코올 중독자 모임에도 많은 복잡한 부분이 있지만, 인지 장애가 있는 환자는 이 자조모임 프로그램의 단순한 측면을 적용할 수 있을 것입니다.

중추성 교뇌 수초용해증

중추성 교뇌 수초용해증central pontine myelinolysis은 뇌간의 대뇌 백질에 발생하는 희귀한 질환으로, 일반적으로 알코올 의존증 환자에게 나타나지만, 악성 종양, 비알코올성 간질환, 만성 신장 질환, 저나트륨혈증의 빠른 교정, 저칼륨혈증 및 기타 쇠약성 질환에서도 발생할 수 있습니다. 임상적 특징으로는 가성 연수마비pseudobulbar palsy와 경련성 또는 이완성 사지마비를 보이며, 며칠 또는 몇 주에 걸쳐 진행되어 결국 혼수 상태나 사망에 이르는 경우가 많습니다. 병변은 종종 MRI 스캔에서 발견됩니다. 사후 부검에서 교뇌pons의 탈수초화demyelination를 발견할 수 있습니다.

마르키아파바-비그나미 질병

이 희귀한 뇌량corpus callosum 및 인접 부위 백질의 질환인 마르키아파바-비그니미 질병Marchiafava-Bignami disease은 문제 음주자에게만 국한되지 않습니다. 영양 결핍이나 알코올 속의 불순(오염) 물질이 원인으로 추정되고 있습니다. 증상은 초조함, 무감동, 환각, 간질, 혼수 상태가 급성으로 나타나거나 치매, 경련강직, 구음 장애, 보행 장애처럼 서서히 나타날 수 있습니다. 뇌 스캔으로 병변을 찾을 수 있지만, 보통 사후 부검에서야 진단이 내려집니다. 티아민(비타민 B1)으로 치료하면 호전되는 것으로 나타났습니다.

알코올 약시

이 흔하지 않은 질환은 알코올 남용과 관련하여 점진적인 양측성 시야 흐림으로 나타납니다. 빨간색과 녹색을 구분하기 어려운 증상이 동반될 수 있습니다. 대부분의 환자는 흡연자이기도 합니다. 검사 결과, 주변 시야는 손상되지 않은 채 중심부 맹점(공막종)이 발견됩니다. 가장 가능성이 높은 원인은 티아민과 비타민 B_{12}의 결핍입니다. 티아민(비타민 B1)과 비타민 B 복합체 치료에 반응합니다. 때때로 흡연자에서도 '담배 약시'

라고 하는 같은 양상이 나타나기도 합니다.

▌간성 뇌병증

알코올성 간질환이 있는 과음주자의 경우 간성 뇌병증이 주된 임상 양상으로 나타날 수 있습니다. 간성 뇌병증은 정신과적 및 신경학적 이상 증상들이 다양하게 나타나는 만성적인 기질적 반응이며 매우 가변적입니다. 전형적인 특징으로는 의식 장애(과다수면증에서 혼수 상태에 이르기까지), 섬망, 최근 기억력 장애, 기분변화, 퍼덕이는 손떨림, 근육 조정 장애, 간성 구취, 발바닥 반사항진, 저반사 또는 과잉반사 등이 있습니다(Krige과 Beckingham, 2001). 간기능 검사는 일반적으로 비정상이며, 뇌파는 진단에 매우 유용합니다(알파 리듬의 초기 둔화, 초당 5~7개의 세타파의 출현, 이후 세타파 활동이 알파 활동을 대체함). 간성 뇌병증은 간기능이 망가지는 징후입니다. 알코올 금단 및 벤조디아제핀 사용으로 인해 촉발될 수 있습니다.

태아 알코올 스펙트럼 장애

산모의 음주가 태아에게 해를 끼칠 수 있다는 사실은 19세기에는 널리 인정되었지만, 그 후에는 금주에 대한 공포를 조장하려는 것뿐이라며 무시되거나 잊혔습니다. 그 위험의 실체에 대한 확실한 근거가 축적된 지 40여 년밖에 되지 않았고, 여전히 산모의 음주가 어느 정도 위험한지에 대해 더 연구가 되어야 할 부분이 남아있습니다. 현재 영국에서는 태아 알코올 스펙트럼 장애(fetal alcohol spectrum disorder, FASD)의 발생률에 대한 믿을 만한 근거가 없는데, 이는 영국과 스코틀랜드에서 전체 스펙트럼의 장애가 아닌 태아 알코올 증후군(fetal alcohol syndrome, FAS)

에 대해서만 데이터가 수집되기 때문입니다(British Medical Association Board of Science, 2007). 영국에서 병원 입원 기록에 따르면 2002년과 2003년 동안 다른 알코올 관련 장애가 증가했음에도 태아 알코올 스펙트럼 장애는 128건의 사례가 발견되었으며 이후 5년간 거의 증가하지 않았습니다.

미국에서 이 장애의 발생 빈도는 출생 1,000명당 0.5명에서 2.0명으로 추정됩니다(Abel과 Sokol, 1991; British Medical Association Board of Science, 2007). 태아 알코올 스펙트럼 장애의 발병률은 인종과 사회경제적 그리고 의료적 지위에 따라 다르며, 낙인 때문에 과소 보고 및 과소 진단됩니다. 영양상태, 합법 및 불법 약물 사용, 흡연 정도의 차이에 따라 발병률의 차이가 있습니다. 일부 인구, 특히 호주, 미국, 캐나다의 원주민은 이러한 장애가 있는 아이를 가질 가능성이 더 높았습니다. 한 체계적 문헌 고찰에 따르면 태아 알코올 스펙트럼 장애를 가진 아동의 산모는 나이가 많고 교육 수준이 낮으며 알코올 남용 병력의 가족 구성원이 있는 경향이 있다고 합니다. 이들은 일반적으로 산전 관리를 거의 받지 않았고 임신 전과 임신 중에 음주를 했으며 폭음을 자주 했던 것으로 보고되었습니다(Esper와 Furtado, 2014).

태아 알코올 증후군의 진단 기준은 잘 정립되어 있습니다. (1) 산전 및 산후 성장 지연, (2) 얼굴과 머리의 두개 안면 이상(작은 머리, 단축된 눈꺼풀, 덜 발달한 윗입술, 납작하고 넓은 코), (3) 중추신경계 장애가 포함됩니다. 관련 이상으로는 사지 기형과 선천성 심장 질환이 있습니다. 이러한 아동은 커가면서 나이에 비해 작은 체구를 보이고 종종 심각한 지능의 장애를 보입니다. 인지 장애는 집중력, 주의력, 행동 문제와 함께 교육이나 취업에 문제가 될 수 있습니다.

부분 태아 알코올 증후군(partial fetal alcohol syndrome, PFAS), 알

코올 관련 선천결함(alcohol-related birth defects, ARBD), 알코올 관련 신경발달장애(alcohol-related neurodevelopmental disorders, ARND)의 임상적 특징들은 다소 잘 정의되어 있지 않은 편입니다(British Medical Association Board of Science, 2007). 부분 태아 알코올 증후군을 가진 어린이는 일반적으로 경미한 안면 기형, 지능장애, 주의력 결핍 과잉행동, 충동성, 짧은 주의집중력, 발달지연 등의 증상을 보입니다. 알코올 관련 신경발달장애를 가진 어린이는 일반적으로 신경인지장애가 두드러지지만 안면 이상이나 성장발달 문제는 없습니다. 알코올 관련 선천결함이 있는 아동은 행동 문제 및 신체부위의 구조적 기형이 특징이며, 얼굴 기형은 없습니다(British Medical Association Board of Science, 2007).

동물 연구에 따르면 인간의 경우 임신 제1삼분기와 제3삼분기가 알코올 노출에 특히 치명적인 시기라는 것을 시사합니다. 배아 발생의 초기 단계에서는 발달 중인 뇌가 손상을 입고 두개골 안면 기형이 유발될 수 있으므로 중요한 시기입니다. 임신 제3삼분기 동안의 출산 전 알코올 노출은 소뇌, 해마 및 전전두엽 피질 손상과 관련이 있습니다(British Medical Association Board of Science, 2007).

공중 보건의 관점에서 중요한 질문은 이러한 맥락에서 '과음'이 무엇을 의미하는가입니다. 어느 수준의 산전 알코올 노출이 어느 정도의 심각한 발달 문제를 일으키는지는 알려져 있지 않습니다. 그러나 알코올 의존증이 분명할 정도로 문제 음주를 하는 여성에서 태아에게 손상이 생길 위험이 있다는 것은 의심의 여지가 없습니다. 임신 중 술을 많이 마시는 여성은 임신 및 분만과 관련된 합병증과 자연 유산, 조산, 사산의 발생률도 높습니다.

어떤 알코올 치료 서비스가 되었건 중요한 메시지는, 심각한 음주 문제가 있는 가임기 여성은 매우 특별한 상담이 필요하며 알코올 중독 문제가 성공적으로 치료될 때까지는 가급적 아기를 갖지 말아야 한다는 것입니다. 태아에게 미칠 수 있는 잠재적인 손상뿐만 아니라 부모가 받을 평생의 정서적 영향도 고려한다면 말이죠.

임산부나 임신 중인 여성에게 안전한 음주 상한선은 어느 정도인가요? 소량의 음주가 태아와 산모에게 해를 끼친다는 확실한 근거도 없지만, 유해성의 임계치를 결정할 충분한 근거도 없습니다. 알코올로 인한 다른 부작용의 경우, 신경심리검사 또는 심장 기능이나 출생 시 체중과 같은 요인에 따라 다릅니다. 영국의학협회 보고서에 따르면 임산부나 임신을 고려 중인 여성은 절대 금주해야 한다고 권고하고 있습니다(British Medical Association Board of Science, 2007). 영국 국립보건임상연구원[NICE]은 유산 위험이 있으므로 임신 첫 3개월 동안은 술을 완선히 금하고, 임신 기간 동안에는 일주일에 한두 번 1~2잔 이내로 음주를 제한하고 있습니다(National Institute for Health and Clinical Excellence, 2008). 폭음은 절대로 하지 말아야 합니다. 임신을 시도하는 여성은 일주일에 한두 번 표준잔 1~2잔 이하로 알코올 섭취를 제한하는 것이 좋습니다. 금주를 고려하는 것이 현명할 수 있습니다. 영국 최고의료책임자UK chief medical officer와 미국 의무총감US surgeon general의 가장 최신의 권고사항은, 임산부는 절대 금주해야 한다는 것입니다.

두 가지 필요한 경각심

이번 장은 문제 음주자를 치료하는 일에 종사하는 모든 사람이 평가 및 치료 계획에서 신체적 요소에 대해 더 잘 인식해야 한다는 의도로 작성되었습니다. 마찬가지로 의료 분야에서 일하는 모든 사람은 다양한 임상 증상들의 기저에 숨어 있는 보고되지 않는 음주 문제의 가능성에 주의를 기울여야 한다는 점을 강조하고자 합니다.

금주 중에는 때때로 의학적 문제가 발생하므로 임상의는 주의를 기울여야 합니다. 환자가 마침내 술을 끊었을 때, 그들은 종종 남아있는 부상, 통증, 피로 및 기타 여러 가지 문제들을 인식하게 됩니다. 그들이 우울증으로 여겼던 것이 실제로는 갑상선기능저하증일 수도 있습니다. 경험이 풍부한 임상의라면 금주한 환자를 주의 깊게 진찰하고 모든 증상과 징후를 알코올 때문만이라고 속단하지 않을 것입니다.

참고문헌

Abel, E. L., & Sokol, R. J. (1991). A revised conservative estimate of the incidence of FAS and its economic impact. Alcoholism: Clinical and Experimental Research, 15, 514–524.

Babor, T., Caetano, R., Casswell, S., Edwards, G., Giesbrecht, N., Graham, K.,… Room, R. (2010). Alcohol: No ordinary commodity (2nd ed.). Oxford: Oxford University Press.

Baliunas, D., Rehm, J., Irving, H., & Shuper, P. (2010). Alcohol consumption and risk of incident human immunodeficiency virus infection: A meta-analysis. International Journal of Public Health, 55, 159–166.

Baliunas, D. O., Taylor, B. J., Irving, H., Roerecke, M., Patra, J., Mohapatra, S., & Rehm, J. (2009). Alcohol as a risk factor for type 2 diabetes. Diabetes Care, 32, 2123–2132.

Beilin, L. J., & Puddey, I. B. (2006). Alcohol and hypertension: An update. Hypertension, 47, 1035–1038.

Bofetta, P., & Hashibe, M. (2006). Alcohol and cancer. Lancet Oncology, 7, 149–156.

Bråthen, G., Ben-Menachem, E., Brodtkorb, E., Galvin, R., Garcia-Monco, J. C.,

Halasz, P., …EFNS Task Force on Diagnosis and Treatment of Alcohol-Related Seizures. (2005). EFNS guideline on the diagnosis and management of alcohol-related seizures: Report of an EFNS task force. European Journal of Neurology, 12, 575–581.

British Medical Association Board of Science. (2007). Fetal alcohol spectrum disorders–A guide for healthcare professionals. London: British Medical Association.

British Medical Association Board of Science. (2008). Alcohol misuse: Tackling the UK epidemic. London: British Medical Association.

Brock, C., Nielsen, L. M., Lelic, D., & Drewes, A. M. (2013). Pathophysiology of chronic pancreatitis. World Journal of Gastroenterology, 19(42), 7231.

Chen, L., Davey Smith, G., Harbord, R. M., & Lewis, S. J. (2008). Alcohol intake and blood pressure: A systematic review implementing a Mendelian randomization approach. PLoS Medicine, 5(3), e52.

Choi, H. K., Atkinson, K., Karlson, E. W., Willett, W., & Curhan, G. (2004). Alcohol intake and risk of incident gout in men: A prospective study. Lancet, 363, 1277–1281.

Chou, S. P., Grant, B. F., & Dawson, D. A. (1998). Alcoholic beverage preference and risks of alcohol-related medical consequences: A preliminary report from the National Longitudinal Alcohol Epidemiologic Study. Alcohol: Clinical and Experimental Research, 22, 1450–1455.

Cook, C. C., Hallwood, P. M., & Thomson, A. D. (1998). B vitamin deficiency and neuropsychiatric syndromes in alcohol misuse. Alcohol and Alcoholism, 33(4), 317–336.

Cook, R. T. (1998). Alcohol abuse, alcoholism, and damage to the immune system–a review. Alcoholism: Clinical and Experimental Research, 22, 1927–1942.

Corrao, G., Bagnardi, V., Zambon, A., & Arico, S. (1999). Exploring the dose-responsive relationship between alcohol consumption and the risk of several alcohol-related conditions–a meta analysis. Addiction, 94, 1551–1573.

Costanzo, S., Di Castelnuovo, A., Donati, M. B., Iacoviello, L., & de Gaetano, G. (2010). Alcohol consumption and mortality in patients with cardiovascular disease: A meta-analysis. Journal of the American College of Cardiology,

55(13), 1339–1347.

Druesne-Pecollo, N., Tehard, B., Mallet, Y., Gerber, M., Norat, T., Hercberg, S., & Latino-Martel, P. (2009). Alcohol and genetic polymorphisms: Effect on risk of alcohol-related cancer. Lancet Oncology, 10(2), 173–180.

Esper, L. H., & Furtado, E. F. (2014). Identifying maternal risk factors associated with fetal alcohol spectrum disorders: A systematic review. European Child & Adolescent Psychiatry, 23(10), 877–889.

Estruch, R. (2001). Nutrition and infectious disease. In N. Heather, T. J. Peters, & T. Stockwell (Eds.), International handbook of alcohol problems and dependence (pp. 185–204). Chichester, UK: John Wiley & Sons.

Franke, A., Teyssen, S., & Singer, M. V. (2005). Alcohol-related diseases of the esophagus and stomach. Digestive Diseases, 23(3–4), 204–213.

Hazeldine, S., & Sheron, N. (2014). Current treatment options for alcohol-related liver disease. Current Opinion in Gastroenterology, 30(3), 238–244.

Hendershot, C. S., Stoner, S. A., Pantalone, D. W., & Simoni, J. M. (2009). Alcohol use and antiretroviral adherence: Review and meta-analysis. Journal of Acquired Immune Deficiency Syndrome, 52, 180–202.

Hermens, D. F., Lagopoulos, J., Tobias-Webb, J., De Regt, T., Dore, G., Juckes, L., … Hickie, I. B. (2013). Pathways to alcohol-induced brain impairment in young people: A review. Cortex, 49(1), 3–17.

Holmes,M.V.,Dale,C. E.,Zuccolo, L., Silverwood, R. J., Guo, Y., Ye, Z.,…InterAct Consortium. (2014). Association between alcohol and cardiovascular disease: Mendelian randomisation analysis based on individual participant data. British Medical Journal, 349, g4164.

Hvidtfeldt, U. A., Tolstrup, J. S., Jakobsen, M. U., Heitmann, B. L., Grønbaek, M., O'Reilly, E., … Ascherio, A. (2010). Alcohol intake and risk of coronary heart disease in younger, middle-aged, and older adults. Circulation, 121(14), 1589–1597.

International Agency for Research on Cancer. (1998). Alcohol drinking, IARC Monographs onthe Evaluation of Carcinogenic Risks to Humans(vol. 44). Lyon, France: International Agency for Research on Cancer.

Klatsky, A. L., Armstrong, M. A., Friedman, G. D., & Sidney, S. (2001). Alcohol drinking and risk of hospitalization for ischemic stroke. American Journal of Cardiology, 88(6), 703–706.

Kopelman, M. D., Thomson, A. D., Guerrini, I., & Marshall, E. J. (2009). The Korsakoff syndrome: Clinical aspects, psychology and treatment. Alcohol and Alcoholism, 44(2), 148–154.

Krige, J. E. J., & Beckingham, I. J. (2001). ABC of diseases of liver, pancreas, and biliary system: Portal hypertension–2. Ascites, encephalopathy, and other conditions. British Medical Journal, 322(7283), 416.

Lamminpaa, A. (1995). Alcohol intoxication in childhood and adolescence. Alcohol and Alcoholism, 30, 5–12.

Lieber, C. S. (1988). The influence of alcohol on nutritional status. Nutrition Review, 46, 241–254.

Lishman, W. A. (1981). Cerebral disorders in alcoholism. Brain, 104, 1–20.

Lishman, W. A. (1998). Organic psychiatry: The psychological consequences of cerebral disorder, 3rd ed. Oxford: Blackwell Scientific Publications.

Lucey, M. R. (2014). Liver transplantation for alcoholic liver disease. Nature Reviews Gastroenterology & Hepatology, 11(5), 300–307.

McLeod, R., Stockwell, T., Stevens, M., &Phillips, M. (1999). The relationship between alcohol consumption patterns and injury. Addiction, 94, 1719–1734.

Mukamal, K. J., Chung, H., Jenny, N. S., Kuller, L. H., Longstreth, W. T., Mittleman, M. A., … Siscovick, D. S. (2005b). Alcohol use and risk of ischaemic stroke among older adults: The cardiovascular health study. Stroke, 36,1830–1834.

Mukamal, K. J., Tolstrup, J. S., Friberg, J., Jensen, G., & Grønbaek, M. (2005a). Alcohol consumption and risk of atrial fibrillation in men and women: The Copenhagen City Heart Study. Circulation, 112, 1736–1742.

Murray, C. J. L, Vos, T., Lozano, R., Naghavi,M., Flaxman, A. D.,Michaud, C.,… Memish, Z. A. (2012). Disability-adjusted life years (DALYs) for 291 diseases and injuries in 21 regions, 1990–2010: A systematic analysis for the Global Burden of Disease Study 2010. Lancet, 380(9859), 2197–2223.

National Institute for Health and Clinical Excellence. (2008). National Collaborating Centre for Women's and Children's Health. Antenatal care: Routine care for the healthy pregnant woman, 2nd ed. London: RCOG Press.

O'Keefe, J. H., Bhatti, S. K., Bajwa, A., DiNicolantonio, & Lavie, C. J. (2014, March). Alcohol and cardiovascular health: The dose makes the poison…or the remedy. Mayo Clinic Proceedings, 89(3), 382-393.

Preedy, V. R., Mantle, D., & Peters, T. J. (2001). Alcoholic muscle, skin and bone disease. In N. Heather, T. J. Peters, & T. Stockwell (Eds.), International handbook of alcohol problems and dependence (pp. 169-184). Chichester, UK: John Wiley & Sons.

Ramayya, A., & Jauhar, P. (1997). Increasing incidence of Korsakoff 's psychosis inthe east end of Glasgow. Alcohol and Alcoholism, 32, 281-285.

Rehm, J., Room, R., Monteiro, M., Gmel, G., Graham, K., Rehn, N., … Jernigan, D. (2004). Alcohol use. In M. Ezzati, A. D. Lopez, A. Rodgers, & C. J. L. Murray (Eds.), Comparative quantification of health risks: Global and regional burden of disease due to selected major risk factors (vol. 1., pp. 959-1109). Geneva: World Health Organization

Room, R., Babor, T., & Rehm, J. (2005). Alcohol and public health. Lancet, 65, 519-530.

Rubin, E., & Urbano-Marquez, A. (1994). Alcoholic cardiomyopathy. Alcoholism: Clinical and Experimental Research, 18, 111-114.

Stewart, S., Latham, P. K., Miller, P. M., Randall, P., & Anton, R. E. (2008). Blood pressure reduction during treatment for alcohol dependence: Results from the Combining Medications and Behavioural Interventions for Alcoholism (COMBINE) study. Addiction, 103, 1622-1628.

Sullivan, E. V., & Pfefferbaum, A. (2005). Neurocircuitry in alcoholism: A substrate of disruption and repair. Psychopharmacology, 180(4), 583-594.

Thomson, A. D., Cook, C. C. H., Guerrini, I., Sheedy, D., Harper, C., & Marshall, E. J. (2008). Wernicke's encephalopathy: "Plus ca change, plus c'est la meme chose." Alcohol and Alcoholism, 43, 180-186.

Thomson, A. D., & Marshall, E. J. (2006). The natural history of Wernicke's encephalopathy and Korsakoff 's psychosis. Alcohol and Alcoholism, 41, 151-158.

Thompson, P. L. (2013). J-curve revisited: Cardiovascular benefits of moderate alcohol use cannot be dismissed. Medical Journal of Australia, 198(8), 419–422.

Tønnesen, H. (1999). The alcohol patientand surgery. Alcohol and Alcoholism, 34, 148–152.

Tønnesen, H., Rosenberg, J., Nielsen, H. J., Rasmussen, V., Hauge, C., Pedersen, I. K., & Kehlet, H. (1999). Effect of preoperative abstinence on poor postoperative outcome in alcohol misusers: Randomised controlled trial. British Medical Journal, 318, 1311–1316.

Urbano-Marquez, A., Estruch, R., Fernandez-Sola, J., Nicolas, J. M., Pare, J. C., & Rubin, E. (1995). The greater risk of alcoholic cardiomyopathy and myopathy in women compared with men. Journal of the American Medical Association, 274, 149–154.

Victor, M., Adams, R. D., & Collins, G. H. (1971). The Wernicke–Korsakoff syndrome. Philadelphia, PA: F. A. Davis.

Walker, R. K., Cousins, V. M., Umoh, N. A., Jeffress, M. A., Taghipour, D., Al-Rubaiee, M., & Haddad, G. E. (2013). The good, the bad, and the ugly with alcohol use and abuse on the heart. Alcoholism: Clinical and Experimental Research, 37(8), 1253–1260.

Whiteford, H. A., Degenhardt, L., Rehm, J., Baxter, A. J., Ferrari, A. J., Erskine, H. E.,…Vos, T. (2013). Global burden of disease attributable to mental and substance use disorders: Findings from the Global Burden of Disease Study 2010. Lancet, 382(9904), 1575–1586.

Williams, R., Aspinall, R., Bellis, M., Camps-Walsh, G., Cramp, M., Dhawan, A.,… Smith, T. (2014). Addressing liver disease in the UK: A blueprint for attaining excellence in health care and reducing premature mortality from lifestyle issues of excess consumption of alcohol, obesity, and viral hepatitis. Lancet, 384, 1953–1997.

World Cancer Research Fund/American Institute for Cancer Research. (2007). Food, nutrition, physical activity, and the prevention of cancer: A global perspective. Washington DC: American Institute for Cancer Research.

World Health Organization. (2007). WHO Expert Committee on Problems Related to Alcohol Consumption. Second Report. WHO Technical Report Series 944. Geneva: World Health Organization.

World Health Organization. (2011). Global status report on alcohol and health.

Geneva, Switzerland: World Health Organization.

Xin, X., He, J., Frontini, M. G., Motsamai, O.I., & Whelton, P.K. (2001). Effects of alcohol reduction on blood pressure: A meta-analysis of randomized controlled trials. Hypertension, 38(5), 1112–1117.

Zahr, N. M., Kaufman, K. L., & Harper, C. G. (2011). Clinical and pathological features of alcohol-related brain damage. Nature Reviews Neurology, 7, 284–294.

6장

음주 문제와 정신 장애

음주 문제와 관련된 분야에서 일하는 사람이라면 누구나 음주로 인해 발생하거나 그 배후에 있을 수 있는 다양한 정신과적 장애에 대한 인식을 키워야 합니다. 그렇지 않으면 매우 심각한 문제가 간과될 수 있습니다. 마찬가지로 알코올 및 기타 물질이 정신 상태에 미치는 영향에 대한 인식이 부족하면 약물 오남용이 간과될 수도 있습니다. 정신과적 장애는 일반인보다 음주 문제[그리고 기타 약물 사용 장애(substance use disorder, SUD)]가 있는 개인에게 더 흔하게 발생합니다. '이중 진단'이라는 용어가 이러한 개인을 설명하는 데 사용되기도 하지만, 알코올 및 약물 남용, 하나 이상의 정신과적 장애, 신체 건강, 행동, 법의학 및 사회적 문제 등 여러 가지 문제를 동시에 가지고 있는 경우가 많습니다.

동반 질환의 원인은 생물학적, 심리사회적, 환경적, 성격적 요인 간의 상호 작용으로 인한 다인성일 가능성이 높습니다. 음주 문제가 있는 사람이 경험하는 많은 정신과적 증상은 중독 및/또는 금단과 직접적으로 관련이 있으며 금주를 오래 지속하면 사라집니다. 동시에, 과도한 음주와 의존은 금주에 성공하더라도 지속되는 정신과적 장애(예: 주요 우울장애)를 일으킬 위험은 높아질 수 있습니다. 마찬가지로, 정신과적 장애가 있는 개인은 알코올 또는 약물 사용 장애가 발생할 위험에 취약할 수 있습니다. 음주 문제와 정신과적 장애는 독립적으로 동시에 발생할 수도 있습니다. 동반 질환은 치료와 예후를 복잡하게 만들고 정신건강서비스뿐만 아니라 일차진료 서비스에도 심각한 문제를 야기합니다. 임상의는 환자가 분류된 진단 범주에만 초점을 맞추기보다 환자의 필요와 문제를 평가하는 데 집중할 때 동반 질환 문제를 가장 잘 해결할 수 있습니다.

동반 질환이 있으면 도움을 요청할 가능성이 높아지기 때문에 임상에서의 표본은 지역사회 표본보다 동반 질환 유병률이 더 높습니다. 실제로 동반 질환이 있는 개인은 알코올 문제보다는 정신과적 증상이나 장애로 인해 도움을 요청할 수 있습니다. 이들은 음주가 자신의 어려움에 기여하고 있다는 사실을 인정하지 않거나 심지어 인식하지 못할 수도 있습니다.

역학

미국 국립 동반 질환 조사(〈표 6.1〉 참고)에 따르면 평생 알코올 사용 장애[AUD] 병력이 있는 사람은 정신과적 질환에 걸릴 위험이 높으며 그 반대의 경우도 마찬가지입니다(Kessler, Crum, & Warner, 1997; Kessler et al., 1994). 이 연구의 10년간의 추적 결과, 기분 장애와 여러 불안 장애(공황, 특정 및 사회 공포증, 외상후 스트레스 장애[PTSD], 분리 불안)가 후속 약물 의존

〈표 6.1〉 미국 국립 동반 질환 조사: 알코올 의존이 있는 정신과적 장애와 알코올 의존이 없는 정신과적 장애의 평생 동시 발생률

정신과적 장애	알코올 의존이 있는 개인			
	남성		여성	
	(%)	OR[2)]	(%)	OR
불안	35.8	2.2	60.7	3.1
기분	28.1	3.2	53.5	4.4
약물 의존	29.5	9.8	34.7	15.8
반사회성 성격	16.9	8.3	7.8	17.0

출처: Kessler, Crum, & Warner(1997).

을 예측할 수 있으며, 특히 양극성 장애와 강한 연관성이 있는 것으로 나타났습니다(Swendsen et al., 2010). 특히, 이러한 정신과적 장애는 음주를 시작하거나 '알코올 남용'(미국 정신의학회 정신질환의 진단 및 통계 편람[DSM-IV]의 명명법)의 위험에 미치는 영향은 미미하거나 중간 정도였지만, 음주 문제가 있는 개인이 알코올 의존으로 전환할 가능성을 높였습니다.

평생 동반 질환의 증거는 알코올 남용보다 알코올 의존에서 더 강력했으며, 동반 질환은 남성보다 여성에서 발생할 가능성이 더 높았습니다. 남성에서 주요한 동반 질환은 기타 약물 사용 장애, 품행 장애, 반사회성 성격 장애였습니다. 여성은 불안 및 기분 장애가 동반 질환의 주요 원인이었습니다. 미국의 알코올 문제 및 관련 질환에 대한 국립 역학 조

2) 오즈비(OR, odds ratio) 사례 대조 연구에 있어서 상대 위기(relative risk)의 추정치로서 산출(역자 주).

사[NESARC]에 따르면 치료를 받고 있는 알코올 남용 및 의존증[AUD] 환자 중 40.7%는 적어도 한 가지 이상의 재발성 기분 장애를, 33%는 적어도 한 가지 이상의 불안 장애를 가지고 있는 것으로 나타났습니다(Grant et al., 2004). 또한 NESARC는 알코올 남용 환자의 26.6%에서 남용에서 의존으로 전환하는 시기가 대부분 약 3년 이내에 발생한다고 밝혔습니다. 국립 동반 질환 조사 결과와 유사하게, NESARC 데이터에 따르면 기분 장애, 정신병 또는 성격 장애의 병력이 있는 경우 알코올 의존으로 이행할 위험이 증가하는 것으로 나타났습니다.

인구에서 노인의 비율이 증가함에 따라 노인의 음주 문제와 동반 질환을 이해하는 것이 점점 더 중요해지고 있습니다. 젊은 성인을 대상으로 한 연구 결과가 노인에게는 일반화되지 않을 수 있습니다. 예를 들어, 60세 이상의 NESARC 참가자의 경우 약물 사용 장애는 전체 표본과 달리 기분 장애나 불안 장애를 예측하지 못했습니다(Hasin & Kilcoyne, 2012). 연구자들은 노년기의 약물 오남용 및 정신 장애에 대한 자료를 충분히 가지고 있지 않습니다. 예를 들어, 국립 동반 질환 조사는 노년층을 포함하지 않았습니다. 알코올은 주로 중년과 노년기에 오용되는 약물로 보이며, 처방된 오피오이드계 약물과 벤조디아제핀계 약물의 사용이 증가하는 경우가 종종 동시에 발생합니다(Crome et al., 2011; Wu & Blazer, 2014).

동반 질환 양상에 있어서는 성별에 따른 차이가 있습니다. 알코올 의존증의 여성은 대부분의 외현화 장애에서 알코올 의존증의 남성에 비해 높은 위험을 보입니다. 평균적으로 여성은 남성보다 낮은 치료 이용률에도 알코올 의존이 더 일찍 완화됩니다(Khan et al., 2013).

정신과적 동반 질환은 또한 개인의 금연 시도와 금연 성공 여부에도 영향을 미칩니다. NESARC 연구에 따르면 알코올 남용 환자의 약 10%, 알코올 의존 환자의 약 18%가 3년 동안 금연을 시도한 것으로 나

〈표 6.2〉 비의존 및 니코틴, 알코올, 약물 의존 인구의 정신과적 장애 유형별 유병률

	비의존 인구(%)	니코틴 의존 인구(%)	알코올 의존 인구(%)	약물 의존 인구(%)
장애 없음	87.5	77.0	69.4	52.9
혼합형 불안 장애	6.2	10.2	9.9	16.3
범불안 장애	2.4	4.1	5.3	7.3
우울증	1.2	3.7	7.3	9.1
공포증	0.8	1.5	1.0	5.4
공황 장애	0.5	1.5	2.7	2.5

Farrell 등 (2003)에서 채택.

타났습니다(Chiappetta, Garcia, Rodriguez, Jin, Secades-Villa, & Blanco, 2014). 이 중 약 1/3이 금연에 성공했습니다. 독신이고, 40세 미만이며, 소득이 낮고, 정신과적 장애가 동반되어 있고 의존 증상이 더 많은 경우 금연 시도를 할 확률이 더 높았습니다. 의존의 정도가 심할수록, 정신과적 장애가 많을수록, 약물 사용 장애(담배 사용 장애 포함)가 있을수록 금연 시도에 성공할 확률이 감소했습니다.

미국 외 지역에서 수행된 역학 연구에서도 NESARC 및 국립 동반 질환 조사와 유사한 결과가 나왔습니다. 영국 정신과적 이환율 조사(Farrell et al., 2001)에 따르면 니코틴, 알코올 및 약물 의존이 있는 개인은 비의존 인구에 비해 정신과적 장애의 이환 위험이 증가했습니다(〈표 6.2〉 참고). 약물 및 알코올 치료 서비스 사용자 대부분은 또한 정신건강 문제도 경험합니다. 호주에서는 알코올 사용 장애[AUD]를 가진 사람의 18%가 기분 장애, 15%가 불안 장애, 17%가 기타 약물 사용 장애(drug use disorder, DUD)를 가지고 있었습니다. 다른 방향에서 살펴보면 우울증 환자의 16%, 외상후 스트레스 장애 환자의 24%, 대마초 사용 장애 환자의 37%가 알코올 사용 장애[AUD]를 앓고 있었습니다(Burns, Teeson, & Lysnkey, 2001).

동반되는 정신과적 문제는 크게 (1) 환각, 섬망, 망상 등 알코올로 유발된 장애와 (2) 우울증, 불안 장애 등과 같은 일반적인 동반 진단의 두 가지 범주로 나눌 수 있습니다. 이에 대해 차례로 설명하겠습니다. 이 섹션은 5장에 제시된 일부 내용(예: 베르니케-코르사코프 증후군 관련)에 대한 보충으로 간주해야겠습니다.

알코올로 유발된 장애

일시적인 환각 경험

일시적인 환각 경험은 두 가지 이유로 주목할 필요가 있습니다. 첫째, 일시적인 환각 경험은 진전 섬망(delirium tremens, DT)이나 알코올성 환각증의 발병을 예고할 수 있으며, 종종 훨씬 더 심각한 질환의 가능성을 조기에 경고하는 것일 수 있습니다. 따라서 완전히 별개의 임상적 실체라기보다는 이러한 상태와 연속적인 것으로 볼 수 있습니다. 둘째, 일시적인 환각은 질병이 주요한 양상으로 진행되지 않고도 발생할 수 있다는 점을 인식하는 것이 중요합니다. 이러한 일시적인 환각에 익숙하지 않은 임상의는 환자가 실제로는 그렇지 않은데도 "진전 섬망을 앓고 있다"라고 잘못 기록할 수 있습니다. 혹시 다른 약물 사용이 원인이 되지 않았는지도 신중하게 평가해야 합니다.

이 증상의 본질은 환자가 다양한 지각 장애 중 하나를 순간적으로 갑작스럽게 경험하고, 종종 매우 놀랍고 당황스러워하며, 환각 삽화가 즉시 끝나는 것입니다. 이러한 현상은 의존성 음주가 지속적이고 과격하며 혼란스러운 기간 동안 또는 금단 기간 동안 발생할 수 있습니다. 진전 섬망[DT]에서 볼 수 있는 섬망이나 심각한 생리적 장애의 증거는 없습니다. 다음은 환자들이 일시적인 환각 경험을 설명한 몇 가지 예입니다:

> 길을 걷고 있는데 갑자기 차 한 대가 제 뒤로 다가와서 저는 도로에 뛰어들었습니다. 겁에 질렸죠. 하지만 모두 상상이었죠.

> 예전에는 누군가 제 이름을 불렀다고 생각하고 뒤돌아보곤 했습니다.

환자는 종종 특징적으로 환각의 실체를 즉시 확인하지 못합니다. 비교적 정형화되고 제한된 종류의 환각 경험도 전형적입니다. 어떤 환자에게는 거의 항상 뒤에서 차가 다가오고 다른 환자에게는 비둘기가 방으로 날아오는 등의 경험입니다. 일부 환자는 심각한 장애로 진행되지 않고 수개월 동안 이러한 불편한 경험을 할 수 있다는 점을 인식하는 것이 중요합니다. '연속성'의 의미와 중요성은 진전 섬망[DT]과 알코올성 환각증에 대해 이어서 좀 더 분명히 논의해보겠습니다.

진전 섬망

진전 섬망(delirium tremens, DT)은 일반적으로 오랜 알코올 사용 이력이 있는 알코올 의존증의 개인이 알코올 섭취량을 줄인 결과 발생하는 단기

간의 독성 혼란 상태입니다(World Health Organization, 1992). 다양한 임상 양상을 보일 수 있지만, 중증도의 연속성과 증상군의 다양성을 가진 단일 증후군으로 보는 것이 가장 좋습니다. 이 장애는 종종 변동이 심하며, 저녁이나 방이 어둡고 조명이 없을 때 환자의 상태가 악화됩니다. 시냅스 증상의 전형적인 삼중 증상에는 의식 흐림과 혼란, 모든 감각 양상에 영향을 미치는 생생한 환각, 현저한 떨림이 포함됩니다. 망상, 초조함, 불면, 자율신경계 흥분도 종종 나타납니다.

섬망 증상은 보통 마지막 음주 후 약 24~150시간 후에 발생하지만, 보통 72~96시간 사이에 최고조에 달합니다. 전구 증상은 대개 분명하지만 간과될 수 있습니다. 발병은 종종 불안, 불면증 및 공포와 함께 주로 야간에 나타납니다:

> 65세의 홀아비가 한동안 과음을 하다가 구급차를 통해 종합병원에 입원했습니다. 입원 당시 그는 클로르디아제폭사이드(chlordiazepoxide)(25mg 경구)를 1회 복용토록 처방받았습니다. 의료진은 환자에게 알코올 문제가 있다는 사실을 알고 있었음에도 불구하고 용량 감소를 시작하지 않았습니다. 입원 첫 이틀 동안 그는 '기분 좋은 모습으로 혼란스러워했습니다.' 셋째 날, 그는 간호사실에 들어가 간호사가 '환자를 집단별로 분류하는' 모습을 보았습니다. 그는 갑자기 이것이 폭탄 테러 때문에 모든 사람이 대피해야 한다는 의미라는 것을 깨달았습니다. 그는 잠옷 차림에 맨발로 병동을 나와 병원이 위험하다고 외치며 번화한 거리로 뛰쳐나갔습니다. 그는 다행히 간호사들에 의해 발견되어 병원으로 돌아와 안정을 취했습니다. 열흘 후, 그는 그 사건을 희미하게 회상했습니다. "사실이 아니라는 것을 알았지만 설명할 수 없는 두려움이 밀려왔고 탈출해야 한다는 생각만이 들었습니다. 그 이후로 특별한 일은 일어나지 않았습니다."

▌섬망

섬망 상태에서는 환자가 현실과 다소 괴리되어 있으며 사람, 장소, 시간에 대한 방향 감각을 상실할 가능성이 있습니다. 예를 들어, 환자는 자신이 여객선을 타고 있다고 믿고 간호사를 승무원으로 착각하여 음료를 주문하지만 5분 후에는 자신이 병원에 있다는 사실을 알고 주변 사람들을 정확하게 식별할 수 있습니다.

▌환각

환각은 특징적으로 생생하고 혼란스럽고 기괴하며 모든 감각 영역에서 발생합니다. 환각은 환영(헛것)을 보거나(환시), 헛소리를 듣거나(환청), 가스 냄새를 맡기나(환후), 동물이 기어가는 것을 느낄(환촉) 수 있습니다. 전형적인 시각적 환각은 생생하고 소름 끼치는 것이며, 일반적으로 뱀, 곤충, 쥐, 기타 작은 동물이 침대에 누워 있는 환자를 공격하는 것처럼 보일 수 있습니다. 또한 작은 털북숭이 남성이 바닥에서 춤을 추는 등 '작은' 형태로 나타날 수도 있지만, 어떤 종류의 시각 환각도 경험할 수 있습니다. 환자는 종종 환각에 완전히 몰두하여 그 대상과 상호 작용하기도 합니다. 그래서 그들은 거미를 털어내는 행동을 하거나 작은 난쟁이들과 혼잣말하며 논쟁을 벌입니다.

환각적인 목소리나 음악이 들리거나 동물의 위협적인 울음소리가 들릴 수 있습니다. 환각은 종종 이불의 주름이 뱀이 되고 벽지의 무늬가 얼굴이 되는 등 착각을 잘못 표현하는 양상을 기반으로 합니다.

▌떨림

질병이 진행되면서 환자는 불안과 두려움이 커지고 떨림이 생깁니다. 최악의 경우 환자가 너무 심하게 떨어서 침대가 덜컹거릴 정도이지만, 다른 증상과 마찬가지로 중증도는 다양할 수 있으며 환자에게 손을 뻗으라고 요청하지 않는 한 떨림은 그다지 눈에 잘 띄지 않을 수도 있습니다.

▌공포

예를 들어, 환자는 침대 위에서 꿈틀거리는 뱀에 대한 반응으로 극도의 공포를 경험할 수 있습니다. 그러나 두려운 반응이 일반적인 것은 아닙니다. 어떤 경우에는 환각이 마치 개인 영화 상영을 보는 것처럼 즐겁거나 재미있을 수 있습니다.

▌편집증적 망상

이 병은 종종 적들이 유독 가스를 방 안으로 불어넣고, 암살자가 창문에 숨어 있으며, 이름 모를 음모가 진행되고 있다는 등 어느 정도 편집증적인 냄새를 풍깁니다. 실제로 모든 사건과 자극이 잘못 표현되어 편집증적일 수 있지만, 환자의 정신 상태가 너무 혼란스러워 망상적인 생각이 체계화되기에는 어려움이 있습니다.

▌직업적 망상 또는 환각

예를 들어 바텐더는 자신이 칵테일 바에서 서빙을 하고 있다고 믿고 가상의 음료를 부어줄 수 있습니다. 벽돌공은 가상의 벽을 쌓고 있을 수 있습니다.

▌불안과 초조

환각 경험에 대한 두려움으로 인해 환자는 종종 매우 안절부절못하며 침대보를 움켜쥐고 끌어당기거나 어떤 소리만 나도 침대에서 벌떡 일어나 병동을 내달리려고 합니다. 이러한 과잉행동이 어느 정도의 쇠약함과 불안정함이 합쳐지면 환자를 낙상이나 다른 사고의 위험에 심각하게 빠뜨릴 수 있습니다.

암시에 대한 민감도 증가

진전 섬망[DT]을 앓고 있는 환자는 암시에 대한 민감도가 높아질 수 있으며, 이는 때때로 자연적으로 드러나기도 하지만 검사를 통해서만 드러날 수도 있습니다. 어떤 환자에게 가상의 카드를 내밀면서 교환하자고 하거나, 빈 잔을 내밀면 마시는 시늉을 하는 등의 사례가 책에 나와 있기도 합니다.

신체적 장애

땀을 많이 흘리는 것이 일반적입니다. 일반적으로 식욕이 줄어들고 맥박이 빨라지며 혈압이 상승하고 열이 날 가능성이 높습니다. 질병이 며칠 동안 계속되면 점차 탈수, 탈진 및 쓰러짐과 함께 갑자기 위험할 정도로 급격한 체온 상승이 발생할 수 있습니다.

원인 및 경과

오늘날에는 감염이나 외상 등 다른 요인이 부수적인 역할을 하기도 하지만, 일반적으로 진전 섬망[DT]은 본질적으로 알코올 금단 상태로 간주됩니다. 발작을 촉발하는 금단 상태는 병원 입원, 체포 및 수감, 또는 스스로 결정한 금주 노력으로 인해 발생했을 수 있습니다. 하지만 갑작스러운 금단 증상이 없는 경우가 많으며, 적어도 부분적인 금단 증상은 있었을지라도 환자가 여전히 술을 마시는 동안 질병이 시작되는 경우가 많습니다. 어떤 경우에는 환자가 일시적인 환각 경험의 많은 증거와 함께 이전 몇 주 동안 진전 섬망 직전에 있었던 것처럼 보이며, 다른 경우에는 질병이 더 폭발적으로 발병하는 경우도 있습니다. 최소 수년간의 심각한 알코올 의존과 수년간의 과음 병력이 없는 환자가 진전 섬망을 경험하는 것은 드문 일이지만, 이전에 금주했던 환자가 빠르게 의존성을 회복하는 경우 1~2주 후에도 발작이 발생할 수 있습니다. 한 번 발작을 경험한 환자는 재발 발작이 흔합니다.

이 증상은 보통 3~5일 동안 지속되며 점진적으로 해결되나, 드물게는 몇 주 동안 지속되며 회복과 재발 사이를 오갑니다. 심각한 신체적 합병증의 가능성이 언급되었으며, 항생제가 등장하기 전에는 병발성 흉부 감염이나 폐렴이 심각한 위험을 초래했었습니다. 보고된 사망률은 치료 시설마다 다르며, 숙련된 치료를 받더라도 입원 환자의 1~4%에서 사망이 발생하는 등 어느 정도의 위험은 있습니다(Schuckit, 2014). 사망은 일반적으로 심혈관계의 정지, 저체온증 또는 병발성 감염으로 인해 발생합니다.

▌진단의 혼동 가능성

진전 섬망[DT]은 진단 실수가 거의 없을 정도로 생생하고 뚜렷해 보일 수 있습니다. 그러나 진전 섬망을 유발하는 기저 질환이 간과되고 있을 가능성은 항상 존재합니다. 간부전, 폐렴, 두부 손상 등을 항상 염두에 두어야 합니다. 돌이켜보면, 진단이 명백했음에도 불구하고 진전 섬망의 가능성을 완전히 간과한 경우에도 혼란이 발생할 수 있습니다. 종합병원 내의 병동 환경에서 환자가 '혼란스러워하거나', '약간 횡설수설하거나', 야간에 병상에서 계속 나가려고 하는 등의 증상을 보이는 경우가 이에 해당합니다. 이러한 상황에서는 감염, 외상 또는 수술의 비특이적 영향에 의한 것으로 간주될 수 있습니다. 정신병원 환경에서 이 진단은 때때로 간과되는데, 예를 들어 진전 섬망을 앓는 급성 조현병schizophrenia 환자가 피해 망상으로 손에 칼을 들고 거리를 뛰어다니다가 발견되어 경찰에 의해 응급 입원되는 경우에 급성 조현병 증상schizophrenic으로 충분히 오진될 수 있고 알코올에 의한 진전 섬망의 진단이 간과되는 경우가 있을 수 있습니다.

알코올 금단 중 진전 섬망을 예측하는 요인은 다음과 같습니다. 임상기관에서의 알코올 금단 평가 척도(clinical institute withdrawal assessment for alcohol scale-ar, CIWA)(11장 참고)에서 15점 이상, 특히 심혈관 장애(수축기 혈압 150mmHg 이상, 맥박수 분당 100회 이상), 최근 금단 경련발작(섬망 환자의 20%에서 나타남), 이전 금단 섬망 또는 발작의 경험, 고령, 최근 다른 억제제의 오용, 동반된 내과적 문제(Schuckit, 2014) 등이 있습니다.

또한, 환자는 진전 섬망을 경험했다고 호소하지만 자세히 물어보면 사실은 '매우 심한 떨림과 식은땀' 수준인 경우였을 수 있습니다. 따라서 진전 섬망에 대한 환자의 이해를 명확히 하는 것이 중요합니다.

진전 섬망에 대한 치료는 11장에 설명되어 있습니다.

알코올로 유발된 정신병적 장애

알코올성 환각증을 포함하는 알코올로 유발된 정신병적 장애는 비교적 드물게 발생하는 장애로, 과음하는 동안 또는 그 이후에 청각 또는 시각의 환각이 발생합니다(Glass, 1989a, 1989b; Tsuang, Irwin, Smith, & Schuckit, 1994). 환각은 생생하고 급성으로 발생하며, 일반적으로 의식이 명료한 상태에서 발생하기 때문에 진전 섬망과는 다릅니다. 착오, 망상, 환청, 비정상적인 정동이 동반될 수 있습니다. 알코올로 유발된 정신병적 장애는 일반적으로 몇 주에 걸쳐 호전되지만 간혹 몇 달 동안 지속될 수도 있습니다. 알코올로 유발된 정신병적 장애를 진단하려면 먼저 진전 섬망과 다른 정신 장애들을(다른 향정신성 물질과 관련된 정신 장애를 포함) 배제해야 합니다.

알코올로 유발된 정신병적 장애에서 환청은 형태가 없는 소음이나 음악 소리로 들리기도 하지만 보통 목소리의 형태로 나타납니다. 환청의 목소리는 환자에게 직접 말을 걸기도 하지만, 환자에 대한 언급(또는 비판)의 형태를 띠는 경우가 더 많습니다. 때로는 한 명의 목소리만 나오기도 하지만, 여러 명이 대화에 참여하기도 하며 같은 목소리가 여러 차례 반복해서 나올 수도 있습니다. 언급은 호의적이고 친근할 수도 있지만 대개 비난, 위협 또는 질투를 수반합니다. 때로는 환청이 환자에게 자신의 의지에 반하는 행동을 하라고 명령하며, 이로 인해 돌발 행동이나 자살 시도가 발생할 수 있습니다. 병식이 부족하여 환청이 실제라고 생각하지만, 환청이 자신에게 도달하는 원리나 방법에 대해 복잡한 설명을 거의 하지 않습니다. 환청은 왔다가 사라지기도 하고 끊임없이 환자를 괴롭힐 수도 있습니다.

알코올로 유발된 정신병적 장애는 거의 확실히 잠재성 조현병latent schizophrenia의 한 형태는 아닙니다. 그럼에도 불구하고 표면적으로는 급성 편집성 조현병과 유사할 수 있으며 감별진단이 어려울 수 있습니다. 알코올로 유발된 정신병적 장애와 관련된 망상은 일반적으로 환각을 설명하려는 시도입니다. 복잡한 망상 체계, 사고 장애, 정동의 부조화 또는 음성증상의 증거는 없으며, 환청의 목소리가 줄어들면서 병식이 회복됩니다(Lishman, 1998).

이러한 지침은 유용한 지표를 제공하지만 실제로는 여전히 구별하기 어려울 수 있으며, 이러한 상황에서는 환자를 병원에 입원시키고 술을 끊고 어떤 일이 일어나는지 관찰하는 것이 현명한 조치입니다. 갑자기 호전될 수도 있지만 보통 증상이 서서히 사라지는 경우가 더 많습니다. 목소리는 덜 지속되고 주의를 긴급하게 요구하지 않으며 그 진위가 의심되기 시작합니다. 예후는 일반적으로 좋지만 10~20%는 만성 조현병과 유사한 과정을 겪을 수 있습니다. 물론 질병이 마침내 조현병으로 진단될 가능성도 염두에 두어야 합니다. 두어 달 이내에 증상이 멈추지 않으면 후자의 진단이 더 가능성이 높지만 알코올로 유발된 정신병적 장애는 때때로 완전한 회복에 최대 6개월이 걸릴 수도 있다고 보고되었습니다. 특히 암페타민으로 된 정신증amphetamine psychosis을 포함한 일부 약물 중독은 알코올로 유발된 정신병적 장애의 양상과 유사한 모습을 보일 수 있으며, 이런 종류의 증상이 나타나면 항상 기타 약물에 대한 소변 검사를 수행하는 것이 현명합니다.

알코올성 블랙아웃(알코올로 유발된 기억상실)

널리 사용되지만 다소 혼란스러운 일반 용어인 '알코올성 블랙아웃(기억상실blackout)'은 알코올로 인해 유발될 수 있는 일시적인 기억상실(즉, 알코올 관련 기억상실)을 의미합니다. 이때 의식을 상실하지는 않습니다. 앞서 설명한 바와 같이 블랙아웃은 뇌 내의 글루타메이트 과잉상태(2장 참고)와 관련이 있을 수 있으며, 따라서 알코올이 뇌 기능에 미치는 영향의 심각성을 나타낼 수 있습니다. 실제로 블랙아웃은 간 기능 검사와 같은 정도의 뇌의 상태 검사에 해당하는 것으로 간주할 수 있습니다. 임상의는 환자에게 단순히 필름이 끊겼는지만을 물어서는 안 됩니다. 대신에 "음주 중에 했던 일을 잊어버렸던 적이 있습니까?"라고 질문하는 것이 바람직합니다. 알코올 의존 환자의 약 3분의 2 이상에서 이러한 현상이 보고되고 있지만, 알코올성 블랙아웃은 술을 너무 많이 또는 너무 빨리 마셔 버리는 사회적 수준의 음주자들에게서도 비교적 흔하게 발생합니다. 일반 인구에서 젊은 남성의 약 3분의 1이 음주 시 기억상실을 경험하였을 가능성이 있습니다(Goodwin, Crane, & Guze, 1969a). 따라서 블랙아웃은 문제 음주의 중요한 경고 신호이지만 그렇다고 반드시 알코올 의존의 원인 징후인 것은 아닙니다.

블랙아웃은 두 가지 유형으로 설명됩니다(Goodwin, Crane, & Guze, 1969a, 1969b). 총괄성en block 기억상실은 갑작스러운 발생 및 회복 시점이 있고 그 기간 동안 전체적이고 깊은 기억상실이 자발적으로 혹은 어떠한 계기에 의해 발생하는 것이 특징입니다. 이 기간은 30~60분에서 길게는 2~3일까지 지속될 수 있습니다. 이와는 대조적으로, '단편적' 블랙아웃 또는 '그레이아웃(부분 기억상실grey out)'은 불분명한 경계와 그 경계 안에 분절된 기억의 섬들이 부분으로 나누어져 있는 고르지 못한 기억상실 삽화입니다. 그레이아웃은 종종 부분적으로나 또는 완전하게 기억이 돌아오는 것이 특징이며, 일반적으로 총괄성 기억상실보다도 짧은 기간 지속됩니다. 실제로는 알코올로 유발된 기억상실은 경미한 정도부터 심한 정도까지 연속적인 단계로 발생할 수 있으나, 이렇게 환자가 이야기하는 경험을 두 가지 유형으로 나누어 파악하는 것이 환자들에게 나타나는 증상을 이해하는 데 유용합니다.

블랙아웃은 과도한 음주 진행의 후반기에 발생하기 시작하거나 또는 전혀 발생하지 않을 수도 있습니다. 일단 어느 정도 빈도든 블랙아웃을 경험하기 시작하면 재발하는 경향이 있으며, 환자는 종종 '블랙아웃이 심해지기 시작한 단계'를 식별할 수 있습니다. 이처럼 블랙아웃에 취약한 이유는 알려지지 않았지만, 블랙아웃은 음주의 조기 시작, 높은 최고 수준의 알코올양, 두부 손상의 병력과 관련이 있습니다. 진정제와 최면제를 동시에 사용하면 기억상실의 발생 가능성이 높아질 수 있습니다. 블랙아웃이 장기적인 인지 장애의 예측 요인인 것은 아닙니다.

알코올성 블랙아웃 기간 동안에도 환자는 모든 유형의 활동에 참여할 수 있습니다. 관찰자가 보기에 음주자는 술에 취한 것 외에는 비정상적인 정신상태에 있어 보이지 않지만, 배우자나 환자를 잘 아는 사람이 보면 미묘한 변화를 알아차릴 수도 있습니다(예: '멍하게 보인다'). 환자들은 때때로 알코올성 블랙아웃 기간 동안 집을 떠나 방황하다가 나중에 낯선 장소에서 "깨어났다"라고 보고합니다. 다음은 그 사례입니다.

> 제가 돌아왔을 때 저는 이발소 의자에 앉아 면도를 하고 있었어요. 이 빈에는 어디까지 왔는지 진혀 일 수 없었고, 몹시 당황스러웠지만 물어보고 싶지도 않았어요. 답을 찾을 때까지 밖에 나가서 가게 간판을 살펴봐야 했고, 놀랍게도 제가 집에서 1마일 떨어진 이 마을에 있다는 사실을 알게 되었죠. 지금까지도 제가 어떻게 그곳에 갔는지 모르겠어요. 이건 최악의 경험이었지만 시간이 지날수록 이상한 장소에서 깨어나거나 바닷가로 가는 기차에 앉아 있는 저 자신을 발견했습니다.

블랙아웃이 환자에게 미치는 중요성

한 환자는 직접 질문할 때만 블랙아웃을 언급하고 그러한 경험에 대해 걱정하지 않는 것처럼 보일 수 있는 반면, 또 다른 환자는 블랙아웃이 도움을 요청하는 주된 이유라고 생각할 수 있습니다. 도움을 요청하는 유형의 환자에게는 블랙아웃에 대한 두려움이 문제인 경우가 많습니다. 예를 들어, 운전 중에 누군가를 다치게 하거나 죽였을지도 모른다는 반복적인 괴로움, 전날 밤 차고에 차를 주차한 기억이 없고, 아침에 일어나 차로 무언가를 치었을지 모르는 페인트 자국이 혹시 있나 확인하러 두려움에 떨며 나가보는 경우 등이 이에 해당됩니다.

알코올 관련 뇌 손상 및 인지 장애

음주 문제가 있는 환자가 '뇌 손상' 또는 인지 장애를 앓고 있는지에 대한 의문이 종종 제기되곤 합니다. 어떤 사람들은, 자신의 음주 이력에 대한 정확한 정보를 제공하는 데 어려움을 겪고 있다는 것이 바로 드러납니다. 그런 다음에는 장애가 즉각적인 치료가 필요한 응급 상황인 베르니케 뇌병증으로 인한 것인지, 아니면 음주로 인한 급성 영향에 의한 것인지 판단하는 것이 중요합니다:

> 53세의 한 남성이 몇 주에 걸쳐 지역 알코올 치료 센터에 방문하며 금주 치료를 받으러 왔습니다. 그는 자신의 음주가 '약간 과하다'라고 생각하지만, 술을 끊는 데 특별히 관심이 없습니다. 그럼에도 불구하고 그의 사회복지사는 그가 음주를 조금 줄이도록 도우려 하지만, 그가 참석하는 주된 동기는 사실은 더 나은 주거를 위한 신청서를 작성하기 위해 도움을 받으려는 이차적 목적임이 분명합니다. 몇 주에 걸쳐 그의 사회복지사는 이 남성이 읽기 및 쓰기 능력이 좋지 않다는 결론을 내리고 이전 대화를 잊어버리는 것은 현재 술에 취했기 때문이라고 판단했습니다. 그러나 한 번은 남성이 혼란스러워하고 발걸음이 불안정하며 술 냄새가 나지 않는 상태로 참석했습니다. 의학적 평가 결과 베르니케 뇌병증이 확인되었고, 티아민 정맥주사 치료를 받기 위해 입원이 결정되었습니다.

그러나 익숙한 시나리오는 알코올 관련 손상(alcohol-related brain damage, ARBD)의 경우이며, 알코올로 인해 발생할 수 있는 신체적 손상과 관련해서는 5장에서 더 자세히 설명하겠습니다. 환자가 다른 이유로 치매에 걸렸을 때(예: 초로기 치매 또는 노인성 또는 다발경색 치매)에도 거의 같은 종류의 양상이 나타납니다. 알코올 관련 뇌 손상 환자는 일반적으로 수년간의 만성적인 과음으로 인해 결국 뇌 손상이 발생하게 되는 전형적인 병력을 보입니다. 다른 원인으로 인한 치매의 경우, 사건의 순서는 그 반대입니다. 환자가 치매에 걸리고 그에 따른 억제력 저하와 성격 악화로 인해 음주에 빠지게 됩니다.

모든 체크리스트에는 뇌 손상이 음주의 결과일 뿐만 아니라 음주의 원인이 될 수도 있다는 사실이 기록되어야 합니다. 앞서 언급한 것과 같은 퇴행성 과정으로 인한 뇌 손상 외에도 뇌 손상 병력의 중요성에 특히 주목할 필요가 있습니다. 지적 기능의 저하와는 잘 맞지 않는 성격의 변화가 두부 손상의 후유증으로 인해 발생하는 경우가 있으며, 이러한 유형의 성격 변화는 예를 들어 교통사고의 장기 후유증으로서 발생하여 음주 문제를 일으키게 되는 원인이 될 수도 있습니다. 다음의 간단한 사례는 체크리스트에 포함되어야 하는 여러 가지 유기적 관계 중 일부를 보여줍니다.

> 흠잡을 데 없는 경력을 가진 48세의 한 공무원에게 지주막하 출혈(뇌 주변 공간에 출혈이 생기는 것)이 발생했습니다. 누출된 혈관을 수술했고, 그녀는 '완전히 회복한 것'으로 여겨졌습니다. 하지만 그녀는 사실 어느 정도의 뇌 손상을 이미 입은 상태였습니다. 평생 지나칠 정도로 꼼꼼했던 업무 능력은 떨어졌고, 사무실에서 몰래 술을 마시는 것도 발견되었습니다.

> 이혼한 60세 여성이 알코올 의존 증상을 보였는데, 최근에 발병한 것으로 보입니다. 지난 몇 달 동안 친구들은 그녀가 점점 더 기분이 나빠지고 짜증을 내고 있다는 것을 알아차렸지만, 단지 아들 가족이 출가를 하기 때문이라고 생각했습니다. 그러던 어느 날 밤, 그녀가 웨이터

에게 매우 시시덕거리며 그를 만지려는 등 평소와 다른 행동을 보이자 뭔가 잘못되었다는 것을 깨달았습니다. 그녀는 검사 후 뇌종양으로 판명되었습니다.

이러한 일부 사례는 다소 드문 경우일 뿐이며, 뇌 손상이 음주 문제의 발생 원인 중 어떤 역할을 했는지 정확히 밝히기 어려운 경우도 있습니다. 그러나 이러한 다양한 사례를 나열함으로써 보여주고자 하는 일반적인 내용은 유효하고 중요합니다. 뇌 손상과 알코올 의존 사이의 일부 연관성(예: 두부 손상 후 성격 악화로 인해)은 비교적 흔한 반면, 종양과 같은 다른 연관성은 드물기 때문에 뇌 병변의 침범 가능성을 고려하지 않고는 어떤 진단 평가도 완전하지 않다는 메시지를 강조하려 합니다. 알코올 의존은 또한 모든 원인의 학습 장애의 합병증으로 나타날 수 있습니다.

알코올 의존과 관련하여 기저의 뇌 증후군이 무엇이든 간에, 임상적 특징은 여러 가지 제목으로 범주화해볼 수 있습니다. 물론 먼저 뇌 손상 자체의 주요 증상이 있습니다. 음주 문제의 특징도 그 자체로 존재하지만, 근본적인 뇌 손상과 음주의 상호 작용으로 다양한 경과와 양상을 보이게 됩니다. 개인적 및 사회적 악화는 음주로 인해 불균형하게 나타나거나 갑자기 가속화된 것처럼 보일 수 있습니다. 근본적인 뇌 손상이 있는 경우 음주 행동은 특히 결과에 대해 무신경하거나 반사회적인 것처럼 보일 수 있습니다. 폭력적인 행동이 증가하거나 환자가 숙소에 불을 지르기도 합니다. 또한 알코올에 대한 민감도가 증가하여 적은 양의 술에도 취하고, 상대적으로 적은 양의 술로도 억제력이 떨어지거나 넘어지기 시작합니다.

이러한 기저에 있는 문제들의 가능성에 대해 적절히 주의를 기울여봤을 때, 그렇다면 이것의 실질적인 함의는 무엇인가요? 기저의 뇌 질환이 의심되는 경우, 술이 깬 상태에서 적절한 신경학적 및 심리적 검사를 수행해야 하며, 병원 입원이 필요할 수도 있습니다. 안타까운 사실은 아마도 관련이 있을 수 있는 대부분의 뇌 질환은 진단보다는 치료가 더 어렵다는 것입니다. 그럼에도 불구하고 정확한 진단은 최선의 조치를 취하기 위해 필요한 기본입니다. 예를 들어, 알코올 의존증이 있는 사람이 인지적으로 심각하게 손상된 경우, 친절하고 안전한 유일한 전략은 지지와 지원이 가능한 거주 지역에서 치료를 하는 것일 수 있습니다. 뇌 손상이 경미한 경우, 환자는 반복해서 시설 밖으로 나가서 술을 마실 가능성이 더 높을 수 있으며 이로 인해 더 많은 문제가 일어날 수 있습니다. 지속적인 치료 계획은 이러한 상황에 대처할 수 있도록 수립되어야 하며, 어려운 상황에 처한 가족을 지원할 수 있도록 설계되어야 합니다. 때로는 돈이 적절하게 처리되는지 확인하거나 지역 술집 주인이 환자에게 술을 제공하지 못하도록 하는 등 직접적인 개입에 중점을 두어야 할 수도 있습니다. 그러나 이 경우에도 심각한 인지 장애를 가진 환자가 음주를 중단하면 인지 장애의 진행을 멈출 수 있으며 환자의 행동이 개선되는 경우가 있기 때문에 절대적으로 비관적일 필요는 없습니다.

동반된 정신과적 장애

여기에서는 우울 장애, 자살, 양극성 장애, 불안 장애, 외상후 스트레스 장애, 성격 장애, 섭식 장애, 주의력 결핍 과잉행동 장애[ADHD], 정신증 등 다양한 동반 질환에 대해 알아보겠습니다. 이 섹션에서는 임상 증상에 중점을 두며, 치료는 13장에서 설명합니다. 알코올 치료 서비스는 정신과적 동반 질환, 특히 기분 장애와 불안 장애를 평가하고 그 심각성에 따라 적절한 치료를 제공하거나 안내할 수 있는 역할을 하여야 합니다. 알코올 전문 치료 서비스는 일반적으로 치료를 제공하거나 다른 전문가의 진료와 협력할 수 있는 환경에 있습니다. 임상의는 알코올 의존에 대한 많은 연구와 시험들에서 동반 장애가 있는 환자가 포함되지 않았으며, 이러한 연구의 증거들이 이중 진단을 받은 환자의 관리에 적절한 정보를 제공하지 못할 수 있다는 점을 염두에 두어야 합니다(Humphreys, Weingardt, Horst, Joshi, & Finney, 2005).

우울증

우울증 또는 적어도 우울 증상은 음주 문제가 있는 개인에게 흔하며, 치료를 받는 데 결정적인 요인이 될 수 있습니다. 그러나 둘 사이 관계의 본질은 아직 제대로 이해되지 않고 있습니다. 겉으로 보기에는 단순한 연관성처럼 보이지만 실제로는 매우 복잡합니다. 문제의 일부는 용어가 명확하지 않다는 점입니다. '우울증'이라는 단어에는 다양한 의미가 있으며, 우울한 느낌의 경험과 우울 질환을 구분해야 합니다.

정신과 질환으로서의 우울증은 역경에 대한 정상적인 반응으로 발생할 수 있는 슬픔이나 불행한 감정과는 구별되어야 합니다. 우울 삽화의 본질적인 특징은 우울한 기분과 거의 모든 활동에 대한 흥미나 즐거움의 상실이 최소 2주 이상 지속되는 것입니다. 기분 장애는 하루 중 특정 시간대, 보통 아침에 더 심해지는 경우가 많습니다. 에너지 손실, 피로감, 활동량 감소가 흔하게 나타나며, 조금만 노력해도 쉽게 피곤해집니다. 다른 증상으로는 집중력과 주의력 감소, 자존감과 자신감 감소, 죄책감과 무가치하다는 생각, 암울하고 비관적인 미래 전망, 불면증, 이른 아침 조기 기상, 식욕 감퇴 및 체중 감소, 자해 및 자살에 대한 생각(World Health Organization, 1992) 등이 있습니다. 성적 관심이 감소하거나 상실되며, 슬픔보다는 신체적 불만이 강조될 수 있어, 환자는 자신이 신체적으로 아프다고 믿기도 합니다. 종종 과민 반응이 증가하고 사고력이나 의사 결정 능력이 손상되며 집중력이 저하됩니다. 환자는 동요하거나 느려질 수 있습니다. 심한 우울 삽화에서는 망상, 환각 또는 우울성 혼미depressive stupor와 같은 정신병적 증상이 나타날 수 있습니다.

우울증은 정도의 차이가 있으며, 증상이 나타나는 양상도 복합적으로 매우 다양합니다. 하나의 설명만으로 다양한 증상을 모두 설명할 수는 없습니다. 우울증은 문화와 환자의 나이, 성격에 의해 영향을 받습니다. 내인성 우울증과 후전성, '신경성 우울증'과 진성 우울증 등으로 장애를 유형화하려는 시도가 많이 이루어져 왔습니다. 현재 진단 분류는 국제질병분류[ICD] 및 정신질환의 진단 및 통계 편람[DSM]에 명시되어 있습니다. 단극성 정동장애와 양극성 정동장애로 구별하여, 후자는 기분과 활동 수준이 현저하게 교란되는 삽화가 반복되는 것이 특징이며, 때로는 기분이 고양되고 에너지와 활동이 증가하며(조증 또는 경조증) 다른 때는 우울 삽화로 나타납니다.

술을 마시는 사람이 단순히 우울한 상태인지, 아니면 우울증에 걸린 상태인지 판단하는 것은 매우 어려울 수 있습니다. 문제 음주자의 우울증은 종종 과잉 진단되어 불필요한 약물이 처방되는 경우가 많으며, 다른 경우에는 진단이 간과될 수도 있습니다. 정확한 진단은 적절한 관리에 매우 중요한 역할을 합니다. 환자가 우울증이 아닌 비특이적인 불행으로 고통받는 경우, 이러한 상황에서는 숙련된 도움이 필요할 수 있지만 명확한 우울증에서 요구되는 유형의 도움은 필요하지 않습니다. 다음 사례 요약은 우울증 호소와 함께 음주 문제가 동반된 상황을 보여줍니다.

35세의 한 이혼한 여성은 3~4년 동안 과도한 음주를 해왔습니다. 그녀가 다니는 교회의 목사님이 걱정이 되어 그녀의 집에 방문했는데, 집이 끔찍이 엉망인 상태였고 10대 자녀들은 알아서 생활하고 있는 것처럼 방치되어 보였습니다. 그 여성은 흐트러진 모습에 술에 취해 있었고, 자신은 아무 쓸모가 없으니 가족들이 자신을 없애버리는 편이 낫다고 무뚝뚝하게 말했습니다. 목사님은 그 여성을 설득하여 정신과 응급 치료 서비스 시설로 데려다주었고, 그곳에서 정신과 전공의의 진료를 받았습니다.

정신과 전공의는 이 상황에 어떻게 대응해야 할까요? 분명하게도, 완전히 부적절한 대응은 단순히 항우울제 처방전을 쓰고 환자가 여전히 술을 마시면서 약을 복용하도록 내버려 두는 것입니다. 무엇이 치료되어야 하는지를 알기 전에는 현명하고 유용한 치료를 시작할 수 없습니다. 약물요법을 잘못 사용하는 것만큼이나 잘못된 접근 방식은 모든 문제 음주자가 때때로 약간씩은 우울할 수 있다고 가정하고 이 여성의 불만을 '알코올로 인한 불행감'으로 일축하는 것입니다. 그러다가는 나중에 그녀가 스스로 목숨을 끊었다는 말을 듣게 될 수도 있습니다.

실제 임상에서 임상의는 그러한 환자가 우울 질환을 앓고 있는지 여부를 어떻게 판단할까요? 우울 질환의 병력, 질병을 촉발했을 수 있는 출산이나 사별과 같은 사건, 또는 '상황이 바뀌었다'라고 보이는 어느 정도 경계가 있는 지점, 환자가 이전에 감정의 기복이 심했던 것과는 달리 이제는 고정되고 정도가 다른 무언가를 경험하고 있다는 것을 알고 있는지 등 병력을 자세히 평가하는 것이 매우 중요합니다. 우울증의 가족력도 잠재적 취약성을 나타내는 중요한 지표가 될 수 있습니다. 현재의 행동과 정신 상태가 그 자체로 우울증의 원인이 아닐 수 있기 때문에 가족력 및 개인력에 대한 정보는 진단에 유용합니다. 많은 문제 음주자들은 술을 마실 때 정서적으로 불안정하고 쉽게 울며 삶의 절망감에 대해 이야기할 것입니다. 이러한 모든 경우에 즉각적인 우울증 진단을 내리는 것은 많은 과잉 진단을 초래할 수 있습니다. 이러한 딜레마는 매우 현실적일 수 있으며, 숙련된 임상의라도 환자가 술에 취한 상태에서는 이러한 진단 문제를 해결하지 못할 수 있습니다. 환자의 설명이 일관성이 없고, 과장된 것처럼 보일 수 있으며, 당장의 상황이 고통스럽고 혼란스러울 수 있지만 음주의 배후에 우울증이 있는지의 여부는 여전히 불분명합니다.

이러한 상황의 음주 상태에서는 진단을 내릴 수 없다고 인정하는 것이 현명한 원칙입니다. 음주를 중단하는 것이 진단의 어려움을 해결하기 위한 전제 조건입니다. 대부분의 경우 우울 증상은 2~3주 금주 후 해결됩니다. 반대로, 고전적인 우울 질환이 이제 파도에 떠밀려온 바위처럼 확실하게 눈에 띄게 될 수도 있습니다. 그러나 때로는 일정 기간 동안 입원하여 경과를 관찰하고 지속적인 금주를 한 후에도 보이는 증상이 우울증인지, 아니면 불행한 감정과 비참한 기분을 폭발적으로 표현하기를 오랫동안 해온 성격인지 알기 어려울 수 있습니다. 예를 들어, 사례 연구에 묘사된 여성은 항상 다소 불행하고 불안정한 사람이었으며 이런 상황에서 점점 더 술을 많이 마시기 시작하여 5년 이상 과음했지만, 이러한 모든 배경과는 달리 그녀는 1년 전에 산후 우울증에 걸렸지만 치료받지 않은 상태였다는 것이 궁극적인 원인이자 해결 방법일 수 있습니다. 이러한 사연을 풀어내는 데는 많은 시간이 필요할 수 있지만, 우울증 환자를 효과적으로 치료하기 위해서는 적절한 이해에 도달하는 것이 반드시 필요합니다.

음주 문제와 우울증의 관계

많은 경우, 우울증은 알코올 문제로 인해 이차적으로 발생합니다. 하지만 문제 음주자 중 일부는 알코올 문제가 발생하기 쉽거나 알코올 문제가 발생한 후 악화될 수 있는 독립적인 우울 장애를 가지고 있습니다. 우울증은 남성보다 여성에서 알코올 문제보다 더 흔하게 발생합니다(Helzer & Pryzbeck, 1988). 그 관계는 연령과 성별에 따라 다를 수 있습니다. 예를 들어, 청소년기 여학생은 남학생보다 우울증에 걸릴 위험이 더 크며, 이는 일부 연구들이 우울증이 여성의 음주 문제와 관련이 있지만 남성의 경우에는 관련이 없다고 결론 내린 이유일 수 있습니다(Boden & Fergusson, 2011). 주요 우울 장애와의 연관성은 알코올 남용보다 알코올 의존에서 더 강합니다(Pacek, Martins, & Crum, 2013). 음주 문제가 있는 사람의 우울증을 유발하는 다른 선행요인으로는 불안 병력, 기타 약물 오남용, 이전의 자살 시도 등이 있습니다(Roy et al., 1991). 특히 최근의 부정적인 삶의 사건과 우울증의 가족력은 남성 알코올 중독자의 이차성 우울증의 위험 요인을 증가시키는 것으로 보입니다(Roy, 1996).

우울증 증상은 알코올 금단 기간 동안, 특히 과음한 후 흔히 나타납니다. 입원 및 금주 초기 단계에서 음주 문제가 있는 입원 환자들 사이에서 임상적으로 유의미한 수준의 우울증이 발견되지만, 대부분의 경우 우울 증상은 금주를 하고 몇 주 후에 호전됩니다. 그러나 금주 중에도 우울 증상이 지속되거나 나타날 수 있으므로 의료진은 항상 이를 주의 깊게 관찰해야 합니다. 장기 추적 연구에 따르면 금주를 지속하면 우울 증상이 감소하는 것으로 나타났습니다.

임상 상황에서는 알코올로 인한 우울 증후군과 독립적인 우울 삽화를 구별하는 것이 도움이 될 수 있습니다. 알코올 의존이 한창인 기간에 발생하는 주요 우울 삽화는 일단 알코올로 인한 것으로 간주합니다. 독립적인 주요 우울 장애는 알코올 의존이 시작되기 전 또는 3개월 이상의 금주 기간 동안 발생한 삽화로 정의할 수 있습니다. 그러나 우울증과 문제 음주를 하나는 '일차성'으로 분류하고 다른 하나는 '이차성'으로 분류한다고 해도 둘 다 치료가 필요하기 때문에 어느 한쪽을 덜 주목하게 되어서는 안 됩니다(13장 참고). 또한 정신과 또는 알코올 치료 서비스에서 치료 의뢰를 수락하지 않는 이유가 되어서는 안 되며, 의뢰된 치료 서비스에서 추가 문의를 하고 평가를 제공해야 하며 동시에 관리하는 것이 가장 좋습니다.

우울증과 음주 문제: 진단 질문의 실질적인 중요성

음주 문제가 있는 환자가 우울증을 앓고 있는지를 판단하는 데는 다음과 같은 몇 가지 이유가 있습니다. 먼저, 동반된 우울증이 있다면 당연히 치료를 받아야 합니다(예: 인지행동치료[CBT] 또는 항우울제 등). 동반된 우울증을 치료하지 않으면 음주 문제를 치료하려는 시도에 큰 장애가 될 수 있습니다. 우울증 환자는 음주를 중단하기가 매우 어려울 수 있으며, 치료하지 않은 우울증은 때때로 2년 또는 3년 이상 지속될 수 있으며, 부분적인 완화와 재발을 반복하여 경과가 더욱 모호해지고 길어질 수도 있습니다. 진단에 대한 질문을 매우 심각하게 받아들여야 하는 또 다른 중요한 이유는 자살의 위험성 때문입니다(이후 논의 참고). 우울증을 앓고 있지 않은 문제 음주자도 스스로 목숨을 끊을 수 있지만, 우울증이 있는 경우 그 위험은 확실히 높아집니다.

우울증에 대해 알고 있는 것은 장기적인 관리에서 의미가 있으므로 환자와 공개적으로 논의해야 합니다. 한번 우울증을 앓은 사람은 언젠가 다시 우울증에 걸릴 위험이 있습니다. 그들이 조기 징후를 인식하고 적절한 도움을 구할 수 있다면 심각한 고통을 피할 수 있을 것입니다. 우울 삽화는 오랜 기간 금주하다가 음주가 재발하게 되는 원인으로 드물지 않습니다. 역설적이게도, 기저에 있는 우울증의 발병이 음주자가 결국 도움을 구하게 되는 이유일 수 있습니다. "더 이상 버틸 수 없다"라고 말하거나, 음주로 인해 다른 사람이 아닌 자신을 탓하기 시작하거나, 자살 충동을 느껴 병원에 입원하게 되는 것은 우울증의 표현일 수 있습니다.

> 주로 재택근무를 하며 급식 사업을 하던 35세 여성은 일찍 집에 도착한 동반자에게 약물 과다 복용을 들켰습니다. 그녀의 가족력은 우울증과 알코올 의존증을 모두 가지고 있었으며, 본인도 의심할 여지 없이 두 가지 문제를 모두 겪고 있었습니다. 그녀는 술을 끊어야 한다는 사실을 받아들이고 항우울제를 포함한 재발 방지 약물과 인지행동치료에 잘 반응했습니다.

요약하자면, 우울증의 심각성에 대한 인식은 문제 음주자를 치료하는 데 매우 중요하므로 모든 임상의는 우울증에 대해 올바르게 이해하고 최선의 치료법을 익혀야 합니다. 분명히, 우울증과 자살 충동의 심각성을 평가하고 그에 따라 관리하는 것이 중요합니다. 그러나 많은 경우 음주를 줄이거나 금주하면 우울증이 개선됩니다. 따라서 치료의 우선순위는 가장 먼저 환자가 음주를 중단하도록 돕고 설득하는 것입니다(이 목적을 달성하기 위해 즉각적인 입원을 제안할 수도 있습니다). 이들의 우울증은 지속적으로 모니터링하고 그에 따라 치료해야 합니다. 환자가 음주를 중단하도록 지원하지 않고 우울증을 치료하려 하는 것은 일반적으로 비효율적이고 효과적이지 않습니다.

자살 및 의도적 자해

병원에 내원하는 알코올 중독자의 약 절반에서 의도적 자해 사건의 이전에 알코올 섭취가 선행되거나 의도적 자해 과정의 일부로 알코올을 섭취합니다(Hawton et al., 2007). 알코올 중독자의 평생 동안의 자살 위험도는 이전에는 15%로 추정되었지만(Murphy & Wetzel, 1990), 이후 사망률 연구의 메타분석을 통해 평생 위험도는 7%로 계산되면서 수정되었습니다(Inskip, Harris, & Barraclough, 1998). 국가별 자살률을 고려하면 평생 위험도는 2.5~7% 사이입니다(Jenkins, 2007). 1950년과 1951년에 태어난 스웨덴 남성 징집병 약 5만 명을 대상으로 25년간 추적 조사한 결과, 알코올 남용 경험이 있는 사람은 자살시도(오즈비 27.1)와 자살완료(오즈비 4.7)의 위험이 매우 높은 것으로 나타났습니다(Rossow, Romelsjo, & Leifman, 1999). 정신과적 동반 질환에 대해 데이터를 조정했을 때에도 오즈비는 여전히 높았습니다(각각 8.8 및 2.4). 중독은 비치명적 자살 행동의 주요 구성 요소였습니다. 자살 행동, 특히 남성 청소년과 젊은 남성의 자살 행동에서 유해하고 위험한 알코올 사용의 영향은 다른 여러 연구에서도 강조되었습니다(Fombonne, 1998; Pirkola et al., 1999; Vassilas & Morgan, 1997).

삶에서 겪게 되는 스트레스 사건들이 알코올 문제가 있는 개인의 자살이나 의도적 자해의 주요 원인입니다. 다른 요인으로는 고립, 사회적 지지의 부족, 실직, 불안, 우울증, 성격 장애 등의 동반 정신 장애, 신체적 문제 등이 있습니다. 이러한 요인들에 세심한 주의를 기울이면 응급 서비스 및 기타 의료 전문가가 이러한 개인의 자살 위험을 평가하는 데 도움이 될 수 있습니다. 자살 충동을 심각하게 받아들이고 음주 및 동반 장애를 주의 깊게 평가한 후 적절한 치료를 실시해야 합니다(Brady, 2006; Pirkola, Suominen, & Isometsa, 2004).

양극성 장애

양극성 장애는 누구나 경험하는 '감정 기복'보다 훨씬 더 큰 기분의 심각한 변동을 동반하는 만성 질환입니다. 조증의 증상으로는 '기분이 황홀하다'는 느낌, 들뜬 기분, 짜증, 산만함, 사고 비약, 잠을 안 잘 정도로 엄청난 기운, 충동적인 행동, 능력에 대한 비현실적인 믿음(예: 자신이 날 수 있다고 생각) 등이 있습니다. 우울한 상태에서는 피곤하고, 활동에 흥미를 잃고, 즐거움을 느끼지 못하고, 자살 충동을 느낀다고 호소합니다. 제1형 양극성 장애는 조증과 우울 삽화가 특징인 반면, 제2형 양극성 장애에서는 경조증과 함께 우울 삽화가 발생합니다. 경조증은 심각한 기능 장애가 없는 들뜬 상태를 말하지만, 조증에서는 항상 기능 장애의 부정적인 악영향이 나타납니다. 때때로, 경조증 환자는 알코올이 감정의 불쾌한 요소를 줄여주기도 한다는 것을 알게 됩니다. 기본적인 기분 상승과 함께 경조증 상태는 불안, 과민성 및 의심이 상당히 혼합된 것이 특징일 수 있습니다.

양극성 장애의 삽화 빈도는 개인마다 다를 수 있지만 일반적으로 몇 주 동안 지속되며 그 사이에 안정 기간이 있습니다. 그러나 일부에서는 기분의 변화가 더 급격하여 12개월 이내에 주요 우울 장애, 조증, 경조증 또는 혼합 상태와 같은 뚜렷한 기분 삽화가 최소 4번 이상 발생합니다. 혼합형 정동 장애는 환자가 흥분과 눈물을 동시에 느끼며, 몇 분 안에 기분이 들떴다가 우울해지기도 하는 혼란스러운 증상을 보입니다. 이러한 '빠른 순환'은 알코올이나 불법 약물을 남용하는 사람들에게서 더 흔히 볼 수 있습니다(Frye & Salloum, 2006). 환자에게 이러한 패턴이 나타나면 알코올 남용 여부를 조사해야 합니다.

양극성 장애의 경우, 45%에 달하는 사람들이 알코올 사용 장애

[AUD]를 가지고 있을 수 있습니다(Farren, Hill, & Weiss, 2012). 제1형 양극성 장애에서 알코올 사용 장애가 나타날 확률(3.5)은 제2형 양극성 장애(2.6)에서 보다 높습니다. 특히 조증은 알코올 사용 장애와 연관성이 높습니다(〈표 6.1〉 참고). 경조증 또는 조증 삽화가 반복되는 환자는 '한바탕 술을 마신' 것처럼 보일 수 있습니다. 조증 발작 중에는 사회적 판단력을 잃고 많은 돈을 소비하며 흥청망청 생활할 가능성이 높으며, 이러한 일반적인 탈억제와 불쾌한 기분을 해소하려는 구체적인 방법으로서 음주가 원인이 될 수도 있습니다. 알코올 사용 장애와 동반된 양극성 장애의 발병 시기는 두 장애가 단독으로 발병할 때보다 빠른 경향이 있습니다(즉, 20대 중후반에 비해 20대 초반). 당연히 알코올 사용 장애가 있는 경우 양극성 장애의 경과가 알코올 사용 장애가 없을 때보다 더 나빠지고 리튬에 대한 치료 반응도 감소합니다.

> 40세의 한 변호사는 과도한 음주로 인해 예측할 수 없고 성격이 나빠졌다는 동료들의 평가와 설득으로 치료적 도움을 요청했습니다. 면담 결과, 그가 양극성 장애 증상을 보이고 있다는 것이 분명해졌습니다. 평소 과음을 일삼던 그는 이런 일이 생기면 통제불능 상태가 되기 쉬웠습니다. 양극성 장애 치료를 시작하고 음주를 '끊는 것이 최선'이라는 스스로의 결정에 따라 그는 다시 진료실로 돌아왔습니다.

진단에 있어 더 어려운 문제는 환자의 기분이 단계적으로 약간 상승할 수 있지만 경조증 상태에 이르지는 않을 수 있다는 의심이 있을 때 발생합니다. 이러한 약간의 기분 상승과 억제는 몇 주간의 음주를 촉발하기에 충분해 보일 수 있으며, 때때로 이는 '주기적 음주'에 대한 그럴듯한 설명이 될 수 있습니다. 여기서 논의되고 있는 것은 양극성 장애의 기준치를 충족하지 않는 경조증과 경미한 우울증이 최소 2년 이상 지속될 때 발생하는 기분 장애인 순환기분장애cyclothymia입니다. 또는 성격적 특성(순환성 성격)일 수도 있지만, 이러한 상태와 경조증을 절대적으로 나눌 수 있는 경계는 없습니다. 경조증은 조증으로 진행되고, 조증은 끔찍할 정도로 지나치게 흥분한 상태 또는 '극도의 광기'로 전통적으로 묘사됩니다. 조증이 완전히 발달한 환자는 병원에 급히 입원하는 것 외에 다른 조치를 취하기에는 너무 무질서하며, 조증 상태로 인해 음주를 하는 경우 해독을 위한 약물 치료를 하고 필요한 경우 재발 방지를 위한 약물 치료를 즉시 고려해야 합니다.

불안

불안 증상은 과음 후와 금주 중에 특히 두드러지게 나타납니다. 알코올 금단 증상은 불안 증상에 있어 공황 장애와 유사해 보이며, 이는 아마도 GABA 신경계의 일반적인 조절 장애로 인한 것일 수 있습니다. 알코올 의존과 불안 장애가 있는 개인은 두 집단의 음주 이력이 비슷함에도 불구하고 불안 장애가 없는 대조군보다 더 심한 알코올 금단 증상을 경험하는 것으로 밝혀졌습니다(Johnston, Thevos, Randall, & Anton, 1991). 불안 증상은 일반적으로 금주 초기에 증가하고 장기간 금주하면 계속해서 호전됩니다.

다음 사례는 알코올과 불안 사이의 가능한 임상적 관계의 한 종류를 보여줍니다.

> 53세의 한 여성이 오랜 음주 문제로 병원에 입원했습니다. 그녀는 사무실 청소부로 일했기 때문에 일찍 일어났습니다. 그녀는 집을 나서기

전 5시에 술을 마신 다음 가방에 와인 두 병을 넣었습니다. 그녀의 사례 노트에서 얻은 정보에 따르면 그녀는 수년 전에 처음 클리닉에 다녔습니다. 당시 그녀는 광장공포증과 집 밖으로 나가기 힘들다는 증상을 호소했습니다. 주의 깊은 면담 결과, 공포증과 불안 증상이 여전히 지속되고 있으며, 이제는 알코올 의존증이 추가적으로 문제가 되는 것으로 나타났습니다.

우울증과 마찬가지로 문제 음주자가 불안 상태를 겪고 있는 것처럼 보일 때 이상적인 임상적 접근 방식은 음주와 불안 사이의 관계를 확인하기 위해 전체적이고 포괄적인 병력을 파악하는 것입니다. 적절한 치료법을 알려주기 위해서는 정확한 진단을 내리는 것이 중요합니다. 환자가 약 4주 동안 술을 완전히 끊기 전까지는 불안 증상의 실제 심각성이나 고정성을 평가하기 어려우며, 때로는 더 오랜 기간의 관찰이 필요합니다. 그 시점에서는 다소 심각해 보이는 불안 증상도 해독 후 사라질 수 있으며, 이 경우 치료할 불안 증상이 없을 수 있습니다. 그저 알코올 의존과 관련된 일반적인 '안 좋은 느낌'의 일부일 뿐입니다.

그러나 심각한 불안 증상이 지속된다면 이를 치료하기 위한 노력이 필요합니다. 우울증과 마찬가지로 불안증도 음주를 줄이거나 중단하면 증상이 완화되는 경우가 많으므로 금주를 권장해야 합니다. 그러나 경우에 따라 불안 장애에 대한 동시 치료(예: 노출 요법 또는 약물 치료)가 필요할 수 있습니다. 환자가 금주를 유지하고 치료에 협조할 수 있고, 불안의 배경 수준이 너무 높지 않으며, 공포 상황이 너무 보편적이지 않다면 치료 반응은 좋은 편입니다. 이러한 유리한 조건이 항상 존재하는 것은 아니기 때문에 인지행동치료가 만병통치약이라고 가정하는 것은 지나치게 낙관적일 수 있습니다.

존은 41세의 이혼한 교사로 치료를 위해 병동에 입원했습니다. 그는 약 15년 동안 알코올 의존증에 시달렸지만 전문적인 알코올 치료를 받은 적이 없었습니다. 하지만 약물 과다 복용 후 처음으로 정신과 치료를 받은 후 약 20년 동안 불안 장애와 우울증에 대한 치료를 받아왔습니다. 입원 기간 동안 그는 의학적인 도움을 받아 금주를 성공적으로 마친 후 정신과적 평가를 받았습니다. 그 결과 사회적 불안과 자신감 결여, 타인과의 관계에 대한 어려움, 만성적인 우울 증상, 부적절한 정동 등 어린 시절부터 지속되어 온 문제들이 드러났습니다.

퇴원 후 그는 12단계 주간 프로그램에 참석하고 임상심리사와 함께 16회의 인지행동치료를 진행했습니다. 그는 계속해서 정신과 의사를 방문하여 진행 상황을 모니터링하고 심리학자 및 일반의와 연락을 취했습니다. 존은 인지 모델을 매우 잘 받아들였고 이전에는 인식하지 못했던 자신의 어려움에 집중하고 식별하는 능력 측면에서 매우 놀라운 점을 발견했습니다. 7번의 치료 회기가 끝난 후, 그는 덜 우울하고 낙관적이 되었지만 여전히 심각한 사회적 불안을 경험하였으며 '사회적으로 부적절하다'고 느꼈습니다. 하지만 9번의 추가 치료 회기를 받고 6개월 후, 그의 불안 증상은 개선되어 정상 범위 내에 들어왔습니다. 그는 사회적 불안과 사회적 부적응에 대처하기 위해 알코올을 사용했던 것이 분명했습니다. 이 무렵, 그는 직장으로 복귀했고 자신이 이룬 변화에 만족감을 느끼고 있었습니다. 금주 초기에는 매일 밤 익명의 알코올 중독자 모임[A.A.]에 참석했습니다. 그는 심리학자와 함께 인지행동치료를 마쳤습니다. 1년 후에도 그는 여전히 금주를 유지하며 일주일에 두 번씩 AA에 참석했습니다.

외상후 스트레스 장애

외상후 스트레스 장애[PTSD]는 본질적으로 매우 위협적이거나 치명적인 것으로 간주되는 극도의 외상성 스트레스 요인에 노출된 후 발생하는 불안 장애입니다. 전투 경험이 있는 현역 및 전직 군인은 알코올 남용 환자군 중에서도 종종 외상후 스트레스 장애를 동반하곤 합니다. 특징적인 증상으로는 외상성 사건의 지속적인 재경험, 외상과 관련된 자극에 대한 지속적인 회피, 전반적인 반응의 무감각, 지속적인 과각성 등이 있습니다. 외상후 스트레스 장애는 주요 우울 장애와 함께 존재할 수 있으며, 나열된 증상과 전형적인 슬픔의 조합으로 나타날 수 있습니다. 설문조사에 따르면 PTSD 환자의 약 1/3이 평생 동안 알코올 의존 진단을 받았으며, PTSD의 심각도가 증가할수록 알코올 문제의 발생 가능성이 높아지는 것으로 나타났습니다(Blanco, Xu, Brady, Perez-Fuentes, Okuda, & Wang, 2013; Kessler et al., 1997). 약 50%의 사례에서 알코올 의존은 같은 해 또는 PTSD 진단 이후에 시작되었습니다. 발병 순서가 무엇이든 각 장애는 다른 장애의 치료를 더 어렵게 만듭니다.

두 질환 모두 스트레스 시스템이 관여한다는 가설을 포함하여 외상후 스트레스 장애와 알코올 남용 사이의 연관성을 설명하기 위해 몇 가지 가설이 제안되었습니다. 초기 약물 남용은 잠재적으로 트라우마를 유발할 수 있는 사건에 노출될 가능성을 높이는 다른 '고위험' 행동의 맥락에서 발생할 수 있으며, 따라서 PTSD가 발생할 가능성도 높아집니다. 또한, 어린 나이에 음주를 시작한 사람은 역사적으로 스트레스 해소 방법으로 알코올에 의존해 왔고 보다 효과적인 스트레스 감소 전략을 개발하지 못했기 때문에 외상성 사건에 노출 후 PTSD가 발병하기 쉬울 수 있습니다. 임상 환경에서는 어린 시절의 트라우마 경험과 성인 트라우마 경험을 구분하고 이러한 경험이 개인에게 어떤 영향을 미쳤는지 평가하는 것이 도움이 됩니다.

PTSD와 알코올 남용 또는 의존 사이의 연관성은 특히 어린 시절 신체적, 성적 학대를 경험한 개인(전부는 아니지만 아주 흔하게 여성)에게서 더 강하게 나타납니다. 신체적, 성적 학대를 일찍 경험한 사람은 성인이 되어 외상성 사건을 겪은 후 PTSD 증상을 겪을 위험이 더 높습니다(Breslau, Chilcoat, Kessler, & Davis, 1999). PTSD와 알코올 의존은 알코올 의존만 있는 경우에 비해 아동기 외상 경험의 빈도가 더 높고, 알코올 의존이 더 일찍 시작되며, 사회 경제적 지위가 낮고, 신체 건강이 더 나빠지는 경향이 있습니다(Blanco et al., 2013).

이상적인 치료 방향은, 알코올 의존증과 외상후 스트레스 장애를 동시에 치료하는 것입니다. 다른 정신과적 동반 질환과 마찬가지로, 이를 수행하는 방법이나 어떤 질환을 먼저 치료해야 하는지에 대한 증거는 제한적입니다. 분명한 것은 다음 사례에서 볼 수 있듯이 PTSD 치료가 과음으로 확대되거나 재발을 일으킬 정도로 충격적이지는 않아야 한다는 점입니다.

> 36세의 한 남성이 외상후 스트레스 장애 전문 클리닉에 의뢰되었습니다. 그는 버스 사고 이후 알코올 의존증으로 발전한 오랜 과음의 병력이 있었고, 이로 인해 외상후 스트레스 장애와 우울증이 발생했습니다. 그는 상담을 통해 외상후 스트레스 장애를 극복하고자 몇 번의 치료 시도를 했지만 그때마다 사고의 기억을 극복하기 위해 술을 더 많이 마시는 자신을 발견했습니다. 그는 아내의 도움으로 음주량을 낮은 수준으로 줄일 수 있었고, 외상후 스트레스 장애 치료에 참여할 동기를 얻었습니다. 하지만 안타깝게도 그는 트라우마 기억에 '노출'되어 가능한 한 생생하게 기억을 되살리도록 치료를 받고 4회기 만에 다시 의존성 음주로 재발했습니다. 그의 아내는 남편이 술에 취한 상태에서 자신에게 폭력을 행사했기 때문에 집을 나가야 한다고 느꼈고 자신과 아이들의 안전을 걱정했습니다. 그 후 그는 지역 알코올 치료팀에 참

여하여 여러 차례 알코올 해독치료를 받았지만 실질적인 금주 기간을 유지할 수 없었습니다. 그 후 몇 년 동안 그는 정신과 병동에서 치료를 받았지만, 오래 머무르는 경우는 거의 없었고 알코올 문제를 위한 치료 서비스를 받은 적도 없었습니다. 그의 외상후 스트레스 장애 치료를 받아줄 중독 치료 병동을 찾기가 어려웠기 때문입니다. 몇 년 후, 그는 동기 강화 요법, 인지행동치료, 알코올 의존증, 외상후 스트레스 장애, 우울증에 대한 약물요법 등 다양한 접근법을 통해 외래 치료를 받았지만 알코올 의존증, 우울증, 외상후 스트레스 장애가 지속적으로 개선되지는 못했습니다. 그는 현재 혼자 살면서 계속 술을 마시고 있으며 자녀들과는 간헐적으로만 연락하고 있습니다. 그의 아내는 여전히 그를 지지하지만 친정 부모님과 함께 따로 살고 있습니다.

동반된 AUD 및 PTSD의 치료는 13장에 더 자세히 설명되어 있습니다.

성격 장애

음주의 기원에 대한 이해와 과도한 음주 및 의존의 치료에 대한 성격의 관련성을 인식하지 않고 음주 문제를 해결하는 것은 불가능합니다. 음주 문제가 있는 환자는 때때로 다양한 정도로 화를 내고, 불행하고, 비협조적이고, 규칙을 어기고, 공격적이며, 사회적 요구와 기대에 대처하는 능력에 장애가 있습니다. 이러한 겉으로 보이는 장애의 원인은 무엇인지, 과도한 음주의 결과가 어느 정도인지 판단하기 어려울 수 있습니다. 성격 장애는 치료를 어렵게 만들 수 있으며 임상적으로 중요한 문제로 다루어야 합니다.

인구집단 및 임상 환경의 연구에 따르면 AUD(및 약물 사용 장애)를 가진 사람들은 일반 인구보다 성격 장애의 유병률이 높으며, 반사회성 및 경계성 성격 장애가 특히 두드러지게 나타났습니다. 경계성 성격 특성은 추후 알코올 사용의 문제를 예측하게 합니다(Stepp, Trull, & Sher, 2005). 반사회성, 경계성 및 분열형 성격 장애는 알코올, 니코틴 및 대마초 사용 장애의 지속적인 경과를 일관되게 예측하게 합니다(Hasin & Kilcoyne, 2012). 전문적인 알코올 치료 서비스는 성격 장애, 특히 반사회성 및 경계성 성격 장애를 가진 사람들을 다루는 데 익숙해야 합니다.

주의력 결핍 과잉행동 장애

주의력 결핍 과잉행동 장애[ADHD]는 주의력 결핍, 과잉행동, 충동성 증상을 특징으로 하는 조기 발병 신경 행동 장애로, 아동의 4~7%에게 영향을 미칩니다(Spencer, Biederman, & Mick, 2007). ADHD를 앓고 있는 어린이는 일반적으로 집중하는 데 어려움을 겪으며, 이는 학교 생활에 문제를 일으킬 수 있습니다. 성인의 ADHD 진단을 위해서는 ADHD 증상이 아동기에 시작되어야 하며, 제한된 생활, 학업 및 직업적 성취의 병력을 통해 입증되어야 합니다. 그러나 ADHD 증상의 어려움은 태아 알코올 스펙트럼 장애에서도 볼 수 있으므로 이 진단도 신중하게 고려해야 합니다.

ADHD 환자는 청소년이나 성인이 되어 알코올 치료 서비스를 받을 수 있습니다. 여러 연구에 따르면 성인 ADHD 환자에서 알코올 사용장애[AUD]의 발병률(33~44%)이 높으며, 우울증이나 불안 장애와 같은 다른 정신과적 장애도 종종 동반되는 것으로 나타났습니다(Spencer et al., 2007). 여러 동반 질환이 있는 환자, 특히 각성제를 사용하는 환자를 진료할 때는 이 진단을 염두에 두는 것이 좋습니다. 또한 청소년과 성인이 ADHD를 앓고 있는 경우 담배에 의존할 위험이 높습니다. 반면에 ADHD를 조기에 진단하고 치료하면 다른 중독 질환의 발병을 줄이는 데 도움이 될 수 있습니다(Ohlmeier et al., 2007).

정신병 및 조현병

유병률 연구에 따르면 조현병 환자의 약 40~50%가 평생에 걸쳐 물질 사용장애(substance use disorder, SUD)를 경험하는 것으로 나타났습니다(Menezes et al., 1996; Weaver et al., 2001). 흡연은 80% 이상의 유병률로 조현병 환자의 가장 흔한 약물 사용 행동입니다. AUD의 평생 유병률은 조현병에서 약 20%, 정신병에서 32%입니다(Duke, Pantelis, & Barnes, 1994). 알코올 사용은 일부 조현병 환자에서 지연성 운동이상증tardive dyskinesia 발병의 추가 위험 요인이 될 수 있습니다(Duke et al., 1994).

임상의는 정신병 환자의 불법 약물 사용, 특히 대마초 같은 마약에는 관심을 가지지만 알코올 오남용에는 별로 관심을 기울이지 않는 경우가 흔합니다. 이에 비해 대마초 사용 장애의 평생 유병률은 27%입니다. 코카인, 암페타민, 메스암페타민 등 정신자극제와 같은 나머지 불법 약물은 일반적으로 덜 사용되지만 특정 환경에서는 그 비율이 높을 수 있습니다.

조현병 환자가 불법 향정신성 물질을 사용하는 이유에 대해서는 여러 가지 이론이 있으며, 개인마다 여러 가지 원인이 있을 수 있습니다. 정신과적 증상이나 항정신병 약물의 부작용을 약화시키거나 더 잘 대처하기 위해 약물을 사용한다는 가설은 정신과 의사와 정신역동학 중심의 심리학자들 사이에서 널리 알려진 가설입니다. 그러나 이 이론은 지난 수년간 경험적 뒷받침이 제한적이었으며(Lembke, 2012), 최신 항정신병 약물의 부작용이 적고 증상 조절이 개선되었다는 점을 고려할 때 오늘날에는 설득력이 더욱 떨어집니다. 또 다른 견해는 도파민 시스템의 조절 장애가 정신병과 약물 오남용 모두에 대한 취약성을 뒷받침한다고 보는 것입니다. 이는 약물 사용이 조현병에 선행할 수 있으며 조현병 환자는 약물 사용의 긍정적인 결과를 과대평가하고 부정적인 결과를 과소평가하는 경향이 있다는 일부 전임상 근거에 의해 뒷받침됩니다(Thoma & Daum, 2013). 또한 조현병 환자도 조현병이 없는 사람과 동일한 이유(예: 쾌락, 휴식 등)로 약물을 사용할 수 있다는 점을 기억해야 합니다.

알코올 섭취는 조현병 환자의 폭력을 유발하는 위험 요인입니다(Faze! et al., 2009). 치료는 알코올 섭취를 줄임으로써 폭력의 위험을 최소화해야 합니다.

섭식 장애 및 비만

체중과 관련하여 과도한 음주로 인해 발생하는 가장 흔한 문제는 알코올의 높은 열량으로 인한 비만과 과음에 자주 수반되는 식단 관리 소홀로 인한 체중 감소 및 전반적인 영양실조입니다. 알코올을 남용하고 폭식과 같은 식습관 변화와 감정 조절을 위한 자해와 같이 의도적 자해를 하는 경우를 임상에서 흔히 볼 수 있습니다. 한 가지 행동이 통제되면 다른 행동의 강도가 높아져 임상의에게 어려움을 줄 수 있습니다.

섭식 장애 환자의 약 절반이 알코올이나 기타 약물을 오남용하며, 물질 사용장애[SUD] 환자의 경우 약 1/3이 섭식 장애를 앓고 있습니다(Gregorowski, Seedat, & Jordaan, 2013). AUD는 신경성 식욕부진증보다는 폭식증과 특히 구토나 하제 사용 등의 보상행동을 하는 타입의 섭식 장애와 더 강한 연관성이 있습니다. 음주 문제와 섭식 장애 사이의 연관성은 충동 조절의 일반적인 조절 장애 또는 기분이나 고통을 완화하려는 시도 때문일 수 있습니다. 섭식 장애와 알코올 남용의 동반은 신경성 식욕부진증에서 사망 위험뿐만 아니라 합병증 문제를 증가시킵니다(Franko et al., 2013). 섭식 장애와 알코올 사용 장애가 있는 개인은 자해, 불법 또는 약물 오남용과 같은 다른 '충동 조절' 장애에 대한 성향이 있을 수도 있습니다.

비만은 과도한 섭취와 음식 보상에 대한 반응의 변화로 인해 발생한다는 점에서 물질 의존성이 비만과 유사하다는 점에 대한 관심이 높아지고 있습니다. 보상 물질을 찾고 소비하는 방식은 설탕, 알코올, 약물 모두에 걸쳐 유사합니다(Volkow, Wang, Tomasi, & Baler, 2013).

정신과적 장애: 일반적인 의미

많은 유형의 정신과적 장애는 과도한 음주와 다양한 방식으로 연관될 수 있습니다. 이러한 현실을 정신과 의사만이 문제 음주자를 치료할 수 있다는 의미로 해석해서는 안 됩니다. 또한 이러한 환자 중 일부에서 정신과 치료나 정신병원 입원이 필요할 수 있다는 사실이 알코올 문제에 대한 치료가 정신과 의사의 전유물이라는 의미도 아닙니다. 그러나 분명한 것은 정신과가 중요한 역할을 하고 있으며, 음주 문제를 치료하는 임상의가 정신과 치료와 협력 관계에 있어야 한다는 것입니다. 임상의의 전문 분야에 관계없이 정신과 치료와의 협력 관계에 대한 인식은 필수적입니다.

참고문헌

Blanco, C., Xu, Y., Brady, K., Pérez-Fuentes, G., Okuda, M., & Wang, S. (2013). Comorbidity of posttraumatic stress disorder with alcohol dependence among US adults: Results from National Epidemiological Survey on Alcohol and Related Conditions. Drug and Alcohol Dependence, 132, 630–638.

Boden, J. M., & Fergusson, D. M. (2011). Alcohol and depression. Addiction, 106, 906–14.

Brady, J. (2006). The association between alcohol misuse and suicidal behaviour. Alcohol and Alcoholism, 41, 473–478.

Breslau, N., Chilcoat, H. D., Kessley, R. C., & Davis, G. C. (1999). Previous exposure to trauma: Results from the Detroit Area Survey of Trauma. American Journal of Psychiatry, 156, 902–907.

Burns, L., Teesson, M., & Lynskey, M. (2001). The epidemiology of comorbidity between alcohol use disorders and mental disorders in Australia: Findings from the National Survey of Mental Health & Well-Being (Technical Report 118). Sydney, Australia: National Drug and Alcohol Research Centre.

Chiappetta, V., García-Rodríguez, O., Jin, C. J., Secades-Villa, & R., Blanco, C. (2014). Predictors of quit attempts and successful quit attempts among individuals with alcohol use disorders in a nationally representative sample. Drug and Alcohol Dependence, 141, 138–144.

Crome, I., Brown, A., Dar, K., Harris, L., Janikiewicz, S., Rao, T., … Tarbuck, A. (2011). Our invisible addicts: First report of the Older Persons' Substance Misuse Working Group of the Royal College of Psychiatrists. London: Royal College of Psychiatrists.

Duke, P., Pantelis, C., & Barnes, T. R. E. (1994). South Westminster Schizophrenia Survey. Alcohol use and its relationship to symptoms, tardive dyskinesia and illness onset. British Journal of Psychiatry, 164, 630–636.

Farrell, M., Howes, S., Bebbington, P., Brugha, T., Jenkins, R., Lewis, G., … Meltzer, H. (2001). Nicotine, alcohol and drug dependence, and psychiatry morbidity – results of a national household survey. British Journal of Psychiatry, 179, 432–437.

Farren, C. K., Hill, K. P., & Weiss, R. D. (2012).Bipolar disorder and alcohol use disorder: A review. Current Psychiatry Reports, 14, 659–666.

Fazel, S., Långström, N., Hjern, A., Grann, M., & Lichtenstein, P. (2009). Schizophrenia, substance abuse and violent crime. Journal of the American Medical Association, 301, 2016–2023.

Fombonne, E. (1998). Suicidal behaviours in vulnerable adolescents. British Journal of Psychiatry, 173, 154–159.

Franko, D. L., Keshaviah, A., Eddy, K. T., Krishna, M., Davis, M. C., Keel, P. K., & Herzog, D. B. (2013). A longitudinal investigation of mortality in anorexia nervosa and bulimia nervosa. American Journal of Psychiatry, 170(8),917–925.

Frye, M. A., & Salloum, I. M. (2006). Bipolar disorder and comorbid alcoholism: Prevalence rate and treatment considerations. Bipolar Disorder, 8(6), 677–685.

Glass, I. (1989a). Alcoholic hallucinosis: A psychiatric enigma – I. The development of an idea. British Journal of Addiction, 84, 29–41.

Glass, I. (1989b). Alcoholic hallucinosis: A psychiatric enigma – 2. Follow-up studies. British Journal of Addiction, 84, 151–164.

Goodwin, D. W., Crane, B. J., & Guze, S. B. (1969a). Phenomenological aspects of the alcoholic "blackout." British Journal of Psychiatry, 115, 1033–1038.

Goodwin, D. W., Crane, B. J., & Guze, S. B. (1969b). Alcoholic "blackouts": A review and clinical study of 100 alcoholics. American Journal of Psychiatry, 126, 191–198.

Grant, B. F., Stinson, F. S., Dawson, D. A., Chuo, S. P., Dufour, M. C., Compton, W., … Kaplan, K. (2004). Prevalence and co-occurrence of substance use disorders and independent mood and anxiety disorders: Results from the National Epidemiologic Survey on Alcohol and Related Conditions. Archives of General Psychiatry, 61, 807–816.

Gregorowski, C., Seedat, S., & Jordaan, G. P. (2013). A clinical approach to the assessment and management of co-morbid eating disorders and substance use disorders. BMC Psychiatry, 13, 289.

Hasin, D., & Kilcoyne, B. (2012). Comorbidity of psychiatric and substance use disorders in the United States: Current issues and findings from the NESARC. Current Opinion in Psychiatry, 25(3), 165.

Hawton, K., Bergen, H., Casey, D., Simkin, S., Palmer, B., Cooper, J., ··· Owens, D. (2007). Self-harm in England: A tale of three cities. Multicentre study of self-harm. Social Psychiatry and Psychiatric Epidemiology, 42, 513–521.

Helzer, J. E., & Pryzbeck, T. R. (1988). The co-occurrence of alcoholism with other psychiatric disorders in the general population and its impact on treatment. Journal of Studies on Alcohol, 49, 219–224.

Humphreys, K., Weingardt, K. R., Horst, D., Joshi, A. A., & Finney, J. W. (2005). Prevalence and predictors of research participant eligibility criteria in alcohol treatment outcome studies, 1970–98. Addiction, 100, 1249–1257.

Inskip, H. M., Harris, E. C., & Barraclough, B. (1998). Lifetime risk of suicide for affective disorder, alcoholism and schizophrenia. British Journal of Psychiatry, 172, 35–37.

Jenkins, R. (2007). Substance use and suicidal behaviour. Psychiatry, 6, 19–22.

Johnston, A. L., Thevos, A. K., Randall, C. L., & Anton, R. F. (1991). Increased severity of alcohol withdrawal in in-patient alcoholics with a co-existing anxiety diagnosis. British Journal of Addiction, 86, 719–725.

Kessler, R. C., Crum, R. M., & Warner, L. A. (1997). Lifetime co-occurrence of DSM-III-R alcohol abuse and dependence with other psychiatric disorders in the National Comorbidity Study. Archives of General Psychiatry, 54, 313–321.

Kessler, R. C.,McGonagle, K. A., Zhad, S.,Nelson, C. B., Hughes,M., Eshleman, S.,···Kendler, K. S. (1994). Lifetime and 12-month prevalence of DSM-III psychiatric disorders in the United States: Results from the National Comorbidity Survey. Archives of General Psychiatry, 51, 8–19.

Khan, S., Okuda, M., Hasin, D. S., Secades-Villa, R., Keyes, K., Lin, K. H., ··· Blanco, C. (2013). Gender differences in lifetime alcohol dependence: Results from the national epidemiologic survey on alcohol and related conditions. Alcoholism: Clinical and Experimental Research, 37, 1696–1705.

Lembke, A. (2012). Time to abandon the self-medication hypothesis in patients with psychiatric disorders. American Journal of Drug and Alcohol Abuse, 38, 524–529.

Lishman, W. A. (1998). Organic psychiatry(3rd ed.). Oxford: Blackwell Scientific.

Menezes, P., Johnson, S., Thornicroft, G., Marshall, J., Prosser, D., Bebbington, P.,

& Kuipers, E. (1996). Drug and alcohol problemsamong individuals with severe mental illness in South London. British Journal of Psychiatry, 168, 612–619.

Murphy, G. G., & Wetzel, R. D. (1990). The lifetime risk of suicide in alcoholism. Archives of General Psychiatry, 47, 383–392.

Ohlmeier, M. D., Peters, K., Kordon, A., Seifert, J., Wildt, B. T., Wiese, B., … Schneider, U. (2007). Nicotine and alcohol dependence in patients with comorbid attention-deficit/hyperactivity disorder (ADHD). Alcohol and Alcoholism, 42, 539–543.

Pacek, L. R., Martins, S. S., & Crum, R. M. (2013). The bidirectional relationships between alcohol, cannabis, co-occurring alcohol and cannabis use disorders with major depressive disorder: Results from a national sample. Journal of Affective Disorders, 148, 188–195.

Pirkola, S., Marttunen, M. J., Henriksson, M. M., Isometsa, E. T., Heikkinen, M. E., & Lönnqvist, J. K. (1999). Alcohol-related problems among adolescent suicides in Finland. Alcohol and Alcoholism, 34, 320–329.

Pirkola, S. P., Suominen, K., & Isometsa, E. T. (2004). Suicide in alcohol-dependent individuals: Epidemiology and management. CNS Drugs, 18, 423–436.

Rossow, I., Romelsjö, A., & Leifman, H. (1999). Alcohol abuse and suicidal behaviour in young and middle-aged men: Differentiating betweenattempted and completed suicide. Addiction, 94, 1199–1207.

Roy, A. (1996). Aetiology of secondary depression in male alcoholics. British Journal of Psychiatry, 169, 753–757.

Roy, A., DeJong, J., Lamparski, D., George, T., & Linnoila, M. (1991). Depression among alcoholics. Archives of General Psychiatry, 48, 428–432.

Schuckit, M. A. (2014). Recognition and management of withdrawal delirium (delirium tremens). New England Journal of Medicine, 371(22), 2109–2113.

Spencer, T. J., Biederman, J., & Mick, E. (2007).Attention-deficit/hyperactivity disorder: Diagnosis, lifespan, comorbidities and neurobiology. Journal of Pediatric Psychology, 32, 631–642.

Stepp, S. D., Trull, T. J., & Sher, K. J. (2005). Borderline personality features predict alcohol use problems. Journal of Personality Disorders, 19, 711–722.

Swendsen, J., Conway, K. P., Degenhardt, L., Glantz, M., Jin, R., Merikangas, K. R.,···Kessler, R. C. (2010). Mental disorders as risk factors for substance use, abuse and dependence: Results from the 10-year follow-up of the National Comorbidity Survey. Addiction, 105, 1117-1128.

Thoma, P., & Daum, I. (2013). Comorbid substance use disorder in schizophrenia: A selective overview of neurobiological and cognitive underpinnings. Psychiatry and Clinical Neurosciences, 67(6), 367-383.

Tsuang, J. W., Irwin, M. R., Smith, T. L., & Schuckit, M. A. (1994). Characteristics of men with alcoholic hallucinosis. Addiction, 89, 73-78.

Vassilas, C. A., & Morgan, H. G. (1997). Suicide in Avon. Life stress, alcohol misuse and use of services. British Journal of Psychiatry, 170, 453-455.

Volkow, N. D., Wang, G. J., Tomasi, D., & Baler, R. D. (2013). The addictive dimensionality of obesity. Biological Psychiatry, 73(9), 811-818.

Weaver, T., Rutter, D., Madden, P., Ward, J., Stimson, G., & Renton, A. (2001). Results of a screening survey for co-morbid substance misuse amongst patients in treatment for psychotic disorders: Prevalence and service needs in an inner London borough. Social Psychiatry and Psychiatric Epidemiology, 36, 399-406.

World Health Organization. (1992). The ICD-10 classification of mental and behavioural disorders. Geneva: Author.

Wu, L. T., & Blazer, D. G. (2014). Substance use disorders and psychiatric comorbidity in mid and later life: A review. International Journal of Epidemiology, 43(2) 304-317.

7장

알코올과 다른 약물 문제

알코올은 다른 약물들과 종종 함께 사용되는 약물로써, 간단하게는 알코올과 니코틴 같은 단순한 조합에서부터 시작해서 다른 반대쪽 끝에는 다중 약물의 복합적인 조합까지 있습니다(2장 참고). 약물은 알코올과 동시에 사용되거나 알코올을 대체하려 할 때나 금단 시에 사용됩니다. 약물이 알코올과 함께 사용되는 방법과 이유를 명확하게 하는 것은 중요합니다(예: 긍정적인 경험을 높이거나 부정적인 경험을 최소화하는 것). 임상에서 상당한 기간 동안 단주했다고 보고하는 알코올 의존 환자를 볼 수 있지만 때로는 이러한 '금주'가 벤조디아제핀이나 대마초 같은 다른 약물을 사용하거나 둘 다 사용함으로써 달성된 것일 수 있습니다. 서로 다른 유형의 약물을 사용하는 관계 방식은 무수히 많으며 다음 사례는 이 주제에 대한 한 가지 변형된 예를 보여줍니다.

환자는 35세의 성공적인 사업가로서, 그는 낮 동안 바쁘게 일했고, 저녁 시간 대부분을 식당과 나이트클럽에서 사업 동료들을 접대하면서 보냈습니다. 그와 고객은 술을 많이 마셨고, 평균적으로 각각 와인 두 병과 '약간의' 더블 보드카를 마시곤 했습니다. 취한 후 그는 자신이 원하는 만큼 정신이 명료하지 않기는 해도 고주망태가 되는 경우는 거의 없다고 말했습니다. 하지만 그는 아침에 '끔찍하고, 아프고, 땀이 나는' 기분을 느끼기 시작했고, 때때로 자신이 어떻게 침대에 누웠는지 기억할 수 없었습니다. 이후 그는 접대 자리에서 코카인을 사용하기 시작했고 오래지 않아 코카인이 알코올의 일부 원치 않는 부정적 영향에 대한 해독제로 작용하는 것을 알게 되었습니다. 예를 들면, 저녁에 코카인을 코로 몇 번 들이마시면 '코카인이 기운을 북돋아 줘서 계속 술을 마실 수 있었고, 술을 마시다 정신을 잃지 않게 되었습니다.' 또한 그는 한두 줄의 코카인이 전날 밤의 음주로 인해 아침에 발생하는 불쾌한 증상을 완화하는 데에 도움이 되는 것을 알게 되었습니다. 몇 달 안에, 그는 크랙 코카인(흡연 형태의 강력한 코카인 종류)을 흡입하기 시작했고, 그로 인해 빠르고 파괴적으로 통제 불능이 되었습니다. 그의 문제는 코카인 소지로 체포되고 나서야 주목을 받게 되었습니다. 변호사의 요청에 따라 의사를 만난 그는 이렇게 말했습니다. "알겠습니다. 저는 코카인에는 중독되었지만 알코올 문제는 없습니다."

이 환자의 병력은 현재 복용 중인 약물 이면에 다른 약물이 얼마나 자주 존재하는지를 보여줍니다. 그런 상황에서 알코올과 코카인을 놓고 어느 쪽이 '진짜' 문제인지 논쟁하는 것은 무의미합니다. 이 남자의 문제는 물질을 오용하는 경향이었습니다. 그의 삶에서 알코올과 코카인 모두 심각하게 받아들여야 하지만, 환자 자신과 그를 돕고자 하는 사람들이 깨달아야 할 것은 의존이라는 질병이 종종 신화 속 머리가 많은 히드라를 닮았다는 점입니다. 그런 환자의 경우, 물질에 대한 의존을 발전시키는 경향이라는 핵심 주제에 초점을 맞추지 않는 한, 이야기는 대개 알코올을 다른 약물로 대체하거나 알코올에 진정제나 수면제와 같은 약물을 추가하거나 여러 약물을 같이 복용하는 식으로 끝을 맺게 될 것입니다.

이 장에서는 알고올과 다른 약물 사용 사이에서 보다 자주 접하게 되는 연관성에 대해 설명할 것입니다(〈표 7.1〉 참고). 또한 알코올과 다른 약물 문제가 두 개의 명확히 분리된 문제 범위가 아니라, 잠재적으로 하나의 연속된 범위를 이루고 있다는 인식을 바탕으로 예방 및 임상 진료 모두에 대한 일반적인 의미를 고려할 것입니다. 개인이 다른 물질을 사용하는 것을 다룰 때 반드시 숙련되거나 잘 대처한다고 기대하지 않아도 알코올 문제를 관리하기 위한 서비스는 준비되거나 의뢰될 수 있습니다. 그러나 다중 약물 사용이 흔하게 퍼져있는 상황을 고려할 때 서비스 전체는 모든 약물 남용을 관리하거나 적어도 다른 서비스에 연계하거나 협력할 수 있어야 합니다.

〈표 7.1〉 알코올 및 다른 약물 문제: 주요 쟁점

- 다중 약물 사용은 많은 치료 환경에서 일반적이며 실제로 일정한 규칙을 따른다.
- 불법 약물에 의존하는 개인 대다수는 동시에 발생하는 음주 문제를 가지고 있다.
- 알코올 의존으로 진단받은 개인 대다수는 동시에 발생하는 불법 약물 문제를 가지고 있지 않다.
- 니코틴은 음주 문제가 있는 사람들이 사용하는 가장 일반적인 다른 약물이다.
- 복합적 약물 사용은 상당한 신체적 및 심리사회적인 병태와 관련이 있다.
- 임상의와 치료 서비스는 혼합된 문제를 해결하는 기술을 필요로 한다.

다중 약물 사용

다중 약물 사용은 흡연을 포함하지 않고도 최근 수십 년 동안 점차 일반화되었습니다. 이 현상은 일반 인구 집단에서 발생하며 '마약 현장'에 깊게 연관되어 있거나 치료 서비스를 접촉하는 개인에게만 국한되지 않습니다. 처방받아 남용할 수 있는 약물, 특히 악명 높은 오피오이드와 벤조디아제핀의 사용 접근성이 증가함에 따라 이 현상은 더욱 악화되었습니다. 음주 문제가 있는 사람이 다른 약물을 사용하기 시작하거나 지속하는 것에는 많은 요인이 관련되어 있으며, 이러한 요인은 심리적, 사회경제적, 약리학적 및 유전적 환경과 같은 항목으로 일반화할 수 있습니다. 이러한 요인들은 단독으로 나타나기보다는 종종 복합적으로 상호 연관되어 있습니다.

세계보건기구(WHO, 1994)는 동시에 하나 이상의 정신활성 약물을 한 번에(동시에 사용) 혹은 이어서(순차적 사용) 섭취하는 것을 다중 약물 사용으로 정의합니다. 알코올과 약물은 다양한 양상으로 조합되므로 알코올과 다른 약물 사이의 관계를 정리하고 치료하는 동안 어떻게 변하는지 평가가 이루어져야 합니다. 환자는 알코올과 다른 약물의 상호 작용으로 증가하는 위험, 특히 오피오이드와 알코올(또는 헤로인, 알코올 및 벤조디아제핀)의 병용으로 인한 치명적인 호흡 억제 가능성을 고려해야 합니다.

다중 약물 사용은 다양한 목적으로 행해집니다(Leri, Bruneau, & Stewart, 2003). 일부 약물은 다른 약물의 효과를 강화하거나 부정적인 효과를 상쇄 또는 약화시킬 수 있으며, 사용할 수 없는 약물의 경우에 다른 대체물로 사용될 수 있습니다. 예를 들면 알코올은 코카인, 암페타민과 같은 각성제의 효과를 강화할 수 있으며 벤조디아제핀과 휘발성 용매의 효과도 강화할 수 있습니다. 또한 알코올은 각성제 사용과 관련된 불안감을 줄이고 금단 시기나 '곤두박질 치기crash' 증상을 완화할 수 있습니다. 헤로인 사용자는 헤로인을 다시 사용할 수 있을 때까지 견디기 위해 알코올, 대마초, 벤조디아제핀을 단독으로 또는 조합하여 헤로인을 대체할 수 있습니다. 따라서 다중 약물 사용의 조합과 양상은 사용자의 특성, 약물의 가용성, 동료 영향 및 유행, 약물 사용 상황, 처방 관행에 따라 다양합니다(European Monitoring Center for Drugs and Drug Addiction, 2009). 여러 가지 약물을 함께 복용하는 것이 반드시 우연한 방식으로 이루어지는 것은 아닙니다. 사용자는 원하는 효과를 얻기 위해 특정 순서 및 상대적 용량에 따라 약물을 복용합니다. 각 약물이 뇌의 신경전달물질과 상호 작용하여 효과를 나타내는 것 외에도, 이러한 다중 약물 사용은 다른 약물의 약동학적 특성에도 영향을 미칠 수 있습니다(예. 혈장 농도 증가; Barrett, Darredeau, & Pihl, 2006). 특정 조합이 매우 흔하게 나타날 수 있지만 일부 환자 집단(예: 중독된 의료 전문가)은 광범위한 약물에 대하여 손쉽게 접근할 수 있어 더 드문 조합을 사용할 수 있습니다.

다중 약물 사용은 심각한 의학적, 신경심리학적, 심리사회적 합병증을 유발할 수 있으므로 공중 보건에 중대한 영향을 미칩니다. 다중 약물 사용은 여러 영역에서 위험을 감수하는 행동이 증가하여 교통사고부터 HIV, 간염 및 기타 성병의 감염 및 전염에 이르는 부정적인 결과의 위험이 증가하게 됩니다. 예를 들면, 영국 HIV 서비스에서 불법 약물 사용은 음주 문제 및 위험한 성행위와 관련이 있었습니다(Daskalopoulou et al., 2014). 과거 또는 현재 불법 약물 사용자의 과음은 흔하며 다양한 건강상의 부작용과 관련이 있습니다. 특히 C형 간염 양성 환자는 더 그러한데 음주를 하면 치료를 시작하지 못하게 되고 간 손상도 증가할 수 있습니다. 약물과 관련해 응급실을 방문하는 대다수는 다중 약물 사용, 특히 알코올과 다른 처방 약물을 병용하는 것과 관련이 있습니다(McCabe,

Cranford, & Boyd, 2006). 다중 약물 사용자는 정신과적 동반 질환이 있을 가능성이 더 높습니다(6장 참고).

서구 선진국에서는 알코올과 니코틴이 가장 일반적인 다중 약물 조합이며, 다음으로 대마초가 그 뒤를 이었습니다. 이는 특히 젊은 사람들에게서 나타납니다. 예를 들면, 켈리와 동료 연구자들(2014)이 최근 호주의 18~29세 음주자를 대상으로 실시한 조사에서 대다수는 알코올만 사용했고(51%), 37%는 담배도 피웠지만 다른 약물은 사용하지 않은 것으로 나타났습니다. 나머지는 알코올, 담배 및 불법 약물도 사용했습니다. 켈리와 동료들은 이런 특징이 지난 5년 동안 크게 변하지 않았다는 점에 주목했습니다. 런던 남부에 거주하는 16세 이상을 대상으로 한 연구에서도 유사하게 알코올, 담배, 대마초가 다중 약물 사용 가능성이 가장 높은 것으로 보고되었습니다(Carter et al., 2013). 영국 전역을 대상으로 한 연구에서도 위험한 알코올과 담배 사용이 불법 다중 약물 사용과 밀접하게 연관되어 있고 다중 약물 사용은 자살 시도를 포함한 정신건강의 부정적인 결과와 관련이 있었습니다(Smith, Farrell, Bunting, Houston, & Shevlin, 2011).

미국에서도 유사한 다중 약물 사용 양상이 관찰되었습니다. 알코올 사용 외에도 16세 이전에 대마초와 담배를 사용한 것은 처방약의 오남용을 포함하여 문제가 있는 물질을 사용한 것과 관련이 있습니다(MossChen& Yi, 2014). 성인을 대상으로 한 또 다른 조사에 따르면 현재 음주자의 약 10%가 지난 12개월 동안 대마초를 사용했으며(흡연은 평가되지 않았습니다), 7%는 함께 사용했습니다(Midanik, Tam, & Weisner, 2007). 알코올과 대마초를 함께 사용하는 것은 우울증, 알코올 의존 및 부정적인 사회적 결과와 밀접한 관련이 있었습니다. 흥미롭게도 지난 12개월 동안 두 물질을 모두 사용했지만 동시에 사용하지 않은 경우에만 우울증과 관련이 있었습니다. 이러한 측면은 동시에 사용하는 것이 약물 상호 작용으로 인해 순차적으로 사용하는 것과는 다를 수 있다는 점을 강조하는 것인데, 이 부분은 연구 관심을 거의 받지 못한 영역입니다. 대마초 다음으로 가장 많이 사용된 약물은 처방받은 진통제였으며, 코카인과 같은 불법 약물이 그 뒤를 이었습니다. 다른 미국 연구에서는 가장 흔한 두 가지 약물 조합이 알코올과 코카인, 대마초, 오피오이드 또는 진정제라고 보고했습니다(Kedia, Sell, & Relyea, 2007; Martin et al., 1996; Staines et al., 2001; Substance Abuse and Mental Health Services Administration, 2002).

이러한 연구는 또한 대마초가 종종 '초기 약물gateway drug'(즉, 대마초의 사용이 헤로인이나 코카인과 같은 추가적인 불법 약물 사용으로 이어지는 것)로 간주되었지만, 실제로는 담배나 알코올을 사용하는 것이 전반적으로 대마초 사용에 앞서있습니다.

파라세타몰paracetamol(아세트아미노펜)과 비스테로이드성 소염제[NSAID]인 이부프로펜ibuprofen과 같은 일반의약품을 포함하는 많은 다른 약물이 알코올과 함께 사용됩니다. NSAID는 알코올과 마찬가지로 위염(위 내막의 염증)과 연관되어 있으므로 이 조합은 소화불량 및 위-식도 역류증을 유발하고, 결국 궤양과 출혈을 초래할 수 있습니다. 진통제는 두통, 근골격계 통증 또는 췌장염이나 통풍과 관련된 통증을 완화하는 데 도움이 될 수 있지만, 시간이 지나면 단순한 아스피린과 파라세타몰, 아세트아미노펜은 진통 효과를 적절하게 주지 않아 음주자는 코데인이나 디하이드로코데인dihydrocodeine과 같은 더 강한 진통제를 찾게 됩니다. 고용량의 진통제는 간과 신장 문제를 모두 일으킬 수 있으므로 임상의는 환자(이미 간 손상이 있을 수 있음)가 결국 간 및 신부전으로 집중 치료를 받기 전에 개입하도록 노력해야 합니다.

만성 췌장염이 있는 음주자는 일반적으로 일상생활이 어려울 정도의 통증을 경험하며 종종 가정의나 전문의에게 오피오이드를 구합니다. 이러한 음주자가 솔직하지 않거나 진통제가 오피오이드 약물이라는 사실을 인식하지 못한다면, 다른 의사는 그들이 오피오이드 처방을 받고 있다는 것을 모를 수 있습니다. 만성 췌장염이나 기타 만성 통증 증후군이 있는 개인이 금주에 성공했을 때, 오피오이드에 의존하게 될 실제적인 위험이 있습니다.

많은 음주자들은 관절, 팔, 다리에 비특이적인 통증을 호소합니다. 통증은 술에 취한 상태에서 나타나는 부상(예: 주먹 다툼, 계단에서 떨어짐, 심한 알코올 금단 경련, 교통사고 등)으로 인해 발생할 수 있으므로 병력 청취가 중요합니다. 이러한 환자들은 "나는 어깨/다리/팔이 망가진 상태로 중환자실에서 깨어났습니다"와 같은 식으로 부상 상황에 대한 기억이 거의 없을 수 있습니다. 이러한 부상으로 인해 인지된 통증은 장기간의 자기 방치, 잘못된 식습관, 운동 부족, 알코올로 인한 근육병증으로 인해 더욱 악화될 수 있습니다.

처방약은 인터넷을 통해 처방전 없이도 점점 더 쉽게 구입이 가능하며 일반적으로 약물을 처방한 의사가 의도하지 않은 방식으로 사용하기도 합니다. 환자들은 약장에서 종종 약물을 훔치거나 친구나 가족에게 구걸을 하기도 합니다. 문제가 있거나 의존적인 음주자는 종종 불면증, 통증, 인지된 스트레스와 같은 만성적인 어려움을 해결하기 위해 일반의약품이나 처방약을 사용합니다.

청소년과 다중 약물 사용

앞서 설명했듯이 니코틴과 알코올을 포함한 약물을 조기에 사용하면 추후 추가적으로 약물을 사용하게 될 가능성이 높아집니다. 청소년의 약물 사용이 뇌 발달에 미치는 영향에 대해 우려를 제기합니다. 청소년기에는 보상과 동기부여 체계가 일찍 발달하여 활성화되는 반면, 이러한 행동을 제어하는 전두엽은 20대 초중반이 되어서야 완전히 성숙합니다. 발달 중인 뇌는 약물의 효과에 더 민감하고, 이 시기에 약물에 노출되면 뇌 내 연결성에 장기적인 변화가 발생할 수 있습니다.

청소년기에 약물 사용을 시작하는 것은 가용성, 약값, 사회적 상황, 또래 그룹의 약물 사용 및 유행과 같은 환경적 요인에 의해 크게 결정됩니다(Han, McGue, & Iacono, 1999). 청소년은 위험을 감수하는 행동을 하는 경향이 있는데 적당하면 이것은 건강한 발달의 일부입니다. 실제로 약간 모험적인 청소년이 아예 모험을 하지 않는 청소년보다 일반적으로 성인이 되어 더 잘 적응합니다. 그러나 청소년기의 약물 사용은 성인기의 약물 사용 장애를 예측하는 강력한 인자이며(Grant & Dawson, 1997), 충동성, 소외, 고통과 같은 심리적 특성을 가진 청소년은 더 취약할 수 있습니다. 10대에는 담배, 술, 불법 약물 사용 비율이 증가합니다. 이러한 물질 중 하나 이상, 특히 알코올을 사용하는 청소년은 나중에 다른 물질을 사용할 가능성이 더 높습니다. 음주 및 흡연 패턴이 심한 청소년은 나중에 약물을 사용하거나 의존할 위험이 더 높습니다. 종교적인 영향은 약물 사용 위험 요소의 영향을 줄이는 데 도움이 될 수 있습니다(Humphreys & Gifford, 2006). 약물 유행은 변동이 있지만 알코올은 거의 항상 다중 물질을 사용하는 변화 상황과 관련되어 있습니다.

기분전환용 다중 약물 사용은 클럽의 젊은 사람들에게 흔히 나타나며, 여기에서 사용되는 약물은 일반적으로 알코올, 대마초 및 각성제('합법적인 환각제' 포함)입니다(European Monitoring Center for Drugs and Drug Addiction, 2009; 이후 추가 논의). 젊은 층에서는 코카인 사용이 흔한데 특히 아일랜드와 영국에서 널리 퍼져있으므로 알코올과의 병용 여부를 평가해야 합니다. 아일랜드 청소년을 대상으로 한 조사에 따르면 알코올에 취한 상태에서 코카인을 처음 사용하는 경우가 많았습니다(Apantaku-Olajide, Darker, & Smyth, 2013). 이는 다른 조사의 결과와 일치하며 청소년의 음주 문제를 목표로 삼는 것의 중요성을 강조합니다.

노인과 다중 약물 사용

점점 늘어나는 노인 인구에서 다중 약물 사용을 관리하는 과제는 이제 막 인식되기 시작했습니다. 최근 보고서에서는 이들을 '보이지 않는 중독자'라고 지칭하며, 약물 및 알코올 사용과 관련된 사망률이 젊은 층에 비해 노년층에서 더 높다는 점이 강조되었습니다(Crome et al., 2011). 노인에게서는 특히 인지 장애를 포함한 정신건강 문제의 비율도 높습니다. 이 집단에서는 다양한 신체 건강 문제에 대해 처방된 약물이 일반적입니다. 또한 개인은 일반의약품을 구입할 수도 있고 합법 약물과 불법 약물을 함께 사용할 수도 있습니다. 이러한 다중 약물요법은 위험을 증가시키고 임상적 문제를 야기합니다. 가능한 모든 합법, 불법, 처방 및 일반 약물 사용을 평가하려면 신중한 접근이 필요하며, 부드럽지만 지속적인 질문이 필요할 수도 있습니다.

노년기에 약물 남용을 시작하는 이유에는 실직, 사별(예: 배우자), 퇴직 또는 의료 문제를 포함할 가능성이 높습니다. 예후는 일반적으로 초기에 발병한 사람들보다 낫지만, 노년기의 문제가 완전히 새로운 것인지 아니면 가벼운 문제의 악화인지, 더 이상 숨기기 어려운 상태에서 드러난 것인지 등의 결론을 내리기 전에 신중하게 평가하는 것이 권장됩니다(예: 은퇴한 뒤에는 낮 동안의 음주를 배우자에게 더 이상 숨길 수 없음).

음주 문제가 있는 환자가 사용하는 특정 약물

물질 사용 장애의 치료는 종종 한 가지 물질에만 어려움을 겪는 환자에게 초점을 맞추기 때문에 다른 약물과 알코올을 병용하는 것에 대한 근거 기반은 치료 연구보다 역학 연구에서 더 적합합니다(Connor, Gullo, White, & Kelly, 2014; Humphreys, Blodgett, & Roberts, 2015). 따라서 다음 섹션에서는 전자에 더 많은 비중을 두지만 치료 관리에 관한 일부 의견도 제시됩니다. 치료 전략에 대한 보다 확장된 논의는 13장에 나와 있습니다.

알코올과 니코틴

설명한 바와 같이, 음주와 흡연은 가장 흔하게 사용되는 약물 사용 조합입니다. 알코올 사용 장애와 흡연 사이의 연관성을 설명하기 위해 여러 가지 심리적, 신경약리학적 모델이 제안되었습니다. 임상 및 전임상 모델에서는 알코올이나 니코틴 중 하나를 사용하면 다른 물질의 사용이 증가할 수 있으며, 각각은 다른 물질에 대한 조건화된 신호 역할을 할 수 있음을 보여줍니다(McKee & Weinberger, 2013). 니코틴 수용체는 도파민 보상 중뇌변연계mesolimbic system의 주요 조절 물질이며, 알코올과 니코틴의 동반상승 효과는 이 시스템에 대한 결합 효과로 인한 것으로 설명됩니다. 또한 공통적인 유전적 취약성이 있을 수 있습니다(Daeppen et al., 2000; Madden & Heath, 2002).

일반 인구 역학 조사에서 알코올 의존 환자의 약 50%가 흡연을 하는 반면, 치료를 받는 집단에서는 80% 이상이 흡연하는 것으로 조사되었습니다(Kalman et al., 2011; McKee & Weinberger, 2013). 흡연자의 알코올 의존은 비흡연자에 비해 10배 더 흔합니다. 니코틴 의존은 알코올 의존 및 알코올 관련 문제의 심각도와 관련이 있습니다. 흡연을 하는 알코올 의존 개인은 담배 관련 질병의 비율이 높으며, 알코올 의존으로 인한 사망보다 담배 관련 질병으로 사망할 가능성이 더 높습니다. 두경부암, 간경화, 췌장염과 같은 일부 질환은 흡연을 하는 문제 음주자에게서 더 흔합니다(Pelucchi et al., 2006). 또한 알코올과 니코틴 의존성은 모두 기분 및 불안 장애와 관련이 있습니다(Le Strat, Ramoz, & Gorwood, 2010).

설명한 바와 같이, 담배 사용은 청소년의 알코올 및 기타 약물 사용과 밀접한 관련이 있습니다. 그러한 청소년은 학교 생활에 어려움을 겪고, 비행을 하고, 다른 약물을 사용할 위험이 증가합니다(Myers & Kelly, 2006). 흡연하는 젊은 성인은 폭음을 보고할 가능성도 더 높습니다(McKee & Weinberger, 2013). 알코올 및 기타 약물 사용으로 치료를 받는 젊은 성인은 일반적으로 흡연을 많이 하며, 치료 후에도 흡연이 지속되는 경향이 있습니다.

흡연 중단과 관련하여서는 풍부한 근거와 지침이 있지만(예: Fiore et al., 2009; Lingford-Hughes, Welch, Peters, Nutt, & BAP Group, 2012; NICE, 2013) 음주와 흡연이 동반된 질환에 대한 근거는 거의 없습니다. 이런 문제는 부분적으로 임상시험에서 음주 문제가 있는 환자를 제외해 버리는 금연 연구자들의 실망스러운 관습 때문이며(Lembke &

Humphreys, 2015), 이로 인해 임상의는 이런 흔한 동반 질환을 어떻게 다뤄야 할지 모르는 절망스러운 상황에 놓이게 됩니다.

많은 사람은 흡연과 음주 문제를 다룰 때 '한 번에 하나의 악덕'이라는 접근 방식을 취합니다. 그러나 한 약물을 사용하면 다른 약물의 사용이 증가할 수 있고 두 약물 중 하나를 사용하면 다른 약물 사용을 중단한 환자에게 재발을 유발할 수 있다는 측면을 고려하면, 차라리 두 약물을 동시에 그만두게 하는 것이 더 낫지 않을까요? 알코올 의존증 환자에게는 금연에 대한 조언을 적극적으로 고려해야 합니다(Harris et al., 2000). 임상의는 어떤 치료적 접근을 취해야 할지 환자와 논의할 때, 흡연과 음주 방법을 조사해야 합니다. 예를 들면, 항상 두 가지를 함께 사용하는지, 술을 마실 수 없을 때 담배를 더 피우는지 등을 확인해야 합니다. 건강에 해롭다는 결과를 고려해 보면, 흡연하는 모든 환자는 금연하거나 최소한 흡연을 줄이는 것에 대한 조언을 받아야 합니다. 술을 마시지 않는 것을 보상하기 위해 흡연이 증가한다는 보고가 있으므로 이를 관찰해야 합니다. 알코올을 단독 치료한 경우와 담배 및 알코올을 동시에 치료한 경우를 메타 분석한 연구에서는 동시에 치료를 병행할 때 알코올의 금주율이 더 높은 것으로 보고되었습니다(Prochaska, Delucchi, & Hall, 2004). 또한 금연에 대한 중재는 알코올 의존증 환자의 금연율을 낮추는 것으로 보고됩니다. 그러나 이러한 시도는 주로 금연 정책이 널리 확산되기 전에 수행된 것입니다. 현재는 입원 병동에서는 금연이므로 의학으로 지원하는 담배 금단 치료 프로그램 기간 동안과 그 이후에도 니코틴 대체 요법(nicotine replacement therapy, NRT)이 제공될 수 있습니다. 사람들이 술을 마시는 장소(예: 술집, 레스토랑)에 금연 정책이 확산되면서 일반 인구에서 알코올 남용의 발병이 감소하고 과다 음주자에서 음주가 감소하는 데 기여했을 수 있습니다(McKee & Weinberger, 2013).

니코틴이 함유된 전자담배(대마초를 섭취하는 데에도 사용할 수 있음)의 사용이 금연 구역에서 전자담배를 흡연 대용으로 사용하는 사람들과 금연하려는 사람들 모두에서 증가하고 있습니다. 전자담배는 안전한 것으로 간주되기 때문에 청소년을 포함하여 흡연을 시작하지 않았을 사람들도 전자담배를 사용할 수 있습니다. 하지만 전자담배에 대한 규정을 마련해야 하는지에 대한 논의는 진행 중입니다. 전자담배와 알코올 남용과의 관계는 아직 명확하지 않습니다.

니코틴 대체요법[NRT] 이용 여부에 상관없이 상담치료는 담배를 끊거나 줄이는 데 가장 일반적인 접근 방법이지만, 약물을 이용하는 방법도 있습니다. 관련 약물들 모두 효과적인 것으로 나타났습니다(Lingford-Hughes et al., 2012; NICE, 2013). 금연 보조제로 허가된 비정형 항우울제인 부프로피온bupropion은 주요우울장애 및 알코올 중독의 병력이 있거나(Hayford et al., 1999) 혹은 최근에 금주 중인 알코올 의존증 개개인을(Karam-Hage, Strobbe, Robinson, & Brower, 2011) 대상으로 하는 소규모 연구에서 효과적인 것으로 나타났습니다. 니코틴 패치에 부프로피온을 추가하는 것은 니코틴 패치 단독에 비해 금주 중인 알코올 의존 개인의 흡연 결과를 개선하지 못했습니다(Kalman et al., 2011). 바레니클린varenicline은 금연에 효과적인 것으로 알려진 또 다른 약물입니다(Lingford-Hughes et al., 2012; NICE, 2013). 이는 중뇌변연계의 도파민 보상 경로뿐만 아니라 기억과 학습에 연관된 과정의 조절에 관계하는 알파$_4$ 베타$_2$ 니코틴 수용체의 부분 작용제partial agonist입니다. 바레니클린은 알코올 중독 치료제로도 연구되었으며, 따라서 알코올 의존증과 니코틴 의존증이 동반된 경우에 특히 유용할 수 있겠습니다(Nocente et al., 2013).

알코올과 각성제

코카인, 암페타민, 메스암페타민, 엑스터시와 같은 각성제를 알코올과 결합하는 것은 다중 약물 사용의 흔한 양상입니다. 예를 들면, 술을 많이 마시는 사람이 코카인을 사용하면 알코올 의존이 발생할 위험이 4배 증가하며, 코카인의 사용이 빈번할수록 질환이 더 빠르게 진행됩니다(Rubio et al, 2008). 알코올 중독자가 코카인을 사용할 때 알코올을 더 많이 사용하고 더 높은 수준의 심리적 문제들이 나타납니다(Heil, Badger& Higgins, 2001). 유사하게 젊은 사람들의 경우에서도 알코올 단독보다는 코카인을 같이 사용할 때 더 많은 양의 알코올을 사용하는 것으로 보고되었습니나(Barrett et al, 2006). 젊은 층에서 폭음은 코카인, 엑스타시, 암페타민, 메스암페타민과 같은 각성제 중독과도 관련이 있습니다(McKetin, Chalmers, Sunderland, & Bright, 2014).

코카인은 가루 형태로 코로 흡입하거나, 액화 코카인을 주입하거나, '크랙 코카인'을 피우는 등 다양한 경로로 복용할 수 있습니다. 일반적으로 크랙 코카인의 사용은 더 높은 신체적 의존도와 연관이 있습니다. 크랙 코카인을 피우고 술을 마시는 사람들은 가루로 된 코카인을 코로 흡입하고 술을 마시는 사람들에 비해 나이가 더 많고 교육 수준과 고용 수준이 낮은 경향이 있습니다(Gossop, Manning& Ridge, 2006). 사교성이 높은 것은 음주와 코카인 흡입을 같이 하는 동기가 될 수 있지만, 크랙 코카인의 동기가 되지는 않습니다(Martin, Macdonald, Pakula, & Roth, 2014).

동시에 약물을 병용하는 많은 경우는 무계획적인 반면에, 알코올과 각성제는 다양한 이유로 의도적으로 함께 사용됩니다. 코카인을 과다 사용하는 중에 알코올을 섭취하면 코카인이 주는 다행감의 약효가 연장되고, 코카인 사용과 관련된 불쾌한 경험(예: 초조함 및 편집증)이 감소하고, 진정 효과가 제공되며, 코카인 금단과 코카인 중단 후 조기에 나타나는 '곤두박질치기crash'가 개선될 수 있습니다. 대안적으로, 코카인이나 암페타민과 같은 다른 각성제는 알코올의 취하게 하는 효과와 진정 효과를 약화시킬 수 있고, 따라서 음주자는 더 많은 알코올을 마시고 매우 취하지 않고도 상당량의 알코올을 견딜 수 있게 됩니다. 금요일 밤의 술자리는 주말까지 연장될 수도 있으며, 근무일이 가까워지는 일요일 밤에야 겨우 끝나게 되기도 합니다. 코카인과 알코올을 정기적으로 사용하게 되면 알코올이 코카인에 대해 강력한 조건화 신호가 될 수 있기 때문에 두 물질 중 하나를 포기하는 것이 어려울 수 있습니다.

약리학적 활성 대사 산물인 코카에틸렌cocaethylene은 코카인과 알코올을 함께 섭취할 때 생성됩니다. 이 물질은 코카인에 의한 유발한 다행감을 강화하고 연장하며 또한 심박수와 혈압도 증가시킵니다. 코카에틸렌은 간에서 생성되며, 코카인을 경구로 복용하면 간의 관여가 더 적은 경로(예: 주사 혹은 흡연)에 비해 더 높은 수치가 생성됩니다(Herbst et al., 2011).

많은 환자의 경우 코카인 문제를 치료하면 알코올 문제도 개선됩니다. 그러나 치료받은 코카인 사용자에게서 알코올 문제 및 의존성이 있는 경우는 두 장애가 단독으로 있는 경우에 비해 의존성이 더 심각하고, 치료 순응도는 더 낮으며, 결과는 더 나쁜 것과 연관이 있습니다(Brady et al., 1995; Carroll, Power, Bryant, & Rounsaville, 1993; Carroll, Rounsaville, & Bryant, 1993). 코카인 중독을 치료하는 확실한 약물이 입증되지 않았기 때문에, 비상시 관리와 같은 심리사회적 개입이 치료의 주류를 이룹니다(Lingford-Hughes et al., 2012). 알코올 및 코카인 오용이 동반된 경우에 대한 최선의 치료 과정을 안내해주는 근거는 제한적입니다. 12주 동안 디설피람을 사용한 치료는 특히 '적극적인' 외래에서의 정신 요법(인지

행동 대처 기술 및 요법) 및 12단계 촉진 요법과 결합될 때 치료를 더 잘 유지하고 중단하는 것으로 보고되었습니다(Carroll et al., 1998, 2000; Lingford-Hughes et al., 2012). 날트렉손과 디설피람을 병용하면 코카인과 알코올을 중단하게 될 가능성이 더 높은 것으로 나타났지만, 이 연구에서 그 차이는 코카인과 알코올을 각각 단독으로 사용했을 때와 통계적 차이를 보이지 않았고 치료 순응도는 낮았습니다(Pettinati et al., 2008).

알코올과 대마초

대마초cannabis는 알코올과 니코틴 다음으로 세계에서 가장 많이 사용되는 약물입니다. 세계의 지역마다 대마초의 법적 지위와 가용성이 다르기 때문에 이에 따라 대마초 사용이 어떻게 다른지 알아보는 것도 흥미롭습니다. 대마초 중독의 주요 효과는 델타-테트라히드로칸나비놀(delta-tetrahydrocannabinol, THC) 때문입니다. '스컹크skunk'와 부탄 해시 오일butane hash oil은 THC 농도가 더 높은 특정 형태의 대마초 종류입니다. 알코올과 대마초를 동시에 사용하는 것은 청소년에게서 흔히 보이며, 이는 더 심각한 대마초 또는 알코올 의존증 증상이 발생하게 하는 소인을 비롯하여 뇌 발달에 해로운 영향을 미칠 수 있습니다. 알코올과 대마초는 서로의 흡수에 영향을 줄 수 있지만, 기능 저하(예: 운전 능력)에 대한 영향이 배수적인 효과인지 가산적인 효과인지에 대한 근거는 혼재되어 있습니다(Hartman et al., 2015; National Highway Traffic Safety Administration, 1999). 알코올과 대마초를 동시에 사용하면 메스꺼움, 구토, 현기증, 발한 등으로 불쾌감을 유발할 수도 있습니다. 이는 알코올이 THC 흡수 속도를 높여 대마초 효과가 더 강해지기 때문일 가능성이 높습니다. 알코올과 대마초는 엑스터시의 '효과가 떨어질coming down' 때쯤 종종 사용됩니다.

다수의 대마초 유사 합성 화합물은 인터넷이나 '헤드샵head shop(마약 복용과 관련 있는 물건을 파는 가게)'을 통해 때로는 '합법적인 환각제legal high'로써 구입이 가능합니다(새로운 향정신성 물질에 대한 섹션 참고). 종종 '스파이스spice'라는 제품명으로 팔리며, 이러한 제품 중 일부는 매우 강력하고 대마초 유사 화합물 그 이상의 화학물질을 포함합니다. 각성제 오용의 치료와 마찬가지로 대마초 오용의 치료는 심리사회적 접근법이 주를 이룹니다. 인지 행동, 동기 강화, 비상시 관리와 같은 치료 접근은 대마초 사용을 줄이는 데에 도움이 될 수 있습니다(Babor, 2004).

알코올과 오피오이드

알코올과 오피오이드는 동시에 사용하든 또는 다른 시점에 각각 사용하든 사용자의 삶에서 복잡한 양상으로 나타날 수 있는데, 한 예를 보겠습니다.

> 34세의 실직 남성이 과음과 우울증에 대해 평가 의뢰가 되었습니다. 그는 어린 시절 극심한 정서적 박탈을 경험했고 보살핌을 받아왔습니다. 14세에 그는 '위안을 위해' 맥주를 마시고 대마초를 피우기 시작했습니다. 그의 일일 알코올 소비량은 점차 독한 맥주 3~4캔으로 늘어났으며, 이를 부모와 친구들의 약장에서 훔친 오피오이드와 혼합하기 시작했습니다. 그는 20대 초반에 처음으로 헤로인을 피웠고, 곧 주사 바늘을 재활용하는 정맥주사 방식을 이용하게 되었습니다. 그는 20대 후반에 여러 차례 알코올-오피오이드 과다 복용을 경험했고, 그 중 한 번은 매우 치명적이었습니다. 그는 30세가 되어 주거 재활 시설에 들어가면서 모든 불법 약물 사용을 중단했습니다. 그러나 음주량은

> 점점 늘어났고, 4년 후 의뢰 당시 음주량은 통제 불능 상태에 이르렀습니다. 그는 또한 헤로인에 대한 뚜렷한 갈망을 경험하고 있었고 다시 사용하기 시작할까 봐 걱정했습니다.

문제 음주는 오피오이드 사용자에게 흔히 발생하는 문제입니다. 알코올 소비는 일반적으로 헤로인 중독자의 초기에 헤로인을 처음 사용하기 전에 먼저 나타나지만, 오피오이드를 규칙적으로 사용하게 되면 알코올 사용량이 줄어드는 경향이 있습니다. 헤로인 사용자가 스스로 해독을 시도하거나 치료 프로그램에 참여하거나 장기간 사용하지 않는 동안에 알코올이 오피오이드를 대체할 수 있습니다. 예를 들면, 메타돈 유지요법 중인 환자가 폭음을 하게 되면 헤로인 과다 복용을 하는 것으로 이어질 수 있어서 표면적으로는 오피오이드 문제가 차도가 있어 보이다가도 이러한 회복이 알코올 문제로 인해 무너질 수 있습니다. 오피오이드에만 의존하는 환자와 비교할 때, 계속해서 알코올 문제를 일으키는 오피오이드 의존 환자는 파괴적인 어린 시절을 보냈을 가능성이 더 높고, 법적 문제와 다중 약물 사용이 더 많으며, 사회적 기능에 더 많은 문제가 있고, 정신 질환 발병률이 더 높습니다.

알코올과 오피오이드를 동시에 사용하면 과다 복용의 위험이 높아집니다. 이러한 위험은 개인이 벤조디아제핀을 사용하는 경우에 더욱 두드러집니다. 많은 '오피오이드 과다 복용'은 실제로는 알코올-오피오이드 과다 복용, 벤조디아제핀-오피오이드 과다 복용 또는 벤조디아제핀-알코올-오피오이드 과다 복용입니다(Darke, Degenhardt, & Mattick, 2007).

오피오이드 의존을 치료할 때는 일반적으로 오피오이드 대체 약물, 가장 흔하게 메타돈methadone 또는 부프레노르핀buprenorphine(날록손 포함 또는 미포함)을 사용합니다. 두 약물 모두 오피오이드의 중독 효과를 감소시키는데, 일부 중독자는 다른 중독 물질을 찾는 식으로 반응할 수 있습니다. 메타돈 유지 요법에 참여하는 사람 중 최대 3분의 1은 알코올 의존이 같이 있으며, 비슷한 비율로 위험하거나 해로운 방식으로까지 음주합니다(Otomanelli, 1999; Srivastava, Kahan, & Ross, 2008). 메타돈 유지 요법에서 알코올 오용은 일반적으로 더 나쁜 결과, 메타돈 비순응, 더 큰 신체적, 정신적인 합병증과 연관이 있습니다(Roux et al., 2014; Srivastava et al2008). 대부분의 연구에서는 메타돈을 유지하는 기간 동안 알코올 소비가 증가하지 않았지만, 감소되는 양상 역시 많은 연구에서 나타나지 않았습니다(Srivastava et al., 2008).

메타돈과 비교하여 부프레노르핀은 현재는 보다 덜 복잡한 오피오이드 중독 환자를 치료하기 위해 임상적으로 사용될 수 있는데, 이는 알코올 의존증이 부프레노르핀 유지 요법의 치료 결과에 영향을 미치지 않는 것으로 보고된 이유일 수 있습니다(Dreifuss et al., 2013). 알코올과 오피오이드 동반 질환을 치료하는 것은 사용된 물질에 대한 철저한 초기 평가와 조기 개입이 중요하기 때문에 어려운 일입니다. 이러한 동반 질환이 흔하게 발생하고 피해가 심각함에도 불구하고 적절한 치료 방법을 제시할 수 있는 근거는 제한적입니다. 불법 헤로인 사용과 함께 알코올을 오용하는 문제를 다루려는 치료 전략으로서의 오피오이드 대체 요법은 충분히 개발되지 않았습니다.

알코올과 벤조디아제핀

벤조디아제핀은 1960년에 임상에 도입되었으며 곧 불안과 불면증 치료에 널리 사용되었습니다. 또한 알코올 해독의 내과적 치료법으로 인정되었습니다(11장 참고). 다양한 종류의 벤조디아제핀이 시판되고 있으며, 〈표 7.2〉에는 성분명과 상표명을 포함한 일반적인 종류들이 나열되어 있습니다. 벤조디아제핀의 항불안 또는 진정 효과는 크게 다르지 않을 수 있지만, 자체 또는 활성 대사산물의 작용 기간과 관련하여 중요한 차이가 있습니다. 로라제팜lorazepam, 옥사제팜oxazepam 및 테마제팜temazepam은 모두 상대적으로 단기간(속효성) 작용하고, 클로르디아제폭시드chlordiazepoxide와 디아제팜diazepam은 장기간(지속성) 작용하며, 〈표 7.2〉에 나열된 다른 벤조디아제핀의 지속 시간은 중간 정도입니다. 또한 벤조디아제핀은 현재 인터넷을 통해 불법적으로 구입할 수 있는 경우가 많으며, 용량과 성분이 알려지지 않고 규제되지 않아 치료 및 관리 시 임

〈표 7.2〉 흔한 벤조디아제핀 계열 약물

성분명	일반명	활성 대사체	반감기 근사치	등가 용량 근사치(mg)
Diazepam	Valium	여럿	2~4일	5
Chlodiazepoxide	Librium	여럿	2~4일	12.5
Nitrazepam	Mogadon	없음	12~24시간	5
Clonazepam	Rivotril, Klonopin	여럿	1~2일	0.25
Lorazepam	Ativan	없음	8~12시간	0.5
Temazepam	Normison, Restoril	없음	8시간	10
Oxazepam	Oxanid	없음	8~12시간	10
Alprazolam	Xanax	여럿	12~15시간	0.25

출처: Joint Formulary Committee, British National Formulary(2015)

상적인 어려움이 발생할 수 있다는 점을 기억해야 합니다.

영국을 포함한 많은 국가에서 항불안제로 벤조디아제핀을 처방하는 것은 지난 20년 동안 감소한 반면, 수면제로서 처방은 거의 변하지 않았습니다. 대조적으로, 벤조디아제핀 처방은 최근 몇 년간 미국에서는 급증했습니다. 특히 장기 복용에 대한 처방 경고에도 불구하고 벤조디아제핀은 계속해서 널리 처방되고 있으며 노인층에서 사용률이 가장 높습니다(Crome et al., 2011; Olfson, King, & Schoenbaum, 2015). 노인에게서 이동 능력과 차량 운전 능력의 저하, 낙상 및 혼란이 증가할 수 있는 위험이 잘 알려져 있음에도 불구하고 말입니다. 고용량의 속효성 벤조디아제핀은 기억상실과도 관련이 있습니다. 그리고 언급한 대로 벤조디아제핀과 알코올은 치명적인 과다 복용에서 중요한 요소가 되는 경우가 많습니다.

알코올 의존에서 해독의 목적 외에 벤조디아제핀을 처방하는 것은 논란의 여지가 많기 때문에 일반적으로 사용을 권장하지 않습니다. 불안이나 불면증과 같은 증상에는 벤조디아제핀보다 더 우수하고 안전한 약리학적(예: 선택적 세로토닌 재흡수 억제제[SSRI]) 및 심리사회적(예: 인지행동치료[CBT]) 대체 치료법이 권장됩니다. 알코올 문제가 있는 일부 개인은 불안이나 불면증 때문에 벤조디아제핀을 복용할 수 있지만, 처방받은 대로 정확히 복용하지 않으면 위험합니다. 이러한 구별은 적절한 관리 계획을 알리기 위해 평가할 때 시행되어야 합니다. 벤조디아제핀 오용은 많은 사람이 두려워하는 것만큼 알코올 의존증 환자들에게 만연해 있지 않을 수 있습니다(Chick & Nutt, 2012; Ciraulo & Nace, 2000; Ciraulo, Sands, & Shader, 1988). 벤조디아제핀 사용이 알코올 오용이나 재발의 위험을 증가시키지 않는 것으로 보입니다. 벤조디아제핀을 광범위하게 처방하는 것을 옹호하지는 않지만, 전문적인 치료 서비스에서 일부 환자(예: 말기 간부전)에게 벤조디아제핀을 주의 깊게 사용하면 알코올 섭취량의 감소에 도움이 될 수 있습니다.

동반된 알코올 및 벤조디아제핀 오용 또는 의존의 치료와 관련하여 최선의 접근법에 대해 환자와 상담이 이루어질 필요가 있습니다. 의존이 동반된 경우 알코올 및 벤조디아제핀 해독은 동시에 이루어질 수도 있고 또는 알코올 해독을 먼저 한 뒤 연속적으로 수행될 수도 있습니다. 벤조디아제핀을 매일이 아닌 가끔씩 한 번에 다량 복용하는 경우, 의존성은 없을 수 있습니다. 이러한 상황에서는 벤조디아제핀 해독이 필요하지 않을 수 있으며, 벤조디아제핀 대체제 처방은 신중하게 고려한 후에 시작되어야 합니다. 오피오이드와 같은 다른 약물을 함께 오용하는 경우도 꽤 있습니다. 따라서 개인의 다중 약물 사용을 완전히 평가하고 적절한 치료 계획을 세우기 위해서는 입원이 필요할 수 있습니다.

알코올과 Z-약물

'Z-약물'은 일반적으로 사용되는 수면제이며 졸피뎀zolpidem(Ambien, Stilnoct; 혈중최고농도 도달 시간 ~2½시간), 조피클론zopiclone(Zimovane; ~2시간) 및 잘레플론zaleplon(Sonata; ~1시간)을 포함합니다. 이들은 벤조디아제핀 약물은 아니지만, 뇌의 벤조디아제핀 수용체를 표적으로 합니다. 벤조디아제핀과 마찬가지로 Z 약물 역시 단기간 사용만 권장됩니다. 이들은 인터넷에서 구입할 수 있으며[3] 남용 가능성이 있습니다.

의존성이 보고되었지만(Lingford-Hughes et al, 2012) Z-약물 오용의

3) 한국에서는 불가함(역자 주).

유병률에 대한 증거는 제한적입니다. 이 약물은 불면증의 단기 치료에 권장됩니다(NICE, 2004). Z-약물을 알코올과 함께 사용하는 방법에 대한 근거는 제한적이지만, 앞서 벤조디아제핀에 대해 설명한 것과 동일한 원칙을 적용하는 것이 적절합니다.

알코올 및 '클럽 약물': 새로운 향정신성 물질

'클럽 약물'이라는 용어는 클럽, 열광적인 파티, 음악 축제 및 기타 장소들에서 사용되는 향정신성 약물을 의미합니다. 약리학 및 효과가 다양한 광범위한 물질이 해당되며 MDMA, 코카인, 감마하이드록시부티레이트[GHB], 케타민, 메페드론과 같은 불법 약물뿐만 아니라 '벤조퓨리benzofury'와 같은 소위 '법적 마약'도 포함됩니다.

새로운 향정신성 물질(novel psychoactive substance, NPS)에는 합성 대마초, 합성 카티논, 케타민, 페네틸아민, 피페라진, 식물에서 추출한 물질의 6가지 주요 범주가 있고, 그 외 기타 물질들이 해당되는 7번째 범주가 있습니다. 신약은 주기적으로 등장하며, 2009년도부터 2013년까지 세계적으로 NPS 종류가 두 배 이상 증가했습니다(United Nations Office on Drugs and Crime, 2014).

약물의 범위, 알코올과의 잠재적인 상호 작용, 새로운 약물이 주기적으로 등장한다는 사실을 고려할 때 임상의는 평가할 때 이러한 약물에 대해 구체적인 명칭, 사용 방법 및 사용 이유에 대해 질문해야 합니다. 대부분의 NPS에는 그 유무를 확인할 수 있는 검사가 없으므로 중독이나 금단으로 추정되는 임상 증상을 관리할 때는 대증 치료(예: 초조, 진정 등)에 의존합니다. 이러한 약물을 환자가 줄이거나 중단하도록 돕기 위해

주로 심리사회적 접근법을 사용하지만, 일부 약물(예: GBH)의 경우 금단을 안전하게 관리하기 위해 약물 치료가 필요합니다.

GHB와 알코올을 함께 사용하는 것과 같이 일부 조합은 과다 복용 및 호흡 억제의 높은 위험과 관련이 있습니다. 한편 GHB의 나트륨염, 즉 옥시베이트나트륨은 일부 국가에서는 알코올 의존증의 치료용으로 허가되어 알코올 금단 치료 및 재발의 예방에 사용되었습니다. 케타민은 종종 알코올과 함께 사용되는 또 다른 클럽 약물로, 마취용 또는 어쩌면 우울증의 치료 등 다른 용도에서 치료적 잠재력을 가지고 있습니다.

알코올 및 처방약의 비의학적 사용

미국의 연구에 따르면 처방된 알코올 사용 장애 환자들에게서 처방된 오피오이드, 각성제, 안정제, 진정제를 의학적 목적 이외로 사용하는 비율이 더 높은 것으로 드러났습니다(McCabe et al., 2006). 대부분의 다중 약물의 물질들은 동시에 사용됩니다. 젊은 성인(18~24세), 특히 폭음이나 알코올 의존의 병력이 있는 사람들은 25세 이상의 성인보다 전년도에 이러한 알코올 외 약물 사용의 유병률이 더 높았습니다. 알코올 문제가 있는 젊은이들이 치료를 받기 위해 왔을 때 임상의는 철저하게 약물 이력을 확인해야 합니다. 이들이 연관되어 있는 개인적 및 상황적 위험 요소를 이해하기 위해서는 더 많은 노력이 필요합니다.

말초 및 중추 신경 통증, 섬유근육통, 부분 뇌전증, 범불안장애를 치료하기 위해 두 가지 새로운 약물인 가바펜틴gabapentin과 프레가발린pregabalin이 최근에 치료법으로 도입되었습니다. 중독된 환자의 상태를 관리하는 방법을 고려할 때 오피오이드 계열 약물이나 벤조디아제핀을 대신할 수 있는 매력적인 대안으로 보입니다. 그러나 단독으로 또는 알코올과 함께 남용하거나 오용하는 경우에 대한 보고가 증가하고 있으므로 처방은 신중하게 고려해야 하고 추적관찰이 이루어져야 합니다(Schifano, 2014). 추가적으로 두 약물은 알코올 의존, 금단, 재발 방지 및 다른 의존에 대한 치료법으로도 연구되고 있습니다(11장 및 13장 참고).

단일 범주로서의 알코올 및 다른 약물들: 실제 임상에서의 의미

이미 설명했듯이 다중 약물 사용은 중독의 본질에 대한 근본적인 의문을 제기합니다(West, 2001). 의존성이라는 것을 동일인에게 여러 특정 물질별로 질환들이 존재한다고 생각하는 대신에, 하나 이상의 물질을 포괄하는 단일 범주 상태로 간주해야 하는 것이 아닐까요?(Gossop, 2001; West, 2001) 이러한 질문은 실제 치료에도 많은 영향을 줍니다. 예를 들면, 회복 중인 알코올 의존증 환자가 담배도 끊을 수 있도록 우리가 꾸준히 노력해야 할까요?

이러한 관점에서 가장 즉각적으로 고려할 의미들 일부는 이미 장의 앞 섹션에서 논의되었습니다. 그러나 여기서는 핵심 의미를 종합해보는 것이 유용할 수 있습니다. 특별히 주목해야 할 임상적 관련성이 있는 내용은 〈표 7.3〉에 정리되어 있습니다.

〈표 7.3〉 임상의를 위한 조언

- 알코올 및 기타 약물에 대한 실용적인 지식을 갖춰야 합니다.
- 알코올과 기타 약물의 이력에 대해 항상 완전하게 기록해야 합니다.
- 정기적으로 기록을 갱신해야 합니다.
- 필요한 경우 즉석에서 소변이나 타액으로 약물 검사를 시행해야 합니다.

트레이닝 및 치료 서비스 조직화에 대한 시사점

알코올 문제 치료에 대한 전문적 책임을 맡은 사람은 다중 약물 사용이 널리 퍼져 있다는 점을 인식해야 하며, 알코올 치료를 하는 임상의는 다른 약물 문제에 대해 충분한 실무 지식을 보유해야 합니다(그 반대의 경우도 마찬가지입니다). 전문적인 약물이나 알코올 치료 서비스가 제공되는 곳이 계속 있을 수 있지만, 전문화의 강도가 임상 현실과 맞지 않을 정도여서는 안 됩니다. 치료를 받는 많은 문제 음주자에게 의학적 및 심리사회적으로 동반되는 질환이 있을 경우 알코올 섭취와 의존의 문제에만 관심을 두어서는 제대로 이해할 수가 없습니다. 임상 평가에서는 다중 약물 사용의 복잡성을 고려해야 하며, 치료 중재는 이에 맞추어져야 합니다. 이들 중 다수는 또한 불안 장애, 우울 장애, 외상후 스트레스 장애[PTSD] 및 기타 정신 질환들을 앓고 있으며, 처음에는 일반적인 정신과 치료를 받을 수도 있습니다. 또한 정신과 서비스는 다중 약물 사용 환자를 평가하고 이를 치료 프로그램에 반영할 수 있어야 합니다.

다중 약물 사용자를 치료하기 위해서는 학제 간 협진과 협력이 필요합니다. 복잡한 문제를 가진 복잡한 환자가 전문가 분야들 사이의 경계를 항상 존중하는 것은 아닙니다. 치료자의 트레이닝이 적절하지 않았을 경우, 알코올 및 기타 약물 문제가 복합적으로 있는 개인, 특히 정신과적 동반 질환이 있는 개인은 치료를 받기 어렵고, 불완전하게 평가 및 치료되며, 각각의 치료 서비스에 대한 엄격한 기준을 맞추지 못해서 사실상 치료적으로 버림받는 상황에 이르게 됩니다. 그러나 이는 변명일 뿐입니다. 다중 약물 사용 문제에 성공적으로 대처하기를 원하는 치료 서비스는 이러한 복잡한 개인의 요구를 충족시키기 위해 알코올, 약물 및 정신과 치료를 통합할 수 있는 역량을 개발해야 합니다.

예방에 대한 주요 책임

음주 문제가 있는 환자를 치료하는 임상의는 안정제 및 경미한 진정제를 부주의하게 처방하여 환자에게 해를 입히지 않도록 주의할 특별한 책임이 있습니다. 마찬가지로 오피오이드 의존 환자를 치료하는 임상가는 알코올 의존증 자체뿐 아니라 알코올의 사용 및 헤로인을 빈번하게 혹은 위험하게 사용하여 발생하는 위험에 대해 조언해야 합니다. 최소한, 알코올 및 약물 사용자에게 특정 약물과 약물 조합의 효과, 특히 응급 상황을 관리하는 방법에 대한 정보를 제공하는 것이 중요합니다(European Monitoring Center for Drugs and Drug Addiction, 2009).

진단 및 선별검사

한 종류의 물질 사용 문제가 있는 환자의 경우, 다른 약물에도 문제가 있을 가능성에 주목해야 합니다. 예를 들면, 많은 양의 벤조디아제핀이나 대마초를 사용하고 있다는 것을 모른 채 환자의 음주에만 집중하는 것은 유용하지 않습니다.

알코올 및 기타 약물 사용 이력을 안전히 확보해야 하며, 관련 약물은 인터넷이나 마약 관련 물품을 판매하는 가게를 통해 구했거나 처방되었을 수도 있다는 사실을 기억해야 합니다. 알코올을 포함해 복용하는 모든 약물의 사용 모습 양상과 의존성이 변화하는 양상을 차트로 기록해 두어야 합니다. 이러한 방식으로 알코올 및 기타 약물 사용의 순서와 패턴을 파악할 수 있습니다. 예를 들면, 어린 시절에는 유기용제(본드나 신나 등)를 사용하고, 10대에는 알코올과 암페타민을 사용하고, 성인이 되면 코카인과 헤로인을 사용하는 경우입니다. 사용된 약물 조합(알코올과 대마초, 알코올과 담배, 알코올과 코카인 등)에 대한 이력을 기록해야 합니다. 사용된 약물의 규모가 의존성에 해당하는지를 파악하는 것이 도움이 될 것입니다. 하나 또는 두 가지 약물에 의존하는 다중 약물 사용자는 의존적인 방식은 아니어도 분명히 문제가 있는 다른 약물을 사용할 수 있습니다. 치료를 위해 내원할 때 이러한 환자들은 현재 어떤 약물이 가장 큰 문제를 일으키고 있는지 명확히 알 수 있으며, 질문을 받을 경우 체계적으로 분류해서 약물 간의 순위를 매길 수 있습니다. 이는 임상의가 갖는 관점과는 다를 수 있습니다. 따라서 실행 가능한 치료 계획을 세우기 위해 이러한 관점을 이용 및 가능하면 수정하는 치료적 개입이 필요합니다.

알코올 치료 서비스를 받는 많은 내담자는 정맥주사 약물의 사용 이력이 있을 수 있어 B형 및 C형 간염과 HIV 상태 검사와 관련하여 위험 행동을 평가하고 상담하는 것이 필요할 수도 있습니다. 정기적인 소변 또는 타액 검사는 더 널리 사용되어야 합니다. 기록은 주기적으로 갱신되어야 합니다.

치료 목표

논의된 바와 같이, 다중 약물 사용은 일반적으로 흡연이 동반된 경우를 제외하고는 합병증이 없는 알코올 사용 장애보다 치료하기가 더 어렵습니다. 치료진은 다중 약물 사용자의 문제를 다룰 수 있도록 교육을 받아야 하며, 관련 서비스는 약물이나 물질 자체보다는 중독 행동에 초점을 맞춰야 합니다. 어떤 치료법이 효과적인지에 대한 연구는 거의 없지만, 화학적 의존성의 개념을 중심 원리로 삼는 치료 프로그램에서 일하는 치료자들은 알코올이나 다른 약물로 인해 어려움을 겪는 환자에게 기분에 영향을 주는 약이나 물질을 처방 및 구하지 않도록 조언할 것입니다. 많은 환자에게 이것은 최선의 조언이지만, 모든 사람이 받아들일 수는 없을 것입니다(예를 들면, 이전에 헤로인 중독자였던 일부는 나중에 적당하고 안전하게 알코올을 사용할 수도 있습니다). 한 물질에서 다른 물질로 전환할 때의 위험성을 환자들이 인지하도록 해야 한다는 주장은 매우 적절합니다. 또한 일부 환자는 사용 중인 다중 약물 전부를 문제로 다루고 싶어 하지 않을 수도 있다는 점을 인식해야 합니다. 이러한 사람들에게는 위험을 설정하고 계속 협력하면서 약물 사용에 대한 책임을 질 수 있는 최상의 위치에 있도록, 그리고 궁극적으로는 모든 물질을 중단하는 데 동의할 수 있도록 하는 것이 중요합니다.

지속적인 양방향 경계

환자나 내담자를 처음 만날 때, 치료 프로그램을 계획하고 수행할 때, 그리고 성공을 평가할 때, 환자와 임상의는 알코올과 다른 약물을 개별적으로가 아닌 통합적으로 생각해야 하겠습니다.

참고문헌

Apantaku-Olajide, T.,Darker, C. D., & Smyth, B. P. (2013). Onset of cocaine use: Associated alcohol intoxication and psychosocial characteristics among adolescents in substance abuse treatment. Journal of Addiction Medicine, 7, 183–188.

Babor, T. F. (2004). Brief treatments for cannabis dependence: Findings from a randomized multisite trial. Journal of Consulting and Clinical Psychology, 72(3), 455.

Barrett, S. P., Darredeau, C., & Pihl, R. O. (2006). Patterns of simultaneous polysubstance use in drug using university students. Human Psychopharmacology: Clinical and Experimental, 21, 255–263.

Brady, K. T., Sonne, E., Randall, C. L., Adinoff, B., & Malcolm, R. (1995). Features of cocaine dependence with concurrent alcohol use. Drug and Alcohol Dependence, 39, 69–71.

Carroll, K. M., Nich, C., Ball, S. A., McCance, E., & Rounsavile, B. J. (1998). Treatment of cocaine and alcohol dependence with psychotherapy and disulfiram. Addiction, 93, 713–728.

Carroll, K. M., Nich, C., Ball, S.A., McCance, E., Frankforter, T. L., & Rounsaville, B. J. (2000). One-year follow-up of disulfiram and psychotherapy for cocaine-alcohol users: Sustained effects of treatment. Addiction, 95, 1335–1349.

Carroll, K. M., Power, M. -E. D., Bryant, K., & Rounsaville B. (1993). One-year follow-up status of treatment-seeking cocaine abusers. Journal of Nervous and Mental Disease, 181, 71–79.

Carroll, K. M., Rounsaville, B. J., & Bryant, K. J. (1993). Alcoholism in treatment seeking cocaine abusers: Clinical and prognostic significance. Journal of Studies on Alcohol, 54, 199–208.

Carter, J. L., Strang, J., Frissa, S., Hayes, R. D., SELCoH Study Team, Hatch, S. L.,

& Hotopf, M. (2013). Comparisons of polydrug use at national and inner city levels in England: Associations with demographic and socioeconomic factors. Annals of Epidemiology, 23, 636–45.

Chick, J., & Nutt, D. J. (2012). Substitution therapy for alcoholism: Time for a reappraisal? Journal of Psychopharmacology, 26(2), 205–212.

Ciraulo, D. A., & Nace, E. P. (2000). Benzodiazepine treatment of anxiety or insomnia in substance abuse patients. American Journal on Addictions, 9(4), 276–284.

Ciraulo, D. A., Sands, B. F., & Shader, R. I. (1988). Critical review of liability for benzodiazepine abuse among alcoholics. American Journal of Psychiatry, 145, 1501–1506.

Connor, J. P., Gullo, M. J., White, A., & Kelly, A. B. (2014). Polysubstance use: Diagnostic challenges, patterns of use and health. Current Opinion in Psychiatry, 27, 269–75

Crome, I., Brown, A., Dar, K., Janikiewicz, S., Rao, T., & Tarbuck, A. (2011). Our invisible addicts: First report of the Older Persons' Substance Misuse Working Group of the Royal College of Psychiatrists. London: Royal College of Psychiatrists.

Daeppen, J. -B., Smith, T. L., Danko, G. P., Gordon, L., Landi, N. A., Nurnberger J. I. Jr, … Schuckit, M. A. (2000). Clinical correlates of cigarette smoking and nicotine dependence in alcohol dependent men and women. Alcohol and Alcoholism, 35, 171–175.

Darke, S., Degenhardt, L., & Mattick, R. (2007). Mortality amongst illicit drug users: Epidemiology, causes and intervention. Cambridge: Cambridge University Press.

Daskalopoulou, M., Rodger, A., Phillips, A. N., Sherr, L., Speakman,A.,Collins, S., …Lampe, F.C. (2014). Recreational drug use, polydrug use, and sexual behaviour inHIV-diagnosed menwho have sex with men in the UK: Results from the crosssectional ASTRA study. Lancet HIV, 1, e22–e31.

Dreifuss, J. A., Griffin, M. L., Frost, K., Fitzmaurice, G. M., Potter, J. S., Fiellin, D. A.,… Weiss, R. D. (2013). Patient characteristics associated with buprenorphine/naloxone treatment outcome for prescription opioid dependence: Results from a multisite study. Drug and Alcohol Dependence, 131(1), 112–118.

European Monitoring Centre for Drugs and Drug Addiction. (2009). Polydrug use: Patterns and responses. Luxembourg: Office for OfficialPublications of the European Communities.

Fiore, M. C., Jaén, C. R., Baker, T. B., Bailey, W. C., Bennett, G., Benowitz, N. L.,… Williams,C. (2009). Treating tobacco use and dependence: 2008 Update. Quick reference guide for clinicians. Rockville, MD: U.S. Department of Health and Human Services.

Gossop, M. (2001). A web of dependence. Addiction, 96, 677–678.

Gossop, M., Manning, V., & Ridge, G. (2006). Concurrent use of alcohol and cocaine: Differences in patterns of use and problems among users of crack cocaine and cocaine powder. Alcohol and Alcoholism, 41, 121–125.

Grant, B., & Dawson, D. (1997). Age at onset of alcohol use and its association with DSM-IV alcohol abuse and dependence: Results from the National Longitudinal Alcohol Epidemiologic Survey. Journal of Substance Abuse, 9, 103–110.

Han, C., McGue, M. K., & Iacono, W. G. (1999). Lifetime tobacco, alcohol and other substance use in adolescent Minnesota twins: Univariate and multivariate behavioural genetic analyses. Addiction, 94, 981–993.

Harris, J., Best, D., Man, L. H., Welch, S., Gossop, M., & Strang, J. (2000). Change in cigarette smoking among alcohol and drug misusers during in-patient detoxification. Addiction Biology, 5, 443–450.

Hartman, R., Brown, T., Milavetz, G., Spurgin, A., Pierce, R. S., Gorelick D. A., Gaffney, G., & Huestis, M. A. (2015). Cannabis effects on driving lateral control with and without alcohol. Drug and Alcohol Dependence, 154, 25–37

Hayford, K. E., Patten, C. A., Rummans, T. A., Schroeder, D. R.,Offord, K. P., Croghan, I. T.,… Hurt, R. D. (1999). Efficacy of bupropion for smoking cessation in smokers with a formerhistory of major depression or alcoholism. British Journal of Psychiatry, 174, 173–178.

Heil, S. H., Badger, G. J., & Higgins, S. T. (2001). Alcohol dependence among cocaine-dependent outpatients: Demographics, drug use, treatmentoutcome and other characteristics. Journal ofStudies on Alcohol, 62, 14–22.

Herbst, E. D., Harris, D. S., Everhart, E. T., Mendelson, J., Jacob, P., & Jones, R. T. (2011). Cocaethylene formation following ethanol and cocaine administration by different routes. Experimental and Clinical Psychopharmacology, 19, 95–104.

Humphreys, K., Blodgett, J. C., & Roberts, L. W. (2015). The exclusion of people with psychiatric disorders from medical research. Journal of Psychiatric Research, 70, 28–32.

Humphreys, K., & Gifford, E. (2006). Religion, spirituality and the troublesome use of substances. In W. R. Miller & K. Carroll (Eds.), Rethinking substance abuse: What the science shows and what we should do about it (pp. 257–274). New York: Guilford.

Joint Formulary Committee. (2015). British National Formulary (BNF) 69. London: BMJ Publishing Group Ltd and Royal Pharmaceutical Society.

Kalman, D., Herz, L., Monti, P., Kahler, C. W., Mooney, M., Rodrigues, S., & O'Connor, K. (2011). Incremental efficacy of adding bupropion to the nicotine patch for smoking cessation in smokers with a recent history of alcohol dependence: Results from a randomized, double-blind, placebo-controlled study. Drug and Alcohol Dependence, 118, 111–118.

Karam-Hage, M., Strobbe, S., Robinson, J. D., & Brower, K. J. (2011). Bupropion-SR for smoking cessation in early recovery from alcohol dependence: A placebo-controlled, double-blind pilot study. American Journal of Drug and Alcohol Abuse, 37, 487–490.

Kedia, S., Sell, M. A., & Relyea, G. (2007). Mono-versus polydrug abuse patterns among publicly funded clients. Substance Abuse Treatment, Prevention and Policy, 2, 33.

Kelly, A. B., Chan, G. C., White, A., Saunders, J. B., Baker, P. J., & Connor, J. P. (2014). Is there any evidence of changes in patterns of concurrent drug use among young Australians 18–29 years between 2007 and 2010?. Addictive Behaviors, 39(8), 1249–1252.

Lembke, A., & Humphreys, K. (2015). A call to include people with mental illness and substance use disorders alongside "regular" smokers in smoking cessation research. Tobacco Control. Advance online publication. doi:10.1136/tobaccocontrol-2014-052215

Leri, F., Bruneau, J., & Stewart, J. (2003). Understanding polydrug use: Review of heroin and cocaine co-use. Addiction, 98, 7–22.

Le Strat, Y., Ramoz, N., & Gorwood, P. (2010). In alcohol-dependent drinkers, what does the presence of nicotine dependence tell us about psychiatric and addictive disorders comorbidity? Alcohol and Alcoholism, 45(2), 167–172.

Lingford-Hughes, A. R., Welch, S., Peters, L., Nutt, D. J., & British Association for Psychopharmacology, Expert Reviewers Group. (2012). BAP updated guidelines: Evidence-based guidelines for the pharmacological management of substance abuse, harmful use, addiction and comorbidity: Recommendations from BAP. Journal of Psychopharmacology, 26, 899–952.

Madden, P. A., & Heath, A. C. (2002). Shared genetic vulnerability in alcohol and cigarette use dependence. Alcoholism: Clinical and Experimental Research, 26, 1919–1921.

Martin, C. S., Clifford, P. R., Maisto, S. A., Earleywine, M., Kirisci, L., & Longabaugh, R. (1996). Polydrug use in an inpatient treatment sample of problem drinkers. Alcoholism: Clinical and Experimental Research, 20, 413–417.

Martin, G.,Macdonald, S., Pakula, B., & Roth, E. A. (2014). A comparison of motivations for use among users of crack cocaine and cocaine powder in a sample of simultaneous cocaine and alcohol users. Addictive Behaviors, 39, 699–702.

McCabe, S. E., Cranford, J. A., & Boyd, C. J. (2006). The relationship between past-year drinking behaviours and non-medical use of prescription drugs: Prevalence of co-occurrence in a national sample. Drug and Alcohol Dependence, 84, 281–288.

McKee, S. A., & Weinberger, A. H. (2013). How can we use our knowledge of alcohol-tobacco interactions to reduce alcohol use? Annual Review of Clinical Psychology, 9, 649–674.

McKetin, R., Chalmers, J., Sunderland, M., & Bright, D. A. (2014). Recreational drug use and binge drinking: Stimulant but not cannabis intoxication is associated with excessive alcohol consumption. Drug and Alcohol Review, 33, 436–445.

Midanik, L. T., Tam, T. W., & Weisner, C. (2007). Concurrent and simultaneous drug and alcohol use: Results of the 2000 National Alcohol Survey. Drug and Alcohol Dependence, 90, 72–80.

Moss, H. B., Chen, C. M., & Yi, H. Y. (2014). Early adolescent patterns of alcohol, cigarettes, and marijuana polysubstance use and young adult substance use outcomes in a nationally representative sample. Drug and Alcohol Dependence, 136, 51–62.

Myers, M. G., & Kelly, J. F. (2006). Cigarette smoking among adolescents with alcohol and other drug use problems. Alcohol Research and Health, 29, 221–227.

National Highway Traffic Safety Administration. (1999). Marijuana & alcohol combined increase impairment (Traffic Safety Facts Banner No. 201). Washington, DC: U.S. Department of Transportation.

NICE, National Institute for Health and Clinical Excellence. (2004). Zaleplon, zolpidem and zopiclone for the management of insomnia (NICE technology appraisal guidance 77). London: Author.

NICE, National Institute for Health and Clinical Excellence. (2013). Smoking cessation in secondary care: Acute, maternity and mental health services (NICE Public Health Guidance 48). London: Author.

Nocente, R., Vitali, M., Balducci, G., Enea, D., Kranzler, H. R., & Ceccanti, M. (2013). Varenicline and neuronal nicotinic acetylcholine receptors: A new approach to the treatment of co-occurring alcohol and nicotine addiction? American Journal on Addictions, 22, 453–459.

Olfson, M., King, M., & Schoenbaum, M. (2015). Benzodiazepine use in the United States. JAMA Psychiatry, 72, 136–142.

Otomanelli, G. (1999). Methadone patients and alcohol abuse [review]. Journal of Substance Abuse Treatment, 16, 113–121.

Pelucchi, C., Gallus, S., Garavello, W., Bosetti, C., & La Vecchia, C. (2006). Cancer risk associated with alcohol and tobacco use: Focus on upper aero-digestive tract and liver. Alcohol Research & Health, 29, 193–198.

Pettinati, H. M., Kampman, K. M., Lynch, K. G., Xie, H., Dackis, C., Rabinowitz, A. R., & O'Brien, C. P. (2008). A double blind, placebo-controlled trial that combines disulfiram and naltrexone for treating co-occurring cocaine and alcohol dependence. Addictive Behaviors, 33, 651–667.

Prochaska, J. J., Delucchi, K., & Hall, S. M. (2004). A meta-analysis of smoking cessation interventions with individuals in substance abuse treatment or recovery. Journal of Consulting and Clinical Psychology, 72(6), 1144.

Roux,P., Lions, C.,Michel, L., Cohen, J.,Mora,M., Marcellin, F.,⋯ ANRS Methaville Study Group. (2014). Predictors of non-adherence tomethadone maintenance treatment in opioid-dependent individuals: Implications for clinicians. Current Pharmaceutical Design, 20, 4097–4105.

Rubio, G., Manzanares, J., Jiménez, M., Rodríguez-Jiménez, R., Martínez, I., Iribarren, M.M., ⋯ Palomo, T. (2008). Use of cocaine by heavy drinkers increases vulnerability to developing alcohol dependence: A 4-year follow-up study. Journal of Clinical Psychiatry, 69, 563–570.

Schifano, F. (2014). Misuse and abuse of pregabalin and gabapentin: Cause for concern? CNS Drugs, 28, 491–496.

Smith, G. W., Farrell, M., Bunting, B. P., Houston, J. E., & Shevlin, M. (2011). Patterns of polydrug use in Great Britain: Findings from a national household population survey. Drug and Alcohol Dependence, 113, 222–228.

Srivastava, A., Kahan,M., & Ross, S. (2008). The effect of methadone maintenance treatment on alcohol consumption:A systematic review. Journal of Substance Abuse Treatment, 34, 215–223.

Staines, G. L., Magura, S., Foote, J., Deluca, A., & Kosanke, N. (2001). Polysubstance use among alcoholics. Journal of Addictive Disorders, 20, 53–69.

Substance Abuse and Mental Health Services Administration (SAMHSA). (2002). The DASIS (Drug and Alcohol Services Information System) report: Polydrug admissions – 2002. Rockville, MD: Office of Applied Studies.

United Nations Office on Drugs and Crime (UNODC). (2014). World drug report 2014 (United Nations publication, Sales No. E.14. XI.7). Vienna: United Nations.

West, R. (2001). Multiple substance dependence: Implications for treatment of nicotine dependence. Addiction, 96, 775–776.

제2부 치료: 맥락과 내용

8장

치료 접근, 환경 및 역할

지금까지의 앞선 장들에서는 음주 문제의 실제 치료를 설명하게 될 이후 장들에 대한 배경 정보를 제공합니다. 지금까지는 전문적인 치료 분야(알코올 중독 병원, 회복 요양원, 중독 치료 클리닉 등)에 집중하는 경향이 있었지만 실제로는 음주 문제가 있는 사람 중 극소수만이 이러한 종류의 치료 서비스를 접하게 됩니다(약물 남용 및 정신건강서비스 관리국, 2014). 우리는 이 책에서 문제 음주자가 도움을 구할 수 있는 영역을 훨씬 더 폭넓게 살펴보려고 합니다([그림 8.1] 참고).

[그림 8.1]의 가장 바깥쪽은 문제 음주자에 대한 비공식적 영향을 주는 집단입니다. 이 집단에는 술을 끊지 않으면 해고될 수 있다고 조언하는 직장 동료, 술에서 벗어나려고 노력하는 아내를 지지하는 남편, 새로 금주를 시작한 친구의 생활 방식을 칭찬하거나 아니면 조롱하는 친구들, “음주 문제가 있습니까?”라고 묻는 인터넷 설문지 등이 여기에 속합

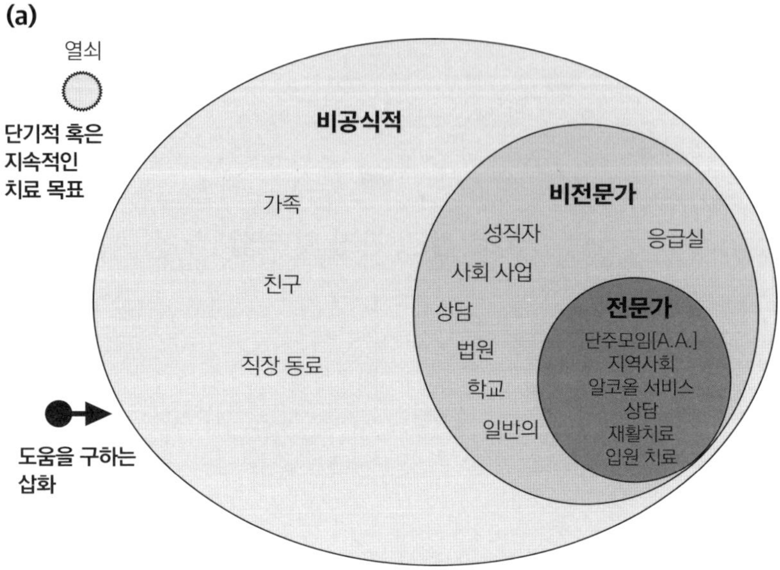

[그림 8.1] 치료의 영향과 경로

밝은 색조의 영역은 문제 음주자에 대한 비공식적 영향을 나타 내고 중간 색조의 영역은 비전문가 부문을 나타내며 가장 어두운 색의 가장 안쪽 원은 전문가 부문을 나타낸다. 이러한 치료 환경 사이에 다양한 치료 경로가 표시되어 있다.

니다. 이러한 영향들은 주로 제1부에서 다루었고, 제2부에서도 소개하겠지만 이들의 역할이 중요합니다. 그 이유는 비공식적인 영향이 [그림 8.1]의 내부 두 원에 나타나 있는 바와 같은 공식적인 도움의 자원으로부터 도움을 찾도록 돕거나 아니면 그것을 방해할 수도 있기 때문입니다.

[그림 8.1]의 중간 영역은 비전문가 부문으로, 이들의 존재 이유가 알코올과 관련이 없음에도 불구하고 문제 음주자들에게 지원을 제공하거나 압력(또는 둘 다)을 가할 수 있는 기관들입니다. 문제 음주자들의 숨은 대다수는 이러한 환경에서 매일 지역사회 사람들과 밀접하게 접촉을

하게 되는데 예를 들면, 주치의와 상담할 때나 불행하게도 응급실에 가야 할 때 등이 그러합니다. 그러므로 음주 문제를 치료적으로 접근할 때 이러한 문제가 발생하고 나타나는 다양한 환경을 고려해야 합니다. 이러한 환경에 대해서는 9장에 자세히 설명되어 있습니다.

마지막으로, [그림 8.1]의 가장 안쪽 원은 전문가 부문, 즉 문제 음주자를 돕기 위한 분명한 목적을 가진 전문 서비스(13장 참고)와 상호 지원 프로그램(14장 참고)을 의미합니다. 그들이 다이어그램의 중심에 위치한 것은 전문가의 우월성을 나타내기 위함이 아닙니다. 오히려 그것은 전문가 치료가 모든 음주 문제 중 소수만을 다루며 사실상 그림의 더 큰 원에 있는 다른 영향들이 종종 음주 문제를 해결하는 데 충분한 경우가 많다는 것을 반영해 주고 있습니다.

음주 문제에 대한 도움을 찾는 경로 및 문제 개선 또는 악화

대부분의 사람들이 도움을 구하는 경로는 간단하지 않고 오히려 복잡하고 혼란스러울 때가 많습니다. 왜냐하면 시간이 지남에 따라 변할 수 있는 비공식적 자원, 비전문가적 자원, 그리고 전문적인 자원으로부터 서로 다른 범위에서 동시에 도움을 받기 때문입니다. 여러 치료 자원에 동시에 접근할 수 있지만 [그림 8.1]의 치료 화살표 위치는 어떤 특정 지점에서 '주도적인 역할을 하고 있는' 치료 자원을 강조합니다. 일시적이거나 지속적인 치료 목표는 별(◎)표로 표시되며 많은 치료 경로가 하나의 고정된 방향으로만 진행되지 않을 수 있습니다. 더욱이, 이러한 치료 경로는 다양한 조합에 의해 다양한 형태를 취할 수 있는데 전체 치료 과정의 일부로써 치료 공백, 일시 중지 및 지연 등이 생길 수 있습니다. 치료

화살표는 해당 개인에게 독특한 치료 경로를 만들어 내는 동시에 특징적인 패턴도 파악될 수 있습니다.

많은 사람이 전문가나 비전문가 서비스를 이용하지 않고 음주 문제를 관리할 것이며, 가족과 친구들의 비공식적인 자원을 활용하여 목표를 달성할 것입니다. 어떤 사람은 [그림 8.1] b의 경로 1에서 보여지는 것처럼 신속하게 이루어질 수도 있고 또는 경로 2에서 그려지는 것처럼 장기간에 걸쳐 이루어질 수도 있습니다. 또 다른 사람들은 간단한 개입을 통해 도움을 줄 수 있는 실무 간호사(경로 3)와 같은 비전문가 서비스를 받을 수도 있습니다. 단계별 치료 모델의 예는 경로 4에 제시되어 있으며, 이 모델은 간단한 접근 방식에 반응하지 않는 사람들을 위해 전문적인 알코올 치료가 제공됩니다(Bower & Gilbody, 2005). 이 예에서 걱정이 많은 친척은 문제 음주자에게 음주를 줄이도록 조언하고, 이것이 실패하면 그 사람은 지역사회에서 해독치료를 제공해 줄 수 있는 일반의와 상담하게 됩니다. 몇 주 후, 환자는 재발하여 두 번째로 지역사회에서 해독하는 도중에도 계속 술을 마셨습니다. 이후 일반의는 그들을 전문 서비스에 의뢰하고, 상세한 평가를 거쳐 입원 후 해독치료를 시행한 뒤 거주형 재활로 연결합니다. 그런 다음 개인은 익명의 알코올 중독자[A.A.]의 지원을 받아 장기간의 금주 기간을 성공적으로 유지합니다.

어떤 이들은 단계별 치료를 다른 치료에서 '실패'한 사람들을 전문가와 만나도록 해 결과적으로 필요한 치료에 접근하는 것을 지연시킨다고 생각하기도 합니다. 따라서 단계별 치료의 중요한 측면은 진행 상황을 관찰하면서 자가 교정하는 시스템으로써 필요에 따라 치료의 '단계적 강화'를 제공합니다. 또한 증상이 발현하는 초기에 정확하게 평가하는 것이 매우 중요한 이유는 이를 통해 전문가의 치료를 직접 받아야 하는 개인을 식별하여 낮은 강도의 치료적 중재에서 여러 차례 실패한 것과

(b)

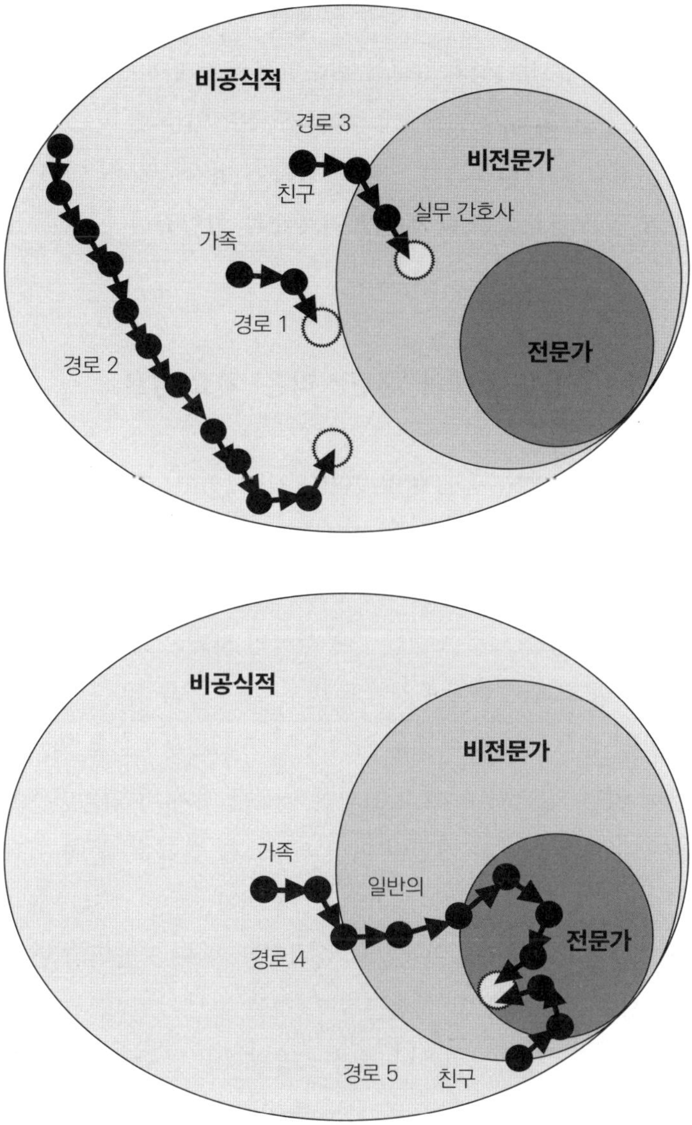

[그림 8.1] 치료의 영향과 경로

관련된 치료 지연과 부정적인 영향을 방지할 수 있기 때문입니다. 실제로 [그림 8.1] b의 경로 5에서 음주 문제를 경험한 적이 있는 직장 동료는 해당 개인에게 지역사회 알코올 전문팀에서 제공하는 개방 접근 평가 클리닉open-access assessment clinic에 참여하도록 조언을 했고, 그 팀은 개별 상담을 추천했습니다. 조기에 시행된 정확한 평가를 통해 이 사례를 확인할 수 있었고 필요한 지원 체계에 연계할 수 있었습니다.

음주 문제의 '혼란스러운' 치료 경로

대부분의 치료 경로는 서로 연결되어 있지도 않고, 직접적이지도, 효율적이지도 않아서 사람들은 치료 과정이 "혼란스럽고 복잡하다"라고 말합니다. 예를 들면, [그림 8.1] c의 경로 6에서 해당 개인은 가족, 친구, 지역 교회 및 직장 동료를 포함한 비공식적인 자원으로부터 여러 차례의 개입을 경험한 뒤 일반의에게 상담을 받고 여러 차례 지역사회에서 해독 치료를 받았습니다. 결국 이들은 지역의 알코올 전문팀으로 의뢰되었고, 여러 차례 입원, 집단치료, 그리고 개인 치료를 거쳐 마침내 단주에 성공했습니다. 이 경로에서는 개인이 여러 서비스를 받기 위해 여기 갔다 저기 갔다 하는 지그재그 패턴이 나타나는데 이를 '핑퐁' 치료라고 부릅니다. 환자가 서비스 간에 반복적으로 순환하는 루프 모양의 패턴도 있는데, 이런 사람들을 때때로 '회전문 환자'라고 부르기도 합니다. 이 경우 개인은 마침내 회전문 고리에서 벗어나 안정적인 단주의 목표를 달성했습니다. 하지만 이 사례처럼 항상 성공적이지는 않습니다. 일부 환자들은 평생 동안 다양한 수준의 치료를 이용할 수도 있습니다. 따라서 치료자는 이번 기회가 마침내 환자가 단주에 성공할 수 있는 계기가 되길 바

(c)

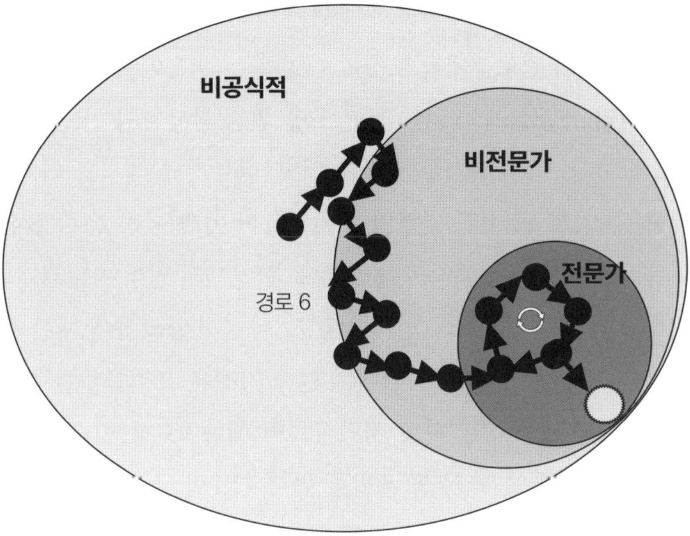

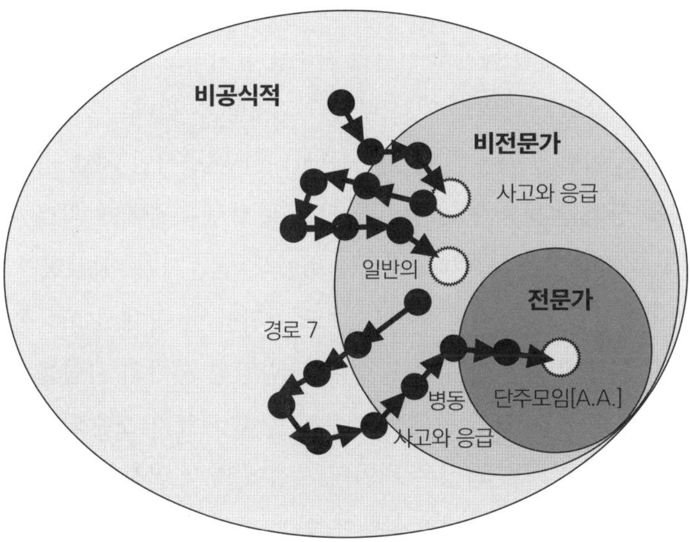

[그림 8.1] 치료의 영향과 경로

라면서 현재 맡고 있는 사례에 혼신의 힘을 다할 수 있을 것입니다.

치료가 진행됨에 따라 목표가 바뀌는 것은 또 다른 흔한 합병증입니다. [그림 8.1] c의 경로 7에서 보듯이 이 환자는 처음에는 적당한 음주를 희망하고 지역 응급실에 내원한 후 알코올 협진 담당자의 간단한 개입을 따르기도 합니다. 이후 환자는 직장을 잃고, 음주가 심해지고 더 이상 술을 자제할 수 없게 됩니다. 일반의의 지원을 받아 적당히 음주를 유지하려는 추가적인 시도는 실패하고 결국 치료 환경에서 떨어져 나갑니다. 환자는 수개월 동안 외래진료도 받지 않았고, 마침내 알코올에 대한 신체적 금단 증상을 보이게 됩니다. 이번에는 환자 자신은 조절음주를 할 수 없다는 사실을 마지못해 인정하고 지역사회의 해독치료를 받습니다. 해독치료가 끝나고 얼마 못 가서 또 재발을 합니다. 1년 후 환자는 머리 부상으로 다시 응급실에 나타납니다. 다행스럽게도 음주 이력이 작성되고 의료진의 도움을 받아 해독치료를 받은 후 SMART Recovery 상호 지원 그룹의 도움으로 수개월 동안 안정적인 단주를 유지하고 있습니다.

여기서 우리는 다양한 치료 패턴이 존재할 수 있다는 점, 그리고 당신에게 치료 이력을 공유해 준 환자들에 대한 개별적인 치료 경로도 있다는 점을 상기할 필요가 있습니다. 많은 문제 음주자에게 치료 여정은 지루하고 복잡할 수 있습니다. 때로는 비공식, 전문가가 아닌 영역 및 전문가 영역에서 동시에 지원을 받을 수도 있지만 한 곳에서 도움을 받는 것이 가장 도움이 되는 경우가 많습니다. 다양한 분야의 사람들이 서로 다른 조언을 제공할 수 있는데 실제로는 종종 서로가 모순되는 조언인 경우도 있습니다. 치료 과정은 개인의 사정에 따라 일시 중단되거나 치료 시스템의 사정에 의해 대기 상태에 있는 경우도 있습니다. 음주 문제가 진행되는 과정에서 특정 패턴을 파악하고 그에 맞는 적절한 치료법을 모색하여 제공할 수 있습니다. 과거에 음주 문제가 발생하고 이전 치료 경험을 통합해 나가는 과정을 통해 삶의 의미를 더 풍성하게 만들 수 있습니다. 다음 장에서는 음주 문제 치료의 포괄적인 범위를 구성하는 여러 치료 경로의 다양한 구성 요소들을 살펴보겠습니다.

참고문헌

Bower, P., & Gilbody, S. (2005). Stepped care in psychological therapies: Access, effectiveness and efficiency. Narrative literature review. British Journal of Psychiatry, 186, 11–17.

Substance Abuse and Mental Health Services Administration. (2014). Results from the 2013 National Survey on Drug Use and Health: Summary of national findings (NSDUH Series H-48, HHS Publication No. (SMA) 14-4863). Rockville, MD: Substance Abuse and Mental Health Services Administration.

9장

전문적인 치료 환경 밖에서의 사례 발굴 및 개입

음주 문제를 다루기에 가장 적합한 전문적인 알코올 치료 환경을 조성하는 것은 이 책에서 중요한 초점이며, 이러한 환경은 치료를 수행하기에 분명히 적절할 것입니다. 그러나 음주 문제가 있는 개인들(때때로 확인되기도, 혹은 아예 발견조차 안 되기도 한다)은 다양한 보건 및 사회 복지 서비스 환경에 흩어져 있으며 일반적으로 그 수는 국가가 운영하는 전문적인 알코올 치료 환경 하에 있는 수보다 훨씬 많습니다. 이 장에서는 그러한 사례를 발견할 수 있는 선별 과정을 설명하고 전문 치료 환경 밖의 단기 상담에서도 적용할 수 있는 개입 방법을 제시하고, 전문적인 치료 서비스와의 협력이 필요한 시기를 결정하는 지침을 제공하려 합니다.

비전문가가 음주 문제를 선별하고 개입해야 하는 이유

보호관찰관, 학교 상담사, 또는 일차진료의 간호사의 입장에서는 음주 문제에 대해 신경 쓰는 것이 '본연의 업무'에 방해가 되는 것처럼 여겨질 수 있습니다. 비전문가가 음주 문제 치료에 관여하는 것이 무슨 소용이 있겠습니까? 그리고 어떤 경우에도 그것은 다른 전문가의 책임이 아닙니까? 이러한 태도는 적어도 세 가지 이유로 근시안적이라고 할 수 있습니다.

첫째, 비전문적인 개입 환경에서 음주 외의 문제에 대해서만 많이 개입하지만 결국 실패하는 이유는 오히려 기저의 음주 문제를 정확하게 인식하지 않았기 때문입니다. 알코올 남용은 불행한 결혼, 가정폭력, 실업, 불안 장애, 부상, 학업 실패, 심혈관 질환 등 보건 및 사회복지 전문가의 관심을 끄는 수많은 문제의 원인이거나 악화시키는 요인입니다(섹션 1 참고). 음주 문제가 해결되지 않은 상태에서 현재의 문제를 해결하려는 시도는 그다지 효과가 없거나 심지어 해가 될 수도 있습니다. 항우울제를 처방해도 '우울증'은 낫지 않을 것이고, 소화성 궤양은 치료되지 않을 것이며, 곤경에 처한 결혼 생활은 급속히 악화되어 도움을 주는 전문가를 당혹스럽고 좌절하게 만들 것입니다. 이러한 문제들은 음주 문제를 먼저 해결할 때 보다 효과적으로 다룰 수 있습니다.

둘째, 비전문적인 개입환경은 음주 문제가 더 심각해지기 전에 낮은 수준의 음주 단계에서 영향을 미칠 수 있는 기회를 제공합니다. 대부분의 국가에서 전문가가 관여하는 알코올 치료 서비스는 상당히 심각한 음주 문제가 있는 개인에게 제공되는 경향이 있습니다(Humphreys & Tucker, 2002). 많은 경우 이러한 심각한 상태는 오히려 문제 발생 초기에 개입했더라면 예방할 수 있었을 것입니다. 대학교 시절 음주가 학업 성적에 악영향을 끼치기 시작할 때 상담사와 진지하게 대화를 해보았더라면, 저녁에 습관적으로 음주하며 이따금 피곤함과 숙취를 처음으로 언급할 때 술을 줄이라는 의사의 조언을 들었더라면, 월요일 아침에 몇 번 지각한 뒤 직원 지원 프로그램의 도움을 제대로 받았더라면 중독의 인생 항로는 조금씩 변화시킬 수 있었을지도 모릅니다. 영국의 보스턴Boston 항구에서 출발할 때 배의 조종타를 조금만 돌려도 나중에는 프랑스 브레스트Brest가 아닌 영국의 리버풀Liverpool에 도착하는 것처럼, 작은 개입이라도 충분히 일찍 이루어지면 뚜렷하게 장기적인 영향을 미칠 수 있습니다.

셋째, 비전문적인 개입 환경은 심각하지만 아직은 발견되지 않은 음주 문제가 있는 사람들에게 전문가의 치료로 연결해주는 가교 역할을 합니다. 비전문가가 모든 음주 문제를 관리할 수는 없기 때문에 전문가의 치료를 받게 하는 것이 권장됩니다. 알코올 중독에 대한 부인, 정보 부족 또는 변화에 대한 양가감정 때문에 매우 심각한 음주자라도 지정된 알코올 치료 프로그램에 직접 연락하는 것을 주저할 수 있습니다. 하지만 적절한 검사와 의뢰를 통해 신뢰할 수 있는 일반의 진료실이나 지원 프로그램의 직원에게 연결된다면 큰 어려움을 겪고 있는 사람이 잠재적으로 생명을 구할 수 있는 치료를 받게 되는 진입로가 될 수 있습니다.

〈표 9.1〉 음주 문제가 만연한 비전문가 환경

- 범죄 사법 환경
- 직장
- 학교, 교육기관
- 일차진료
- 응급실
- 간 진료실
- 성 건강 진료실
- 노인 치료 환경
- 일반 정신과/정신건강 클리닉

음주 문제가 만연한 비전문적 치료 환경

〈표 9.1〉에는 겉으로 잘 드러나 보이지는 않지만 음주 문제가 만연한 환경이 나열되어 있습니다. 이 목록에는 음주 문제를 치료할 여력이 있는데도 불구하고 간과되는 일반 정신과 치료 서비스의 특별한 경우도 포함되어 있습니다. 각 항목은 다음 섹션에서 자세히 설명하겠습니다.

범죄 사법 환경

불법 약물이 많은 범죄와 수감을 유발한다고 여겨지고 있지만, 이러한 측면에서 알코올만큼 위해가 큰 약물은 없습니다. 가정폭력, 난폭한 운전, 아동 학대는 과도한 음주 문제와 밀접한 관련이 있는 여러 범죄 중 세 가지에 해당합니다(4장 참고). 범죄 사법 환경은 음주 문제가 있는 사람들을 다루는 사실상 가장 큰 기관 중 하나입니다. 따라서 알코올 및 기타 약물 사용에 대한 평가는 법적 능력 평가, 아동 양육권 재판, 위험 평가를 포함해 범죄 사법 제도에서의 모든 정신과적 상담에서 필수적으로 이루어져야 합니다.

직장

사내 직원들을 위한 지원 프로그램의 등장은 많은 회사가 알코올 문제의 증가로 골머리를 앓고 있다는 명시적인 증거이기도 하면서 동시에 대안으로 제시된 것입니다. 술은 결근, 직장에서의 갈등, 작업장에서의 안전

사고 등을 많이 발생시키는 숨겨진 요인입니다. 특히 알코올 문제의 발생률이 높아서 개입할 여지가 많은 분야로는 군대, 법 집행 기관, 알코올 관련 산업 자체가 포함됩니다.

학교

모든 단계의 교육 기관은 음주 문제로 인해 깊은 영향을 받습니다. 초등학교에서는 가족의 음주 문제가 만성적으로 지각하고, 불안해하고, 사회적 관계를 맺지 못하고, 따돌림을 당하고, 물리적인 공격성을 보이는 아이를 만들어 내는 원인이 될 수 있습니다. 청소년기와 대학생 시기에는 학생들 자신의 음주 문제가 학업 성취도 및 대인관계 문제와도 얽혀있는 경우가 많습니다. 많은 지역사회에서 청소년의 불법 약물 사용에 대한 우려가 널리 퍼져 있는데, 실은 알코올이 더 만연한 문제라는 사실을 간과해서는 안 됩니다.

일차진료

보건의료제도 내에서 일차진료 환경은 아마도 전체 방문자의 25% 정도에 해당하는 음주 문제를 해결할 수 있는 가장 큰 기회가 있는 곳일 것입니다. 그러나 기저의 음주 문제에 대한 인식을 우선적으로 하지 못하다 보니 치료적 개입도 덜 이루어집니다.

사고 및 응급실

보건의료제도에서 개입할 수 있는 또 다른 중요한 기회는 응급실입니다(Crawford et al., 2004; Havard, Shakeshaft, & Sanson-Fisher, 2008). 도로에서 발생한 교통사고를 포함하여 다양한 사고로 부상을 입은 사람들에게 음주 문제가 널리 퍼져 있다는 연구 결과가 점점 늘어나고 있습니다. 부상의 충격을 통해 오랫동안 음주 문제를 애써 무시해왔던 것이 마침내 '치료적 배움의 순간'을 맞이할 수 있습니다.

간 전문 클리닉

만성적인 과음이 간경화의 주요 원인이라는 사실을 모든 간 전문의가 알고 있지만, 간 전문 클리닉에서는 음주 문제에 대해 항상 충분히 검사하거나 개입하지 않습니다. 단순히 심한 음주 사례를 발견하기 위해서일 뿐만 아니라, 음주에 특히 취약하고 위험할 수 있는 낮은 수준의 음주자(예: C형 간염 환자)에게도 금주를 권고하기 위해 간 전문 클리닉에서는 충분히 음주 문제에 대해 검사하고 개입하여야 합니다.

성 건강 클리닉

야간의 과음은 종종 의도하지 않은 임신이나 성병의 원인이 되기도 합니다. 이러한 위험은 콘돔이나 다른 형태의 피임법을 잊어버리거나 단순히 무시하는 성관계를 통해 발생할 수 있습니다. 이는 또한 술에 취한 피해자가 가해자의 표적이 될 수 있는 성폭행이나 강간 사건에서도 흔히 발생합니다. 젊은 여성의 과도한 음주가 증가함에 따라 여성 성 건강 클리닉 및 산부인과에서 음주 문제에 개입하는 것이 여성 자신뿐만 아니라 임신 시 태아의 안녕을 위해서도 중요합니다(5장 참고).

노인 진료 환경

베이비붐 세대가 노령화되면서 적게 주목받는 측면 중 하나는 약물 사용장애가 있는 노인의 증가입니다(Crome et al., 2011). 이러한 약물 사용의 문제는 노인 클리닉에서 혼란과 기억력 저하에 대해 호소하거나 요양원(양로원)에서 우울이나 초조를 보이는 원인이 될 수 있습니다. 이러한 상황에서 알코올 문제에 대처하는 것은 환자가 알코올과 상호 작용하는 처방약을 복용하는 경우에 특히 중요합니다.

일반정신과/정신건강서비스의 특별한 사례

환자: 나는 20년 동안 일주일에 3일 우울증으로 정신분석을 받았습니다. 나는 그 기간 동안 거의 매일밤 버번 한 잔을 마셨지만 분석가는 나에게 술 마시는 것에 대해 결코 묻지 않았습니다.

정신과 레지던트: 근본적인 원인을 파악하지 않고 표면적인 증상만을 말하는 것은 의미가 없습니다. 그래서 나는 환자가 얼마나 술을 마시는지에 집중하느라 치료 초점을 산만하게 하지 않습니다. 치료를 통해 정서적 갈등이 해결되면 환자는 술과 같은 것으로 더는 위안을 삼을

필요가 없게 되고 따라서 음주 문제도 저절로 해결됩니다.

노인 환자와 젊은 정신과 레지던트의 발언은 알코올 치료에 특별한 관심을 기울이지 않는 많은 정신과 치료 환경의 슬픈 현실을 보여줍니다. 훈련된 정신과 의사, 심리사, 사회복지사, 상담사가 있지만 음주 문제는 종종 완전히 무시됩니다. 이렇게 간과되는 이유는 신념, 가치 또는 원칙을 의미하는 학술적인 사상적 측면과 현실적인 제한과 관련된 실질적 측면 모두에 의한 결과입니다.

많은 정신건강 전문가들에게 여전히 영향력을 미치고 있는 프로이트 이론 및 사상에서는 과음이 그 자체로 본질적인 문제가 아니라 정신역동 갈등의 부작용으로 나타나는 증상이라고 주장합니다. 프로이트 자신도 알코올 중독 환자가 변화를 촉진할 수 있는 치료 동맹을 형성할 수 있는지에 대해 크게 회의적이었습니다. 한편으로는 음주의 중요성을 무시하는 태도, 그리고 다른 한편으로는 치료적 개입 가능성에 대한 비관적인 태도가 결합되어 여러 정신과 영역에 흘러 들어갔고 여전히 일부 치료 환경에서는 상당한 사상적 장애물로 남아있습니다.

실질적인 측면으로는, 정신과 치료 환경에서 음주 문제가 널리 퍼져 있는데도 정신의학, 심리학 및 관련 분야에서 이뤄지는 수련은 정작 음주 문제에 거의 관심을 기울이지 않는다는 것입니다. 따라서 많은 정신건강 전문가들은 음주 문제를 해결하는 데 스스로를 무능하다고 느끼며 그 결과 환자에게 이 문제에 대해 결코 언급하지 않게 됩니다.

그래도 보다 긍정적인 점은, 일단 음주 문제를 인식하고 심각하게 받아들이면 전문적인 알코올 클리닉에서 할 수 있는 거의 모든 일을 일반 정신건강 프로그램에서도 수행할 수 있다는 점입니다. 예를 들면, 여기에는 12장에서 설명한 모든 치료 과정과 전략이 포함됩니다.

선별검사 및 사례 발굴

비전문가의 진료 환경에서는 음주 문제가 발견되지 않는 경우가 많습니다(Cheeta et al, 2008). 음주라는 요인이 숨겨진 채 그대로 두면 내담자인 환자, 고객, 학생 또는 직원을 도우려는 노력이 수포로 돌아갈 것입니다. 이 섹션에서는 음주 문제를 잘 찾아내기 위한 임상적인 전략을 검토한 뒤, 이어서 생물학적 분석 및 표준화된 선별 설문지를 검토해보겠습니다.

편안한 질문지 사용하기

음주 문제에 대해 가볍고 개방적이면서도 편안하게 물어볼 수 있는 질문지를 준비해두면 유용하게 음주 문제를 발견하고 평가할 수 있습니다. "저는 항상 모든 분에게 음주에 대해 여쭈어봅니다. 편안하게 자신의 음주에 대해 이야기할 수 있겠다는 느낌이 드는 것이 중요합니다"와 같이 격식을 차리지 않는 소개로 시작하면 가장 좋습니다. 또한 이러한 장소에서의 질문은 내담자를 특별한 사례로 분류하려는 것이 아니라 일반적인 과정이라는 것을 언급하고, 환자가 드러내는 모든 내용을 공감하며 경청하기 위해 수행하는 것이라고 이어서 안내합니다.

한 가지 유용하고 편안한 질문 중 하나는 "마지막으로 술을 마신 것이 언제인가요?"인데, 이는 "예/아니요"로 간단히 대답할 수 없기 때문입니다. "당신의 음주는 어떻습니까?"도 마찬가지로 유용합니다. 현재의 걱정을 드러내는 개방형 질문도 역시 효과적일 수 있습니다. 예를 들면, "음주와 관련된 어떤 걱정이든 말해주세요. 아시겠지만 집에서의 문제든, 건강상의 문제든, 어떤 것이든지 좋습니다"라고 질문할 수 있겠습니다.

걱정거리나 스트레스, 골칫거리의 가능성에 대해 공감을 표현하며 묻는 질문은 그저 "술 드시나요?"와 같은 기계적인 질문보다도 유익한 대화로 이어질 가능성이 더 높습니다. 심문하는 유형의 질문은 환자와 감정적으로 연결되지 못하며 회피하게 만드는 질문으로, 그저 "그냥 사회적인 정도로 마셔요"와 같은 단조로운 대답이 돌아올 뿐입니다.

특별히 위험에 처한 사람이 누구인지 기억하기

임상의는 음주 문제가 남녀 모두에게 영향을 미칠 수 있으며 직간접적으로 연령과 직업에 관계없이 모든 연령대의 사람에게 영향을 미칠 수 있다는 사실을 간과하지 않아야 하며, 특히 위험에 처할 수 있는 유형의 목록을 알아두는 것이 유용합니다. 언급된 조건 또는 제한 사항을 고려할 때 특정 직업과 관련된 위험 요인에 대해 인식하는 것이 중요합니다(3장 참고). 별거 또는 이혼한 사람, 자살 위험이 있다고 예측되는 사람, 최근 사별한 사람, 특정 인종 집단도 이 '위험' 목록에 포함됩니다. 노숙하거나 거주가 일정하지 않은 사람도 음주 문제가 있을 가능성이 높습니다.

일반적인 사회적 문제

주거지, 직장, 인간관계가 자주 바뀌는 내담자나 환자에게서 숨겨진 음주 문제가 있는지 항상 주의 깊게 살펴보아야 합니다. 가족 문제가 흔한데, 결혼 생활의 불화나 가정폭력, 우울증을 보이는 배우자, 자녀의 학교 무단결석과 학업의 실패, 반사회적 행동 또는 신경증적 증상을 보이는 자녀 등이 해당됩니다. 범법 행위가 있을 때 역시 음주에 관해 질문할 필요성이 있습니다.

일반적인 정신과적 단서

정신과적 문제의 목록에 대해서는 6장과 7장에서 자세히 설명되어 있습니다. 특히, 환자나 내담자가 예민한 신경, 불면, 또는 우울에 대해 다소 모호하게 호소할 때 음주 문제가 있을 가능성에 주의해야 합니다. 공포증 증상, 편집증 증상, 치매 또는 섬망은 모두 알코올과 관련이 있을 수 있습니나. 약물 사용의 문제 역시 음주 문제와도 연관될 수 있습니다. 자살 행위나 고의적인 자해 행위가 있을 경우에도 항상 음주 문제가 없는지 탐색해야 합니다.

일반적인 의학적 단서

과음으로 인한 의학적 합병증에 대해서는 5장에 자세히 설명되어 있습니다. 실제로 환자가 반복적으로 진단서를 요청하거나, 월요일 아침마다 병원을 자주 방문하는 경우, 영양실조를 앓고 있거나 위장 장애, 간 문제를 호소하는 경우, 달리 설명할 수 없는 심장 문제가 있거나 혹은 최근에 발병한 '뇌전증(간질 발작)'이 있는 경우에 특히 조심해야 합니다. 음주자가 취중에 담뱃불을 떨어뜨려 화상을 입거나 그 외 타박상도 음주 문제가 있다는 단서가 될 수 있습니다. 모든 종류의 사고는 음주와 연관될 수 있으며 도로에서 발생한 교통사고에 연루된 사람의 20%는 문제 음주자로 분류될 수 있습니다(Mayou & Bryant, 1995).

명백한 사실을 간과하지 않기

숨결에서 나는 알코올 냄새, 주머니에서 튀어나온 술병, 얼굴이 붉고 충혈된 눈, 손떨림 등을 통해 알코올 문제를 충분히 의심할 수 있지만, 음주에 대해 고려조차 하고 있지 않았다면 이렇게 분명한 징후들도 간과될 수 있습니다. 환자가 음주 문제에 대해 비록 농담처럼 얘기했다고 해도 진지하게 고려해봐야 합니다. 마찬가지로 집을 방문했을 때에도 음주 문제의 명백한 증거들을 확인할 수 있습니다. 술병과 술잔이 널브러져 있고, 몇 개 안 되는 가구와 집기들이 엉망으로 굴러다니고 있다면, 그 집은 음주로 인해 망가져가는 인생의 슬픈 비유나 마찬가지라고 할 수 있습니다. 환자의 직접적인 음주의 표현에 대해서만 고려하고 이런 미묘한 음주 단서들을 간과해서는 안 됩니다.

최신 기술을 활용하기

음주 문제를 파악하기 위해 정교하면서도 근거 기반으로 제작된 선별검사용 설문지들이 인터넷 웹페이지나 스마트폰 앱(https://www.cdc.gov/alcohol/checkyourdrinking/index.html 참고)으로도 제공되고 있으며, 환자는 더 편하게 스스로 검사를 받고 필요한 경우 온라인으로 간단한 처치를 받을 수도 있습니다(Cucciare et al., 2013; Cunningham et al., 2009). 진료대기실에 있는 전용 단말기에 이러한 소프트웨어를 쉽게 탑재할 수 있으며 이는 환자의 삶에서 음주 문제의 영향에 대한 대화를 시작하는 데 도움이 됩니다.

실험실 검사

여러 가지 실험실 검사가 음주 문제의 가능성이 있는 집단에서 선별 검사를 수행하는 데에 유용합니다. 예를 들면, 직원을 채용할 때 실시하는 정기적인 건강검진이나 연례 건강검진이 이에 해당합니다. 실험실 검사는 그 자체로는 진단적이지 않지만 과도한 음주가 의심되는 상태나 입원하지 않은 사례에서 진단을 확징하는 데에 유용합니다. 여러 가지 검사를 일괄로 묶어서 실시하는 검사가 단일 항목의 검사보다 일반적으로 더 유용합니다. 실제로 현재 사용 가능한 검사 중에서 신중하게 선택하여 시행하면 적어도 중등도 이상의 심각한 음주 문제가 있는 사람들의 90% 이상을 발견할 수 있습니다(Hashimoto et al., 2013; Niemela, 2007). 하지만 검사 결과가 음성이라고 해서 과도한 음주로 인해 개인의 삶에 부정적인 영향이 생겼을 가능성을 전부 배제하는 것은 아니며 위양성false positives도 발생합니다. 실험실 검사의 결과는 앞서 나열된 모든 고려 사항들을 염두에 두고 신중하게 해석되어야 합니다.

민감도와 특이도

개별적인 검사 방법에서 이 두 가지 특성은 그 검사가 얼마나 사례를 잘 찾아내고 진단하는지에 대한 유용성을 정의합니다. 특이도specificity는 양성인 결과가 관심인 상태나 질환을 얼마나 정확하게 찾아내는지에 대한 정도를 나타냅니다. 이 경우, 검사 상황 및 이유에 따라 관심 상태로는 과음, 음주 문제, 알코올 의존 등이 해당됩니다. 예를 들어, 과음에 대해 특이적이지 않은 검사는 과음뿐만 아니라 음주와는 상관이 없는 문제에서도 양성의 결과를 보여줄 것입니다. 이상적인 검사는 100% 특이도를 보이며, 이는 과음의 결과로만 양성이 나옴을 의미합니다. 검사의 민감도sensitivity는 관심 상태를 얼마나 잘 찾아내는지를 나타냅니다. 우리는 과음, 음주 문제나 알코올 의존의 모든 경우에 항상 양성인 100% 민감한 이상적인 검사를 원합니다.

하지만 현재까지 과음, 음주 문제 또는 알코올 의존에 대한 100% 특이적이면서 동시에 100% 민감도를 갖는 검사가 개발된 적은 없었습니다. 다양한 검사들이 특이도와 민감도의 정도가 조금씩 다르고, 이러한 매개 변수는 검사 대상(예: 의존적이거나 위험한 음주자)에 따라 다릅니다. 이러한 검사가 실질적인 진단을 내리는 데에 얼마나 도움이 될지는 해당 검사가 사용되는 인구 집단에서 과음, 음주 문제 또는 알코올 의존의 유병률의 정도에 따라 달라집니다. 이를 더 잘 이해하기 위해 가상의 예를 들어보겠습니다.

> 과음에 대한 새로운 검사인 '알코올린'이 특이도가 95%, 민감도가 60%인 검사라고 가정해봅시다. 이는 연례 정기검진에서 건강해 보이는 직원 1,000명을 검사하는 데에 사용됩니다. 직원 중 10%가 실제로 문제가 될 정도의 알코올을 마시고 있다고 가정해 봅시다. 새로운 검사는 얼마나 유용할까요?
>
> 직원 1,000명 중 10%(n=100명)가 과음을 하고 있으며, 민감도가 60%이므로 이 중 60%(n=60명)는 검사를 통해 '과음자'로 정확하게 식별됩니다. 그러나 전체 1,000명 중 5%(n=50명)는 비특이적(즉, 알코올 관련이 아닌) 검사 결과로 인해 양성으로 분류됩니다. 따라서 검사를 통해 총 110명을 검사상 과음자로서 식별하게 되는데, 이중 실

제로 과음을 하는 사람은 60명(55%)에 불과합니다. 따라서 '알코올린' 검사는 유용성이 제한적이며 양성 반응을 보인 사람들이 실제 술을 많이 마시고 있는지 확인하기 위해 다른 검사와 보다 자세한 조사가 추가적으로 필요합니다. 또한, 실제 과음자가 100명인데 이 검사상으로는 60명만 식별되므로 나머지 40명은 이 검사를 통해서는 확인되지 않습니다.

이 예에서 설명하는 문제점은 질환이 있는 사람과 없는 사람의 비율이 1에서 멀어질수록(즉, 기본 질환의 비율이 50%에서 어느 방향으로든 멀어짐에 따라) 더욱 심각해진다는 것입니다. 따라서 과음의 유병률이 1%에 불과하다면 동일한 검사에서 양성 반응을 보인 사람 9명 중 1명만이 실제로 과음자로 분류될 것입니다. 반대로, 거의 모든 사람이 음주 문제를 갖고 있는 모집단에 사용된다면 표본에 있는 소수의 문제가 없는 음주자 대부분을 포함하여 10명 중 9명 이상이 양성 반응을 보일 것입니다.[4)]

과음에 대한 선별 검사

이제 일반 인구를 대상으로 과음을 선별하고, 치료 진행 중인 사례에서 임상 경과를 관찰하는 데에 사용하는 실제 검사들을 살펴보겠습니다. 가장 유용한 검사들이 다음 섹션에서 설명되어 있습니다.

---

4) 진단 검사 도구의 성능이 검사 대상인 집단에서 특정 질환의 유병률에 의해 어떻게 영향을 받는지를 설명하는 내용입니다. 유병률이 지나치게 낮거나 높으면 문제가 발생하여 검사 결과의 정확성에 영향을 미칠 수 있습니다(역자 주).

평균 적혈구 용적

평균 적혈구 용적(mean corpuscular volume, MCV)은 적혈구의 크기를 측정하는 지표로, 과음에 반응하여 증가하는데 발달 중인 세포가 영향을 받기 때문으로 추정되나 정확한 기전이 알려져 있지는 않습니다. 민감도는 위험 음주자에서 20~30%, 의존성 음주자에서 40~50%이며 특이도는 64~100%입니다(Conigrave, Saunders, & Whitfield, 1995). 여성에서 민감도가 더 높습니다.

과음으로 인해 MCV가 상승한 경우, 음주를 줄이거나 중단한 후에도 MCV는 수개월 동안 상승된 상태로 유지될 수 있습니다. 이는 적혈구의 수명이 상대적으로 길기 때문입니다(약 120일). 음주를 중단하고 상당 기간이 지나면 정상적인 크기의 세포가 큰 적혈구 세포를 대체하면서 세포의 평균 크기가 줄어듭니다. 특이도에 영향을 미치는 MCV 상승의 다른 원인으로는 비타민 B_{12} 결핍, 엽산 결핍, 간질환, 혈액 질환, 갑상선기능저하증 및 흡연 등이 있습니다(Niemela, 2007).

간 기능 검사

혈청 감마-글루타밀 전이효소(gamma-glutamyl transferase, GGT)는 알코올 섭취에 반응하여 신체가 생성하는 효소입니다. 혈청 아스파르테이트 아미노전이효소(aspartate aminotransferase, AST)와 혈청 알라닌 아미노전이효소(alanine aminotransferase, ALT)도 과음으로 인해 증가할 수 있는 알코올성 간독성의 지표이며, 이 중에서 일반적으로 GGT가 과음에 대해 가장 유용한 선별 검사로 여겨집니다. 그러나 위험한 음주에서 민감도는 20~50%이고 알코올 의존증에서는 민감도가 60~90%, 특이도가 55~100%(Conigrave et al., 1995)여서 검사의 정확성에 대한 의문이 제기되었습니다. 많은 실험실에서 GGT 측정은 일반적인 간 기능 검사에 포함되지 않기 때문에 특별한 요건이 필요합니다. 음주로 인해 GGT가 상승했다면 금주가 이뤄진 뒤에는 GGT 수치가 다시 하락하게 됩니다. 이는 MCV의 회복보다 더 빠르게 이뤄지며 약 2~4주간의 단주하면 약 절반 수준으로 떨어집니다(Hashimoto et al., 2013). 상승 정도에 따라 정상으로 회복되는 데 몇 주가 걸릴 수도 있습니다.

알코올과 관련이 없는 GGT 수치 상승의 원인에는 담도 폐쇄(어떤 원인으로든 담즙의 흐름이 차단된 경우)가 가장 수치를 많이 상승시키며, 그 외에 간질환(알코올에 의해 유발되거나 또는 기타 원인으로), 비만, 당뇨병, 췌장염, 고지혈증, 심부전, 심각한 외상, 신증후군nephrotic syndrome, 신부전renal rejection or failure 및 기타 약물 사용(예: 바르비투르산염, 항경련제, 스타틴 및 항응고제; Niemela, 2007)이 포함됩니다. 더 심각한 간 손상의 경우 알부민 수치, 응고 인자 및 빌리루빈과 같은 기타 생화학적 검사 지표 또한 바뀔 수 있습니다. 그러한 경우 장기간의 금주 후에도 일부 비정상적인 수치 이상이 지속될 수 있습니다.

탄수화물 결핍(탈시알화된) 트랜스페린

탄수화물 결핍(탈시알화된) 트랜스페린[carbohydrate-deficient(desialyated) transferrin, CDT]은 체내에서 철분을 운반하는 변형된 혈청 단백질입니다. 일반적인 트랜스페린 분자에는 탄수화물인 시알산sialic acid 기residue가 3개 이상 포함되어 있습니다. 과도한 알코올 섭취는 이러한 시알산기 중 일부가 사라지는 것과 연관이 있습니다. 수치는 과음에 반응하여 증가합니다. 위험한 음주에 대한 검사로서의 민감도는 26~62%이고, 알코올 의존증에 대해서는 민감도가 65~95%, 특이도는 90% 이상입니다(Conigrave et al., 1995). 이는 대부분의 다른 검사들보다 더 나은 성능이므로 CDT는 과음에 대한 가장 유용한 선별검사로 여겨집니다(Fagan et al., 2014; Hashimoto et al., 2013; Piano et al., 2014). GGT와 유사하게, 음주를 중단하면 상승한 CDT는 수치가 절반으로 떨어지는 데 약 2주가 걸립니다(Niemela, 2007).

혈중 알코올 농도

혈중 알코올 농도(blood alcohol concentration, BAC)는 금주하면 빠르게 0으로 돌아갑니다. 사람의 경우 혈액에서 알코올이 제거되는 평균 속도는 시간당 15mg/100ml 또는 대략 시간당 1UK 단위입니다. 이는 습관성 과음에 대한 선별검사로 사용될 때 민감도가 상당히 낮다는 문제를 초래합니다. 검사 시간과 상황, 양성으로 판정하는 데 사용하는 임계 알코올 농도에 따라 중간 수준의 사회적 음주자도 감지되므로 BAC의 특이도는 상당히 낮다고 볼 수 있습니다. 따라서 혈중 알코올 농도(또는 간접적인 방법으로써 호흡으로 측정한 호흡 알코올 수치)는 GGT나 CDT처럼 초기 선별검사로는 자주 사용되지 않습니다. 그러나 BAC는 정신운동 수행 능력의 손상과 연관되어 있으므로 작업장 및 기타 안전에 민감한 상황(예: 운전)에서 특히 중요한 검사로서 이용됩니다. BAC는 임상 환경에서 선별검사로서의 유용성이 과소평가될 수도 있습니다. 선별검사로는 사용되지 않더라도 BAC는 특정 결과 또는 의심 사항을 확인하기 위한 확인 조사 또는 후속 검사로 유용할 수 있습니다. 예를 들면, 오전 9시에 혈중 알코올 농도가 높다는 것은 전날 저녁에 "몇 잔만 마셨다"는 환자의 주장과는 모순이 됩니다. 마찬가지로, 거주형 치료 시설에서 하루 외출을 나간 환자가 복귀할 때 BAC 검사를 통해 금주 규칙 위반 여부를 확인할 수 있습니다. 마지막으로, 명백하게 만취 상태가 아닌데도 BAC 수치가 높게 나온다면 내성의 수준이 높은 것을 시사하므로 습관성 과음이 이뤄지는 것으로 추정할 수 있는 중요한 근거가 됩니다.

알코올 섭취를 확인하는 기타 잠재적 생체표지자

현재 알코올 오남용에 있어 다른 생체표지자biomarker에 대한 평가가 이뤄지는 중이며 이는 향후 임상 현장에 도입될 수 있습니다. 여기에는 혈액 내 아세트알데히드acetaldehyde 부가생성물, 포스파티딜에탄올phosphatidylethanol, 시알산sialic acid과 소변 내 5-하이드록시트립토폴5-hydroxytryptophol 및 에틸 글루쿠로니드ethyl glucuronide등이 포함됩니다(Niemela, 2007; Hashimoto et al., 2013 참조). 에틸 글루쿠로니드는 머리카락 등 다른 조직에서도 검출될 수 있어서 지금까지는 알코올 오남용을 확인하기 위해 다른 약물 검출 방식에 의존했는데 이제 새로운 표본조사 방법으로 이용될 수 있으리라는 가능성이 제기되었습니다. 아직은 음주 정도를 정확하게 반영하는 모발 분석법은 확립되지 않았으며 일상적인 임상 환경보다 법의학에서 더 흔히 사용되고 있습니다(Boscolo-Berto et al., 2013).

실험실 검사들에 대한 전반적인 판단

지금까지 언급한 검사 중 어느 것도 가상의 예로 들었던 '알코올린' 검사에 비해 확실하게 개선되지는 않았다는 점은 분명합니다. 사실, '알코올린'의 예는 얼마든지 GGT나 CDT와 같은 것일 수 있습니다. 이러한 모든 검사는 선별검사로서의 유용성이 제한되어 있으며 어떤 상황에서는 표준화된 설문지(나중에 논의됨)가 더 낮은 비용으로 더 효과적인 결과를 낼 수도 있습니다(Drummond, Ghodse, & Chengappa, 2007). 실험실 검사는 각각의 강점과 약점을 충분히 인식하고 사용해야 임상의와 환자 모두에게 가장 큰 도움이 될 것입니다. 이러한 검사들을 최대한 임상에서 잘 이용하기 위해서는 배워야 할 것들이 많습니다.

선별검사용 설문지

위험하고 유해한 음주는 물론 비의료 환경에서의 알코올 의존증을 찾아내기 위한 목적으로 최근 수십 년 동안 수많은 선별검사용 설문지가 고안되었습니다. 알코올 사용장애 선별검사[AUDIT]는 세계보건기구(Babor, Higgins-Biddle, Saunders, & Montiero, 2001)의 지원을 받아 개발되었습니다. 선진국과 개발도상국 모두의 의료 종사자가 사용하도록 설계되었으며 다양한 언어로 이용 가능합니다. 민감도와 특이도가 양호하며 치료를 원하지 않는 집단에서도 위험하고 유해한 음주를 선별하는 데 유용합니다.

AUDIT는 구조화된 면담 혹은 자기보고를 통해 간단하게(10항목) 질문에 답하는 형식이며, 최근의 음주(3항목), 알코올 관련 문제(4항목) 및 알코올 의존(3항목)에 대한 질문으로 구성되어 있습니다. 8점 이상은 추가적인 개입과 평가가 필요한 위험한 음주(또는 그 이하)를 나타냅니다. AUDIT에서 확인된 점수를 기반으로 관련 매뉴얼에서는 확인된 알코올 문제를 어떻게 관리해야 할지에 대한 지침을 제공해 줍니다(Babor et al., 2001). AUDIT는 위험한 음주와 공식적인 알코올 장애를 선별하는 데 거의 80%의 민감도와 95%의 특이도를 갖는 더욱 간단한 5개 항목의 설문지로도 제공됩니다(Piccinelli et al., 1997). AUDIT-C는 처음 3개의 AUDIT 소비 항목만으로 구성된 또 다른 짧은 형태입니다(Bush et al., 1998).

기타 검증된 설문지로는 신속 알코올 선별검사(fast alcohol screening test, FAST)와 패딩턴 알코올 검사(paddington alcohol test, PAT)가 있습니다. 양자 모두 분주한 응급실에서 사용하기 위해 개발되었습니다(Hodgson et al., 2002; Smith, Touquet, Wright, & Das Gupta, 1996).

CAGE 질문과 미시간 알코올 중독 검사(Michigan alcoholism screening test, MAST)를 포함한 오래된 선별검사 도구들은 위험하거나 유해한 음주자보다는 극단적이거나 의존적인 음주자를 선별하는 데 더 유용합니다(Mayfield, MacLeod, & Hall, 1974; Selzer, 1971). CAGE는 설문을 구성하는 4개 항목의 질문에서 각각의 중요한 단어의 첫 글자를 따서 만든 약어로, 음주를 줄일cut down 필요를 느꼈는지, 음주를 비난하는 잔소리로 인해 짜증이 났었는지annoyed, 음주에 대해 죄책감을 갖는지guilty, 아침에 해장술eye-opener이 필요한지로 구성되어서 기억하기 편리하고 쉽습니다. MAST는 24개 항목의 설문지로, 10개 항목의 간략한 형태도 있습니다(BMAST; Pokorny, Miller, & Kaplan, 1972). CAGE와 MAST는 모두 일생 동안 알코올을 사용한 경험에 중점을 둡니다. 예를 들면, MAST의 항목 중에는 진전 심망과 음주로 인한 병원 입원의 경험이 포함됩니다. 그럼에도 이 설문지들은 '과음'과 '알코올 중독'에 대해 매우 우수한 민감도와 특이도를 나타내고 있어 선별검사 도구로 사용할 경우 실험실 검사보다도 우수할 수 있습니다(Bernadt et al., 1982).

임산부에게 사용하기 위해 T-ACE(Sokol, Martier, & Ager, 1989)와 TWEAK(Russell, 1994)라는 두 가지 선별검사 도구가 개발되어 있습니다. 임산부에게 이 설문들은 각각 CAGE 및 MAST보다 더 효과적인데, 5개 항목 TWEAK는 4개 항목 T-ACE보다 민감도가 높고 특이도가 낮습니다.

모든 설문지는 숙련된 임상의가 시행할 수 있지만, 많은 환경에서 비용과 편의성을 고려하면 자기보고식으로 시행하는 것이 더 합리적입니다(필요한 경우 임상적인 추적관찰을 시행). 인터넷과 스마트폰 기술을 사용하면 일부 설문지를 컴퓨터로 작성하기가 상당히 쉬우며, 이상이 있는 경우에는 결과가 환자의 의료기록에 전송됩니다. 그러나 종이와 연필을 사용하는 전통적인 방법으로도 늘 충분하며 일부 집단(예: 노인)에서는 이 방식이 더 선호될 수도 있습니다.

선별 및 사례 발굴에 관한 임상적 결론

〈표 9.2〉에는 음주 문제를 찾아내고 진단하는 다양한 방법들에 대한 상대적 유용성이 요약되어 있습니다. 대체로, 사례 발굴 및 선별을 위한 각 방법의 유용성은 민감도에 따라 결정되고, 진단에 대한 유용성은 특이도에 따라 달라집니다. 그러나 민감도와 특이도 두 특성 모두 선별과 진단의 두 가지 상황 전부에서 중요합니다. 비용, 편의성, 유연성 및 전자의료기록과의 인터페이스 기능도 중요합니다.

전문 분야와 비전문 분야 모두에서 여러 선별 도구가 있다 하더라도 음주 문제를 발견하기 위해서는 임상 현장에서 면밀하게 조사하는 것이 필요합니다. 실험실 검사, 호흡 알코올 검사 및 설문지 등을 적절하게 사용하여 얻은 정보를 유익하게 사용하여 음주 문제를 더 분명하게 선별할 수 있습니다.

예를 들면, 직장 환경처럼 다수의 건강한 인구를 대상으로 선별해야 하는 경우 간단한 면담조차 여건상 가능하지 않을 수 있으므로 설문지 방식이 유리합니다. 그러나 선별 결과에 따라 잠재적으로 징계 절차 또는 기타 불리한 결과가 포함되는 경우에는 자기보고식 설문지가 유효하지 않을 수 있습니다. 이러한 상황에서는 GGT, MCV 또는 CDT와 같은 실험실 검사가 유용한 정보를 제공할 수 있습니다. 무엇보다도 안전이 중요한 분야인 운송업 종사자 또는 의료 전문가 등에서 음주 문제가 의심될 경우에는 혈액 또는 호흡 알코올 검사도 효과적일 수 있습니다.

〈표 9.2〉 다양한 선별 방법들의 장점과 단점

방법	장점	단점
임상적 면담	유연성	주관적임
	잠재적으로 높은 특이성	임상 면담 기술이나 소요되는 시간 및 문제에 따라 다름
	실험실 검사나 설문지에서 놓칠 수 있는 사례를 탐지할 가능성	응답자가 당황하거나 숨기려는 경우 민감도가 떨어짐
		시간이 많이 걸릴 수 있음
실험실 검사	객관적	제한된 민감도 및 특이도(CDT가 가장 우수하지만 GGT도 나쁘지 않음)
	많은 수의 피험자를 선별하는 데 신속하고 편리함	CDT는 비쌈(GGT는 훨씬 저렴함)
	양성에서 추후 경과를 살피는 데 유용	사회적/심리적 문제를 감지하지 못함
	과도한 사용/일부 조직 독성(예: 간/혈액) 감지	
호흡 알코올 측정	객관적	혈액/호흡에서 알코올이 빠르게 제거되어 민감도가 제한됨
	저렴하고 편리함	문제 음주 자체가 아닌 음주 여부만을 감지(즉, 특이도가 낮음)
	안전에 민감한 상황(예: 음주 및 운전)에서 음주를 식별하는 데 적합함	
	이력을 확인하고 경과를 모니터링하는 데 유용	
설문지	임상 면담보다 더 표준화됨	응답자의 정직성에 따라 주관적임
	저렴하고 편리하며 전자 기록에 적용 가능	제한된 민감도와 특이도(그러나 실험실 검사보다 우수함)

비전문적인 치료 환경에서 음주 문제 확인 시 중재 결정 및 개입

음주 문제가 밝혀지면, 도움을 주려는 전문가는 현장에서 문제를 관리할지 아니면 전문적인 알코올 치료 서비스로 의뢰할지에 대한 판단을 내려야 합니다. 이 섹션에서는 문제 음주자의 중재 과정과 각 상황에서 진행하는 방법에 대해 논의하고자 합니다.

비전문가 개입 환경에서 사례를 다룰지 결정하기

때로는 현실적인 상황 때문에 최선은 아니지만 필요에 따라 비전문가 환경에서 개입하여 사례를 처리해야 할 경우가 있습니다. 분주한 응급실에서는 술에 상당히 의존하는 사람에게 한 번의 짧은 대화라도 시도해 볼 수 있습니다. 농촌 지역에서는 이동시간의 제약으로 인해 전문적인 진료 환경에 대한 접근이 제한될 수 있는데, 전문적인 진료 환경은 도시 및 교외 지역에 불균형하게 분포되어 있으므로 임상의가 헛된 희망을 전달하거나 문제의 심각성을 암묵적으로 묵살하지 않는 한, 개입을 시도해서 손해 볼 것은 거의 없습니다.

전문가에게 의뢰가 가능한데도 비전문가의 개입 환경에서 음주 문제가 있는 사람을 다루는 중요한 이유는, 일반적으로 비전문가 환경에서 수행할 수 있는 제한된 수준의 개입으로도 치료적 효과와 이득을 얻을 수 있기 때문입니다. 그러한 판단을 내리기 위한 명확한 기준은 없지만 연구 결과와 상식이 뒷받침하는 두 가지의 일반적인 지침이 있습니다. 음주 문제의 심각도가 낮을수록 그리고 환자의 사회적 자본(예: 직업, 결혼, 지인의 사회

관계망)이 클수록 적절한 개입이 음주의 경과를 보다 안전한 길로 이끌 수 있는 가능성이 높아집니다(Moyer, Finney, Swearingen, & Vergun, 2002).

전문적인 진료가 필요할지에 대한 사전 판단이 쉽지 않은 경우, 임상의는 문제를 경험적으로 접근해야 합니다. 즉, 비전문가가 개입(다음 섹션에서 설명)하도록 한 뒤 이후 그 영향을 평가해야 합니다. 음주 문제가 이런 개입 수준에도 반응한다면 훨씬 더 좋습니다. 그렇지 않은 경우, 결과가 좋지 않다면 이 수준의 개입으로 대응하기에는 문제가 너무 심각하다는 의미이므로 치료 체계의 다음 단계로 넘어가는 것이 합리적인 대응입니다. 실제로, 공중 보건의 관점에서 볼 때 뚜렷한 문제 음주자를 제외한 모든 사람에게 첫 번째 단계로 낮은 강도로 개입하고 전문가의 서비스는 가장 많이 필요로 할 사람들을 위해 남겨두는 것이 좋은 전략일 수 있습니다.

여기에서 언급된 단계적 진료의 개념은 많은 국가에서 오랫동안 의료 및 공중 보건 계획에 적용되어 온 아주 합리적인 개념입니다. 그러나 알코올 문제에서 이런 개념은 개입의 효과를 저해하는 몇 가지 실질적인 문제를 직면하고 있습니다. 많은 비전문가는 무능하다고 느끼거나, 음주 문제가 있는 환자를 무시하거나, 문제 음주자와의 이전 경험(임상 현장 또는 개인 생활에서)에서 받은 상처가 있기 때문에 사소한 알코올 문제라도 다루고 싶어 하지 않는다는 것입니다. 이로 인해 일부 비전문가는 비교적 사소한 알코올 문제일지라도 드러나는 순간 반사적으로 환자를 전문 알코올 치료 서비스에 과도하게 의뢰하기도 합니다. 이는 전문적인 치료 서비스에 과부하를 일으키는 것 외에도 환자에게 다음과 같은 숨은 의미를 분명히 내포하는 강한 메시지를 전달합니다. “당신의 음주 문제는 너무 심각하거나 너무 수치스러워서(또는 두 가지 이유 모두로) 당신의 주치의인 저는 당신의 다른 문제는 해결할 수 있지만 음주 문제에 대해서는 포기하겠습니다"라는 메시지를 말입니다.

전문가에게 의뢰하는 것에 대한 저항은 환자-의사 간의 상호 작용 중 환자 측에서도 나타날 수 있습니다. 대부분의 건강 상태에 대해 전문의에게 의뢰하는 것은 전문가의 도움과 우수한 진료를 받을 수 있는 기회로 여겨집니다. 예를 들면, 일반의가 "필요한 치료를 확실히 받을 수 있도록 당신의 질환에 대해 훨씬 더 많은 경험을 가진 심장전문의에게 의뢰하겠습니다"라고 말하면 화를 내며 반응할 심장질환 환자는 거의 없습니다. 그러나 이와 달리 음주 문제가 있는 많은 사람은 전문적인 치료에 별 관심이 없습니다. 이들은 '재활 시설'에 입소하거나 '만성 음주자'의 집단치료에 참여하게 되어 자신의 명성이나 체면이 손상될 영향을 두려워하거나, 단순히 자신의 알코올 문제를 실제로 전문가가 아닌 사람이 처리하기에는 너무 심각하다는 사실을 받아들이지 못하는 것일 수도 있습니다. 이런 경우, 임상의는 비전문가의 개입 환경에서 문제를 관리하기 위해 계속 노력할 수도 있겠지만, 문제의 심각성을 부인하려는 환자와 암묵적으로 공모하지 않도록 전문가에게 의뢰하는 것이 더 나을 것이라는 점을 전달해야 합니다.

초기 중재 결정에 따라서 또는 비전문가의 개입으로 인해 만족스럽지 않은 결과가 발생해 환자를 전문적인 치료 환경으로 의뢰하게 되는데, 의뢰하는 임상가는 이 단계에서 의외로 많은 환자가 막상 제대로 의뢰처까지 찾아가지 않는다는 점을 인식해야 합니다. 이는 종종 변화를 원하지 않는 모습을 반영하지만 많은 경우 실질적인 문제 때문이기도 합니다. 따라서 의뢰를 할 때 임상의가 환자에게 다음과 같은 일상적인 질문을 던지면서 탐색하는 것이 매우 중요합니다. "당신이 사는 곳 근처에 알코올 중독 치료 서비스를 제공하는 곳이 있습니까?", "거기에 갈 수 있는 교통수단이 있습니까?", "주거 치료 시설에 입소하게 되면 직장과 가족을 돌봐야 하는 책임을 내려놓고 온전히 치료에 집중이 가능합니까?" 일반적으로 치료 프로그램이 제공되는 장소가 가까울수록, 환자를 더 빨리 수용할 수 있고 관료적, 행정적 절차(예: 환자가 작성해야 하는 새로운 양식이 산더미처럼 많은지? 아니면 환자의 의료기록을 새로운 곳으로 간단히 보낼 수 있는지?)가 단순할수록 환자 의뢰가 더 잘 이뤄집니다.

마지막으로 전문가에게 의뢰하는 모든 사례와 마찬가지로, 임상의는 "눈에서 멀어지면, 마음에서도 멀어진다"라고 말하기보다는 의뢰를 보낸 전문가와 계속 연락을 유지해야 합니다. 알코올 치료 프로그램의 전문가는 의뢰한 일반의나 임상의와 가능한 한 소통의 끈을 놓지 말아야 하며, 어떤 의사가 말한 것처럼 '한번 보내면 아무도 다시는 돌아오지 않는 블랙홀'이 되어서는 안 됩니다. 암이나 심상병과 같은 기타 심삭한 실환의 경우, 일반의는 전문 진료의 진행 경과를 파악하고 추후 모니터링하며 추적관찰하여야 합니다. 음주 문제를 치료할 때에도 현실적인 제약과 기밀을 준수하는 것이 중요하지만, 이런 제약을 고려하면서도 최선의 치료 방법을 찾는 것이 중요합니다.

비전문가 환경에서의 개입

비전문가의 개입에서 세 가지 주요 사항은 안전한 음주 지침, 간이 동기강화 면담 및 의료 관리에 대한 정보를 제공하는 것입니다. 각각은 보다 통합적인 전문적 치료의 일부일 수도 있지만 대부분의 비전문가 개입 환경(예: 일차진료)의 조건에 아주 적합하므로 여기에서 논의하려 합니다.

취약한 환자에게 특별히 주의를 기울여 안전한 음주에 대한 정보를 제공하기

안전한 음주에 대한 지침은 1장에서 검토되었으므로 여기에서 반복하지 않겠습니다. 지침은 간단하고 전달하기 쉬우며 변화에 동기를 부여할 수 있습니다. 음주 문제가 있는 환자가 심지어 간단한 유인물이든 누리집 연결 주소든 이러한 지침을 접하지 않고 개입에서 벗어나 버린다면 그것은 변명의 여지가 없습니다.

일반 지침을 공유하더라도 특정 개인에 초점을 맞추는 것이 강조되어야 합니다. 임신 중이거나 C형 간염을 앓고 있거나 우울증을 앓고 있는 환자처럼 취약성이 있는 특정 환자는, 일반 대중을 위해 개발된 건강한 음주 지침의 제약 내에서조차도 음주로 인한 위험이 있습니다.

간이 동기강화 개입법

여기서는 간이 동기강화 개입법(brief motivational intervention, BMI)이라는 용어가, 간략한 개입, 동기부여 면담, 즉 BMI로 불리는 여러 기술을 통합한 방법을 지칭하는 것으로 명명하려 합니다. 이러한 기술은 처음에 영국에서 개발 및 검증되었으며 현재는 다양한 선진국과 개발도상국들에서 사용되고 있습니다. 이러한 개입법의 모든 변형된 방법들에서는 치료 제공자와 환자가 1~3회의 면담을 갖게 되고, 이후에 임상의 또는 다른 실무자(예: 일반의 병원의 간호사)가 전화 또는 화상 통화로 추가적인 연락을 하게 됩니다.

어떤 측면에서 BMI는 '기술'이면서도 일종의 '자세'로, 모든 환자를 '알코올 중독자'로 분류하고, 평생 단주를 요구하며, 이에 동의하지 않는 모든 이를 비난하는 알코올 중독 전문 상담사의 이미지(다소 고정관념이기는 하지만)와 명백히 대조되도록 개발되었습니다. BMI에서 임상의는 도덕적 판단을 내리거나 대결하거나 야유하는 대신, 관심을 가지고 따뜻하게 대하며 실제 사실을 중요하게 여깁니다. 음주의 이점에 대한 환자의 인식은 논쟁하기보다는 수용합니다. 대화는 정중하며, 음주에 대한 최종 결정을 내리는 책임은 명시적으로 환자에게 있다는 점을 분명히 합니다. 환자는 또한 목표를 변경하여 설정할 책임이 있으며, 임상의는 '모 아니면 도'라는 흑백 논리의 접근을 고집하기보다 작은 개선들(예: 음주 운전 금지, 이틀 연속 음주 금지, 술자리에서 청량음료와 알코올 음료를 교대로 마시기 등)을 지지하고 강화해야 합니다.

BMI 구성 요소에 대한 유용한 연상법 중 하나는 FRAMES입니다(Miller & Sanchez, 1993). 〈표 9.3〉에는 각 기술이 자세히 설명되어 있으며 각각의 특징과 근거는 다음과 같습니다.

피드백feedback은 강력한 기술인데, 과음하는 사람들은 의외로 자신의 음주 위험을 과소평가할 뿐만 아니라 자신의 음주를 일반인들과 비교하는 경우가 많기 때문입니다. 예를 들면, 규범적 피드백의 경우 환자의 음주량이 전체 인구의 90 백분위 수 이상에 해당할 정도로 상당하다는 것을 언급해주면 사회 행동 규범에서 벗어나는 것을 좋아하지 않는 환자에게는 하나의 동기부여가 될 수 있습니다. 위험과 관련된 정보를 교육하는 것은 발생 가능한 위해에 대해 적절한 수준의 불안을 유발함으로써 동기를 강화할 수도 있습니다. 언급한 바와 같이, 이러한 규범 관련 피드백은 온라인(https://www.cdc.gov/alcohol/checkyourdrinking/index.html)에서 무료로 제공됩니다.

환자에게 **책임**responsibility을 묻는 것은 일부분 현실을 받아들여야 한다는 의미이며(궁극적으로 운전석에 앉아 차를 운전하는 주체는 환자라는 것),

이는 부분적으로는 숙고된 형태의 임상 전략입니다. 변화해야 한다는 압박감을 느낄 때, 많은 환자는 자신의 음주를 옹호하거나 임상의와 자기주장의 우위를 확보하려는 신경전을 벌이게 됩니다. "물론 당신이 변화할지 여부는 전적으로 당신에게 달려 있습니다. 조언을 해줄 수는 있지만 당신을 대신해서 결정해드릴 수는 없습니다"라고 단언하면 이러한 종류의 잠재적인 신경전을 줄일 수 있습니다. 더욱이 환자 본인에게 통제력이 있다는 인식은 변화에 대한 동기와 그것을 성취할 수 있다는 느낌과 자신감을 모두 향상시킵니다(Kanfer & Schefft, 1988).

변화에 대한 **조언**advice과 대체전략의 **목록**menu은 환자의 자율성을 존중하면서 방금 설명한 태도를 견지하면서 분명하게 제공되어야 합니다. 그러므로 "지금 당장 술을 끊어야 합니다!"가 아니라 "나는 변화가 어렵다는 것을 알고 있습니다. 그러나 만약 음주가 당신의 건강을 어떻게 해치고 있는지 주의 깊게 살펴보라고 조언하는 것이 의사로서의 역할이자 임무라는 것을 기억해주시면 감사하겠습니다"와 같이 조언을 합니다. 여러 종류의 대안들은 어떤 의미에서는 환자의 자율성을 존중하면서 조언하는 것에 일조한다고 볼 수 있는데, 비록 환자에게는 다양한 선택지가 주어졌지만 이 모든 선택지는 현재의 음주를 문제로 인식하고, 음주 양상에 변화를 주라는 임상가의 근본적인 조언과 일치한다고 볼 수 있습니다.

공감empathic을 통한 환자의 **자기효능감**self-efficacy의 향상은 변화에 대한 저항을 줄이고 변화가 성취될 수 있다는 자신감을 높여줍니다. 또한 임상의와 환자 사이에 긍정적인 관계를 형성하여 향후 치료적 접근을 촉진할 수 있습니다.

이러한 임상 전략이 실제로 효과가 있을까요? BMI는 다양한 상황에서 사용될 수 있습니다만 현재로서는 그것이 비전문가 개입 환경에서 얼마나 효과적인지가 중요합니다. 이러한 개입 환경(일반적으로 일차의료)

에서 수행된 34개의 연구에 대한 메타분석에 따르면, 3개월 미만, 3~6개월, 6~12개월 동안의 추적 조사에서 음주 관련 문제와 알코올 섭취

〈표 9.3〉 간이 동기 강화 개입을 위한 FRAMES 연상법

피드백(Feedback) 임상의는 환자의 음주와 관련된 위험 수준을 사실적이고 비판단적인 방식으로 전달한다. 피드백에는 과음으로 인해 악화되는 의학적 문제(예: 고혈압)를 포함한 실험실 검사 결과가 포함될 수 있다. 구두 형태의 피드백 외에도 서면 자료가 일반적으로 제공된다.
책임(Responsibility of the patient) 임상의는 환자에게 변화할 수 있는 힘이 있다는 것과 다른 누구도 변화를 강요할 수 없다는 점을 명시적으로 인정한다. 목표 설정에 대한 책임도 환자에게 분명하게 부여된다.
변화에 대한 조언(Advice to change) 임상의는 특정 상황에서 음주를 피하거나 줄이기 위해 현재 음주 수준에 대한 우려를 전달하고 위험을 줄이기 위한 조언을 제공한다.
변화 전략들의 목록(Menu of change strategies) 전문가에 의한 알코올 치료, 상호 지원 집단 참석, 자기 치료를 위한 다양한 자료들과 누리집 활용 등을 포함하여 다양한 선택지가 환자에게 제시되어야 한다. 많은 환자에게는 스스로 시도할 수 있는 다양한 임시 목표가 유용할 수 있다. 예를 들면, 음주 일기를 작성하고, 음주를 하루 중 특정 시간(예: 오후 6시 이전에는 절대 금지) 또는 주간(예: 출근이나 등교하는 전날 저녁에는 절대 금지)으로 엄격하게 제한하고, 낮은 도수의 술로 바꿔보는 것 등이 있다.
공감적 상담 태도(Empathetic counselling style) 직면과 비난은 완전히 피한다. 변화를 방해할 수 있는 감정(예: 실패에 대한 두려움, 음주의 즐거움)을 포함한 환자의 감정을 존중하며 인정한다. 임상의는 환자가 느끼는 감정을 듣고 이를 다시 표현함으로써 환자에게 자신이 이해하고 있다는 것을 전달한다. 예를 들면, "당신은 아침에 숙취와 구토의 고통을 경험하고 싶지는 않지만, 음주로 인해 느끼는 기분도 즐기시는 거군요"라고 반응할 수 있다.
자기효능감 향상(Self-efficacy enhancement) 임상의는 환자의 변화 능력을 믿고 그를 지원하고 격려한다. 동기 강화를 촉진하기 위해 임상의는 환자가 변화에 대한 약속을 말할 때 이를 강화하여 동기를 높인다. 예를 들면, "변화를 생각하고 있다고 하셨는데, 아마도 지금이 가장 좋은 시기일 것입니다"라고 말할 수 있다.

Miller & Sanchez(1993)에서 각색됨.

량 모두가 크게 감소하는 이점이 있다는 강력한 결과가 발견되었습니다(Moyer et al, 2002). 알코올 중독 전문의가 아닌 임상의에게만 국한된 후속 분석에서도 덜 강력하지만 여전히 유의미한 효과가 있는 것으로 밝혀졌습니다(Sullivan et al., 2011). 그리고 물론 BMI가 성공하든 실패하든 개입의 결과는 다음에 필요한 단계가 무엇일지에 대한 정보를 제공합니다.

의학적 관리

의학적 관리(때때로 '만성 질환 관리'라고도 함)는 많은 만성 질환에 대한 잘 확립된 치료 모델입니다. 이는 개입 전략으로서 BMI와 상충하지 않으며 오히려 같이 적용될 수 있습니다. 이 모델에서는 치료가 진행되지만 전통적인 알코올 치료와 달리 일차적인 치료 제공자는 비전문가(예: 일반의, 전문간호사, 보조의사)이고 치료 회기는 더 짧습니다. 이 개입에 대한 자세한 설명서는 미국 국립 알코올 남용 및 알코올 중독 연구소에서 무료로 구할 수 있습니다(Pettinati et al., 2004).

의학적 관리의 첫 회기는 최대 45분 정도 소요되며, 진단을 위한 면담 및 음주로 인한 환자의 건강 및 사회적 영향에 대한 검토, 사용 가능한 약물 선택지에 대한 고려 등으로 구성됩니다(13장 참고). 추적관찰은 매주 또는 2주마다 이루어지며 회기의 시간은 15~20분 정도로 더 짧습니다. 이는 심리치료 회기가 아니며 대신에 마지막 방문 이후의 음주, 약물 순응도, 부작용 및 전반적인 기능을 집중적으로 검토하는 것입니다. 상호 지원을 제공하는 집단에 동시에 참여하는 것이 권장되지만 의학적 관리에 필수적이지는 않습니다. 음주 문제가 더욱 심각해지면, 특수 알코올 치료 프로그램에서 제공되는 보다 광범위한 치료 서비스에 환자를 의뢰하기로 결정할 수도 있습니다.

요약

알코올 치료 프로그램 내에서만 음주 문제에 대해 도움을 제공하는 치료 체계는 공중 보건에 최적의 효과를 미친다고 보기 어렵습니다. 알코올 치료 프로그램에 참여하지 않는 전문가를 도와서 알코올 문제에 대한 개입을 업무의 일부로 만들어 공중 보건과 치료진의 성공을 도모할 수 있습니다. 비전문가의 개입 환경에서도 음주 문제를 발견하기 위해 다양한 도구를 사용할 수 있으며, 중재를 위한 일부 근거 기반의 접근 방식도 사용할 수 있습니다. 특히 음주 문제의 심각도가 낮은 경우에는 비전문가가 음주 문제의 경과에 긍정적인 영향을 끼칠 수 있습니다.

참고문헌

Babor, T. F., Higgins-Biddle, J., Saunders, J. B.,& Montiero, M. G. (2001). AUDIT: The Alcohol Use Disorders Identification Test: Guidelines for use in primary health care (2nd ed.). Geneva: World Health Organization.

Bernadt, M. W., Mumford, J., Taylor, C., Smith, B., & Murray, R. M. (1982). Comparison of questionnaire and laboratory tests in the detection of excessive drinking and alcoholism. Lancet, 8267, 325–328.

Boscolo-Berto, R., Viel, G., Montisci, M., Terranova, C., Favretto, D., & Ferrara, S. D. (2013). Ethyl glucuronide concentration in hair for detecting heavy drinking and/or abstinence: A meta-analysis. International Journal of Legal Medicine, 127, 611–619.

Bush,K., Kivlahan, D. R.,McDonnell, M. B., Fihn, S., & Bradley, K. A. (1998). The AUDIT alcohol consumption questions (AUDIT-C): An effective brief screening test for problem drinking. Archives of Internal Medicine, 158, 1789-1795.

Cheeta, S., Drummond, C., Oyefeso, A., Phillips, T., Deluca, P., Perryman, K., & Coulton, S. (2008). Low identification of alcohol use disorders in general practice in England. Addiction, 103, 766-773.

Conigrave, K. M., Saunders, J. B., & Whitfield, J. B. (1995). Diagnostic tests for alcohol consumption. Alcohol and Alcoholism, 30, 13-26.

Crawford, M., Patton, R., Touquet, R., Drummond, C., Byford, S., Barrett, B.,… Henry, J. A. (2004), Screening and referral for brief intervention of alcohol-misusing patients in anemergency department: A pragmatic randomised controlled trial. Lancet, 364, 1134-1139.

Crome, I., Brown, A., Dar, K., et al. (2011). Our invisible addicts: First report of the Older Persons' Substance Misuse Working Group of the Royal College of Psychiatrists. London: Royal College of Psychiatrists.

Cucciare, M. A., Weingardt, K. R., Ghaus, S., Boden, M. T., & Frayne, S. M. (2013). A randomized controlled trial of a web-delivered brief alcohol intervention in Veterans Affairs primary care. Journal of Studies on Alcohol and Drugs, 74, 428-436.

Cunningham, J., Wild, T. C., Cordingley, J., van Mierlo, T., & Humphreys, K. (2009). A randomized controlled trial of Internet-based intervention for alcohol abuse. Addiction, 104, 2023-2032.

Drummond, C., Ghodse, H., & Chengappa, S. (2007). Investigations in alcohol use disorders. In E. Day (Ed.), Clinical topics in addictions (pp. 113-129). London: Royal College of Psychiatrists.

Fagan, K. J., Irvine, K. M., McWhinney, B. C., Fletcher, L. M., Horsfall, L. U., Johnson, L., … Powell, E. E. (2014). Diagnostic sensitivity of carbohydrate deficient transferrin in heavy drinkers. BMC Gastroenterology, 22(14), 97.

Hashimoto, E., Riederer, P. F., Hesselbrock,V. M., Hesselbrock, M. N., Ukai, W., Thibaut, F.,…Saito, T. (2013). Consensus paperof the WFSBP task force on biological markers: Biological markers for alcoholism. World Journal of Biological Psychiatry, 14, 549-564.

Havard, A., Shakeshaft, A., & Sanson-Fisher, R. (2008). Systematic review and meta-analysis of strategies targeting alcohol problems in emergency departments: Interventions reducealcohol-related injuries. Addiction, 103, 368-376.

Hodgson, R. J., Alwyn, T., John, B., Thom, B., & Smith, A. (2002). The FAST Alcohol Screening Test. Alcohol and Alcoholism, 37, 61–66.

Humphreys, K., & Tucker, J. (2002). Towards more responsive and effective intervention systems for alcohol-related problems. Addiction, 97, 126–132.

Kanfer, F. H., & Schefft, B. K. (1988). Guiding the process of therapeutic change. Champaign, IL: Research Press.

Mayfield, D., MacLeod, G., & Hall, P. (1974). The CAGE questionnaire: Validation of a new alcoholism screening instrument. American Journal of Psychiatry, 131, 1121–1123.

Mayou, R., & Bryant, B. (1995). Alcohol and road traffic accidents. Alcohol and Alcoholism, 30, 709–711.

Miller, W. R., & Sanchez, V. C. (1993). Motivating young adults for treatment and lifestyle change. In G. Howard (Ed.), Issues in alcohol use and misuse by young adults. South Bend, IN: University of Notre Dame Press.

Moyer, A., Finney, J. W., Swearingen, C. E., & Vergun, P. (2002). Brief interventions for alcohol problems: A meta-analytic review of controlled investigations in treatment-seeking and non-treatment-seeking populations. Addiction, 97, 279–292.

Niemela, O. (2007). Biomarkers in alcoholism. Clinica Chimica Acta, 377, 39–49.

Pettinati, H. M., Weiss, R. D., Miller, W. R., Donovan, D., Ernst, D.B., & Rounsaville, B.J. (2004). Medical Management (MM) treatment manual. Bethesda, MD: National Institute on Alcohol Abuse and Alcoholism.

Piano, S., Marchioro, L., Gola, E., Rosi, S., Morando, F., Cavallin, M., … Angeli, P. (2014). Assessment of alcohol consumption in liver transplant candidates and recipients: The best combination of the tools available. Liver Transplantation, 20, 815–822.

Piccinelli, M., Tessari, E., Bortolomasi, M., Piasere, P., Semenzin, M., Garzotto, N., & Tansella, M. (1997). Efficacy of the alcohol use disorders identification test as a screening tool for hazardous alcohol intake and related disorders in primary care: A validity study. British Medical Journal, 314, 420–424.

Pokorny, A. D., Miller, B. A., & Kaplan, H. B. (1972). The brief MAST: A shortened version of the Michigan Alcoholism Screening Test. American Journal of Psychiatry, 129, 342–345.

Russell, M. (1994). New assessment tools for risk taking during pregnancy: T-ACE, TWEAK and others. Alcohol Health and Research World, 18, 55–61.

Selzer, M. L. (1971). The Michigan Alcoholism Screening Test: The quest for a new diagnostic instrument. American Journal of Psychiatry, 127(12), 1653–1658.

Smith, S. G. T., Touquet, R., Wright, S., & Das Gupta, N. (1996). Detection of alcohol misusing patients in accident and emergencydepartments: The Paddington Alcohol Test (PAT). Journal of Accident and EmergencyMedicine, 13, 308–312.

Sokol, R. J., Martier, S. S., & Ager, J. W. (1989). The T-ACE questions: Practical prenatal detection of risk-taking. American Journal of Obstetrics and Gynaecology, 160, 863–870.

Sullivan, L. E., Tetrault, J. M., Braithwaite, R. S., Turner, B. J., & Fiellin, D. A. (2011). A meta-analysis of the efficacy of nonphysician brief interventions for unhealthy alcohol use: Implications for the patient-centered medical home. American Journal of Addictions, 20, 343–356.

10장

음주 문제가 있는 환자의 평가

이전 장에서는 그 자체로 간편한 평가의 한 형태인 선별도구들을 사용하여 사례를 찾아내는 방법을 다루었습니다. 이 장에서는 정신과 또는 중독 치료 환경에서 심리 치료를 시작하기 전에 환자에 대한 보다 철저한 종합적인 평가evaluation를 수행하는 방법에 대해 설명합니다. 정확하게 수행된 평가는 치료 접근법 및 치료 목표를 선택하는 데 중요하게 작용할 뿐만 아니라 환자와 치료적 동맹을 맺고 중요한 정보를 전달할 수 있는 첫 번째 기회이기 때문에 그만큼 중요합니다. 이러한 이유로 임상의는 개입 전 평가도 사실 그 자체로 의미 있는 개입이라는 점을 기억해야 합니다.

실질적으로 평가 과정에서는 환자가 원하거나 기대하는 바가 무엇인지를 탐색해야 하고 음주 문제를 파악할 수 있는 정보를 수집하고, 신체적, 정신적 또는 사회적 요인들을 포함하여 증상 발현 및 관리를 복잡하게 만들 수 있는 모든 요인도 탐색해야 합니다. 이러한 평가에 기초하여 상호 합의된 치료 계획이 협의되어야 합니다.

이 장에서는 이러한 환자의 과거력을 듣고 기록하는 데 필요한 기술 및 기법과 관련된 실질적인 문제를 다루고자 합니다. 하지만 보다 연구 지향적이고 구조화된 접근 방식은 진단 면담 일정(diagnostic interview schedule, DIS), DSM-5용 구조화된 임상 면담structured clinical interview, 종합 국제 진단적 면담 도구(composite international diagnostic interview, CIDI)와 같은 진단 도구에서 제공합니다(세계보건기구, 1993). 이 장에서는 실무 현장에서 활용할 수 있는 지침들을 순차적으로 제시하고 있습니다. 따라서 정신과 병력 수집에 사용되는 형식이나 구조는 일반적인 것을 기반으로 합니다(런던 대학교, 정신과 연구소 및 베들레헴 왕립 병원과 모드슬리 병원, 1987). 과거력을 작성하는 과정은 아주 중요한 임상적 작업이며 그만큼 도움을 줍니다. 그러나 이번 장에서 제시되는 세부 사항들에 대해 너무 겁먹을 필요는 없습니다. 특히, 이러한 유형의 작업을 처음 접하는 사람은 여기서 말하는 모든 것을 한 번에 흡수하려고 해서는 안 됩니다. 따라서 시간 제약을 많이 받는 분들을 위해 15분짜리 평가에서 합리적으로 달성할 수 있는 내용에 대한 설명이 제시됩니다. 그런 다음 환자 면담의 개요를 설명한 후, 환자와 함께 사는 파트너로부터도 환자의 과거력을 탐색하는 병행 접근법에 대해 설명할 것입니다. 몇 가지 표를 통해서 환자나 파트너에게서 과거력을 탐색할 때 중요한 포인트가 무엇인지 요약하여 제공할 것입니다. 마지막으로, 사례 개념화를 어떻게 구성하고 작성하는지에 대한 방법들이 제공됩니다.

과거력을 기반으로 한 치료 개시

개인력을 탐색하는 것은 사례 노트에 기록해야 할 사실을 확보하는 데 그쳐서는 안 됩니다. 그것은 두 사람 간의 상호 작용이며 질문에 대답하는 사람에게도 질문자만큼 의미 있는 일이어야 합니다. 환자가 이를 과거와 현재를 돌아보고 이전에 일어났던 혼란스러운 일들을 이해할 수 있는 개인적인 기회로 삼도록 해야 합니다. 평가가 능숙하게 수행될 수 있다면 평가 자체만으로도 음주자의 태도를 바꾸고, 의지를 강화하며, 목표를 명확히 하는 데 도움이 될 수 있습니다(Thom et al., 1992).

따라서 평가는 치료의 시작입니다(Novey, 1968). 환자와 임상가의 치료적 관계는 이 순간부터 시작되며, 만약 이 면담을 잘못하게 되면 환자는 다음 상담 시간에 나타나지 않을 수도 있습니다. 초기 평가 면담을 잘 진행하는 것과 환자가 그다음 상담에 열린 마음으로 적극적으로 참여하는 것과는 깊은 상관관계가 있습니다(Fiorentine, Nakashima, & Anglin, 1999; Hyams, Cartwright, & Spratley, 1996).

친근한 분위기 조성

음주 문제가 있는 사람과의 첫 대면을 하는 것은 다른 유형의 환자를 대하는 것과 완전히 다르지 않습니다. 그러나 이 사람이 도움이 필요하다는 것을 스스로 인식하고 나서 첫 번째 약속을 지키기까지는 특히 어려웠을 수 있습니다. 음주를 완전히 통제하지 못한다는 사실을 밝히는 것은 자신의 실패를 인정하는 것처럼 느낄 수 있으며 환자는 상담실에 들어가는 것에 대해 상당한 양가감정을 가질 수 있습니다(실제로 거기에 데려

오려면 다른 사람의 압력이 필요한 경우가 더 많았습니다).

따라서 임상의는 자신의 선의와 가치를 새로운 환자가 자명하게 인식할 것이라고 생각해서는 안 됩니다. 일부 환자들은 이 모든 것이 시간 낭비이며 첫 번째 대면에서 더 이상의 만남이 필요 없다는 이유를 재빠르게 찾고 있을 수도 있습니다. 일반적인 예의를 갖추는데 특별한 주의를 기울여야 합니다. 자기 소개하기, 면담실로 갈 때 환자보다 5보 앞서가기보다는 환자와 함께 걸어가기, 외투를 받아 걸어주기, 편안한 의자로 안내하기, 휴대폰 끄기 등은 작은 배려이지만 의미 있는 행동들입니다. "참석하기로 결정해 주셔서 기쁩니다. 그리고 이 만남이 당신에게 도움이 되기를 바랍니다"라고 말하는 것이 도움이 될 수도 있습니다.

사례 노트를 기록해야 하며 반구조화된semi-structured 접근 방식이 유용합니다. 이 절차는 반대 심문하듯이 하면 안 되며 가능한 한 비공식적이고 위협적이지 않은 방식으로 진행되어야 합니다. 첫 질문은 항상 "무엇을 도와드릴까요?"와 같은 질문이어야 합니다. 그런 다음 말하는 사람을 바라보면서 답변을 기꺼이 들으려 해야 합니다. 답변은 두서없고 장황할 수도 또는 아주 간단할 수도 있을 것이며, 음주와 관련이 있거나 아니면 다른 문제를 다룰 수도 있지만, 환자는 그러한 방식으로 그 또는 그녀가 도움을 찾을 수 있다는 분위기를 만들 수 있습니다. 이 약속이 이루어지게 된 상황을 살펴보는 것이 도움이 됩니다.

마지막으로, 임상의는 "오늘 상담이 끝나면 각자 상황을 더 잘 이해하게 될 것이고, 그 후에 치료 진행 여부를 함께 결정할 수 있습니다"라고 말함으로써 긴장을 미리 완화할 수 있습니다. 이렇게 기대치를 명확히 함으로 일반적으로 환자는 의사와 만나는 순간을 결혼 약속을 위한 것이 아니라 첫 데이트를 하자는 요청을 받고 있다는 사실을 깨달을 수 있을 것이며 이는 긴장을 푸는 데 도움이 됩니다.

그런 다음 임상의는 공식적인 개인력 조사를 진행할 수 있습니다. 다음과 같은 진술을 할 수 있을 것입니다.

> "선생님이 말씀해 주신 것을 잘 들었습니다. 괜찮으시다면 제가 몇 가지 질문을 하고 메모를 해두면 도움이 될 것 같습니다. 저는 선생님이 모든 답변에 최대한 정직하고 솔직하게 답할 것이라 생각하고 있습니다. 이야기하기 어려운 부분이 있으면 말씀해 주세요. 그리고 어려운 그 마음을 저도 존중합니다."
>
> 이것은 보통의 치료적 입장을 지나치게 강조하는 것처럼 보일 수 있습니다. 그러나 만약에 개인력 조사를 위한 상담이 매끄럽지 못하거나 초기 치료적 관계가 공감적으로 형성되지 않으면 상담이 공격으로 여겨져 방어가 재빠르게 발동합니다. 그 결과 별로 중요하지 않은 정보만 수집되고 문제 음주자는 '절대 진실을 말하지 않는다'는 고정관념이 확인될 가능성이 높습니다.

성장사

비록 여기에서의 논의는 평가를 성장사와 음주력으로 나누지만, 이 두 가지는 종종 연관되어 있습니다. **성장 배경사**background history에서는 필연적으로 음주 및 음주 문제에 대한 정보를 드러낼 수 있는 많은 문제가 다루어지며, 그러한 정보가 적절한 때에 정확하고 체계적으로 제공되지 않더라도 그것을 버리거나 무시하지 말고 메모해두어야 합니다. **음주력**을 파악하면서는 새로운 정보를 추가로 이끌어낼 뿐만 아니라 환자가 이전에 제공한 자료의 관련성을 다시 조명해 보고 그 내용을 탐구해 볼 수 있는 기회를 얻을 수 있습니다. 이 장에서는 주로 음주 평가에 중점을 두지만, 독자는 의학적 합병증(5장), 동반 정신 장애(6장), 알코올 이외의 약물 사용(7장)에 관한 이전 장의 내용을 염두에 두어야 합니다. 임상의는 평가에서 발생할 수 있는 모든 문제를 염두에 두고 평가와 조사를 해야 합니다(또는 다른 전문가로부터의 도움을 구해야 합니다).

시간 절약을 위하여 임상 평가에 앞서 환자의 삶에 대한 객관적이고 사실적인 측면에 대한 데이터는 일정 양식을 이용하여 환자가 직접 작성하거나 컴퓨터의 전자 평가 패키지를 통해 수집되어야 합니다. 여기에는 환자의 나이, 결혼 여부, 인종/민족, 교육 수준, 자녀 수 및 연령, 형제자매 부모의 수 및 연령, 직업 및 종교(있는 경우) 등이 포함됩니다. 그런 다음 임상의는 평가 도중에 환자가 제공한 자료를 참조해 보아야 합니다. 이를 통해 제공된 정보가 주목받고 있음을 환자에게 알릴 수도 있으며 추가 정보 수집을 위해 임상적 주의를 기울여야 할 부분을 파악할 수도 있습니다(예: "작성된 자료를 보니까 작년에 이혼하셨고 14세 딸이 있군요. 딸과 함께 살고 있으신데 딸과의 관계는 어떠한지 좀 설명해주실 수 있을까요?").

가족력

1. **양쪽 부모에 대하여.** 부모와의 현재 관계(생존한 경우), 사망한 경우 사망 날짜 및 원인. 어린 시절 환자에게 제공된 관계의 질, 부모의 음주 및 알코올에 대한 태도, 부모의 다른 약물 사용 및 정신과적 병력. 음주 및 기타 약물 문제, 그리고 직계 가족 외 가족들의 정신질환 여부에 대한 탐색도 또한 필요합니다.
2. **형제자매.** 환자와의 현재 접촉 및 관계의 질은 어떠한지, 그리고 현재 또는 과거 정신과적 문제 또는 약물/알코올 문제가 있었는지 파악해

보아야 합니다.

3. **어린 시절 환경.** 어린 시절 가정 분위기와 이 가정이 속한 사회적 문화적 환경 스트레스의 원인(예 부부 갈등)을 이해하기 위한 탐색이 이루어져야 합니다. 하지만 원가족의 강점들도 함께 탐색해 보아야 합니다. 해당되는 경우 다른 중요한 성인 인물과(예: 양부모, 조부모, 이모들, 삼촌들)의 어린 시절 관계도 탐색해야 합니다.

이 섹션의 목적은 개인의 강점 또는 취약성 및 알코올과의 관계 형성에 기여했을 수 있는 핵심적인 초기 관계 및 경험에 대한 사전 이해를 얻기 위한 것입니다. 환자가 현재의 어려움의 절정으로 이어지는 비극적인 이야기를 늘어놓도록 유도하기보다는 환자 가족력의 긍정적인 측면에 주의를 기울여야 합니다.

개인력

1. **아동기의 적응.** 이 평가는 어린 시절 개인의 심리적, 사회적 어려움뿐 아니라 강점들도 포함되어야 합니다. 예를 들어, 어린 시절의 좋았던 시간, 희망을 준 것, 친구를 사귀는 능력, 남들보다 특별히 뛰어났던 것, 자랑스러웠던 순간, 사랑의 원천 등이 있습니다. 다른 아이들과의 문제, 품행장애, 난독증, 트라우마, 소아 질환을 포함하여 아동기의 어려움 또한 탐색되어야 합니다.
2. **교육. 학교에서의 학업 성적 및 사회적 적응.** 예를 들어 환자가 다른 아이들 및 교사와 어떻게 지냈는지, 등교 거부 또는 무단결석을 했는지, 괴롭힘을 당하지는 않았는지, 그리고 문해력 및 자격증 취득 등을 했

는지 물어볼 수 있습니다. "당신이 가장 잘했던 것은 무엇입니까?"라고 질문해 주면 환자의 자아감을 강화하는 데 도움이 될 것입니다.

3. **직업력과 현재 직업의 성격.** 취업 이력이 안정적이었나 아니면 불안정했나, 현재 업무는 만족스러운가? 하는 일이 술에 노출되는 일인가, 동료나 직장 상사가 환자의 음주에 대해 인지하고 있었나 등의 질문을 할 수 있습니다.
4. **중요한 연애 관계 및 결혼생활.** 파트너와의 현재 관계 상태 및 파트너의 음주 상태는 어떠한가? 그리고 이전 결혼 생활 또는 결혼과 유사한 중요한 관계의 종료 원인을 인식하고 있는가? 이 영역의 질문을 할 때, 임상의는 환자가 솔직하게 말하기 어렵게 만드는 가정을 하지 않도록 주의해야 합니다. 예를 들어, 현재 및 과거의 관계를 이성애 관계로 추정해서는 안 되며(동성애 관계도 있기 때문), 환자가 결혼을 언급했다는 이유만으로 현재 연애 관계에 대한 질문을 끝낸 것으로 생각해서는 안 됩니다.
5. **자녀.** 아이들과의 친밀감 및 양육 능력, 그리고 음주가 아이들에게 미치는 영향 및 음주에 대한 그들의 반응, 적절한 때에 자녀의 음주도 탐색해 보아야 합니다.
6. **재정 및 주거.** 음주로 인해 발생하는 경제적 영향, 음주에 주당 지출하는 예상 금액.
7. **여가.** 보통 여가 시간을 보내는 방식, 음주를 하거나 하지 않는 시간 비율, 즐거운 여가활동이 줄어들었는지 물어볼 수 있습니다.
8. **법의학 기록.** 공공장소에서 취중 범법 행위, 음주 운전 및 기타 모든 유죄판결 또는 계류 중인 법원 출두 문제 등은 없는지 파악해 보아야 합니다. 음주와 범법 행위 사이의 상관관계 및 체포가 되지 않았더라도 음주와 폭력적인 행동 사이의 연관성도 탐색해야 합니다.

9. **친구 및 사회적 관계망.** 실제로 그리고/또는 정서적 지원을 받을 수 있는 가족 이외의 사람들, 관계망 구성원에 의한 음주, 외로움을 느끼고 더 많은 사회적 접촉을 원하는 빈도.
10. **동기와 가치관.** 환자의 도덕적 규범, 예를 들어 삶에서 가장 중요하다고 생각하는 것은 무엇이고 가장 소중하게 생각하는 사람은 누구인가? 이러한 문제들을 탐색할 때 임상의는 그 가치와 동기가 종교적인 것에서 파생된 것이든 세속적인 것이든 동등한 존중과 관심을 가지고 다루어야 합니다.

이전 병력

1. 신체적 질병, 수술, 및 사고
2. 정신 질환

상기 두 항목 모두에 대한 정보가 필요하며 특히 알코올 관련 건강문제를 중점적으로 확인해야 합니다. 정신과 질환의 항목에 대해서는 우울증 질환, 뚜렷한 기분 변화, 범불안 또는 상황 불안, 강박장애, 외상후 스트레스 장애[PTSD], 자살시도, 약물복용 등을 시사하는 모든 병력에 대해서는 반드시 더 구체적인 질문을 통해 탐색해야 합니다.

음주력

평생 동안 술을 마시면서 일어난 모든 일에 대한 자세한 설명은 불가능하기도 하며 불필요합니다. 그보다는 개인의 음주를 종단적 관점에서 이해하는 것이 목표인데 음주 결정의 주요 사건, 주요 전환점, 음주 습관 또는 음주 행태가 경과하는 단계 및 그와 밀접하게 관련된 영향 등이 포함됩니다. 이 그림은 개인의 삶의 세 가지 다른, 그러나 밀접하게 관련된 차원을 탐색하여 완성될 필요가 있습니다.

음주의 진화

여기서 해야 할 일은 술을 처음 마신 경험부터 현재까지의 음주량과 패턴의 주요 단계를 도표화하는 것입니다. 다음과 같은 질문들이 도움이 될 것입니다(어떤 경우에는 "절대로 없음"이라고 솔직히 답할 수도 있음).

- 처음으로 어린 시절에 (가끔 한 모금씩 마신 것 외에) 술을 마신 경험은?
- 처음으로 술을 직접 사서 마신 적은?
- 처음으로 거의 매주 주말마다 술을 마신 적은?
- 처음으로 증류주를 마신 적은?
- 술을 전혀 마시지 않은 기간은?
- 처음으로 매일 술을 마시게 된 것은?
- 처음으로 아침에 술을 마신 적은?
- 처음으로 음주 중 무슨 일이 있었는지 기억이 나지 않은 적은?
- 처음으로 금단 증상을 완화시키기 위해 술이 필요했던 적은?
- 처음으로 현재와 같은 패턴으로 마시게 된 것은?

음주 관련 문제의 진화

건강과 사회적 기능에 대한 객관적인 영향을 파악하는 것을 별개로 종종 도움이 되는 두 가지 특별한 질문이 있습니다.

- 음주가 문제가 된다는 사실을 처음으로 인식하게 된 것은 언제였나요?
- 지금 중독을 어느 정도 알게 된 이 시점에서 되돌아보면 언제부터 음주가 실제로 문제가 되었다고 생각하십니까?

대부분의 환자들은 후에 과거를 되짚어보면 음주 문제가 있다는 것을 처음으로 자각한 시점(아마도 어떤 비극적인 사건으로 인해 촉발된 시점)과 음주로 인해 결혼 생활의 행복이 급격히 손상되거나 업무에 지장을 받기 시작했던 (이전에는 잘 알아차리지 못했던) 시기를 거의 항상 구별할 수 있을 것입니다.

압박과 상황의 진화

이 주제에서 정리되어야 할 차원은 진화하는 음주 패턴, 의존성 및 문제 경험을 유발 및 기여했거나 또는 실제로 영향을 미친 압박과 상황에 대한 올바른 이해와 관련이 있습니다. 질문을 통해 환자가 술을 마시기 시작했을 때 이미 작용하고 있던 영향들(부모님 또래 집단의 압력, 문화적 영향 등)을 파악해야 합니다. 이후에 환경, 생활사건, 개인적 관계, 정신 상태 및 기타 관련 요인의 후속 영향을 이해하기 위해 추가적인 탐색이 필요합니다. 이 면담을 통해 음주량 증가와 함께 발생하는 요인들뿐만 아니라 음주량 감소/금주 기간과 관련된 요인들도 모두 파악해야 합니다. 어떤 시점에서 음주 행태가 어떤 변화를 보였는지에 대한 적절한 질문의 예시는 다양합니다.

- 처음 집을 떠났을 때 음주 행태의 변화가 있었나요?
- 대학 다닐 때는 음주 행태의 변화가 있었나요?
- 결혼했을 때는 음주 행태의 변화가 있었나요?
- 아이가 태어난 후는 음주 행태의 변화가 있었나요?
- 아이들이 집을 떠났을 때는 음주 행태의 변화가 있었나요?
- 매니저로 승진했을 때 음주 행태의 변화가 있었나요?
- 직장에서 해고되었을 때 음주 행태의 변화가 있었나요 ?
- 해외에서 근무했을 때 음주 행태의 변화가 있었나요?
- 파트너가 떠난 후 음주 행태의 변화가 있었나요?
- 우울증에 걸린 후 음주 행태의 변화가 있었나요?
- 은퇴했을 때 음주 행태의 변화가 있었나요?

최근 전형적으로 과음한 날

음주력의 진화를 검토하는 것은 종단적 이해를 시도하려는 것인데 현재 상황을 역사적 맥락 속에서 이해하는 것입니다. 반면에 일반적으로 어떻게 음주하는지에 대한 일련의 활동이나 패턴을 재구성해보는 것은 종단적 관점이라기보다는 현재와 단면적인 측면에만 초점을 맞추는 것입니다. 따라서 종단적 접근법과 횡단적 접근법에 따라 각기 질문 방식도 차이가 납니다. 문제의 진화 과정을 재구성할 때는 상황을 전반적으로 이해하는 것이 중요하고 음주가 삶의 경로와 어떻게 상호 작용했는지를 재구성하는 것이 중요합니다. 전형적인 과음의 날의 분석은 이와는 대조적으로 현재의 행동에 초점을 맞춘 세밀하고 집중적인 조사를 필요로 합니다. 이러한 이해는 매우 정확해야 하며 이는 마음의 눈으로 환자의 하루를 담은 영상을 투영하는 것으로 가능합니다.

'전형적'이라는 개념 확립

먼저 환자에게 관련된 개념을 전달해야 합니다. 1) 환자가 정의를 내리는 **최근의** 음주, (2) 일반적으로 여겨지는 **과한** 음주, (3) 근래의 **전형적인** 음주에 대해 파악하도록 환자에게 요청합니다. 환자는 '직장을 잃고 술을 줄여야 했던 2주 전까지 술을 마셨던 방식'처럼 자신이 염두에 두고 있는 정확한 기간을 파악해야 합니다. 여기에서 강조해야 할 부분은 실질적인 시간의 순서가 없이 일반화된 추상적 개념이 아니라 실질적인 개념입니다. 대부분의 환자들은 그러한 기간을 식별할 수 있지만 일부 환자의 경우 음주 양상이 다양해 전형적이라는 것을 정의하기 어려워하는데, 이런 사실 자체가 설명되어야 하는 것이 실질적인 개념입니다.

수면에서 깨는 것과 수면 사이에 발생하는 사건들

기본 규칙을 설명하고 환자가 몇 시에 일반적으로 깨어나는지를 확인해야 합니다. 그런 다음 잠에서 깨어난 직후의 일들을 탐색해야 하는데 그 이유는 금단 증상, 해장술(금단 완화 음주), 환자의 의존성 정도를 이해하는 데 도움이 되는 기타 징후 및 증상들을 확인할 수 있기 때문입니다.

이후 시간대별 일정

그런 다음 환자에게 하루의 일상을 다음과 같이 재구성하도록 안내합니다.

1. **일상 활동의 일과표.** 예를 들어, 아침에 몇 시에 집을 나서는지, 어떤 기차를 타는지, 몇 시에 직장에 도착하는지, 언제 점심 휴식 시간을 갖는지 등등.
2. **음주의 시간표.** 하루 일과표가 만들어진 다음 해야 할 것은 그날의 음주에 대한 상세한 설명을 넣어주는 것입니다. 환자가 몇 시에 처음 술을 마시고 얼마나 마시고 얼마 동안 마셨나요? 이 질문은 하루 동안의 음주에 대하여 단계적으로 진행됩니다. 각각의 경우 실제 알코올 섭취량에 대한 설명에 음주가 이루어지는 장소와 함께 술을 마신 사람(있는 경우)도 추가로 메모해 줍니다. 또한 음주 이유가 금단 증상을 완화하거나 피하기 위해서인지, 불안이나 기타 불쾌한 내적 감정을 줄이기 위해서인지, 사업 관계 때문이거나 술집에서의 사회적 관계 또는 기타 다른 이유로 인한 것인지 각 음주 상황에서 음주 결정 요인에 대한 환자의 생각을 확인해서 기록합니다. 음주 시간표에서 마지막으로 확인해서 기록해야 하는 것은 환자의 취중 경험과 하루 중 어느 시점에서 음주로 인해 일상적인 기능이 손상을 입는다고 생각하는지에 대한 것입니다.

음주가 기분과 행동에 미치는 영향에 대한 자각

어떤 환자는 음주가 자신의 기분과 행동에 변화를 준다는 사실을 인식하지 못하는 반면, 다른 환자는 기분과 행동 변화를 묘사합니다. 이 문제는 긍정적인 영향과 부정적인 영향 둘 모두에서 검토되어야 합니다. 예를 들어 긍정적으로 누군가는 술을 마실 때 자신을 더 외향적이고 섹시하고 자신감 있고 재미있다고 생각할 수 있습니다. 부정적인 측면에서는 술을 마시면 '지킬 박사와 하이드' 효과로 인해 과민성 및 자제력 상실(폭력 포함), 의심, 우울, 자기연민 또는 타인에 대한 감정 결여 같은 것들이 포함됩니다. 환자의 음주 상태에서의 행동은 사실상 취중에 발생하기 때문에 변화된 행동에 대한 환자 자신의 인식과 관찰자의 인식이 다를 수 있다는 것을 임상의는 알고 있어야 합니다(예를 들면 음주자는 자신이 술을 마시면 유쾌하게 자신만만하고 재치 있다고 생각하지만 다른 모든 사람은 그를 잔인하고 천박하다고 생각할 수 있습니다).

탐색 및 확인하기

현재 음주량을 평가할 때는 신중한 탐색이 필수적입니다.

임상의 좋아요, 당신은 점심시간에 라거 3파인트(약 1.4리터)를 마신다고 하셨습니다. 점심시간에 술집에서 보내는 시간이 얼마나 되나요?

환자 정오부터 오후 2시까지, 때로는 오후 3시까지요.

임상의 그럼 오후 2시나 3시까지 거기 있는 건가요?

환자 2시 반쯤이라고 해야겠죠.

임상의 2시간 반 동안 3파인트(약 1.4리터)를 마신다는 것은 상당히 천천히 마시는 것 같군요.

환자 12시에서 2시 30분 사이에 거기 있다고 치면 아마도 4~5 파인트(약 1.9~2.4리터) 정도는 마실 수 있을 것 같아요. 점심시간이 짧을 때를 생각하고 3파인트(약 1.4리터)라고 했어요. 요즘은 점심시간이 더 길어질 때가 많아졌어요.

임상의 4~5파인트(약 1.9~2.4리터)라고 하셨는데 더 많을 수도 있나요?

환자 아니요, 너무 배부를 것 같아요. 5파인트(2.4리터) 이상은 절대 못 마실 것 같아요.

임상의 점심시간에 라거 외에 다른 술은 없나요?

환자 위스키 두 세잔 정도 마실 때도 있어요.

임상의 왜 '두 세잔'이죠? 더 마실 수도 있나요?

환자 아니요, 마신다면 라거를 마신 후 마무리로 위스키 몇 잔만 마실 겁니다. 두세 잔 이상은 아니고요.

임상의 더블을 말하나요? 싱글인가요?

환자 더블이요.

임상의 위스키를 안 마시는 적도 있나요?

환자 아니요, 항상 규칙적으로 마십니다.

음주 시간 대비 음주량 비교, 평소 지출한 금액 대비 보고한 음주량 비교, 음주 측정기를 불기 전에 보고한 음주량과 실제 음주 측정 결과와 비교, 보고한 주량보다 높거나 낮은 음주량을 제시하여 실제로 보고한 음주량을 확인하기, 처음 보고한 주류 외에 다른 주류도 마시는지 확인하기, 개인이 보고한 음주량을 해당 회사 및 기타 상황과 연관 지어 확인하기 등은 모두 정확한 상황을 파악하는 데 도움이 되는 유용한 방법입니다.

일일 총 섭취량

하루 동안 마신 술의 양에 대한 정보를 합산하여 일일 총 섭취량을 계산할 수 있습니다. 이는 따르는 양에 대한 불확실성, 음료 유형(맥주, 와인, 증류주 등)에 따른 한 잔에 들어있는 알코올 함량의 광범위한 차이, 국제 표준 잔에 대한 나라별 차이 등으로 인해 합산된 수치는 정확한 지표라기보다는 근사치에 불과합니다. 연구 목적의 경우 총합을 절대 알코올 그램 수로 표현하는 것이 가장 좋지만, 임상적인 상황에서는 '단위'나 '표준 잔' 개념을 사용하는 것이 도움이 됩니다(1장 참고).

의존성에 대한 모든 증거 수집

환자의 알코올 의존 여부와 그 정도를 파악하는 것과 관련된 많은 정보는 앞서 음주의 **진화** 및 전형적인 **음주일** 영역에서 제시된 질문들을 통해 얻을 수 있었습니다. 그러나 의존성 판단을 위한 증거들을 검토하고 정리하여 기록으로 보관해야 할 필요성이 있습니다.

알코올 의존 증후군의 특성과 그 정도의 다양성에 대한 전체적인 설명은 1장에서 충분히 되었으며 그 장에서 증후군의 핵심 요소를 설명하는 데 사용된 제목들은 개인력 수집에 관한 이번 섹션의 뼈대를 제공해 주고 있습니다. 여기에 각 사례에 대한 실용적인 질문 방법에 대한 간략한 설명이 추가되었습니다.

음주 범위 축소하기

이것을 확인하기 위해 주중과 주말에 음주하는 패턴이 서로 같은지 또는 근무일과 휴가 중에 음주하는 패턴이 서로 같은지를 알아보는 질문을 해야 합니다.

음주의 현저성

환자의 음주 습관이 어떻게 변화해왔는지 살펴보면, 그들이 술을 점점 더 중요하게 여기고 다른 중요한 고려 사항을 덜 중요하게 생각하게 되었다는 것을 어느 정도 확인할 수 있을 것입니다. 그리고 환자와 함께 다음과 같은 유용한 질문들을 이용하여 환자에게 현재 음주가 얼마나 심각한지, 즉 음주의 현저성顯著性을 파악할 수 있도록 해야 합니다.

- 당신에게 술은 얼마나 중요해졌나요?
- 먹는 것보다 마시는 것이 더 중요합니까, 아니면 덜 중요합니까?
- 사람보다 음주가 더 중요한가요?

환자가 말한 특정 문구들을 보면 그들의 음주 중심적인 현실적 생활을 잘 반영해 주고 있다는 것을 알 수 있습니다. "남편이 내가 계속 술을 마시면 나를 떠나겠다고 말했을 때, 그가 나를 떠나면 오히려 술을 더 마실 수 있는 시간과 돈이 생기겠구나 하는 교활한 생각을 했습니다."

이때 "음주를 하면 당신에게 좋은 점이 어떤 것들이 있나요?"라는 질문을 할 수 있습니다. 이런 식으로 환자가 술에 대한 어떤 기능적 중요성을 느끼고 있는지를 확인할 수 있습니다. 예를 들어, 그들이 술을 마시는 이유가 사람들과 어울리기 위해서인지, 술집 환경이 주는 즐거움 때문인지, 하이high(최고조의 기분 상태)를 느끼기 위해서이거나 직접적인 쾌락 효과 때문인지, 불쾌한 감정을 해소하기 위해서인지, 아니면 이러한 이유들이 복합적으로 작용해서인지 등을 파악할 수 있습니다. 의존성 음주자는 음주로 인한 즐거움을 더 이상 느끼지 못한다고 주장하거나 심지어 모든 술이 다 싫다고 말하기도 합니다. 한 마디로 이들은 무언가의 계속된 반복 강박에서 벗어나지 못하고 있는 상태입니다.

내성 증가(또는 내성 감소의 증거)

많은 환자가 "많이 마셔도 취하지 않는다"라고 말할 것입니다. 사실상 습관적으로 마시는 음주량 자체가 바로 내성의 증거입니다. 중독 단계의 후반부로 가면 내성이 심각하게 감소하는 경우가 있는데 이때는 각별한 주의가 필요한 때입니다.

금단 증상

여기에서의 질문들은 일반적인 금단 증상인 떨림, 메스꺼움, 발한, 기분장애 등의 빈도와 강도에 관한 것들을 다루어야만 합니다. 이러한 증상은 술에서 깨어날 때뿐만 아니라 깨어 있는(술을 안 마신 날) 동안에도 부분적인 알코올 금단 증상을 경험할 수 있습니다. 아급성 환각 경험, 진전섬망 또는 금단 증상에 맞는 모든 병력을 기록해야 합니다.

추가 음주로 인한 금단 증상의 완화 또는 회피

여기서의 질문은 환자가 금단 증상을 완화시키거나 피하기 위해 술을 마시는 빈도와 그때 술에 대해 느끼는 급박함 정도를 포함해야 합니다.

음주 강박에 대한 주관적 인식

주관적 경험의 평가에 영향을 미칠 수 있는 사항들에 대해서는 1장에서 논의를 했습니다. 금단 상태에서는 갈망이 최고조에 달할 수 있으며, 하루 내내 음주에 대한 반추와 어떻게 하면 음주 공급에 문제가 생기지 않게 할 것인가에 대한 강박적인 생각이 계속될 수 있습니다.

금주 후 재음주

여기에서의 질문은 환자가 금주하다가 다시 술을 마시기 시작했을 때 최근의 상황에서 실제 발생한 부분에 초점을 맞춰야 합니다. 예를 들면 환자가 감옥에서 출소했을 때, 병원에서 퇴원했을 때, 혹은 AA 모임에 참석하다가 '실수했을 때'를 들 수 있습니다. 이들이 얼마나 빨리 금단 증상을 다시 경험했는지 혹은 해장술을 원했는지 확인해 볼 수 있습니다.

▌표준 진단 시스템

알코올 사용 장애에 대한 정신질환의 진단 및 통계 편람[DSM-5] (미국 정신과 협회, 2013) 및 알코올 의존에 대한 국제질병분류[ICD-10] 기준(세계보건기구, 1992, 1997)에 1장에 소개되고 있습니다. 두 가지 기준 모두 국내 및 국제적으로 진단 실무를 표준화하는 데 유용하며 권위를 가지고 있습니다. 그러나 ICD 기준은 의존성을 차원적 상태가 아닌 전부 아니면 전무로 묘사한다는 점에서 임상의의 관점에서 볼 때 단점이 있습니다. 이러한 범주형 공식은 임상적 미묘함을 희생시킬 수 있는데 실제로 존재하는 다양한 세부 사항이나 미묘한 측면들을 놓치거나 무시할 수 있습니다. 이 점에서 DSM-5는 우수하며 많은 환자에게 유의미한 문제가 있지만 그렇게 매우 심한 음주 문제를 가지지 않은 환자들을 대하는 환경에서 일하는 임상의가 특히 유용하게 사용할 수 있습니다.

의존도 측정을 위한 설문지

이전 장에서 언급했듯이 알코올 사용 장애 선별 검사[AUDIT]는 심각도가 낮은 단계에서 음주 문제를 측정하는 데 유용합니다. 알코올 의존성 척도(Skinner & Horn, 1984), 단축 알코올 의존성 데이터 설문지(Raistrick, Dunbar, & Davidson, 1983), 알코올 의존성 심각도 설문지(Stockwell et al., 1979) 등의 알코올 의존 정도를 평가하기 위한 표준화된 도구도 개발되어 있습니다. 실무자는 이러한 설문지 중 하나에 익숙해지면 환자들의 점수를 실제 임상적 의미와 쉽게 연관시킬 수 있습니다.

음주의 결과에 대한 증거 수집하기

환자에게 개인력 조사와 관련된 안내를 다음과 같은 방법으로 할 수 있습니다. "자, 음주가 당신의 삶(신체 건강, 직업, 인간관계, 삶의 만족도 또는 그 밖의 모든 것)에 어떤 종류의 긍정적인 또는 부정적인 영향을 미쳤는지 알아보려고 노력해 보세요. 이미 개별적인 문제들에 대해 많이 말씀해 주셨지만 이제는 전체 목록을 만들어 보겠습니다."

예를 들어 음주가 환자의 결혼 생활에 미치는 영향에 대해 다음과 같이 이야기해 볼 수 있습니다.

임상의	당신의 음주 때문에 아내가 당신을 떠났다고 하셨죠?
환자	술만 아니었다면 함께 잘 지냈을지도 몰라요. 우리가 잘 지냈을 거라고 말하는 것은 아니에요. 무늬만 결혼 생활을 이어갔을 거라는 말이죠.

이 환자에게 나중에 더 자세히 살펴볼 수 있는 질문이 있지만 이러한 초기 개인력 작성의 목적상 음주가 없었다면 결혼 생활을 지속할 수 있었을지도 모른다는 공정한 평가를 받아들인다는 사실을 확인하는 것으로 충분합니다. 환자에게 단순한 "예/아니요" 대답만을 하게 만드는 서투른 질문을 한다면 음주가 그의 결혼에 미치는 영향에 대해 개인적으로 느끼고 경험하는 바를 표현할 기회를 상실하게 만들 것입니다.

음주 결과 평가지(the drinker inventory of consequences, DrInC)(Miller, Tonigan, & Longabaugh, 1995)와 같이 환자가 혼자서 또는 환자와 임상의가 함께 작성하는 표준화된 설문지는 이와 같은 영역을 평가하는 데 매우 유용합니다. 알코올 문제 설문지(the alcohol problems questionnaire, APQ)는 또 다른 유효성이 검증된 표준화된 목록으로, 결혼, 자녀, 직장 등의 영역을 다루는 보다 상세한 버전과 이러한 부분을 제외한 더 간편한 버전이 있습니다(Drummond, 1990; Williams & Drummond, 1994). 두 척도 모두 전반적인 평가에 유용하게 활용될 수 있으며, 점수화된 항목의 의미는 환자와 함께 논의함으로써 그 결과를 더욱 유의미하게 만들 수 있습니다.

이 섹션의 질문은 환자가 이용 가능한 데이터를 사용하여 자신을 솔직하게 검토하도록 돕는 데 목적이 있습니다. 환자와 함께 각각의 사실을 살펴보고, 그 사실이 어떤 의미를 가지며 음주와는 어떻게 연관되어 있는지에 대해 함께 알아보아야 합니다. 생성된 이 목록은 치료자의 입장이나 의견보다는 환자가 스스로 이해하고 평가하는 것이 중요합니다.

[Box 10.1] 역사의 페이지에서: T-검정(T-test)의 발명

저는 부분적으로는 농업 실험이었지만 주로 실험 양조장에서 많은 대규모 실험에 참여했습니다. 농업(실제로는 거의 보는 것) 실험은 평균/표준편차 분세의 해설을 필요로 했고, 맥주 실험 양조장은 맥아 또는 홉의 분석과 맥주의 행동과의 상관관계 등과 같은 것들을 다루며, 그리고 이 실험은 하루 단위로 진행되기 때문에 실험 수가 제한되었습니다. 뿐만 아니라 맥주 양조장 실험은 "만약 적은 수의 사례에서 r값을 얻는다면, 실제로 음의 상관관계가 아닌 양의 상관관계가 -25T보다 큰 경우의 확률은 어느 정도인가요?"와 같은 질문에 답을 해야 했습니다.

-1915년 9월 15일

고셋(W. S. Gosset)이 피셔(R. A. Fisher)에게 보낸 편지 중 발췌

z(=x/a)의 빈도 분포에 대한 제 공식을 증명하는 편지를 동봉합니다. 여기서 x는 일반 평균으로부터 n개의 관측값의 평균 거리이고 s는 n개의 관측값의 표준편차입니다. 다른 방식으로 이해할 수는 있어도 3차원을 넘어가면 편하지 않으니 봐주실 수 있나요?

-1912년 9월 12일

고셋이 피어슨(Karl Pearson)에게 보낸 편지 중 발췌

이 책에는 음주 문제가 있는 사람과 그렇지 않은 사람이 어떻게 다른지, 한 치료법이 다른 치료법과 어떻게 효과가 다른지에 관한 많은 과학적 연구 결과가 담겨 있습니다. 일반적으로 이러한 결론은 더 많은 인구에서 추출한 샘플을 비교한 결과를 바탕으로 합니다. 이러한 추론은 관찰된 차이를 표준화된 분포와 비교하여 연구자가 표본을 추출한 모집단에 대한 가정이 타당한지 판단하는 데 도움이 됩니다. 이러한 비교를 하는 데 가장 널리 사용되는 방법 중 하나는 **스튜던트 t-검정(student's t-test)**인데, 이는 재미있게도 주류 업계에서 유래한 것입니다.

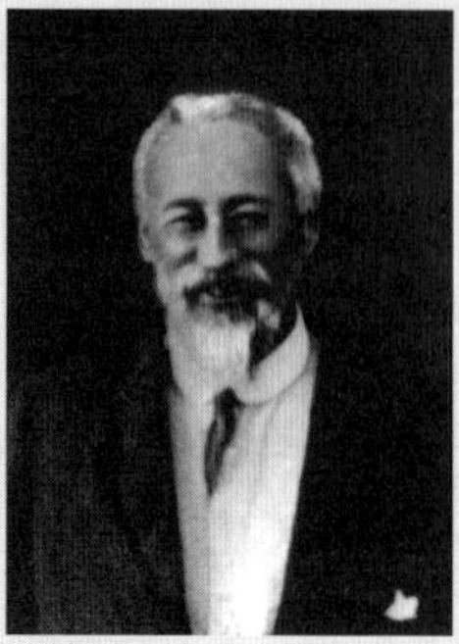

[그림 10.1]: 윌리엄 실리 고셋

기네스/디아지오 제공

세계에서 가장 사랑받는 맥주를 생산하는 기네스 브루어리(Guinness Brewery)는 1899년 옥스퍼드 대학교 화학과를 졸업한 윌리엄 고셋(William Sealy Gosset)을 고용했습니다. 고셋은 소량의 스타우트를 기준으로 양조 방법의 품질을 판단하는 일을 담당했습니다. 그는 이를 위해 공식적인 통계 검증법을 개발하여 저명한 학술지 바이오메트리카(Biometrika)에 발표했습니다. 기네스는 직원들의 연구 결과를 발표하지 못하게 했기 때문에 고셋은 '학생'(1908)이라는 겸손한 가명을 채택했습니다. 그러나 앞의 편지 발췌문에서 알 수 있듯이 고셋의 진짜 정체는 로널드 피셔 경과 칼 피어슨 경을 비롯한 당대 최고의 통계학자들에게 잘 알려져 있었습니다(이 편지들은 작성된 지 수년 후 칼의 아들 에곤이 발견하여 출판했습니다. 피어슨 1968). 고셋은 그의 인생 나머지 기간 동안 계속해서 통계학에 중요한 공헌을 했습니다. 1937년 그가 사망할 무렵, 그는 통계학의 거인으로서 확고한 입지를 다졌으며, 오늘날 전 세계 대부분의 (알코올 연구든 아니든) 연구자들은 아일랜드 양조 역사에서 그 기원을 모르더라도 언젠가는 스튜던트 t-검정을 접하게 될 것입니다.

도움을 요청한 과거와 현재의 동기

환자가 과거에 구했던 도움과 현재 받고 있는 도움 모두에 대해 물어보아야 합니다. 그런 다음 환자가 현재 상담을 받으러 온 이유를 이해하는 것이 중요합니다. 예를 들어 법원의 명령이나 파트너의 협박과 같은 압박감 등 어떤 위기로 인해 갑자기 도움을 요청하게 되었는지, 또는 어떤 내적 필요성이 상담의 동기를 유발했는지 등을 파악해야 합니다. 다시 한번 강조하지만 개인력 작성 과정은 환자가 임상의에게 정보를 제공하는 것이기도 하지만 환자에게는 치료진과의 상호 유익한 경험이 되기도 합니다. 환자는 왜 상담을 받으러 왔는지 자신을 탐색하게 되고 상담에 임하게 된 모호하고, 혼란스럽고 또한 모순된 자신의 동기를 이해하려고 노력하게 됩니다. 이러한 과정을 통해 얻게 된 지식은 이후 작업의 중요한 기초가 됩니다. 환자는 술을 계속 마시고 싶으면서도 술을 끊고 싶어 하는 등 양가적 동기를 갖고 있는 경우가 많다는 점을 인식하고 초기 면담을 해야 합니다. 갈등을 회피하기보다는 이러한 상충되는 힘들을 식별하고 명료화하는 것이 중요합니다.

신체검사 및 조사

의료 환경에서 신체검사 및 실험실 검사를 실시하는 것은 평가의 일부입니다. 사회복지기관 또는 보호관찰소에서 이러한 측면의 평가는 일반적으로 시행되지 않지만, 환자가 의료전문가로부터 신체검사를 받고 그 결과를 피드백 받을 수 있다는 것은 의료 환경이 갖고 있는 이점입니다. 의료적 연결의 중요성을 강조하는 이런 주장은 일부 비 의료기관의 일반적인 업무 방식과는 차이가 나고 부담스러울 수 있습니다. 그러나 음주 문제가 있는 환자에서 신체적 장애의 가능성이 있다면 그 환자를 많은 다른 사회복지 대상자들과는 다르게 보고 특별한 주의를 기울여야 할 필요가 있습니다.

15분 평가에는 어떤 내용이 포함될 수 있나요?

제한된 시간을 가장 잘 활용하는 방법은 어느 정도는 환자와 환경에 따라 달라져야 합니다. 다음 참고 사항은 몇 가지 일반적인 제안을 제시해 줍니다.

1. **시간이 촉박하더라도 평가는 치료의 지표가 되어야 합니다.** 환자에게 처음에 자유롭게 이야기할 시간을 주고 이 사람이 당신을 보러온 이유를 이해하려고 노력하고 그들에게 긍정적으로 반응하고 격려를 해주고 인터뷰를 마무리하고 그다음 상담을 어떻게 할 것인지를 계획해야 합니다.
2. **현재에 집중하세요.** 현재의 음주 수준과 현재 그리고 최근의 음주 문제, 현재의 생활 상황, 그리고 최근에 도움을 요청한 내용 등을 파악하려고 노력하세요.
3. **알코올 의존 정도를 평가하세요.** 금단 증상의 존재 여부와 강도에 대한 정보는 유용한 지름길을 제공할 수 있습니다.
4. 음주의 완화, 금주 및/또는 추가 지원을 찾는 것과 관련하여 **단기적인 목표를 설정**하세요.
5. **공존 질환의 가능성을 항상 확인해 보세요.** 동반된 우울증, 불안, 외상적 손상 및 약물 복용은 항상 체크리스트에 있어야 합니다.
6. **의료 환경에서는 혈액검사를 실시합니다**(9장 참고). 신속한 신체검사가 필요할 수도 있습니다.
7. **다음 약속을 잡고,** 연락을 유지하고 진행 상황을 모니터링하고 파트너를 만나자고 제안하고, 환자를 도울 수 있는 다른 기관과 네트워크를 구축하세요.

환자의 삶에서 파트너 또는 중요한 영향을 미치는 사람과의 평가

다양한 이유로, 환자는 평가 중 항상 완전하고 정확한 정보를 제공하는 것은 아닙니다. 따라서 환자가 동의한다면 환자의 음주에 대해 잘 알고 있으면서 환자에게 중요한 영향을 미치는 인물과 의사소통하는 시간을 갖는 것은 임상의에게 큰 도움이 됩니다. 가장 일반적으로 이 사람은 파트너가 되겠지만 다른 많은 가능성도 있는데 부모가 부재중인 청소년을 키우고 있는 할아버지일 수도 있고, 특히 환자와 밀접한 관계를 맺고 있는 형제자매일 수도 있습니다. 그리고 어린 시절부터 환자와 상담을 하고 알고 있는 성직사 중 한 명일 수도 있습니다. 이런 평가를 환자와 같이할지 아님 별도로 시행할지는 사례의 구체적인 내용과 실제 평가를 진행하는 과정에서 다른 정보제공자가 환자와 부딪히는 것을 두려워하는지 혹은 환자가 정보제공자를 협력자로 여기는지에 대해 임상의가 내리는 판단에 따라 결정됩니다.

환자와 이들 간의 상호 작용을 이해하고 적절하게 대응하기 위해서는 섬세함과 유연성이 필요합니다. 어떤 경우에는 제보자가 자신이 심각한 어려움을 겪고 있다는 것이 금방 드러날 수도 있습니다. 연인 관계에 있는 두 사람이 함께 과도한 음주를 하는 경우를 예로 들어봅시다. 임상의는 정보 제공자의 삶에 대한 전면적인 평가도 해야겠다는 욕심이 생길 수 있겠지만 정보 제공자는 환자를 돕기 위해 면담에 왔을 뿐 자신의 치료에는 관심이 없는 경우라면 정보 제공자를 평가하는 것은 부적절합니다. 그러나 임상의가 정보 제공자의 문제에 대해 우려를 표명하고 적절한 경우 개별 또는 공동 치료를 제안하는 것은 전적으로 타당합니다.

사례 개념화 및 치료 계획

철저한 평가 후의 임상의의 임무는 광범위하고 다양한 정보를 일관성 있는 사례 개념화로 통합하는 것입니다. 잘 구성된 사례 개념화는 정해진 형식에 맞추어 제목마다 필요한 정보를 단순히 배치하는 것이 아니라 창의적으로 환자의 상황을 이해하고 공감하면서 수집된 정보를 조직화하여 최종적으로 진단하는 창조적인 활동입니다.

사례 개념화를 위해 추가적인 시간을 들여 노력하는 것은 큰 유익이 있습니다. 임상의는 사례 개념화가 만들어질 때까지는 방향을 잘 잡지 못할 수 있습니다. 게다가 그동안 상담하면서 해 둔 메모와 설문지 등을 제대로 검토하지 않은 채 사례 개념화도 되지 않은 상태에서 환자와 몇 주 만에 다시 면담을 한다면 환자를 선명하게 이해하기는 어렵게 됩니다. 1~2년의 공백이 지난 후 사례를 다시 시작하거나 결국 다른 치료진이 환자의 케이스를 맡게 되는 경우에도 처음 만들었던 사례 개념화는 유용하게 쓰일 수 있습니다.

사례 개념화는 과도하게 길지 않도록 해야 하며 그렇지 않으면 사례 개념화의 목적을 달성하기 어렵습니다. 이상적으로, 사례 개념화는 환자의 문제가 어떤 과정으로 발달해 왔고 현재는 어떠한지, 환자의 장점, 약점 및 열망, 그리고 환경적 지원과 변화의 장애물을 설명하는 핵심 정보를 10분 분량 이내로 요약하여 작성하는 것이 좋습니다. 특히 치료 초기에 환자의 삶의 특정 영역에 대해 더 자세히 살펴봐야 할 사항과 이를 위해 필요한 사항(예: 인지 평가를 위해 신경심리학자에게 의뢰)이 사례 개념화 내에 포함되도록 해야 합니다.

사례 개념화가 환자와 치료자의 요구를 모두 충족시켜야 한다는 필요성에 대해서는 이미 언급한 바 있습니다. 사례 개념화를 최종적으로 완성하기 전에 치료자는 다음과 같이 환자와의 대화를 통해 의견을 나누는 것이 중요합니다. "우리가 함께 논의했던 내용들은 정말 소중합니다… 저는 그 문제를 이렇게 생각합니다… 우리가 함께해야 할 일은 아마도 이것이 아닐까 생각합니다… 어떻게 생각하시는지요…? 그렇다면 우리의 의견이 일치하는 것이죠?" 이러한 대화를 통해서 임상의는 그동안 수집한 정보에 대해 한발 물러선 듯한 객관적이고 전체적인 관점을 확보할 수 있을 뿐만 아니라 환자도 마찬가지로 그렇게 하고 있다는 느낌을 갖게 됩니다. 더 나아가 환자와 임상의 모두가 상담의 목표를 위해 함께 하고 있다는 느낌을 갖게 해줍니다.

일단 환자와 함께 검토하면서 완성된 사례 개념화는 치료의 적절한 목표와 치료방식을 선택하는 것의 초석이 됩니다. 사례 개념화에 대해서 이미 앞에서 설명한 내용을 바탕으로 일련의 구체적인 치료 목표들을 설정하는 것이 가능합니다. 적어도 하나의 목표는 음주 행위와 직접 관련된 것이어야 하지만 다른 목표는 가족이나 직장과 같은 다른 중요한 삶의 영역에 관한 것일 수 있습니다.

임상의와 환자는 사례 개념화의 개입 목표에 따라 제시된 치료 과정에 (가능한 한 구체적으로) 동의해야 합니다. "알코올 문제를 치료한다"라고 목표를 잡는 것은 충분히 구체적인 치료 계획이 아닙니다. '적당한 음주로 되돌아가는 것을 목표로 하는 인지행동치료를 일주일에 한두 번 참석해 보기'와 같은 것이 더 좋은 치료 계획입니다. 특정 지점에서 치료의 진행 상황이나 진행 부족을 평가해 보는 시간을 갖는 계획은 중요하며 그 시점에서 잡았던 치료 목표 및 진행되고 있는 치료 접근법이 적절한지 재검토해보는 기회를 가지면 좋습니다.

평가: 필수 사항

평가가 상담실에서 능숙하고 공감적으로 수행된다면 환자에게 있어 평가는 힘들 수 있지만 보람을 느낄 수 있는 과정입니다. 이러한 평가 과정을 통해서 환자들이 자신의 음주가 삶의 흐름 안에서 어떻게 변화되어 왔는지를 볼 수 있도록 해야 합니다. 이것은 아마도 심각하고 고통스럽고 민망한 문제를 밝히는 일이기도 하지만 동시에 희망도 줄 수 있어야 합니다. 평가 단계는 전체 치료 과정의 긴 여정으로 보면 기껏해야 작지만 새로운 변화의 중요한 단계이며, 이 평가 과정에서 환자가 변화를 만들기 위해 무엇을 해야 하는지 이해하기 시작하고 그 변화가 가능하다는 자신감을 가질 수 있도록 도와야 합니다.

참고문헌

American Psychiatric Association. (2013). Diagnostic and statistical manual of mental disorders (5th ed.). Washington, DC: Author.

Drummond, D. C. (1990). The relationship between alcohol dependence and alcohol-related problems in a clinical population. British Journal of Addiction, 85, 357–366.

Fiorentine, R., Nakashima, J., & Anglin, M. D. (1999). Client engagement in drug treatment. Journal of Substance Abuse and Treatment, 17, 199–206.

Hyams, G., Cartwright, A., & Spratley, T. (1996). Engagement in alcohol treatment: The client's experience of, and satisfaction with, the assessment interview. Addiction Research, 4, 105–123.

Miller, W. R., Tonigan, J. S., & Longabaugh, R. (1995). The Drinker Inventory of Consequences (DRInC). Retrieved from the National Institute of Alcohol Abuse and Alcoholism website: http://pubs.niaaa.nih.gov/publications/ProjectMatch/match04.pdf

Novey, S. (1968). The second look: The reconstruction of personal history in psychiatry and psychoanalysis. Baltimore, MD: Johns Hopkins Press.

Pearson, E. S. (1968). Some early correspondence between W. S. Gosset, R. A. Fisher and Karl Pearson, with notes and comments. Biometrika, 55,445–457.

Raistrick, D. S., Dunbar, G., & Davidson, R. J. (1983). Development of a questionnaire to measure alcohol dependence. British Journal of Addiction, 78, 89–95.

Skinner, H. A., & Horn, J. L. (1984). Alcohol dependence scale: User's guide. Toronto, Canada: Addiction Research Foundation.

Stockwell, T., Hodgson, R., Edwards, G., Taylor, C., & Rankin, H. (1979). The development of a questionnaire to measure severity of alcohol dependence. British Journal of Addiction to Alcohol and Other Drugs, 74, 79–87.

Stockwell, T., Murphy, D., & Hodgson, R. (1983). The Severity of Alcohol Dependence Questionnaire: Its use, reliability and validity. British Journal of Addiction, 78, 145–155.

Student. (1908). The probable error of a mean. Biometrika, 6, 1–25.

Thom, B., Brown, C., Drummond, C., Edwards, G., Mullan, M., & Taylor, C. (1992). Engaging patients with alcohol problems in treatment: The first consultation. British Journal of Addiction, 87, 601–611.

University of London, Institute of Psychiatry & Bethlem Royal Hospital and the Maudsley Hospital. (1987). Psychiatric examination: Notes on eliciting and recording clinical information in psychiatric patients (2nd ed.). Oxford: Oxford University Press.

Williams, B. T., & Drummond, D. C. (1994). The Alcohol Problems Questionnaire: Reliability and validity. Drug and Alcohol Dependence, 35, 239–243.

World Health Organization. (1992). The ICD-10 classification of mental and behavioural disorders: Clinical descriptions and diagnostic guidelines. Geneva: Author.

World Health Organization. (1993). Composite International Diagnostic Interview (CIDI): Interviewer's manual. Geneva: Author.

World Health Organization. (1997). The ICD-10 classification of mental and behavioural disorders: Diagnostic criteria for research. Geneva: Author.

11장

금단 상태와 임상적 관리

음주로 인해 심각한 문제를 겪는 모두에게 의존성이 생기는 것은 아니며, 또한 모두가 금단 상태로 인해 심각한 신체적 장애를 경험하는 것도 아닙니다. 또 다른 집단은 약간 또는 중간 정도의 의존성을 보이기는 하지만, 심할 정도로 아프게 하는(쇠약하게 하는) 금단 증상을 겪지 않습니다. 반면에 금단 증상 기간에 비참한 기분을 느끼는 사람들이 있고 금단 증상으로 인해 생명을 위협하는 장애를 겪는 집단도 있습니다. 문제 음주자들은 알코올 금단 증상에 대해 잘 모를 수 있으므로, 금단 증상에 대한 탐색이 필요합니다.

금단 증상 경험의 다양성을 고려할 때, 모든 환자에게 획일적 방식으로 금단 증상 관리를 하는 것은 의미가 없습니다. 금단 증상의 정도가 다양하기에 그에 상응하는 개별적인 임상 접근법이 필요합니다. 대다수의 환자들은 금주를 하는 것에 있어 약물이 전혀 필요하지 않은 반면, 다른 많은 환자의 경우 외래에서 적절한 약물을 사용하여 안전하게 금단 증상을 관리할 필요가 있습니다. 안전한 알코올 금단 증상 치료를 위해 소수만이 금단 증상에 대한 약물 치료와 집중적인 모니터링을 위한 병원 또는 주거 재활 시설에 입원할 필요가 있습니다. 따라서 알코올 금단 증상의 관리에서 임상적으로 중요한 것은, 임상의가 서로 다른 환자마다 각각 다른 접근법의 필요성을 파악하고 불필요한 접근 없이 경한 금단 상태를 관리하는 동시에, 경과를 관찰하며 위험할지도 모르는 상황에 대해 더 집중적인 치료의 필요성이 있을지 판단하는 것입니다. 이 장에서는 서로 다른 치료 필요성에 대해 다양한 치료 방법이 필요하다는 관점에서 금단 증상의 임상적 관리에 대해 논의해 보겠습니다.

'금주'의 장애물로써 금단 증상의 의의

일부 환자들은 금단 증상에 대처하기 어려워 술에서 벗어날 수 없다고 호소합니다. 이러한 호소는 진심일 수 있지만, 금단 증상의 정도와 관련된 합병증을 적절한 평가를 통해 확인해야 합니다. 이전에 진전 섬망의 발작으로 공포를 경험한 환자는 심한 음주 재발 상태에서 갑자기 금주를 시도할 때 섬망 발작이 아주 심해질 수 있는 위험이 있다는 것을 잘 알고 있습니다. 마찬가지로 금단 중 경련발작을 경험한 환자의 경우 입원 요청을 신중하게 고려해야 합니다. 반면에, 입원하지 않고는 금주를 할 수 없다는 믿음을 정중하게 거부해야 하는 의존도가 낮은 환자들도 있습니다. 그런 환자들은 집에서 적절한 약물과 지원을 통해 금단에 대처할 수 있다는 것을 배우는 것이 중요합니다. 이렇게 하면 금단 증상으로 인한 어려움을 줄일 수 있으며, 반복적인 입원 없이는 스스로 금단 증상을 극복할 수 없고 재발할 수도 있다는 두려움을 줄여줍니다. 질병 행동 sickness behavior을 유발하는 불필요한 입원은 피하는 것이 가장 좋습니다. 또한, 영국과 미국에서 알코올 해독을 위한 전문 시설이 줄어들면서, 외래 치료를 통한 안전하고 적절한 알코올 환자의 관리가 점점 더 요구되고 있습니다.

금단에 대한 임상적 협업

외래 환자의 금단 증상 치료를 위해 약물을 처방할 수도 있고, 입원 치료가 필요한 주요 금단 증상의 잠재적 심각성을 고려할 때, 의료진은 분명히 치료에서 중요한 역할을 담당하고 있습니다. 환자를 주로 비의료진이 담당하는 경우에는 적절한 치료 연계가 필요합니다. 예를 들어 임상의가 없는 기관의 상담사는 환자를 신속하게 외래 치료 및 지역사회 알코올 치료팀에 의뢰를 해야 할 때와 협업 중인 일반의의 조언을 구해야 할 때를 잘 숙지해야 합니다.

치료적 맥락에서의 금단

단순히 술을 마시지 못하게 하는 것만으로는 환자를 효과적으로 도울 수 없습니다. 금단 증상을 치료하는 것은, 환자 치료의 다른 방법들까지 고려한 계획 안에서 그 의미가 있습니다. 금단 증상에 대한 임상적 치료가 물론 중요하지만 금단 증상 치료가 음주 문제 치료의 전부는 아닙니다. 금단 증상 치료 계획은 초기 평가와 목표 설정 단계에서 계획되고 재발 방지까지 고려한 보다 넓은 계획에서 이루어집니다. 그러나 재발 초기의 긴급한 분위기 속에서는 금단 증상 치료에 급급해서 성급한 대응을 하기 쉽고 금주를 위한 전체적인 치료 계획을 잊어버리기 쉽습니다. 이러한 상황에서 환자가 어떤 재발 방지 계획이 있었고, 어떤 일이 일어났는지, 그리고 이번에는 어떻게 다르게 접근할 필요가 있는지, 환자는 어떤 도움이 필요한지에 대해 중점적으로 질문해야 합니다. 환자는 금단 증상을 극복하기 위해 어떤 계획을 가지고 있나요?

알코올 금단 증상의 관리를 위한 체크리스트

환자가 술을 끊고 싶어 하나요?

이 항목을 체크리스트의 첫 번째 항목에 넣는 것은 당연한 것을 굳이 강조하는 것처럼 보일 수 있지만, '해독'이라는 말이 더 이상 술을 마시지 않겠다는 것에 환자가 동의한다는 의미는 아닙니다. 환자가 술을 끊을 의지가 있어서가 아니라 의사의 판단 아래 환자가 술을 끊어야만 한다는 생각으로 금단 증상 치료를 위해 환자에게 약물을 투여했을 수 있습니다. 환자는 벤조디아제핀을 처방받고, 이 벤조디아제핀은 이전보다 더 위험하게 지속적인 알코올 섭취를 보충하기 위해 사용될 것입니다.

외래에서 금단 증상을 치료하는 것은 안전한가요?

이 결정은 환자가 술에 심하게 의존하지 않는 경우 어렵지 않게 내릴 수 있습니다. 예를 들어, 어떤 환자의 심한 떨림 경험이 아직 6개월이 지나지 않았고, 한 달 전에는 별다른 이상 징후 없이 스스로 2주 동안 술을 끊기도 하였습니다. 이러한 점에 대해 환자와 논의하면 일반적으로 외래에서의 금단 증상 치료가 적절한지, 그리고 약을 처방해야 하는지에 대한 문제가 해결됩니다. 이전에 심각한 금단 증상을 경험한 적이 있고 환자가 현재 심한 알코올 의존인 경우에는 마찬가지로 신속한 해답(즉 입원이 필요하고 약물 처방이 필요함)을 얻을 수 있습니다. 초보 임상의에게 어려운 것은 애매모호한 상황에서의 결정이기에 그러한 상황에서는 반드시 알코올 금단 증상의 관리 경험이 있는 전문가들과 상황을 논의해야 합니다. 이 문제의 해결은 언제나 그렇듯이 관련 문제들에 대해 공개적으로 환자와 논의할 수 있는 관계 여부에 달려 있습니다. 그럼에도, 지역사회의 대다수의 환자들을 안전하고 효과적으로 관리할 수 있어야 합니다 (Collins, Burns, Van den Berk, & Tubman, 1990; Stockwell et al., 1991).

의존의 중증도 외에도, 지역사회에서의 안전한 해독치료를 위한 추가 고려 사항들이 있습니다. 이전에 외래를 통한 금단 치료에 실패한 적이 있나요? 실패했다면 왜인지? 지역사회에서의 해독치료가 위험할 수도 있는 특별한 의학적 이유(예: 진전 섬망 또는 금단 경련의 병력)가 있나요? 필요시에 도움을 요청할 수 있는 가족이나 친구, 그리고 음주 문제 치료를 위한 지원 측면에서 가정환경이 충분히 지지적인가요? 이 문제는 나중에 더 자세히 논의하겠습니다.

더 안전하고 효과적으로 입원 환경에서의 해독치료가 필요할 수 있음을 시사하는 지표들은 〈표 11.1〉에 요약되어 있습니다. 그러나 이는 단지 징후일 뿐이며, 평가 중에는 특히 해독을 위한 약물로 인해 알코올 금단의 합병증 발생 여부를 확인하는 것이 중요합니다. 많은 환자가 해독치료 약물을 복용하면 합병증이 감소하거나 없어지는 경험을 할 수

〈표 11.1〉 입원 해독치료가 적절함을 의미하는 적응증

- 심한 의존성
- 심한 금단 섬망 또는 금단 발작의 병력, 특히 이전에 의학적인 도움을 받아 금단 증상을 치료한 경험이 있는 경우
- 이전에 지역사회에서의 해독치료에 실패한 경험
- 혼자 살거나 지원이 없는 가정 환경인 경우
- 심각한 의학적(예: 간질) 또는 정신과적(예: 정신병, 심각한 인지 장애) 동반 질환
- 기타 물질 의존성, 특히 오피오이드 의존성
- 임신
- 영양결핍

있으므로 입원이 필요하지 않을 수도 있습니다. 또한 입원 시설의 범위는 종합 병원에서 정신과 비전문 병동, 주거 재활 시설에 이르기까지 다양합니다. 따라서 임상의는 환자 필요에 맞게 사용이 가능한 입원 시설을 제공하는 치료 및 지원을 신중하게 고려해야 합니다.

임상적 관리가 필요한 금단 증상이 나타날 가능성이 있나요?

심각한 금단 증상이 나타날 가능성이 있는 경우가 아니면 환자를 입원시키지 않듯이, 경한 금단 증상일 가능성이 높다고 판단되지 않으면 의학적 치료법을 사용한 외래 해독치료를 시작해서는 안 됩니다. 일부 환자는 최소한의 불편함만 겪고 음주를 중단할 수 있습니다. 임상의의 역할은 환자를 안심시키고, 지지하며 증상의 악화 여부를 재평가하는 것입니다. 당연하지만, 환자들에게 무엇이 필요한지 묻지도 않고 벤조디아제핀

약물을 습관적으로 처방해서는 안 됩니다.

금단 증상 치료에 가장 좋은 시기는 언제인가요?

충분한 시간과 지원 없이 알코올 금단 증상을 성공적으로 치료하는 것은 힘들 수 있습니다. 예를 들어, 바쁜 업무나 육아 중에 해독치료를 하는 경우, 고위험 음주 환경에서 해독치료를 하는 경우에는 성공 확률이 매우 낮습니다. 이 경우 해독치료를 위해 따로 시간을 내거나 휴가를 사용할 것을 제안합니다. 이 계획을 제안하는 것이 치료에 집중하는 데 도움이 됩니다.

환경과 지원이 적절한가요?

집이나 병원에서 해독치료를 하는 경우 치료 환경이 적절하게 지원되어야 합니다. 지원에는 정서적, 실질적인 도움뿐만 아니라 고위험 음주 상황과 분리된 환경도 포함됩니다. 초기 불편할 수 있는 상황에서 환자를 돕기 위해 적절한 정신과 간호 처치가 지원되어야 하며, 불편한 경험을 견딜 수 있는 환자의 능력은 정서적 지지와 지원의 종류에 따라 달라집니다. 다른 환자나 면회 온 친척의 지원도 가치가 있습니다.

노숙자처럼 '술에 잦은 노출 환경' 또는 술을 자주 접할 수 있는 호스텔과 같은 불리한 환경에서 술을 끊도록 결심한 사람들의 금단 증상 치료 성공 가능성을 높이기 위해 환경적 지원을 어떻게 할지 환자와 함께 논의하는 것은 매우 유용합니다. 만약 지원해 줄 배우자가 있다면,

배우자를 치료 논의에 참여시켜야 하며, 배우자의 적극적인 참여는 두 사람 모두에게 도움이 됩니다. 이때는 환자가 익명의 알코올 중독자들[A.A.] 또는 유사한 조직의 도움을 받아들일 수 있는 순간일 수도 있습니다. 아마도 모임에 나가서 다른 사람들이 이 문제에 어떻게 대처했는지 듣거나, 다른 구성원으로부터 연락을 받고 유대감을 형성하고 더 지속적으로 참여할 수 있도록 후속 조치를 세울 수 있습니다. 환자는 신체검사와 혈액검사를 받으며 임상의와 지속적으로 연락을 유지하는 것이 중요합니다. 지역사회에서 해독치료를 받는 사람들을 위해 고민해 봅시다. 지역사회의 알코올 개입 팀에서 어떤 지원을 제공할 수 있나요?(예: 초기 매일 진료 예약 또는 간호사의 매일 방문 같은 저강도 지원 그룹)

어떤 약물이 있나요?

이 장에서는 금단 치료를 돕는 의학적인 약물 사용에 대한 설명을 통해, 의사 이외의 사람들이 약물의 치료적 측면을 이해하고 즉각적인 의학적 치료가 필요한 경우에 대한 배경 정보를 제공합니다.

벤조디아제핀

벤조디아제핀 계열의 약물은 일반적으로 알코올 금단의 임상 치료에서 가장 먼저 선택되는 약물이며, 그 대안으로 항경련제를 쓰기도 합니다(e.g., anticonvulsants; see Kosten & O'Connor, 2003; Lingford-Hughes, Welch, Peters, & Nutt, 2012; Management of Substance Use Disorders Workgroup, 2009; National Institute for Health and Clinical Excellence, 2011). 클로르디아제폭사이드chlordiazepoxide 또는 디아제팜diazepam과 같

은 지속성 벤조디아제핀은 알코올 금단 발작과 섬망을 예방하는 데 도움이 됩니다. 처방하는 임상의는 약을 교체하기보다는 특정 상황에서 필요한 용량을 파악할 수 있도록, 벤조디아제핀 계열의 약물 중에서 한 가지 약물에 익숙해지는 것이 좋습니다. 약물을 능숙하게 사용하여 심각한 금단 증상을 개선하거나, 발작이나 섬망의 위험을 줄이려면 증상에 따라 용량을 적절히 조절해야 합니다. 금단 증상은 뇌 내의 알코올 농도 수치가 떨어지고 있을 때 발생하며, 처방된 약물 농도가 충분히 높으면 증상이 완화됩니다. 실제로 약물의 역할은 알코올을 대체하는 것이며, 심한 경우 약물 용량을 과감하게 늘리는 것이 종종 필요합니다. 특히 많은 용량의 약물을 투약하는 경우에는 적절하고 숙련되게 집중 관찰을 실시해야 합니다.

약의 복용량과 투약 빈도는 환자와 상의해야 하며, 외래 환자인 경우에는, 환자를 지원하는 다른 사람들과도 함께 논의해야 합니다. 지침은 구두로 설명해야 하고 기록도 되어야 합니다.

처방 방식

벤조디아제핀은 여러 가지 방식으로 처방됩니다. 가장 일반적인 치료 방식은 점진적인 감량 방식입니다. 예를 들어, 클로르디아제폭사이드(제품명: 리브리움)의 경우 외래 환자에서 하루 10mg씩 감량하면서 매회 10~30mg씩 하루 3~4회의 초기 용량이 처방됩니다. 의존성이 경한 환자에게는 더 낮은 용량을 처방하지만, 의존성이 심하고 합병증 위험(예: 폐렴)이 높은 입원 환자의 경우 더 높은 시작 용량이 필요합니다(예: 매회 40~60mg씩 하루 3~4회). 디아제팜(제품명: 발륨)도 일반적으로 사용됩니다. 심각한 증상을 즉시 조절해야 하는 경우, 로라제팜lorazepam을 근육 주사로 투여할 수 있으며, 초기 용량은 25~30μg/kg입니다. 대안으로 디아제팜을 천천히 정맥주사하거나 직장 좌약 방식 또는 관장으로 투여할 수도 있습니다.

처방은 한 번에 3~7일 이상 해서는 안 되며, 환자 금단 상태가 끝난 후에도 불필요하게 처방되지 않아야 합니다. 지역사회 또는 입원 환자의 해독치료는 일반적으로 일주일 정도 걸리며 10일 이상 걸리는 경우도 드물지만 있습니다(Lingford-Huges et al., 2012).

다른 방식으로는 합병증의 병력이 없는 환자의 경우 증상이 나타날 때만 필요한 약물을 투여하는 방식도 도입할 수 있습니다(Saitzet al., 1994). 이 접근법은 숙련된 모니터링이 필요하며, 그렇지 않으면 수행해서는 안 됩니다(Lingford-Huges et al., 2012; National Institute for Health and Clinical Excellence, 2010, 2011). 세 번째 방식은 '미리 약으로 재우기(사전에 로딩하기)'로, 이는 충분한 용량의 디아제팜 주사를 주는 것입니다. 처음부터 디아제팜을 주사하고 환자가 약하게 진정되어 잘 때까지 매 90분 정도마다 주사를 반복 투여합니다(Sellers et al., 1983).

다시 한번 강조하지만, '충분하다'는 것은 어떤 정해진 기준에 의해서가 아니라 약물에 대한 반응의 임상적 관찰에 의해 결정해야 합니다. 환자가 지나치게 졸리거나 혈압이 크게 떨어지면 약물을 줄이거나 일시적으로 보류해야 합니다. 세 가지 방식은 불필요하게 과하거나 반대로 부족한 혼합 투약의 일정에 따르는 것보다 훨씬 환자에게 유익합니다.

급성기에 환자에게 약물을 과량 투여해야 하는 경우에는 알코올 금단 증상 문제뿐만 아니라 약의 감량 과정도 다루어야 합니다. 이는 심각한 추가적 금단 증상을 일으키지 않는 속도로 약물 용량을 서서히 줄여가는 것을 의미합니다. 감량 속도는 반드시 환자마다 다르며 모니터링되는 증상에 따라 달라져야 합니다.

▍특수집단

건강한 노인 환자는 보통 금단 상태를 치료하는 과정에서 지속성 벤조디아제핀 약물에 잘 견딥니다. 그러는 동시에 노인 환자는 신체적 질병과 의학적 합병증(예: 섬망)을 경험할 가능성이 더 높으며, 과다진정oversedation에도 취약합니다. 따라서 긴밀한 모니터링이 권고되며 또한 옥사제팜oxazepam 또는 로라제팜과 같은 속효성 벤조디아제핀 계열의 약물을 사용하는 것도 고려해야 합니다(Lingford-Hughes et al., 2012).

속효성 벤조디아제핀은 알코올 관련 간질환이 있는 환자에게도 고려됩니다. 생화학적 표지자(감마글루타밀 전이효소[GGT], 아스파테이트 아미노전달효소[AST])의 상승 정도는 약물의 용량을 결정하는 데 참고가 됩니다.

알코올 의존증 임산부의 금단 증상 치료 때는 산모와 태아 모두의 건강과 안전을 극대화할 수 있도록 내과 및 산부인과 협진을 할 수 있는 입원 치료 환경에서 실시하는 것이 이상적입니다. 알코올 의존증이 있는 임산부는 임신의 후반기 동안(임신 제2기의 중기에서 말기)에 나타날 가능성이 높으며 다른 약물들도 함께 사용하고 있을 수 있습니다. 알코올 금단 증상에 대한 벤조디아제핀 처방의 득과 실을 평가해야 합니다. 여기에는 알코올 및 약물 사용과 금단 증상에 대한 포괄적인 병력을 청취하고 신체검사 및 실험실 검사를 수행하는 것이 필요합니다. 임신의 삼분기를 확인해야 합니다. 벤조디아제핀의 사용은 가급적 피해야 하며 (항경련제에 비해 기형유발이 낮다 할지라도) 부득이하게 사용할 경우에는 단기간만 사용합니다. 필요한 경우 속효성 다른 종류 약을 사용하는 것이 현명할 수 있습니다(Flannery, Wolff, & Marshall, 2006; Substance Abuse and Mental Health Services Administration, 1993).

모니터링의 중요성

우수한 모니터링은 필요시 즉각적이고 유연하며 신속하게 (증량하는) 대응이 가능하도록 하는 임상적 관리의 기반을 제공합니다. 이 과정을 용이하게 하고자 표준화된 척도를 사용하며, 이에 적합한 여러 척도들이 있습니다. 개정된 알코올 금단 평가 임상 소기관 척도[CIWA-Ar](Sullivan et al., 1989)는 약 5분 내에 완료할 수 있는 10가지 항목으로 구성된 척도입니다. 메스꺼움, 떨림, 식은땀, 불안, 초조, 두통, 지남력, 감각 이상 항목에 대해 그 정도를 점수로 체크합니다. CIWA-Ar에 대한 교육을 제공하는 간단한 온라인 과정은 무료로 제공됩니다(http://www.ci2i.research.va.gov/paws/default.htm). 8가지 항목 마인츠 알코올 금단 척도mainz alcohol withdrawal scale도 쓰입니다(Banger et al., 1992). 주의 깊은 모니터링과 지지적 치료를 결합하면 약물치료의 필요성을 줄일 수 있습니다(Shaw et al., 1981).

입원 치료의 환경에서는 간호사가 첫 3일 동안 모든 금단 중인 환자를 최소한 매 8시간마다 관찰하는 것이 좋습니다. 첫 24시간 동안은 더 자주 관찰해야 할 수 있습니다. 외래 진료 환경에서 매일 관찰하는 경우에도 혈압, 맥박, 체온을 확인하는 것이 마찬가지로 필요합니다. 측정값이 안정적이고 정상 범위 내에 있으면 의료진과 간호팀의 상의하에 관찰을 중단할 수 있습니다. 때때로 불완전한 병력을 가지고 있고 가벼운 금단 증상만 보일 것으로 예상되는 환자에게 예기치 않게 더 심각한 금단 증상이 나타날 수도 있습니다. 따라서 처음 며칠 동안의 정기적인 관찰은 항상 필수적입니다. 그러나 환자가 매일 진찰을 받지 않는 경우, 환자 본인과 환자를 돌보는 모든 사람은 증상이 약물 치료에 잘 반응하지 않는 경우 즉시 의학적 검토를 받도록 해야 합니다.

금단 증상을 평가하는 것 외에도 알코올 해독치료를 시작할 때는 먼저 호흡 알코올 농도를 측정해야 합니다. 최소 20분 간격으로 두 번 측정하면 실제 혈중 알코올 농도를 추정할 수 있고 혈중 알코올 농도의 감소율도 확인할 수 있습니다. 이는 여러 가지 이유로 중요합니다. 첫째, 추정 혈중 또는 호흡 알코올 농도가 높으면 해독치료의 처음 몇 시간 동안 처방약과 상호 작용할 위험이 있을 수 있으므로 처방 시 각별한 주의가 필요합니다. 둘째, 환자가 병원에 도착하기 직전에 상당한 양의 알코올을 섭취한 경우 혈중 알코올 농도가 여전히 상승하고 있을 수 있습니다. 이 경우 약물을 중간에 처방하고 투여하는 데 있어 더 큰 주의를 기울여야 합니다. 그러나 알코올 의존증 환자는 혈중 알코올 농도가 매우 높은 수준(예: 법적 운전면허 취소 기준의 제한의 세 배 이상)일 수 있고 심각한 금단 증상을 경험할 수 있으므로 '안전한' 혈중 알코올 농도는 없습니다. 따라서 약물 투여 여부를 결정할 때는 음주 측정 수치와 변화 여부, 금단 증상의 심각성을 고려해야 합니다.

대체 약물들

항경련제를 포함한 많은 다른 약물들이 알코올 금단 증상의 치료에 사용되었습니다(Lingford-Huges et al., 2012; National Institute for Health and Clinical Excellence, 2010, 2011). 항경련제에 대한 연구들은 일반적으로 적은 피험자 수와 이질적인 집단을 포함하고 있기 때문에, 그 효과에 대해 명확한 결론을 내릴 수 없습니다(Polycarpou, Papanikolau, Ioannidis 및 & Contopulos Ioannidis, 2009). 카바마제핀carbamazepine, 토피라메이트topiramate, 라모트리진lamotregine 등 일부 항경련제는 알코올 금단 증상을 줄이는 데 나름의 효과를 보인 것으로 나타났지만, 아직은 가바펜틴gabapentin과 비가바트린vigabatrin 같은 다른 항경련제는 효과에 대한 근거가 충분하지 않습니다(McKeon, Frye, & Delanty, 2008).

페노티아진phenothiazine 및 기타 주요 신경안정제 또는 항정신병 약물들은 알코올 금단의 치료에 기본적으로 쓰이는 것은 아니며 위험을 가중시킬 수 있습니다.

비타민

과음하고 식사를 소홀히 하는 환자는 알코올 금단 중에 초과된 대사 기능의 부담 때문에 갑자기 재앙과 같은 급성 베르니케 뇌병증Wernicke's encephalopathy에 걸릴 위험이 높아집니다(5장 참고). 모든 환자는 티아민(비타민 B1) 결핍의 위험에 대해(예: 식사 거름, '핀과 바늘로 찌르는 듯한' 말초 신경병증의 징후 등) 평가를 받아야만 합니다. 우려가 없다면, 경구용 비타민은 금단 치료에서 절대적인 요소는 아니지만, 비타민 보충제(예: 티아민, 100mg/d)는 일반적으로 해독하는 동안과 그 이후에도 좋은 식이를 섭취할 때까지 주어야 합니다.

그러나 티아민 결핍의 위험이 우려되는 환자는 경구 비타민의 흡수가 특별히 저조하므로 비경구 티아민 보충제를 근육 주사 또는 느린 정맥 주사로 투여하는 것이 현명한 예방 조치가 될 것입니다(Thomson, Baker, & Leevy, 1970). 따라서 특정 비타민 부족의 원인이 있는 경우에는 비경구 비타민 투여가 필수적입니다(Cook & Thomson, 1997; Thomson & Marshall, 2006). 예를 들어 영양실조, 말초 신경 병증 또는 베르니케-코르사코프 증후군의 징후 및 증상이 보이는 경우에서는 이러한 접근이 특히 중요합니다. 베르니케-코르사코프 증후군의 진단은 쉽게 놓칠 수 있으므로 의심의 문턱을 낮춰서 추정 진단을 내리고 치료를 시작해야 합니다(Cook, Hallwood, & Thomson, 1998; Thomson et al., 2008). 급성 혼란, 운동 실조, 안구 운동 마비, 기억력 장애, 저체온증 또는 저혈압의 징후를 보이는 어떤 알코올 금단 환자도 베르니케 증후군의 추정 진단을 가정해야만 합니다.

예방적인 티아민 공급의 정확한 투약량에 대해서는 논쟁의 여지가 있으며, 지역마다 지침이 다를 수 있습니다. 알코올 의존증은 다른 비타민의 결핍과도 연관이 있으므로, 일반적으로 다른 여러 가지 비타민에 최소 250mg의 티아민을 같이 주게 됩니다. 예를 들어, 파브리넥스 pabrinex[5] 2mL 및 5mL의 고함량 비경구 비타민 B 주사제 앰플[6] 한 쌍을 3~5일 동안 매일 1~2회 근육주사하는 경우 베르니케-코르사코프 증후군의 예방에 효과적일 수 있습니다.

베르니케 뇌병증은 응급 상황이므로 병원에서 치료하는 것이 가장 좋습니다. 최소 500mg의 티아민을 투여해야 하며, 파브리넥스의 고효능 비경구 비타민 B 두 쌍의 앰플을 최소 2일 이상 더 이상의 호전을 보이지 않을 때까지 매일 3회씩 투약합니다(Cook et al., 1998; Thomson et al., 2008). 정맥주사의 경우에는 30분 이상 천천히 주입해야 합니다. 비경구 티아민은 항상 경구 또는 정맥 포도당을 주기 전에 투여해야만 합니다. 티아민은 포도당 대사에 관여하는 효소의 보조 인자이므로 고위험군에게 티아민보다 포도당을 먼저 투여하면 오히려 베르니케 뇌병증을 유발할 위험이 있습니다. 비경구 비타민 투여는 매우 드물지만 아주 가

5) 고용량 비타민 B, C 복합제의 근육주사 제제로 5mL와 2mL 두 개의 앰플이 한 쌍으로 된 제제(역자 주).

6) 주사약의 유리병 단위(역자 주).

끔 중증 알러지 반응을 일으키는 것으로 보고되면서 사용이 줄었으나, 이러한 위험은 이미 시장에서 사용되지 않고 퇴출된 오래전의 비타민 제제에서 있었던 것으로 보입니다.

베르니케 뇌병증은 잠재적으로 치명적이며 그 후유증으로 인해 심각한 장애를 초래할 수 있습니다(Day et al, 2008; Kopelman, Thomson, Guerrini, & Marshall, 2009). 적절한 관리 감독을 받는 환경에서 일부 환자가 베르니케-코르사코프 증후군의 위험이 특별히 높은 경우, 위험과 이득을 저울질해 보았을 때 비경구 비타민을 투여하는 것이 보통은 유리합니다. 그러나 비타민 B 복합체의 비경구 투여가 필요한 경우 아나필락시스(급성 중증 알러지 반응)가 발생해도 치료가 가능한 환경에서만 이루어져야 합니다.

환자는 티아민 결핍 외에도 다른 비타민 수치가 낮거나 혈중 전해질 또는 염분(예: 나트륨 또는 칼륨) 조절에 장애가 있을 수 있습니다. 따라서 철저한 의학적 평가와 검토가 필요합니다.

알코올 금단 경련발작

금단 경련발작 예방하기

벤조디아제핀, 특히 디아제팜이나 클로르디아제폭사이드와 같은 지속형 제제의 효과적인 사용은 금단 발작을 최소화하기에 충분하며, 일반적으로 이러한 목적으로 추가 약물을 투여하는 것은 필요하지도 않고 유용하지도 않습니다(Hillbom, Pieninkeroinen, & Leone, 2003; Lingford-Hughes et al., 2012; Ntais et al., 2005). 항경련제와 벤조디아제핀을 함께 사용하는 것은 추가적인 이점을 제공하지 않는 것으로 보이며, 이러한 다중 약물 요법은 불필요한 부작용과 불확실성을 초래합니다. 페니토인은 알코올 금단 경련발작을 예방하지 못하기에 사용하지 않는 것이 좋습니다(Hillbom et al., 2003). 항경련제는 알코올 금단 경련발작의 장기적인 치료제로 권장하지 않습니다.

금단 경련발작의 치료

경련발작은 보통 입원 후 첫 24~48시간 이내에 발생하지만, 섬망의 경과 중이거나(5장 참고) 흰지기 술을 마시는 동안 혈중 알코올 농도가 급격하게 떨어질 때도 발생합니다. 환자가 지속성 벤조디아제핀, 특히 디아제팜으로 적절하게 치료를 받는다면 경련의 발생 가능성은 낮아집니다(Braathan et al., 2005; Ntais et al., 2005). 페니토인이 아닌 로라제팜이 후속 발작의 위험을 감소시킨다는 증거가 있습니다(Brathan et al., 2005).

알코올 금단 경련발작의 선행 요인으로는 이전의 경련발작의 병력, 여러 번 알코올 해독치료를 받은 경력, 뇌전증을 원래 앓고 있는 경우, 저칼륨혈증, 저마그네슘혈증 등이 있습니다. 다른 원인으로는 두부 손상, 저혈당증, 뇌졸중 등이 있습니다. 경련발작이 순차적으로 발생하거나 경련발작이 순차적으로 발생하거나 계속해서 경련이 이어지는 상태인 간질지속증(또는 간질중첩증)이 발생할 경우, 정맥주사 약물을 투여하여 상황을 신속히 조절해야 하고 뇌전증을 앓는 환자에게 적용되는 통상적인 조치들을 취해야 합니다.

진전 섬망의 치료

진전 섬망은 보통 금주 후 약 72시간 후에 발생합니다. 여기에서는 의료진 및 간호진의 주요 관심사인 기술적인 문제들을 다룰 것이며, 이는 다른 관련 전문가들에게도 진전 섬망 치료의 문제들이 어떻게 다루어지는지 전반적인 치료 과정을 알려줍니다. 진전 섬망의 원인과 임상적 특징들에 대한 자세한 논의는 5장을 참고하십시오.

이상적으로, 심한 알코올 금단 증상을 벤조디아제핀 약물로 적절히 치료하면 섬망의 발생을 예방합니다. 심한 금단 증상이 있을 때 알맞은 약물 용량으로 적절히 관리하면 많은 경우 진전 섬망의 위험을 막습니다. 하지만 최선의 노력에도 불구하고 병원에 입원하게 되면 때때로 진전 섬망이 발생하며, 섬망이 발생하여 입원 치료를 하는 경우도 있습니다. 이미 섬망 증상을 보이는 환자도 입원을 위해 직접 내원하는 경우가 있습니다. 일단 진전 섬망이 완전히 발병하면 어떤 치료가 실제로 이 질환의 경과를 단축시킬 수 있을지는 불확실하지만, 유능한 치료와 그렇지 않은 치료의 차이는 환자의 생존에 영향을 줄 수 있다는 설득력 있는 증거가 있습니다. 금단 섬망으로 인한 사망의 위험은 과장되어서는 안 되지만 실제로 존재합니다.

다음 장에서는 이 질환을 치료할 때 유의해야 할 사항을 나열하겠습니다(〈표 11.2〉 참고).

어떤 환경에서 치료받아야 하나요?

생명을 위협하는 위험성을 고려할 때, 이 질환을 앓고 있는 환자는 가능한 한 경험이 풍부한 의료진과 간호진이 있는 환경에서 치료를 받는 것이 좋습니다. 정신과 병동이나 알코올 입원치료시설에서 진전 섬망이 발생할 경우에 환자를 해당 병동에 남겨두고 치료를 해야 하는지, 아니면 일반 내과 병동으로 이송해야 하는지가 불확실할 수 있습니다. 이 결정은 각각의 치료 환경에서 사용 가능한 기술과 의료자원들을 고려하여 이루어집니다.

환자를 치료하는 환경에 상관없이 반드시 제공해야 하는 기본적인 요소는 거의 동일합니다. 모니터링과 치료 모두에서 최고 수준의 간호가 필요합니다. 직원이 당황하지 않고 잠재적으로 불안한 환자를 돌볼 수 있는 상황이어야 하며, 환자가 혼란스러운 상태에서 우발적인 부상을 입지 않도록 예방 조치를 취해야 합니다. 환자가 창문에서 떨어지거나 계단에서 넘어지거나 병동 밖을 돌아다닐 가능성이 없는 안전한 간호 환경을 조성해야 합니다. 현실과 흐릿하게만 접촉하는 환자에게는 어두운 구석 쪽의 옆방보다는 친근함과 안정감, 적절한 밝은 실내조명이 도움이 됩니다.

환자가 병원에 입원해 있기를 거부할 경우, 해당 국가의 정신건강

〈표 11.2〉 진전 섬망의 치료에 있어 중요한 요소들

- 가급적 숙련된 의료진이 있는 입원 병동 환경
- 신체적, 정신적 동반 질환에 대한 신중한 평가 및 모니터링
  특히, 두부 외상, 병발된 감염, 간질환 및 간성혼수, 위장관 출혈과 급성 베르니케-코르사코프 증후군
- 클로르디아제폭사이드가 치료 약물로 선호됨
- 체온, 체액 상태, 전해질 및 혈당에 대한 세심한 모니터링
- 비경구 비타민 보충제
- 응급의료시설의 이용가능성

법에 따라 강제 입원을 고려해야 할 수도 있습니다. 만약 그들이 스스로 퇴원하도록 허락해 버린다면, 진전 섬망 환자의 위험은 상당할 것이므로 강제적인 구금 조치에 대한 평가를 시행하는 것을 주저해서는 안 됩니다. 영국에서는 정신건강법mental Health act의 일부로 간주되는 정신 능력법mental capacity act에 따라 이러한 조치가 고려됩니다. 미국에서는 개별 주에서 비자발적 입원에 대한 지침을 수립합니다. 환자의 의사에 반하여 구금을 정당화할 수 있는 것은 알코올 의존증이 아닌 진전 섬망 상태라는 점에 유의하십시오.[7)]

어떤 기저 질환이나 합병증을 놓칠 수 있나요?

알코올 해독치료 자체의 필요성을 놓칠 수 있지만, 해독 과정 중이나 또는 이후에 분명해지는 다른 의학적 상태의 치료 필요성도 놓칠 수 있습니다. 진전 섬망의 치료 중 사망하는 환자의 대부분은 의학적 합병증이 간과되어 사망하는 경우가 많습니다. 의학적 합병증으로 인한 사망은 모든 치료가 즉각적이고 긴급한 진전 섬망에 대처하는 데 집중되어 있을 때 쉽게 일어납니다. 환자는 아마도 정신이 불안정하여 정확한 병력이나 다른 증상에 대해 제대로 설명할 수 있는 상태가 아닐 수 있습니다.

고려해야 할 상태가 워낙 많으므로, 어떤 점검목록으로도 전체적인 초기 검사와 이후의 계속되는 집중관찰을 대신할 수는 없습니다. 특히 두부 손상, 병발된 감염(특히 흉부감염) 간질환 및 간성혼수, 위장관 출

7) 국내에서는 알코올 의존증 환자에게서 자해 및 타해 위험이 심각한 경우에 비자발적인 입원이 가능함(역자 주).

혈, 그리고 급성 베르니케 뇌병증의 발생 가능성을 염두에 두어야 합니다. 환자가 다른 진정제를 복용하고 있다면 양상은 더 복잡해집니다.

의약품의 선택

진전 섬망 치료에 있어서도 경한 금단 증상의 치료를 위한 약물치료의 선택과 거의 동일한 고려 사항이 적용됩니다. 진전 섬망을 치료하는 데 가장 유용한 약물을 결정하기 위해 많은 연구가 진행되었습니다. 전반적으로 지속형 벤조디아제핀을 사용하는 것이 가장 좋습니다. 클로르디아제폭사이드는 매일 최대 400mg을 나누어 경구로 투여합니다. 신속한 약물 반응이 필요한 경우 앞서 설명한 대로 근육 내, 정맥 내 또는 직장 내 경로로 약물을 투약합니다. 페노티아진 및 기타 주요 신경안정제는 경련발작의 발생 역치를 낮출 가능성이 있고 다른 진정제와 비교했을 때 섬망의 지속 시간과 사망률이 더 높아질 위험이 있으므로 일상적으로 사용해서는 안 됩니다(Mayo-Smith et al., 2004). 예외적으로, 초조agitation 증상을 줄이기 위해 이 약물들을 사용할 수 있지만, 이는 벤조디아제핀 용량에 대한 검토가 이루어진 경우에만 가능합니다.

체액 및 전해질

과잉 활동, 발한, 열이 있는 환자(그리고 위장 장애를 앓고 있을 수도 있음)는 체액 및 전해질 균형에 심각한 장애가 있을 수 있으므로 반드시 모니터링해야 합니다. 혈중 칼륨 수치의 저하가 심하면 반드시 교정을 해야 하며, 혈중 마그네슘 수치가 감소하면 특히 진전섬망[DT]이 발생할 가능성이 있다고 알려져 있습니다(Turner et al., 1989). 혈당 수치도 또한 주의 깊게 확인합니다. 비록 정맥으로 수액 라인이 연결되어 있어도, 체액 및 전해질 보정을 가능하게 하기 위해서는 경구 투약 또한 같이 관리해야 합니다. 정맥 수액 라인은 섬망 상태의 환자에게 문제가 될 수 있습니다.

비타민 결핍증

베르니케-코르사코프 증후군의 위험성을 고려할 때, 진전 섬망을 보이는 환자에게 적절한 용량의 정맥 내 또는 근육 내 티아민을 며칠 동안은 투여해야 합니다(앞서 설명한 대로). 초기 단계에서 진전 섬망의 징후와 증상을 베르니케 뇌병증과 구별하는 것은 사실상 불가능하며 베르니케 뇌병증 상태에 대해 진단을 가정한 상태에서 치료를 수행해야 합니다.

생명 유지

급성 순환기능상실을 대비해 응급치료 시설을 준비해야 합니다. 드문 합병증으로는 갑자기 체온이 40.5℃ 이상으로 올라가는 고열 상태가 있습니다. 간성혼수는 이전에 영양결핍 상태에 있던 환자가 단백질 식단을 시작하면서 때때로 나타납니다.

사례

혼자 사는 33세 남성 A 씨는 술을 끊고자 사회복지사에게 도움을 요청했습니다. A 씨의 1년 전 단주 시도는 금단 증상에 대해 처방받은 약을 복용하는 동안 음주를 재개했기 때문에 실패했습니다. 그는 마지못해 이번에는 해독을 위해 병원에 입원하기로 했습니다. 병원에 도착한 그는 350mg/100mL의 혈중 알코올 농도[BAC]로 만취 상태였습니다. 한 시간 후, 반복해서 측정한 결과 335mg/100mL로 감소하였으며, 그 무렵 환자는 땀이 나기 시작하고 심한 떨림을 겪었습니다. CIWA-Ar을 사용하여 금단 증상을 정기적으로 관찰했습니다. 클로르디아제폭사이드는 높은 알코올 농도를 고려하여 25mg의 적은 용량으로 시작하여 처방하였습니다. 영양 상태가 좋지 않아 고용량 비타민 B 복합체 제제를 5일 동안 매일 1회씩 근육 주사로 투여하도록 처방했습니다.

처음 24시간 동안 총 250mg의 클로르디아제폭사이드를 환자에게 경구 투여하면서 병동에서의 첫날밤은 다소 잠을 이루지 못했지만, 이후에는 환자를 상당히 편안하게 했습니다. 이후 며칠 동안 클로르디아제폭사이드의 용량을 서서히 줄여 처방했고, 병동에서 5일이 지난 후 약물 투여를 완전히 중단했습니다.

환자는 입원 7일째에 퇴원했습니다. 이때쯤 병동 직원들의 격려와 조언에 따라 환자는 다른 지역의 거주형 재활 시설에 입원할 준비를 했습니다. 또한 의료진은 소화성 궤양으로 의심되는 질환에 대한 평가와 치료를 받을 수 있도록 진료 예약을 했습니다. 임상심리사는 환자가 다양한 생활 스트레스로 인한 불안 증상으로 자주 술을 마신다는 것을 파악하고 환자에게 기본적인 불안 관리 기술을 가르쳤습니다.

알코올 이외의 약물 금단

일부 환자는 알코올 의존 또는 오용 외에도 다른 약물에도 의존하고 있을 수 있습니다(7장 참고). 이러한 상황에서는 알코올 이외의 약물에 대한 대체 또는 금단에 적절한 의학적 관리를 제공해야 합니다. 다른 모든 종류의 약물들의 임상적 관리에 대해 여기서 전부 자세히 설명할 수는 없습니다. 그러나 벤조디아제핀 및 오피오이드에 대한 의존성과 관련하여 몇 가지 언급을 하겠으며, 벤조디아제핀과 오피오이드 약물 및 기타 약물과 관련하여 더욱 자세한 추가 정보에 대해 관심 있는 독자는 다음의 출처를 참고하기 바랍니다(Lingford-Hughes et al., 2012; Management of Substance Use Disorders Workgroup, 2009; National Institute for Healthand Clinical Excellence, 2010, 2011). 두 약물 모두 알코올 해독과 함께 동시에 해독을 하거나 대체 용량을 최적화하도록 합니다.

벤조디아제핀 의존은 일반적으로 지역사회에서 가장 잘 관리되며, 몇 주 또는 몇 달에 걸쳐 점진적으로 용량을 줄여나가는 것이 좋습니다(Higgitt, Lader, & Fonagy, 1985; Lingford-Hughes et al., 2012; Schweizer & Rickels, 1998). 그러나 알코올 금단이 동반된 경우, 급성기 알코올 금단 및 벤조디아제핀 초기 금단 기간 동안 적절한 모니터링과 약물 처방을 위한 입원이 필요합니다. 보통 다른 벤조디아제핀 계열의 약물인 디아제팜 또는 클로르디아제폭사이드와 같은 지속형 제제의 등가용량으로 전환한 다음, 알코올 금단 증상에 따라 이 단일 약물의 용량을 조절하는 것이 가장 좋습니다. 동시에 처방된 여러 종류의 벤조디아제핀의 복용량을 관리하는 것은 어려우며 최악의 경우 위험한 상황도 초래합니다. 급성 알코올 금단 증상만 있는 경우 벤조디아제핀은 보통 7~10일 후에 복용을 중단하지만, 벤조디아제핀 의존이 동반된 경우에는 보통 저용량으로 퇴원 후 몇 주 혹은 몇 달에 걸쳐 서서히 용량을 줄여야 합니다. 카바마제핀carbamazepine은 고용량의 벤조디아제핀 금단 증상을 관리하는 데 도움이 됩니다(Lingford-Hughes et al., 2012). 그 대신, 환자의 벤조디아제핀 복용량이 적절해서 현재 해독치료가 계획되어 있지 않지만 알코올 해독치료는 필요한 경우(예: 수술이나 사고로 인한 입원)라면 일반적인 벤조디아제핀 감량 요법을 시도할 수 있습니다.

마찬가지로, 환자가 오피오이드 의존성이고 해독이 적절하지 않은 경우, 대체 용량과 대체 약물을 최적화할 수 있습니다(Lingford-Hughes et al., 2012). 또는 해당 약물(예: 메타돈, 부프레노르핀, 코데인)의 용량을 몇 주 또는 몇 달에 걸쳐 점진적으로 감량하는 방법을 사용할 수 있습니다(Lingford-Hughes et al., 2012). 또는 급성 오피오이드 금단 증상을 개선하기 위해 다른 약물을 처방 할 수 있습니다. 이러한 방식으로 사용되는 약물 중에는 로펙시딘이 있습니다(Beam, Gossop, & Strang, 1996; National Institute for Health and Clinical Excellence, 2007a, 2007b).

금단 증상 요약

이 장에서 설명한 내용에서 알 수 있듯이, 다양한 알코올 금단 증상에 효과적 대응을 위한 임상 기술에는 상황에 적합한 치료를 할 수 있는 능력이 필요합니다. 약물의 적절한 사용은 때때로 매우 중요할 수 있지만, 그렇다고 해서 지지와 격려의 중요성을 소홀히 해서는 안 됩니다. 위기관리 과정에서 쌓은 신뢰 관계는 다음 단계의 치료를 이어 나가기 위해 중요합니다.

참고문헌

Banger, M, Philipp, M., Herth, T., Hebenstreit, M., & Aldenhoff, J. (1992). Development of a rating scale for quantitative measurement of the alcohol withdrawal syndrome. European Archives of Psychiatry and Clinical Neuroscience, 241, 241–246.

Bearn, J., Gossop, M., & Strang, J. (1996). Randomised double-blind comparison of lofexidine and methadone in the in-patient treatment of opiate withdrawal. Drug and Alcohol Dependence, 43, 87–91.

Brathan, B., Ben-Menachem, E., Brodtkorb, E., Galvin, R., Garcia-Monco, J. C., Halasz, P., ··· EFNS Task Force on Diagnosis and Treatment of Alcohol-Related Seizures. (2005). EFNS guideline on the diagnosis and management of alcohol-related seizures: Report of an EFNS task force. Vienna, Austria: European Foundation of Neurological Societies.

Collins, M. N., Burns, T., Van den Berk, P. A. H., & Tubman, G. F. (1990). A structured programme for out-patient alcohol detoxification. British Journal of Psychiatry, 156, 871–874.

Cook, C. C. H., Hallwood, P. M., & Thomson, A. D. (1998). B vitamin deficiency and neuropsychiatric syndromes in alcohol misuse. Alcohol and Alcoholism, 33, 317–336.

Cook, C. C. H., & Thomson, A. D. (1997). B-complex vitamins in the prevention and treatment of Wernicke–Korsakoff syndrome. British Journal of Hospital Medicine, 57, 461–465.

Day, E., Bentham, P., Callaghan, R., Kuruvilla, T., & George, S. (2008). Thiamine for Wernicke–Korsakoff syndrome in people at risk from alcohol abuse. The Cochrane Collaboration. Chichester, UK: John Wiley & Sons.

Flannery, W., Wolff, K., & Marshall, E. J. (2006). Substance use disorders in pregnancy. In V. O'Keane, T. Seneviratne, & M. Marsh (Eds.), Psychiatric disorders and pregnancy: Obstetric and psychiatric care (pp. 197–222). London: Taylor and Francis.

Higgitt, A. C., Lader, M. H., & Fonagy, P. (1985). Clinical management of benzodiazepine dependence. British Medical Journal, 291, 688–690.

Hillbom, M., Pieninkeroinen, I., & Leone, M. (2003). Seizures in alcohol-dependent patients: Epidemiology, pathophysiology and management. CNS Drugs, 17, 1013–1030.

Kopelman, M. D., Thomson, A. D., Guerrini, I., & Marshall, E. J. (2009). The Korsakoff syndrome: Clinical aspects, psychology and treatment. Alcohol and Alcoholism, 44, 148–154.

Kosten, T. R., & O'Connor, P. G. (2003). Management of drug and alcohol withdrawal. New England Journal of Medicine, 348(18), 1786–1795.

Lingford-Hughes, A. R., Welch, S., Peters, L., & Nutt, D. J. (2012). BAP updated guidelines: Evidence-based guidelines for the pharmacological management of substance abuse, harmful use, addiction and comorbidity: Recommendations from BAP. Journal of Psychopharmacology, 26(7), 899–952.

Management of Substance Use Disorders Workgroup. (2009). VA/DOD clinical practice guideline for the management of substance abuse disorders (Schedule S: Stabilization and withdrawal management). Washington, DC: Departments of Defense and Veterans Affairs.

Mayo-Smith, M. F., Beecher, L. H., Fischer, T. L., Gorelick, D.A., Guillaume, J.L., Hill, A., ··· Working Group on the Management of Alcohol Withdrawal Delirium, Practice Guidelines Committee, American Society of Addiction Medicine. (2004). Management of alcohol withdrawal delirium: An evidence-based practice guideline. Archives of Internal Medicine, 164, 1405–1412.

McKeon, A., Frye, M. A., & Delanty, N. (2008). The alcohol withdrawal syndrome. Journal of Neurology, Neurosurgery, and Psychiatry, 79, 854–862.

National Institute for Health and Clinical Excellence. (2007a). Drug misuse: Opiate detoxification management of drug misusers in the community and prison settings (NICE Clinical Guideline 57). London: Author.

National Institute for Health and Clinical Excellence. (2007b). Methadone and buprenorphine for the management of opioid dependence (NICE technology appraisal guidance 114). London: Author.

National Institute for Health and Clinical Excellence. (2010). Alcohol-use disorder: Physical complications (NICE Clinical Guideline 110). London: Author.

National Institute for Health and Clinical Excellence. (2011). Alcohol dependence and harmful alcohol use (NICE Clinical Guideline 115). London: Author.

Ntais, C., Pakos, E., Kyzas, P., & Ioannidis, J. P. (2005). Benzodiazepines for alcohol withdrawal. Cochrane Database of Systematic Reviews, CD005063.

Polycarpou, A., Papanikolau, P., Ioannidis, J. P., & Contopoulos Ioannidis D. (2009). Anticonvulsants for alcohol withdrawal. Cochrane Database of Systematic Reviews, CD005064.

Saitz, R., Mayo-Smith, M. F., Roberts, M. S., Redmond, H. A., Bernard, D. R., & Calkins, D. R. (1994). Individualized treatment for alcohol withdrawal. A randomized double-blind controlled trial. Journal of the American Medical Association, 272, 519–523.

Schweizer, E., & Rickels, K. (1998). Benzodiazepine dependence and withdrawal: A review of the syndrome and its clinical management. Acta Psychiatrica Scandinavica, 98(Suppl 393), 95–101.

Sellers, E. M., Naranjo, C. A., Harrison, M., Devenyi, P., Roach, C., & Sykora, K. (1983). Diazepam loading: Simplified treatment of alcohol withdrawal. Clinical Pharmacology and Therapeutics, 34, 822–826.

Shaw, J. M., Kolesar, G. S., Sellers, E. M., Kaplan, H. L., & Sandor, P. (1981). Development of optimal treatment tactics for alcohol withdrawal. I. Assessment and effectiveness of supportive care. Journal of Clinical Psychopharmacology, 1, 382–388.

Stockwell, T., Bolt, L., Milner, I., Pugh, P., & Young, I. (1991). Home detoxification from alcohol: Its safety and efficacy in comparison with inpatient care. Alcohol and Alcoholism, 26, 645–650.

Substance Abuse and Mental Health Services Administration (SAMHSA). (1993). Pregnant, substance-using women: Treatment Improvement Protocol (TIP) series 2 (DHHS PublicationNo. (SMA) 95–3056). Rockville, MD: US Department of Health and Human Services.

Sullivan, J. T., Sykora, K., Schneiderman, J., Naranjo, C. A., & Sellers, E. M. (1989). Assessment of alcohol withdrawal: The revised Clinical Institute Withdrawal Assessment forAlcohol Scale (CIWA-Ar). British Journal of Addiction, 84, 1353–1357.

Thomson, A. D., Baker, H., & Leevy, C. H. (1970). Patterns of 35 S-thiamine hydrochlorideabsorption in the malnourished alcoholic patient. Journal of Laboratory and Clinical Medicine, 76, 34–45.

Thomson, A. D., Cook, C. C. H., Guerrini, I., Sheedy, D., Harper, C., & Marshall, E. J. (2008). Wernicke's encephalopathy: "Plus ca change, plus c'est la meme chose." Alcohol and Alcoholism, 43, 180–186.

Thomson, A. D., & Marshall, E. J. (2006). The treatment of patients at risk of developing Wernicke's encephalopathy in the community. Alcohol and Alcoholism, 41, 158–167.

Turner, R. C., Lichstein, P. R., Peden, J. G., Busher, J. T., & Waivers, L. E. (1989). Alcohol withdrawal syndromes: A review of pathophysiology, clinical presentation, and treatment. Journal of General Internal Medicine, 4, 432–444.

12장

치료적 관계

음주 문제가 있는 세 명의 환자가 자신의 치료자들에 대한 이야기를 다음과 같이 하고 있습니다.

환자 1: 저의 담당 의사를 처음 만났을 때가 기억나는데 그녀는 친절해 보였으나 내가 정직하게 말하지 않고 속이려 들자 웃으면서 우선순위를 확실히 하라고 말하더군요. 저는 전형적인 알코올 중독성 사고를 하고 있었는데 의사라는 사람이 나를 제대로 이해해주지 못한다고 혼잣말을 했어요. 그리고 그다음 면담에 가지도 않았고요. 그 후 무슨 일이 생겼냐 하면 편지를 한 통 받았는데 병원에서 사무적으로 보낸 것이 아니고 저의 담당 의사가 직접 쓴 편지였어요. 그 편지의 내용은 "단주가 쉽지는 않다는 것을 저도 잘 압니다. 저는 선생님에게 어떤 것도 강요할 마음도 없습니다. 그러나 치료를 더 이어가고 싶다면 금요일 오후에 방문해 주시면 감사하겠습니다"라고 적혀 있었습니다. 그래서 다음 치료 시간에 가서 의사 선생님이 저를 잘 이해하지 못하는 것 같다고 말했습니다.

환자 2: 저는 몇 년 동안을 단주 약속도 지키지 못하고 엉망으로 살고 있었는데도 사회복지사는 저를 진정으로 믿어주었습니다. 그분은 저의 치료자였습니다. 처음에는 단순히 그분을 실망시키고 싶지 않았고 저에 대한 그의 신뢰가 잘못되지 않았다는 것을 증명해 보이고 싶어 단주를 할 수 있었습니다. 제가 재발을 했을 때는 너무 부끄러워서 그분의 얼굴을 제대로 쳐다볼 수가 없었습니다. 그러나 그분은 저를 비난하지 않았고 어떻게 재발하게 되었는지 함께 검토해 보고 다시 시작하자고 저에게 제안해 주었습니다.

환자 3: 그 정신과 의사는 아주 똑똑하다고 다들 말하는데 왜 나에게는 정신과 치료가 효과가 없는지 저는 잘 모르겠어요. 그 의사 방에는 내 머리카락 개수보다 더 많은 책이랑 상장, 그리고 학위가 가득합니다. 하지만 내가 느끼는 진짜 마음을 표현하려고 할 때마다 그분은 내 말을 반박하거나 대화의 주제를 바꾸었습니다. 그분의 덕분인지 술을 덜 마실 수 있었으나 치료받을 때마다 느끼는 것은 치료 과정을 따라가기가 버겁다는 것이었습니다. 그래서 정신과 치료를 그만두었고 AA에서 대학도 안 나오고 저보다 똑똑하지도 않은 후원자만 만나고 있습니다. 하지만 그 후원자는 저를 '제대로 이해해주고' 존중해 주시는데 이것이 내가 필요로 하는 것입니다.

11장에서는 환자의 문제를 어떻게 평가하는지, 어떻게 사례 개념화를 하는지, 치료 목표는 어떻게 잡는지, 그리고 어떻게 해독치료를 하는지에 대해 설명했습니다. 이 모든 것이 준비되면 이제는 본격적으로 치료를 시작하면 됩니다. 그러나 구체적인 임상 기법들을 사용할 때 효과성을 높이기 위해서는 먼저 치료적 관계라는 맥락의 의미를 제대로 이해하는 것이 반드시 필요합니다.

인간은 도구를 휘두르는 전문가에게 수동적으로 수리를 맡기는 기계가 아닙니다. 치료자 역시 한 인간인데 이들 치료자와 협력 관계를 만들고 변화의 과정에 적극적으로 동참하는 당사자는 바로 환자 그 자신입니다. 그러므로 환자와 치료자가 상호 관계할 때마다 미묘하고 중요한 일들이 생기는데 다시 말해 언제 누가 어떤 말을 하고 어떤 행동을 하는지 그리고 어떤 느낌들을 주고받는지에 대해 치료자는 주의를 기울여야 합니다. 그렇지 않으면, 우리는 소포의 중요한 내용물은 확인도 하지 않고 포장지만 보고 쓰레기통에 버려버리는 실수를 할 수도 있습니다.

훌륭한 치료적 관계의 특징

환자와 치료자의 치료적 관계는 단 한 번의 치료에 의해서도 생길 수 있고 여러 번의 치료를 통해서 생기는 변화 과정에서도 중요하게 작용합니다(Luborsky et al., 1985). 이 관계는 환자와의 첫 면담에서부터 발달하기 시작하여 효과적인 초기 면담과 목표 설정에도 필수적이며 이후에도 치료의 중요한 구성 요소로 영향을 미치게 됩니다(Edwards, 1996). 환자가 말하는 내용을 이해하는 것은 중요하지만 듣고 말하는 과정에서 생기는 느낌feelings을 통해 말하고자 하는 내용을 파악하는 것은 더 중요한 일입니다. 예를 들어, 개인 치료 과정 중에서 치료자는 특정 시점에서 다음과 같이 말할 수 있습니다.

저는 환자분께서 술을 끊고 온전한 삶을 회복할 수 있다고 믿습니다만, 그렇게 계속 시간을 끌 수는 없는 일입니다. 지난 6개월 동안 정기적으로 문제 해결을 위한 치료를 진행해 왔는데 선생님은 지금 '내일부터 하지 뭐. 안되면 모레부터 시작하지 뭐'라는 식의 생각에 꽉 사로잡혀 있다는 것을 저도, 선생님도 잘 알고 있습니다. 제가 제안을 하나 하려고 합니다. 다음 주부터는 치료를 매주 진행하지 않고 한 달에 한 번만 하겠습니다. 그때는 폭음도 하지 않고 선생님이 해결하고 싶어 하는 문제들을 가족들과 함께 잘 처리해 나가고 있다는 말을 듣고 싶네요. 선생님은 할 수 있는 사람이라는 것을 자신에게 직접 증명해 보이시면 됩니다. 그러면 굉장한 성취감 같은 것을 경험하시게 될 것입니다. 이제는 시작할 때이며 얼마든지 시작할 수 있습니다.

같은 형태의 말이라도 영향을 미치는 것은 세 가지 유형으로 나타납니다. 첫 번째는 부정적인 영향으로써 환자가 더욱 절망감을 느끼는 경우이고 두 번째는 한 달 후에 면담 시간에도 크게 달라진 것은 없을 거라는 것입니다. 왜냐하면 의미 없는 관계에서 하는 말은 전혀 중요하지 않기 때문에 사실상 치료자의 말을 듣지 않을 것이기 때문입니다. 마지막으로, 도전을 받아들이고 전환점으로 삼을 가능성이 있지만, 이 결과는 환자와의 관계가 긍정적으로 작용할 때만 기대할 수 있습니다. 최악의 경우 '관계'라는 단어는 전문가라면 누구나 사용하는 상투적인 단어라고 평가 절하될 수도 있겠지만 환자와의 관계의 질에 따라 치료 과정에서 정말 중요한 것이 무엇인지를 환자는 잘 알아차릴 수 있게 되는 것입니다.

음주 문제를 다루려면 환자와의 관계가 어떻게 만들어지고 또 활용되는지에 대한 통찰이 필요한데 이 점에서는 알코올 문제를 다루는 치료에만 국한되는 것은 아닙니다(Levin & Weiss, 1994). 치료자의 어떤 특성이 치료 결과에 영향을 미치는 것은 10~50%로 다양합니다. 치료의 효과성을 높이는 데 필요한 것은 치료자의 공감과 지지 그리고 목표 지향적인

〈표 12.1〉 훌륭한 치료적 관계의 특징

- 환자와 치료자는 공동의 목표를 이루기 위해 치료적인 동맹관계를 맺는다.
- 치료자는 공감을 표현하고 환자는 돌봄을 받으며 관심받고 이해받음을 느낀다.
- 치료자나 환자 모두 자신의 행위에 대한 책임을 진다.
- 환자는 관계를 통해서 동기를 부여받는다.

자세입니다(Najavits & Weiss, 1994; Raistrick, Heather, & Godfrey, 2006). 훌륭한 치료자는 내담자의 모든 것을 좋게만 인정해 주는 것이 아니며 치료의 한계도 설정해야 하고 또 치료 과정 중 생기는 목표 변경도 해야 하기 때문에 목표 지향적인 자세라는 것은 중요한 의미를 갖습니다. 유능한 치료자는 내담자를 향한 존중과 지지의 태도를 놓치지 않으면서도 변화를 만들어 나가는 진지한 노력을 지속합니다. 치료자와 환자 간의 상호 작용이 어떤 식으로 일어나는가 하는 것은 치료에서 사용되는 특정 접근법만큼이나 중요한 것입니다(Carroll, 2001; Connors et al., 2000).

목표로 삼아야 할 치료적 관계의 특성은 〈표 12.1〉에 요약되어 있습니다. 이들 모두는 조금씩 중복되지만 각각 주목할 만한 가치가 있기 때문에 별도로 더 다루려고 합니다.

공동의 목표를 추구하는 동맹관계

어떤 다른 이론들보다 더 탁월하게 '효과적인 심리치료 이론이 존재하는가'에 대한 연구 문헌들은 수없이 쏟아져 나왔습니다. 그러나 정신역동적치료이론이든, 인지치료이론이든, 행동치료이론이든 관계없이 치료자와 환자 간의 치료적 동맹의 강도는 치료의 성공 여부를 결정하는 중요한 요인이 됩니다(Luborsky et al., 1985). 단도직입적으로 말하자면, 가장 능숙하게 적용된 치료 기법조차도 치료자와 환자가 서로 대립의 각을 세우고 있다면 치료적 효과는 전혀 기대할 수 없는 것입니다.

11장에서도 언급했듯이 문제가 무엇이고 어떤 목표를 갖고 어떻게 치료해 나갈 것인지를 명료하게 설명하는 사례 개념화 내용을 환자와 분명하게 공유하는 것은 시작부터 치료적 협력관계를 구축하는 데 있어 매우 중요합니다. 치료 목표를 환자와 조율해 나가면서 잡는 것 역시 치료적 동맹에 중요한 영향을 끼칩니다. 목표를 세울 때 약간의 의견 차이는 있을 수 있습니다. 예를 들면 환자는 조절음주가 최선이라고 80%의 확신을 하고 있고 치료자는 60%만 확신하는 경우, 치료가 진행됨에 따라 둘 중 한 명 또는 둘 다 자신의 견해를 상호 신뢰 속에서 수정해 나가면서 치료 목표를 함께 달성해 나갈 수 있습니다. 그러나 예를 들어, 치료자의 목표는 환자의 음주 행동을 변화시켜 결혼 생활을 개선하는 것이라고 잡고 있는 반면, 환자는 배우자가 자신의 음주에 대해 불평하는 것을 멈추게 하는 것이 치료의 목표라고 여긴다면 이전처럼 똑같은 문제가 반복될 가능성이 크며 치료는 처음부터 실패할 가능성이 큽니다.

공감과 돌봄 그리고 신뢰

치료적 관계는 환자와 치료자가 진료실 밖에서의 다른 사람들과 가질 수 있는 그런 종류의 친구 관계가 아닙니다. 하지만 따뜻한 말투와 공감적 이해가 바탕이 되는 목적이 있는 파트너십입니다. 이 따뜻함은 억지로 만들 수 없으며, 가장된 따뜻함은 오히려 역효과를 낼 수 있습니다. 치료자는 과도하지 않으면서도 자연스러운 목소리 톤, 몸짓, 말투를 통해서 진심으로 따뜻함을 표현하게 됩니다.

치료 과정 중 공감표현은 치료 성공률을 높여줍니다(Moyers & Miller, 2013). 공감은 꼭 환자를 좋아해야 한다는 것을 의미하는 것이 아니라 오히려 그들의 몸부림과 희망 및 그들이 처해 있는 삶의 상황을 함께 이해하고 있다는 것을 표현하는 것입니다.

환자의 감정을 알아차리고 말로 표현해 주거나(예: 실직을 당해서 많이 슬퍼 보이네요) 환자의 말을 치료자가 듣고 다른 동일한 의미의 말로 바꾸어주는 것(예 : 제가 듣기에는 선생님의 아버지께서 당신에게 도움을 주고 싶어 하지만 선생님이 정말로 필요한 종류의 도움은 주지 못하고 있다는 이야기네요. 제가 이해한 것이 맞나요?) 등의 단순한 몇 가지 임상 기법으로 공감을 형성할 수 있습니다.

따뜻함과 공감은 신뢰감을 만들게 되는데 이런 신뢰를 기초로 환자는 자신의 힘든 부분들을 치료자에게 충분히 표현하게 됩니다. 환자가 치료를 시작한 지 몇 주가 지나서야 치료 초기에 면담할 때는 부정했던 문제들(예: 아침에 해장술을 마시는 것)을 인정하게 되면 초보 치료자들은 화가 날 수도 있습니다. 그러나 치료자는 환자가 더 일찍 솔직하게 말하지 않았다고 비난하기보다는 환자가 더 솔직하게 스스로 오픈할 수 있을 만큼 신뢰가 쌓였다는 긍정적인 관점을 놓치지 않아야 합니다.

치료자나 환자 모두 자신의 행동에 책임지기

치료의 진행에 대한 책임은 명백하게 치료자와 환자가 공유하지만, 각자의 행동에 대한 책임도 있으며 자기 행동에 대한 책임의식은 반드시 가져야 합니다. 치료자는 환자를 어린이에게 하듯이 명령하거나 환자가 재음주를 할 시 치료자 측의 개인적인 잘못이라고 생각하는 식의 부모 입장을 취하지 않도록 주의해야 합니다. 마찬가지로, 변화에 대한 동기부여에 시간을 투자하지 않는 치료자가 자신의 책임을 쉽게 면피할 목적으로 동기부여가 되지 않은 환자를 비난해서도 안 됩니다.

환자는 외과 수술 환자처럼 행동해서는 안 됩니다. 이 말은 유능한 의사가 치료하는 동안에 마취되어 누워있기만 하면 되는 외과 수술 환자처럼 행동하면 안 된다는 뜻입니다. 아무리 집중적인 치료를 받는다고 해도 치료자와 함께 보내는 시간은 환자 삶의 일부분에 불과합니다. 언제나 환자와 함께 있는 유일한 사람은 환자 자신이며, 이는 환자가 존재론적 책임을 치료자에게 떠넘기기보다는 변화 과정에 적극적으로 참여해야 한다는 것입니다. 간호사, 의사, 가족, 친구들이 모두 환자를 도우려고 최선의 노력을 다하는 반면, 환자는 치료를 위한 노력을 거의 하지 않는 상황을 치료자가 확인하게 되면 치료자는 이것을 환자에게 직면시키고 개입해야 합니다.

누구라도 책임감 있게 행동하게 하기 위해서는 때로는 무례하지 않으면서도 명확한 직면이 필요하기도 합니다. 이런 직면에는 다음과 같은 것들도 포함됩니다. 예를 들어 환자를 잘못된 방식으로 탓하고 있는 치료자를 선임 치료자가 발견한다면 정확하게 잘못을 지적해 주어야 합니다. 때로는 적극적으로 개입하는 대신에 전화로도 치료할 수 있다는 것을 환자에게 알려야 한다고 해당 치료자에게 조언할 수 있습니다. 그러한 상황에서 기억해야 할 중요한 사실 하나는 환자들에게 진정한 관심을 갖고 있다는 것을 환자들이 느끼고 있다면 어떤 말도 할 수 있다는 것입니다. 따라서 환자를 직면시켜야 할 때 따뜻함과 공감을 자연스럽게 잘 표현한다면 환자는 그 직면을 벌처럼 느끼지 않을 것입니다. 이러한 신뢰 관계는 오히려 환자가 직면을 참아낼 수 있게 해주는 토대가 됩니다.

치료적 관계를 통해 동기부여하기

음주 행동을 변화시키는 것은 환자의 상당한 동기 없이는 불가능하며 이러한 변화 동기는 사실상 다른 어떤 치료 활동보다 앞서 치료자에 의해서 유발되어야 합니다. 최악의 경우에도 문제 음주에는 환자가 변화에 대해 양가감정을 갖게 만드는 음주의 쾌락적 요소를 내포하고 있을지 모릅니다. 어떤 환자들은 알코올로 인한 패배감을 강하게 느끼거나 아니면 치료 초기의 목표가 너무 이상적이기 때문에 치료에 대한 동기가 부족할 수 있습니다. 동기를 부여하는 문제는 숙련된 치료자라 할지라도 반복적으로 다뤄야 하는 주제입니다(Gerdner & Holmberg, 2000).

치료자 로버트 씨, 치료를 시작할 때 더 좋은 아버지가 되고 싶다 했고, 음주 때문에 이것이 잘 안된다고 말씀하셨는데 그 얘기를 우리가 언제 했는지 기억할 수 있겠어요?

로버트 물론이죠. 그것이 바로 제가 치료받으러 온 유일한 이유이니까요.

치료자 글쎄요. 한 달 동안 술을 끊었고, 그걸 자랑스러워한 걸 알아요. 그리고 당신은 그럴 권리가 있다고 생각합니다. 하지만 그 이후로 치료 시간에 집중도 잘 안되는 것 같고 심지어 몇 차례 방문하지 않기도 했어요. 저도 정말 도와드리고 싶지만 변화를 진정 원한다면 그건 본인에게 달려 있어요. 그래서 제가 궁금한 건, 여전히 변화를 원하고 있는가 하는 것입니다.

로버트 그렇다고 봐야죠. 하지만 글쎄요. 예전보다는 약해진 것 같아요. 저녁 시간에 친구들 없이 술집에 있는 것은 너무 재미없고 지루해요.

치료자 그렇군요. 한때 좋아했던 음주를 그리워하는 것은 이해할 만한 일입니다. 치료를 받으러 온 이유, 다시 말해 자녀들은 어떤가요?

로버트 점점 좋아지고 있어요. 아들이 저를 이전과 다르게 존경하는 마음으로 바라보고 있다고 생각해요.

치료자 조금 더 자세히 말씀해 보시겠어요?

로버트 기분이 너무 좋아서 날아갈 것 같아요.

치료자 그렇죠? 음주를 해서 얻는 유익은 단주를 하게 되면 놓치기는 하지만 단주를 하면서 얻는 유익도 있고 이것이 기분을 좋게 만들어 주지요. 두 가지를 모두 가질 수는 없기에 하나를 선택하는 것은 중요한 일입니다. 말씀해주세요. 당신에게는 무엇이 더 중요한가요?

위 사례에서는 환자와의 지지적인 의사소통하기, 단주를 위해 실천하고 있는 것들을 인정해 주기, 표현된 음주의 이점에 대해 논쟁하지 않기, 행동 변화에 따른 보상에 관한 대화를 유도하기 등 환자의 동기를 촉진하는 여러 가지 치료 전략을 엿볼 수 있습니다. 소개한 대화에서 알 수 있듯이 여기에서는 질적인 치료 관계의 중요성을 강조하고 있는데 즉, 환자를 일방적으로 도와주거나 강제로 술을 끊게 하기보다는 환자에게 변화의 책임을 주는 것으로 마무리되고 있습니다.

변화의 동기는 특정 기법(9장 및 13장 참고)을 통해 향상될 수도 있지만, 치료 관계의 질도 이를 형성한다는 것을 기억하는 것이 중요합니다. 공감을 표현하고, 목표를 지향하며, 상호 신뢰하며, 정직한 관계가 구축될 때는 동기부여가 촉진되지만 반대로 차갑고, 거리감이 있고, 지나치게 요구적이거나 적대적인 관계가 만들어지면 이것은 동기를 오히려 저하시키는 적이 됩니다.

중요한 점은 동기부여라는 것이 마치 용수철처럼 치료 초기에 동기부여의 힘을 한 번 받았다고 해서 그 이후로 계속해서 그 힘이 유지되는 것이 아니라는 점입니다. 오히려 치료 과정 전반에 걸쳐 치료적 관계 내에서 환자의 동기를 키워나가야 합니다. 치료자나 환자 또는 둘 모두 치료의 진척이 없다고 느낄 때마다 다음의 두 가지 질문을 솔직하게 진료 현장에서 다루어야 합니다. 그 하나는 "현재 치료적 관계는 어떤가?" 그리고 나머지 하나는 "환자가 정말로 변화를 원하고 있는가?" 하는 것입니다. 대개는 치료가 지지부진한 이유는 이러한 상호 관련된 영역 중 하나 또는 둘 모두와 관련이 있습니다. 이러한 문제에 직면하고 있는 치료자라면 동기 강화(9장 및 13장) 그리고 가치 명료화 기법(14장)에 관한 자료를 활용할 수 있을 것입니다.

치료적 관계는 언제 종결되는가?

구체적인 치료 기간은 치료자가 제안할 수 있지만 실질적으로는 환자에 의해 결정됩니다. 한두 번의 치료로 효과를 보고 이 정도면 충분하다고 판단하는 환자가 있는 반면, 다른 극단에서는 수년에 걸쳐 최소한의 정도로만, 간헐적으로 치료받기를 원하는 환자도 있습니다.

한 환자와 수개월 동안 정기적으로 장기간의 치료를 진행한다면 기다리는 수많은 환자를 감당하기 쉽지 않습니다. 그래서 치료 종결 시기를 신중하게 결정해야 하는데, 이를 위해서는 다양한 회복 영역에서 어떤 진전을 보이고 있는지, 향후 더 유용한 치료 가능성이 있는지, 환자가 자신의 책임을 제때에 처리할 수 있는 능력이 있는지, 필요시에 치료자와의 시간을 조율할 수 있는 능력이 있는지 등을 고려해야 합니다. 치료자는 "오늘로 치료가 종결되었으니 다시는 진료실에 오지 않아도 됩니다"와 같은 식으로 말할 수는 없습니다. 오히려 다음과 같이 이야기할 수 있습니다.

> 지난 8개월여 동안 치료를 했는데 많은 변화가 있었습니다. 제가 제안하고 싶은 것은 방문을 3주에 한 번으로 줄이고, 크리스마스 연휴 동안에도 여전히 잘 지내고 있다면 그때 치료를 종료하면 어떨까 합니다. 하지만 퇴원 후에도 상태가 좋지 않거나 상태가 나빠지기 시작했다고 느낀다면 언제든지 다시 방문해도 됩니다. 어떻게 생각하나요?

앞 장에서 설명했듯이, 음주 문제와 이 문제를 다루어야겠다는 동기는 시간이 지남에 따라 강해졌다가 약해질 수 있습니다. 이러한 이유로, 치료를 성공적으로 마친 환자를 완전히 종료하기 전에 중간중간 쉬는 시간을 가지면서 방문 횟수를 줄여나가는 단계적인 방식으로 종결하는 것이 중요합니다. 이렇게 환자와의 대면 치료를 줄여가면서 할 수도 있지만 간헐적으로 짧은 전화 통화 또는 문자 메시지, 이메일, 스마트폰 앱 등을 이용하는 것도 가능합니다. 최종적으로 치료가 종결되지만 환자가 필요하다고 느낄 경우 추가 치료는 항상 열려 있음을 환자에게 전달하는 것이 중요합니다.

마지막으로, 별로 달갑지는 않지만 우리는 모든 치료의 종결이 좋은 결과가 나와야만 하는 것은 아니라는 점을 인정해야 합니다. 치료자가 수개월 동안 환자를 치료했지만 별다른 진전이 없는 경우, 치료자는 환자가 다른 치료 제공자(다른 병원 또는 같은 기관 내)를 찾아보거나 아니면 치료를 완전히 중단할 때가 되었는지를 탐색해야 하는데, 이때 환자가 처벌받는 느낌이 들지 않도록 해야 합니다. 치료가 성공적으로 끝난 환자와의 치료 종결과 마찬가지로 환자가 원할 경우 치료를 언제든지 다시 시작할 수 있음을 알려주어야 합니다.

참고문헌

Carroll, K. M. (2001). Constrained, confounded and confused: Why we really know so little about therapists in treatment outcome research. Addiction, 96, 203–206.

Connors, G. J., DiClimente, C. C., Dermen, K. H., Kadden, R., Carroll, K. M., & Frone, M. R. (2000). Predicting the therapeutic alliance inalcoholism treatment. Journal of Studies on Alcohol, 61, 139–149.

Edwards, G. (1996). Addictive behaviours: The next clinic appointment. In G. Edwards & C. Dare (Eds.), Psychotherapy, psychological treatments and the addictions (pp. 94–109). Cambridge: Cambridge University Press.

Gerdner, A., & Holmberg, A. (2000). Factors affecting motivation to treatment in severely dependent alcoholics. Journal of Studies on Alcohol, 61, 548–560.

Levin, J. D., & Weiss, R. H. (Eds.). (1994). The dynamics and treatment of alcoholism: Essentialpapers. Northvale, NJ: Jason Aronson.

Luborsky, L., McLellan, A. J., Woody, G. E., O'Brien, C. P., & Auerbach, A. (1985). Therapist success and its determinants. Archives of General Psychiatry, 42, 602–611.

Moyers, T. B., & Miller, W. R. (2013). Is low therapist empathy toxic? Psychology of Addictive Behaviors, 27, 878–884.

Najavits, L. M., & Weiss, R. D. (1994). Variations in therapist effectiveness in thetreatment of patients with substance use disorders: An empirical review. Addiction, 89,679-688.

Raistrick, D., Heather, N., & Godfrey, C. (2006). Review of the effectiveness of treatment for drinking problems. London: National Treatment Agency for Substance Misuse.

13장

음주 문제에 대한 전문적인 치료법

이 장에서는 문제 음주자를 치료하기 위한 다양한 심리사회적 및 약리학적인 접근법에 대해 설명합니다. 이 장에서 설명하는 대부분의 근거들은 전문적인 알코올 치료현장에서 환자들을 대상으로 한 연구에서 도출된 것들입니다. 그러나 '전문적'이라는 용어 때문에 '비전문가'가 이번 장을 읽는 데 주저해서는 안 됩니다. 왜냐하면 대부분의 방법들은 일반적인 치료 환경에서 흔하게 접하게 되는 다양한 건강 문제와 낮은 수준의 음주 문제에도 적용될 수 있는 내용이기 때문입니다.

어떤 치료법이 효과가 있나요?

치료 중이나 치료 후에 과음으로 돌아가는 것은 알코올 의존이 재발과 완화의 특성을 보이는 것처럼 흔한 현상입니다. 재발은 실패가 아니라 학습의 기회이자 치료 계획을 개선할 수 있는 기회로 여겨져야 합니다. 한때는 평생 금주하는 것 이외의 치료 결과를 실패로 간주하곤 하는 것이 일반적이었습니다. 이 기준대로라면 어떠한 경우에도 25~40%의 환자만이 치료에서 혜택을 보았다고 간주될 것입니다. 그러나 만성 질환에 대한 그 어떤 치료법도 이러한 완벽주의적인 기준만을 고집하지 않습니다. 합병증을 상당히 감소시키는 당뇨병 치료는 효과적인 것으로 간주되며, 통증의 중증도를 크게 감소시킬 수 있는 요통 치료와, 혈압을 매우 높은 수준에서 약간 평균보다 높은 수준으로 낮출 수 있는 고혈압 치료도 마찬가지입니다. 음주 문제에 대한 치료도 같은 방식으로 판단해야 합니다.

이러한 관점에서 볼 때 약 2/3의 환자가 치료를 통해 혜택을 받는 것으로 보이며, 이는 만성 질환에 대한 다른 치료법들과 비슷한 수치입니다. 혜택을 받는 환자들은 크게 두 그룹으로 나뉩니다. 첫 번째 그룹은 아예 금주를 계속 유지하거나 약간씩 음주를 하지만 더 이상의 알코올 관련 문제가 거의 또는 전혀 발생하지 않습니다(Miller, Walters, & Bennett, 2001). 두 번째 그룹은 과음은 계속하지만 그 빈도나 음주량이 줄어듭니다(예: 15잔씩 마시다가 하룻밤에 10잔으로 감소). 이들은 여전히 알코올과 관련된 건강 및 사회적 문제를 경험하지만, 그 빈도가 줄고 덜 심각해졌습니다.

분명히, 숫자상으로는 나머지 1/3의 환자는 호전되지 않으며 실은 7~15%의 환자는 심지어 악화될 수도 있습니다(Moos, 2005). 그렇다고 하여도 치료가 어떠한 환자에게도 분명 도움은 될 수 있다고 여길 이유가 많습니다. 실제로 위 확률대로라면 치료 성공 가능성은 2:1 수준입니다.

치료가 일반적으로 의미가 있다고 가정할 때, 그렇다면 특별히 어떤 치료법을 선택할 수 있을까요? 치료법을 선택할 때는 가능한 한 연구 결과에 기반해야 하는 것은 맞지만, 그렇다고 하여도 이러한 과학만능주의로 인해 어렵고 독특한 환자의 특수한 경우에서 환자를 돕고자 하는 개별 임상의들의 노력을 막거나 폄훼해서는 안 됩니다. 실제로 임상현장에서 대부분의 치료는 환자의 각각의 필요에 따라 다양한 접근 방식을 제공하며, 컴퓨터와 스마트폰을 이용한 치료 개입이 더 널리 쓰임에 따라 이러한 다양성은 더욱 확대될 것입니다.

알코올 치료로 안내하는 과학적 근거들은 풍부하게 연구되어왔습니다. 〈표 13.1〉은 전문 치료에 대한 근거 기반의 주요 특징을 강조합니다(동료 주도의 상호 지원 단체는 14장에서 다룹니다). 종합적인 검토에 관심이 있으시다면 정부 기관 및 전문 기관들에서 작성한 보고서도 참고하실 수 있습니다(Berglund, Thelander, & Jonsson, 2003; Haber, Lintzeris, Proude, & Lopatko, 2009; Lingford-Hughes, Welch, Peters, & Nutt, 2012; Management of Substance Use Disorders Workgroup, 2009; Miller, Wilbourne, & Hetema, 2003; National Institute for Health and Clinical Excellence, 2011; Raistrick, Heather, & Godfrey, 2006; Slattery et al., 2003).

비록 이번 장에서는 전문적인 치료법 각각의 유형에 대해 논의하겠으나, 음주 문제를 가진 사람들을 다뤄본 사람이라면 누구나 그들이 이질적인 집단이며 환자마다 다른 접근 방식이 필요하다는 것을 알 것입니다. 10장에서 설명한 대로 개별 평가를 실시하고 이 평가를 바탕으로 해당 환자에게 가장 적합한 치료 유형을 파악하는 것이 가장 좋습니다. 따라서 '치료 패키지'에는 개개인에게 맞춤식의 여러 가지 치료기법이 유용하게 포함될 수 있겠습니다. 여기에는 음주뿐만 아니라 개개인이 가진 기타 문제들(예: 의사소통 어려움, 대처 능력 부족, 우울증)에 초점을 둔 접근법도 포함될 수 있겠습니다.

〈표 13.1〉 음주 문제에 대한 전문적인 치료법들의 종류

명칭	근거 수준
동기부여 면담 및 동기 강화 요법[MET] 등의 동기부여 개입법	충분한 연구근거
대처 및 사회기술 훈련, 지역사회 강화접근법[CRA], 비상 상황 관리, 행동 자기통제 훈련, 단서 노출 등의 인지행동 치료법	충분한 연구근거
부부 및 가족 치료법	접근 방식별로 연구근거
12단계 촉진 상담과 사회적 행동 및 관계망 치료법	주요 임상시험들에서 긍정적 결과
마음챙김 훈련	점점 연구근거 쌓임
정신역동/병식 중심의 정신치료	연구근거 거의 또는 전혀 없으므로 적용에 주의
집단치료	기본적인 지지에는 유용하나 주요 권장 치료법으로서는 근거 부족
약물요법. 알코올 섭취 시 혐오감을 유발하는 약물(예: 디설피람)과 뇌 기전을 표적으로 하는 약물들(예: 아캄프로세이트, 날트렉손, 날메펜) 등의 다양한 약물이 가능	모두 연구근거 충분

동기부여 개입

비전문가가 단일하게 개입할 수 있는 간략한 동기부여 면담brief motivational interview은 9장에서 설명했습니다. 예를 들어, 동기부여 면담 기법은 치료 시작 시점에 동기를 부여하고 치료 유지 가능성을 높이기 위해 사용할 수 있습니다. 동기부여 면담의 기술들은 이 책에서 설명된 다른 치료 도중에도 통합될 수 있습니다.

동기부여 면담에서 치료자는 권위적인 역할을 맡는 것이 아니라 변화를 추진하는 긍정적 치료 분위기를 조성하기 위해 노력합니다. 전반적인 목표는 환자의 내재적 동기를 높여 환자가 스스로 변화에 대한 책임을 질 수 있도록 하는 것입니다. 동기부여 개입motivational interventions 접근 방식은 공감 표현, 불일치를 발달시키기, 저항을 다루기, 그리고 자기효능감 지지하기라는 크게 네 가지 원칙에 의해 뒷받침됩니다(Miller & Rollnick, 2002). 치료자는 직면적인 태도를 취하는 대신 따뜻함과 공감을 통해 치료 관계를 구축합니다. 그런 다음 환자가 현재 자신의 행동과 자신이 되고 싶은 모습 간의 불일치를 인식하도록 돕고, 이러한 간극이 더 커지도록 만듭니다. 치료자는 '부드럽게 설득'하려고 노력하며 환자의 저항에 대해 대립하지 않습니다. 저항에 부딪히면 치료자는 전략을 바꾸고 이를 유리하게 이용하려고 노력합니다. 마지막으로, 치료자는 희망과 변화의 가능성을 전달하여 자기효능감을 높이는 것을 목표로 합니다.

첫 번째 단계에서는 환자가 대부분의 대화를 이끌도록 권장됩니다. 임상의는 개방형 질문을 던지고, 긍정하고, 반영적으로 경청하고, 요약하는 역할을 수행합니다. 여기에는 종종 환자가 알코올을 즐기는 것과 변화에 대한 양가감정을 어떠한 판단 없이 정직히 반영하는 것이 포함됩니다. 반영적 경청reflective listening은 임상의의 입장에서 적극적인 상호 작용으로서, 환자의 말이 무엇을 의미하는지 확인하는 과정입니다. 요약하여 진술해주는 것은 임상의가 환자의 말을 경청하고 있음을 환자에게 보여주고, 논의된 내용들을 서로 연결하며, 다음 단계로 넘어가기 위해 사용됩니다(경과 요약). 이러한 기법은 '변화를 위한 대화'를 촉진하는 데 도움이 됩니다. 변화를 위한 대화는 불일치를 키워서 내재적 동기를 구축하는 데 도움이 됩니다.

어떤 환자들은 동기부여 면담의 첫 단계에서 다른 환자들보다 훨씬 더 오래 걸릴 수도 있습니다. 환자가 변화하려는 준비는 하지만 아직 확고한 결심을 하지 않은 때에는, 치료계획을 조정할 수 있습니다. 이는 목표를 설정하고 변화를 위한 선택지들을 고려해보는 것을 포함합니다.

동기부여 면담 방식은 청소년 및 젊은 층의 음주 및 위험한 행동을 변화시키려는 것과 특히 관련이 있습니다. 이들은 치료에 참여하려는 것이 쉽지 않을 수 있고, 이들과 관련된 전문가가 적으며, 다른 정신과적 동반 질환이 있을 가능성이 높기 때문입니다(National Institute for Health and Clinical Excellence, 2011). 코크란 메타 분석Cochrane meta-analysis에 따르면 동기부여 면담은 청소년의 음주 빈도와 양을 감소시키는 것으로 나타나기는 했으나, 그 효과가 크거나 반드시 임상적으로 의미 있는 수준은 아니었습니다(Foxcroft et al., 2014). 폭음 및 다른 알코올 관련 문제에 대해서는 효과가 제한적이었습니다. 응급개입에서 젊은이들을 대상으로 한 동기부여 면담에 대한 체계적인 연구 검토에 따르면 알코올 소비를 줄이는 데 적어도 다른 간단한 개입들(예: 교육, 지역 서비스 연락처 제공) 만큼이나 효과적이라는 사실이 밝혀지기는 했으나, 이는 그리 높은 수준은 아닙니다(Kohler & Hofmann, 2015).

임산부의 음주를 줄이거나 금주를 유지하기 위해 동기부여 면담을 시도한 연구도 있습니다. 그러나 다른 교육 및 심리학적 접근 방식과 마찬가지로 동기부여 면담이 임신 중 알코올 소비를 줄이거나 출산 결과에 긍정적인 영향을 미친다는 강력한 근거는 거의 없습니다(Haug, Duffy, & McCaul, 2014; Stade et al., 2009).

동기 강화 치료(motivational enhancement therapy, MET)는 두 개의 대규모 다기관 임상시험인 프로젝트 매치project MATCH와 영국 알코올 치료 임상시험(United Kingdom alcohol treatment trial, UKATT)에서 평가된 동기부여 면담을 변형한 것입니다. 알코올 치료에 대한 가장 큰 규모의 임상시험인 프로젝트 매치에서는 4회기에 걸쳐 제공되는 동기 강화 치료[MET]가 12회기에 걸쳐 제공되는 인지행동치료(cognitivebehavioral therapy, CBT) 및 12단계 촉진 요법(twelve-step facilitation, TSF)만큼이나 대부분의 결과에서 치료 효과가 있는 것으로 나타났습니다. 예외는 금주였는데, 이는 TSF에서도 일관되게 조금 더 높았습니다. 12주 치료 기간 동안 발생한 개선 효과는 1년 및 3년 추적 조사에서도 여전히 뚜렷하게 유지되는 것으로 나타났습니다(Project MATCH Research Group, 1997a, 1997b, 1998).

또 다른 대규모 임상시험인 UKATT에서는 3회의 동기 강화 치료 세션과 8회의 사회적 행동 및 관계망 치료(social behavior and network therapy, SBNT)를 비교했습니다(UKATT Research Team, 2005a, 2005b). 두 집단의 참가자 모두 3개월 및 1년 추적관찰에서 현저한 개선을 보였으며, 알코올 관련 측정에서 두 집단 간에 유의미한 차이는 없었습니다. 따라서 이러한 근거는 동기 강화 치료가 가치 있는 치료 방법으로 고려되어야 함을 시사합니다.

인지행동치료

인지행동적 접근법은 음주가 근본적인 정신역동적 갈등이나 신경증의 증상 또는 상징에 불과하다는 정신분석적 관점과는 대조적으로 문제 음주가 그 자체로 문제라고 가정합니다. 이 접근법에 따르면 문제 음주는 주로 학습된 행동으로, 치료는 부적응적인 음주 행동 패턴을 적당한 수준의 음주 또는 금주로 대체하는 것이라는 믿음이 내포되어 있습니다. 인지행동 심리학은 또한 술에 대한 대응 기술 및 음주와 그로 인한 결과에 대한 예상의 측면을 강조합니다.

인지행동적 접근법은 문제 음주자가 부족한 기술을 개선하도록 돕는 데 유용할 수 있습니다. 불안이나 분노에 대처하기 위해 또는 낮은 자존감 및 우울증과 관련된 부정적인 자기 인식의 결과로 알코올을 사용하는 음주자는, 이완 훈련, 분노 관리, 인지 재구조화와 같은 기술을 통해 도움을 받을 수 있습니다. 이러한 접근법은 알코올 문제에만 국한된 것은 아니지만, 과도한 음주의 심리적 원인으로 추정되는 문제를 해결하기 위한 치료법으로 적용될 수 있습니다. 또한 인지행동적 접근법은 많은 치료의 급성기 치료의 주축이 될 뿐만 아니라 금주 또는 절주에 성공한 환자의 재발 방지 노력에도 사용된다는 점을 언급할 필요가 있습니다(Marlatt & Gordon, 1985).

대처 및 사회기술 훈련

음주 문제가 있는 일부 환자는 사회적 상황에서 자신감 있게 기능하지 못하고 일상의 번거로움을 관리하지 못하는 문제를 가지고 있기도 합니다. 대처 훈련은 대인관계 및 의사소통 기술 개발과 인지행동적 기분 관리에 중점을 둡니다(Monti et al., 1990; Monti, Rohsenhow, Colby, & Abrams, 1995). 환자가 가지고 있는 사회적 기술의 결함을 평가하고 난 뒤에는 사회적 상호 작용을 어떻게 시작하고 자신의 생각과 감정을 표현하는지 방법을 가르칩니다. 이는 일반적으로 역할극 및 기타 행동치료 방법을 사용할 수 있는 집단 환경에서 이루어집니다. 예를 들어, 자기주장을 잘하지 못하는 환자는 술을 권하는 제안에 "아니요"라고 말하기 어려울 수 있으므로, 치료의 한 요소로서 "아니요"라고 말하는 연습을 가르치는 것이 한 예가 될 수 있습니다.

자기주장 훈련을 포함한 사회기술 훈련은 알코올 문제에 대한 매우 효과적인 치료 방법입니다(Holder, Longabaugh, Miller, & Rubonis, 1991; Miller, Andrews, Wilbourne, &Bennett, 1998). 개인 또는 집단에게 이 치료 방법이 적용될 수 있으며 특히 알코올 의존도가 중간 정도인 개인에게 적합합니다. 이 방식은 일정 수준의 지식 수준과 인지 기능이 필요하며, 신경심리학적인 장애 또는 알코올 관련 뇌 손상이 있는 환자는 이러한 방식이 적합하지 않을 가능성이 높습니다. 프로젝트 매치project MATCH는 주로 대처 훈련으로 구성된 CBT의 형태에서 긍정적인 효과가 있다는 연구 결과를 보였습니다. 대처 및 사회기술 훈련은 알코올에 중등도 의존을 보이는 사람들에게 효과적인 치료법입니다(Haber et al., 2009; National Institute for Health and Clinical Excellence, 2011; Raistrick et al., 2006; Slattery et al., 2003).

지역사회 강화 접근법과 대책 관리

지역사회 강화 접근법(community reinforcement approach, CRA)은 도구적 학습의 원리를 기반으로 하며, 환자의 현실 환경에서 실생활의 보상을 다루는 데 중점을 둡니다. 이 접근법은 가정에서 강화 대책을 변경하는 데 중점을 두는 것으로, 환자에게 중요한 인물(가족, 연인 등)을 참여시켜 긍정적 강화를 도모합니다. 가족의 긍정적인 반응, 구직활동 지원, 사교모임 가입 및 기타 사회적 보상을 치료 성공에 따른 조건부로 환자에게 제시하고, 임상팀은 이러한 보상이 실제로 제공될 수 있도록 관리하는 책임을 집니다. 이 기법은 Hunt와 Azrin(1973)에 의해 입원 환자를 위해 개발되었지만 시간이 지남에 따라 발전하여 현재는 외래환자/지역사회 치료 프로그램에서 사용되고 있습니다(Azrin, 1976; Meyers & Miller, 2001).

치료 구성 요소에는 동기부여 상담, 음주 거절 훈련, 의사소통 기술 훈련, 문제 해결 훈련, 재발 방지 및 디설피람disulfiram 약물치료 순응도 관리가 포함됩니다. 지역사회 강화 접근법[CRA]은 음주 행동과 가족 및 직업 관련 문제에 초점을 맞추고 있습니다. 초기 연구에 따르면 가족의 지원을 받는 기혼자는 단독으로 디설피람 약물치료만으로도 효과적이었던 반면, 미혼이고 가족의 지원을 받지 못하는 환자의 경우에는 전체 CRA 치료법을 일괄해서 사용해야만 효과를 볼 수 있었습니다(Azrin, Sisson, Meyers, & Godley, 1982). CRA 기반 전략은 특히 심각한 음주 문제가 있는 환자에게조차 디설피람을 투약하지 않을 때도 효과적이지만, 임상진료에서 널리 채택된 적은 없습니다(Meyers & Miller, 2001).

최근에는 지역사회 강화 접근법[CRA]의 한 요소인 대책 관리contingency management가 각성제 의존증 치료에 효과적이라는 점에서 주목받으며 알코올 사용 장애의 치료에 대해서도 점점 연구가 이루어지고 있습니다. 대책 관리는 일반적으로 상품권, 보상, 현금 또는 특혜 등 네 가지 유형의 유인책에 의존합니다. '긍정적 강화'에 필요한 자원은 보상해줄 자원이 부족할 때 임상적 활용도가 떨어집니다. 또한 모든 연구가 미국에서 수행되었기 때문에 다른 나라에서 활용되기 위해서는 해당 국가에서의 후속 연구가 필요하겠습니다(National Institute for Health and Clinical Excellence, 2011).

행동 자기통제 훈련

행동 자기통제 훈련(behavioral self-control training, BSCT)은 알코올 의존

도 수준이 덜 심각한 단계에 있는 사람에게 알코올 소비를 줄이는 데 특히 효과적입니다. 처음에는 치료자와 내담자가 합리적인 알코올 섭취 한도를 정하고, 내담자는 음주 일기를 쓰거나 자가 모니터링 카드를 작성하여 모든 음주를 기록합니다(물론 전자기기를 통해서도 할 수 있습니다). 음주 갈망 일기나 일일 활동 일기도 도움이 될 수 있습니다. 그 이후 환자가 음주 빈도를 줄이는 기술을 배우고, 부정적인 기분(지루함, 불안, 우울), 긍정적인 기분(희열, 행복), 외적 단서(친구와의 만남, 특정 시간, 특정 장소) 등 음주를 유발하는 요인들을 알아내도록 합니다. 목표는 음주량 감소 또는 금주에 대한 긍정적인 경험을 개발하는 동시에 과음에 대한 부정적인 경험을 만드는 것입니다. 행동 자기통제 훈련은 개인 또는 집단에서 이용할 수 있으며, 자조 매뉴얼self-help manual이 활용될 수 있습니다(Hester, 1995; Jarvis, Tebbutt, Mattick, & Shand, 2005). 이는 음주를 조절할 수 있는 개인에게 매우 효과적인 치료 방법입니다(Haber et al., 2009; National Institute for Health and Clinical Excellence, 2011; Raistrick et al., 2006).

음주유발 단서 노출

이 접근법은 고전적 조건화의 원리를 기반으로 하며 공포증, 강박 장애 및 기타 불안 장애를 위해 개발된 치료 전략에서 차용한 것입니다. 환자들은 일반적으로 음주유발 단서를 어려움을 야기하는 원인으로 꼽기 때문에 이러한 단서의 영향을 줄이는 것은 유용한 방법입니다. 환자는 이전에 갈망이나 과도한 음주를 유발했던 조건화된 자극이나 단서들에 노출된 후에 술을 아예 마시지 않고 참거나 과음하지 않도록 노력하게 됩니다. 예를 들어, 위스키 한 병을 가지고 다니면서 마시지는 않고 냄새만

맡게 하거나, 치료자가 같이 술집에 동행하거나, 갈망을 유발할 만큼 술을 상당히 마시고 난 뒤부터 더 이상 음주하지 않도록 하는 등입니다. 단서 노출은 자극이 향후에 음주 갈망 반응을 유발할 가능성을 줄이고 개인의 자기효능감을 향상시킵니다. 이 방법은 대처기술 및 의사소통 기술과 결합하거나(Monti et al., 1993; Rohsenhow et al., 2001) 재발 예방 프로그램에 통합될 수 있습니다(Drummond, Tiffany, Glautier, & Remington, 1995). 비록 치료 방법으로써 약간의 가능성을 보이긴 하였지만 재발을 예방하는 성공률은 임상적으로 제한적입니다(Conklin & Tiffany, 2002).

부부 및 가족 치료

이 책의 첫 장에서 설명한 바와 같이, 음주 문제가 있는 사람들과 가까운 이들은 음주 문제의 과정에 있어 영향을 미칠 수도 있고 또한 영향을 받을 수도 있습니다. 그러므로 배우자나 다른 가족 구성원들을 치료에 참여시키는 것이 치료에 도움이 될 수 있습니다. 이는 또한 문제 음주자의 삶에 의해 영향을 받는 이들의 막대한 고통에 관심을 기울일 수 있게 하는 임상적 기회 또한 제공합니다.

부부 및 가족 치료couple and family therapies는 다양한 이론적 관점에서 실시할 수 있는데, 일반적으로는 앞서 검토한 개개인에 대한 효과적인 치료 방법 중(예: 인지행동치료)에서 가장 적절한 방법을 택하게 됩니다. 배우자와 가족 구성원, 그리고 문제 음주자 모두에게 지지 및 대처기술 훈련을 통해 잠재적인 갈등을 줄이고 문제 음주자가 치료를 받도록 장려할 수 있습니다. 또한 알아넌Al-Anon(중독자 가족 자조모임)과 같은 단체로부터 도움과 지원을 받을 수도 있습니다(14장 참고). 이러한 지지적 접근 방식은 가족들이 더 잘 대처하도록 돕고 알코올 의존자가 치료를 받도록 동기를 부여하는 데 효과적인 것으로 입증되었습니다(O'Farrell & Clements, 2012). 행동 계약은 음주 방식의 변화를 확고히 하고 갈등과 문제들을 해결하여 관계의 질을 개선하는 데 사용될 수 있습니다.

부부 행동치료(behavioral couples therapy, BCT)는 강하게 지지하는 연구결과 근거를 많이 가지고 있습니다(National Institute for Health and Clinical Excellence, 2011). 오래된 근거로는 술 문제가 있는 남성이 술 문제가 없는 여성과 결혼한 경우에 대한 연구가 있고(예: O'Farrell et al., 1993), 최근의 연구로는 동성 커플의 경우에 대해서나 또 술 문제가 있는 여성이 술 문제가 없는 남성과 결혼한 경우에 대해 이루어진 것들이 있습니다. 부부 행동치료는 18개월 후 음주 결과를 개선하고 결혼 생활의 안정과 만족도를 유지하는 것으로 나타났습니다(O'Farrell et al., 1993). 부부 양쪽 모두 술 문제가 있는 경우 이러한 치료법이 효과가 있는지는 아직 명확하지 않습니다.

부부 행동치료는 현재는 일반적으로 구조화되어 있으며, 인지행동치료의 전략들을 포함하여 알코올 남용으로 인한 관계 문제뿐만 아니라 보다 일반적인 관계의 문제들을 다룹니다(Haber et al., 2009; National Institute for Health and Clinical Excellence, 2011; O'Farrell & Clements, 2012; Raistrick et al., 2006; Slattery et al., 2003). 인지행동적 형태의 가족 치료도 널리 사용되고 있으며 효과적입니다(Berglund et al., 2003; Copello, Velleman, & Templeton, 2005; Shand, Gates, Fawcett, & Mattick, 2003). 비록 모든 사람이 부부 치료를 받을 수 있거나 기꺼이 참여할 배우자나 가족이 있는 것은 아니지만, 이러한 접근 방식은 개개인에 대한 치료보다도 더욱 효과적인 것으로 나타났습니다(Haber et al., 2009; National Institute for Health and Clinical Excellence, 2011; O'Farrell &

Clements, 2012). 따라서 환자의 치료에 있어 주의 깊게 고려해봐야 할 치료법입니다.

청소년에게 음주 문제가 있는 경우 가족 치료가 일반적으로 고려되는 이유는 부정적인 가족 역학 관계가 문제 음주에 결정적일 수 있기 때문입니다. 그러나 최근 메타 분석에 따르면 가족에 대한 개입도 효과적이지만 개인에 대한 단독 개입이 더 큰 효과가 있는 것으로 나타났습니다(Tripodi, Bender, Litschge, & Vaughn, 2010).

가족 및 부부 치료는 문제 음주자가 치료를 받지 않으려는 상황에서도 적용될 수 있습니다. 문제 음주자가 치료에 대한 참여를 원하지 않더라도 가족 개입이나 지원, 알아넌Al-Anon 및 알아틴Alateen(가족이나 가까운 친구의 알코올 중독으로 자신의 삶에 영향을 받는 젊은이들의 자조모임)과 같은 단체의 지원과 정보가 '보호자들'(가족, 친한 친구 et al., 14장 참고)에게 제공되는 것이 매우 중요합니다. 특히 모든 자녀에 대한 지원이 고려되어야 합니다. 많은 부모는 자녀가 부모의 음주 문제를 알지 못할 거라고 말하지만, 실제로는 그렇지 않습니다. 자녀를 지원하는 것뿐만 아니라, 어떤 방법들은 이러한 가정의 자녀들이 추후 알코올 문제가 발생하지 않도록 예방적인 측면을 고려하기도 합니다(Capello et al., 2005). 보호자와 관련하여서는 다양한 접근 방식이 연구되었으며, 자조 개입은 보다 집중적인 심리치료만큼이나 효과적으로 스트레스를 감소시키고 심리적 기능 개선을 도모합니다(National Institute for Health and Clinical Excellence, 2011). 예를 들어, 지역사회 강화 및 가족 훈련[CRAFT] 접근법은 행동 변화 전략을 가르치며 치료에 저항하는 환자를 치료에 참여토록 하는 데 효과적인 방식입니다(Meyers, Smith, Serna, & Belon, 2013). 사회적 행동 및 관계망 요법[SBNT]은 일반적으로 더 넓은 범위의 가족 및 친구 네트워크를 포함하나 가족만으로도 적용될 수 있습니다(Copello et al., 2002).

12단계 촉진 요법 및 사회적 행동 및 관계망 요법

12단계 촉진 요법(twelve-step facilitation therapy, TSF)은 14장에 자세히 설명된 익명의 알코올 중독자 모임[A.A.]에서 치료 철학을 도출하였습니다. 프로젝트 매치Project MATCH와 여러 임상시험에 대한 최근의 코크란Cochrane 리뷰(Kelly, Humphreys, & Ferri)에 따르면 이 접근법은 금주 외의 모든 치료 결과에 대해 다른 근거 기반 정신치료들(예: 동기부여 및 인지행동치료)만큼이나 효과적인 것으로 드러났으며, 금주에 대해서는 TSF가 더 우수한 치료 방법이라는 것을 알려줍니다. 이 방법의 핵심은 금주 및 기타 행동 변화를 강화할 수 있는 지속적인 사회관계망을 환자에게 소개하는 것입니다.

사회적 행동 및 관계망 치료법(social behavior and network therapy, SBNT)은 영국 알코올 치료 임상시험(United Kingdom alcohol treatment trial, UKATT)을 위해 개발되었으며 효과가 입증되었습니다(Copello et al., 2002; Copello, Hodgson, Tober, & Orford, 2009). 이 치료법은 12단계 촉진 요법의 질병모델 철학을 공유하지는 않지만, 변화를 지원하는 지속적인 사회관계망에 환자를 연결한다는 동일한 목표를 추구합니다(AA 모임이 포함되거나 포함되지 않을 수 있음). 가족, 친구 및 내담자의 사회관계망에 속한 다른 사람들이 지원을 제공받고, 이를 통해 내담자가 치료에 참여하고 음주 행동을 변화시킬 수 있도록 돕습니다. 다시 말해, 사회관계망은 음주 행동을 변화시키기 위해 긍정적인 사회적 지원을 동원하는 것입니다. 치료자는 사회적 관계의 측면에서 고려하고 의사소통, 대응 기술, 사회적 지지 네트워크 강화와 같은 주제를 소개합니다. 비판단적 경청, 정보 제공, 지원처 탐색, 필요한 경우 다른 도움을 주선하는 등은 모두 음주자 및 그들에게 주요한 주변인들과 함께 일하는 매우 실용적인 방법의 일부입니다.

마음챙김 훈련

마음챙김mindfulness 명상은 불교적 전통에 그 기원을 두고 있으며 점차 서구 세계에서 인기가 높아지고 있습니다. 물질 사용 장애의 치료와 관련하여 마음챙김 명상의 근거 기반은 아직 초기 단계에 머물러 있습니다(Witkiewitz et al., 2014). 마음챙김 훈련mindfulness training은 '매 순간 자각을 유지하여 신념, 생각 또는 감정에 대해 강하게 집착하는 것에서 벗어나 정서적 균형과 행복을 향상시키는 것'을 목표로 합니다(Ludwig & Kabat-Zinn, 2008). 고통스러운 감정 상태를 숙달하거나 통제하는 데 초점을 두는 치료법들과 달리 마음챙김은 감정을 받아들이는 데 중점을 둡니다. 재발 예방 전략에 마음챙김을 추가함으로써 재발에 대한 내적, 외적 단서에 대해 인지할 수 있도록 합니다. 마음챙김 훈련은 불안과 우울증을 감소시키는 것으로 나타났으며, 과도한 음주 자체를 감소시킨다는 근거도 있습니다(Bowen et al., 2014).

정신역동적/통찰지향적 정신치료

현재 개인 또는 집단에 대한 정신역동적/통찰지향적 정신치료psychodynamic/insight-oriented psychotherapy는 알코올 문제에 대한 효과적인 치료법으로 여겨지지 않습니다. 그러나 금주 또는 안정적으로 적당한 음주를 하게 된 경우에는, 통찰지향적 정신치료는 신중하게 선택된 일부 환자에게 도움이 될 수 있으며, 경우에 따라 회복의 질을 향상시키는 데 필수적일 수 있습니다. 특히 주의해야 할 점은, 정신치료가 적합한지는 실제로 신중한 평가를 통해 결정되어야 함에도 이 사실을 간과할 수 있다는 것입니다. 일반적으로 정신치료에 대해 특별히 수련을 받지 않은 사람들은 이 치료법에 대한 기대가 크다 보니, 정신치료 전문가라면 고려하지 않을 환자들을 정신치료의 대상으로 삼기도 합니다. 많은 임상의는 실제로 환자가 금주 또는 기타 삶의 변화를 안정적으로 달성하는 것을 조건으로 정신치료를 제안합니다.

집단치료

집단치료group therapy는 음주 문제 치료에 널리 사용되어 왔으며, 때로는 선택적 개입으로 간수될 정도입니다. 구조화되지 않은 집단에서 나누는 대화와 심리 교육은 효과가 있다는 근거가 없지만, 좋은 연구 결과로 뒷받침되는 명확한 치료법(인지행동치료 및 재발 방지)은 구조화되고 잘 관리된 치료 집단에서 이용될 수 있습니다(Najavits, Weiss, & Liese, 1996).

중독 치료 센터에서 제공하는 치료 중에는 집단치료가 자주 포함됩니다. 이러한 집단은 입원과 퇴원을 하는 환자들이 계속 있기 때문에 폐쇄적이기보다는 개방적으로 운용될 때가 많습니다. 그러나 반대쪽 극단에서는, 집단의 동질성을 위해 유사 조건으로 선정된 8~10명의 환자(예: 모두 여성들)로만 구성된 매우 폐쇄적인 집단에서 정통 집단치료 원칙에 따라 엄격히 운영되는 경우도 찾을 수 있습니다.

집단에서는 성취하고자 하는 작업 목적에 따라 몇 가지 일반적인 주제가 다를 수 있습니다. 교육을 목적으로 하는 집단에서는 환자들은 의존의 원리와 본질에 대해 배울 수 있습니다. 두 번째로 중요한 주제는 문제 해결과 관련된 것입니다. 이는 직업을 찾거나 빚을 관리하는 방법과 같은 현실적인 문제를 다루거나, 또는 대인관계 및 역동의 문제에 초점을 맞춥니다. 재발 방지 전략의 연습은 환자들이 금주를 공고히 하고 재발을 방지할 수 있는 방법에 대해 서로 간의 아이디어를 공유하므로 집단 작업의 유용한 부분입니다. 집단의 정서가 화합되면 목표를 정의하고 저항을 극복하며 동기를 강화하는 데 도움이 될 수 있습니다. 마지막으로, 집단에서 친목과 문제를 나눌 수 있는 기회는 고립감을 극복하고 환자를 지지하는 데 일반적으로 큰 도움이 될 수 있습니다.

임상의는 술에 취한 상태로 집단치료에 참여하려는 환자를 기꺼이 배제할 수 있어야 합니다. 술을 마신 사람을 참여시키면 일반적으로 건설적인 작업이 방해될 정도로 불안과 분노를 유발합니다.

약물요법

알코올 의존증에 대한 약물요법은 오랜 기간 사용되어 왔으며, 모든 근거 기반 지침(예: Jonas et al., 2014; Maisel et al., 2013; 약물 사용 장애 관리 작업 그룹, 2009; National Institute for Health and Clinical Excellence, 2011)에서 약물치료가 권장됩니다. 약물요법은 일반적으로 단독으로 사용해서는 안 되며 심리사회적 치료와 함께 이루어져야 하며, 모든 알코올 의존 환자에게서 고려해야 합니다. 현재로서는 알코올 의존이 아닌 개인[즉, 유해한 음주(ICD-10) 또는 경미한 알코올 사용 장애(DSM-5)]에 대한 약물 사용을 뒷받침하는 근거는 없습니다.

약물요법은 회복을 개선할 수 있는 잠재력에도 불구하고 다수의 환자들에게 고려되지 않고 있으며, 5~10%만이 약물치료를 받고 있습니다. 이렇게 약물 처방이 저조한 이유는 인식 및 수련의 부족, 약값 부담에 대한 우려와 의료진 및 환자의 '중독자에게 약물을 또 제공하는 것'이라는 거부감 때문일 가능성이 높습니다. 이 단락에서는 이러한 저조한 투약이 실제 임상현장에서 심각한 문제라는 점을 분명히 할 것입니다.

방금 살펴본 심리사회적 치료와 마찬가지로 이 장에서는 각 약물의 복잡하고 자세한 내용보다는 주요 사항만을 살펴보고, 최선의 활용 방법에 대해 알아볼 것입니다. 또한 동반된 정신질환이 있는 경우 알코올 의존을 치료하기 위한 약물치료 전략에 대해서도 설명할 것입니다. 임상의는 최적의 처방을 달성하는 법을 배우고 앞서 말한 진료 지침을 참조할 수 있을 것입니다. 모든 환자에서 약물치료를 고려할 때마다 환자는 신체 검진과 간 및 신장 기능, 전체적인 피검사와 같은 일상적인 혈액 검사를 받아야 합니다.

1950년대에 디설피람disulfiram이 치료에 처음 사용된 이후 1990년대에 아캄프로세이트acamprosate와 날트렉손naltrexone과 같은 다른 약물이 허가되었고, 지난 몇 년 동안 날메펜nalmefene이 허가되었습니다. 이러한 약물들은 '항갈망제'로 분류되기는 하지만, 임상시험과 경험상으로는 꼭 이름처럼 갈망을 조절하는 효과만 있는 것이 아니라, 충동성 및 스트레스 조절과 같은 다른 중요한 기전이 있습니다. 또한 바클로펜baclofen과 토피라메이트topiramate와 같이 허가 외off-license 및 오프라벨off-label로 사용되는 일부 약물도 효능이 있는 것으로 나타났습니다. 다른 적응증에 대한 허가를 받은 약물의 용도 변경 및 추가가 증가함으로 인해 알코올 의존의 신경생물학에 대한 이해가 증진되고 더 많은 치료 표적을 제공할 수 있을 것으로 보입니다.

디설피람

50여 년 전에 도입된 이래([Box 13.1] 참고) 디설피람disulfiram(제품명: 안타부스)은 알코올 문제의 치료에 매우 널리 사용되어 왔습니다. 디설피람은 간 효소인 알데히드 탈수소효소(aldehyde dehydrogenase, ALDH)(2장 참고)를 억제하여 아세트알데히드 단계의 알코올 분해를 차단합니다. 이로 인해 체내에 아세트알데히드가 축적되고 얼굴과 상체 홍조, 욱신거리는 두통, 두근거림, 심박수 증가, 메스꺼움, 구토 및 전반적인 혐오감이 특징인 혐오성 디설피람-에탄올 반응(disulfiram-ethanol reaction, DER)이 발생합니다. 테스트를 위해 혐오 반응을 유발시키려고 환자에게 과량의 알코올을 마시게 하는 방식은 정당화될 수 없으므로 더 이상 수행되지 않습니다. 따라서 디설피람 치료의 근거는 환자가 약물의 보호 효과 하에는 즐겁게 술을 마실 수 없기 때문에 어느 때라도 갑자기 음주 유혹이 생길 때 참아야만 하는 고생을 할 필요 없이, 그저 매일 약물을 복용하기만 하면 된다는 것입니다. 디설피람은 또한 중추 신경계에 영향을 미쳐 도파민 베타-수산화 효소를 억제하고 중뇌변연계mesolimbic system에서 도파민 농도를 증가시킵니다. 그러나 이러한 기전이 치료 효과에 기여하는지 여부는 명확하지 않습니다. 디설피람을 복용한 환자들은 알코올에 대한 욕구가 감소했다고 보고했습니다.

디설피람을 복용하는 환자는 에탄올 농도가 5~10mg/100mL(5~10mg%) 정도의 낮은 농도에서도 반응을 일으킬 수 있습니다. 따라서 감기약, 구강청결제, 향수, 애프터쉐이브, 탈취제(데오도란트) 및 기타 유사한 일반의약품을 포함하여 에탄올 농도가 5mg% 이상인 제품은 피하도록 환자에게 권고해야 합니다. 환자는 또한 음식에 알코올이 들어 있는지 확인해야 합니다. 디설피람을 복용하던 중 다량의 알코올을 섭취하면 심장 부정맥, 저혈압 및 실신의 위험이 있습니다. 반응은 보통 음주 후 10~30분 이내에 시작되어 몇 시간 동안 지속될 수 있으며, 8~12시간 이내에 최대 효과가 나타납니다. 디설피람 복용을 중단한 후 최대 2주까지 반응이 보고되었으며, 일반적으로 향후 7일간 금주하는 것이 좋습니다. 디설피람-에탄올 반응의 정도는 매우 다양합니다. 환자가 '그냥 술을 마실 수 있을 정도로' 약할 수도 있고, 생명을 위협할 정도로 심할 수도 있습니다. 반응의 정도는 개인차가 있기는 하지만 섭취한 알코올의 양과 약물 용량에 비례하는 것으로 보고되었습니다. 디설피람을 하루 250mg까지 매일 복용하는 경우보다 과다 복용(의도적 또는 우발적)하는 경우 심각한 부작용이 나타날 가능성이 더 높습니다. 이러한 부작용이 의심되는 경우, 맥박 안정화 및 혈압 상승, 경련 및 메트헤모글로빈혈증methemoglobinemia에 대한 치료를 위해 긴급히 내과적 조치를 취해야 합니다. 그래서 디설피람을 처방받은 환자는 응급처치 지침이 적힌 의료 카드를 지니고 다녀야 합니다.

디설피람 사용에 대한 몇 가지 금기 사항과 주의 사항이 있습니다. 금기 사항으로는 심부전, 관상동맥 질환, 뇌혈관질환 병력, 고혈압, 심각한 인격 장애, 자살 위험 및 임신 및 모유 수유 등이 있습니다. 역사적으로 정신병은 금기 사항으로 간주되어 왔지만, 최근 시험 결과 정신병 환자에게 디설피람을 안전하게 처방할 수 있는 것으로 나타났습니다(Petrakis et al., 2005). 간 또는 신장 장애, 호흡기질환, 당뇨병 또는 간질이 있는 경우에는 주의가 필요합니다.

디설피람은 신중하게 사용해야 하며 그 위험성을 과소평가해서는 안 됩니다. 치료를 시작하는 의사는 환자에게 부작용에 대해 설명하고 정기적인 검토를 위한 절차를 마련해야 합니다. 디설피람의 하루 용량은 일반적으로 100~250mg이지만 더 많은 용량을 투여할 수도 있습니다.

[Box 13.1] 역사의 페이지에서: 디설피람의 발견

"이러한 화학 물질을 다루는 노동자들은, 특히 완성된 물질을 다룰 경우 어떤 식으로든 술을 마실 수가 없었습니다. 심지어 맥주 한 잔의 음주만으로도 빠른 맥박과 함께 얼굴과 손이 붉어지고 일부 남성은 두근거림과 함께 얼굴과 눈, 머리에 끔찍하게 꽉차는 통증을 호소합니다."

이 글은 80년 전 미국의학협회지(Williams, 1937)에 실린 편지에 실린 글입니다. 저자는 고무의 경화(硬化)를 가속화하는 데 사용되는 화학물질을 제조하는 공장에서 일하던 의사였습니다. 스웨덴의 고무장화 산업에서도 비슷한 이야기가 나왔습니다. 이 우연한 발견은 현대 의학에서 알코올 의존증 치료제로 승인된 최초의 약물인 디설피람의 개발로 이어졌습니다.

디설피람의 역사는 1881년 독일의 한 화학자가 티오카바마이드(thiocarbamide)에서 이 새로운 화합물을 합성하면서 시작되었습니다(Kragh, 2008). 20세기 초까지 이 화합물은 성장세에 있던 고무 산업에서 사용되기 시작했는데, 퇴근 후에 술을 즐기려던 노동자들에게 불쾌한 부작용을 일으켰습니다. 그러나 초기에는 옴과 장내 기생충을 치료하는 데 사용되었습니다. 1947년 덴마크에서 디설피람을 연구하던 두 과학자였던 에릭 야콥슨(Erik Jacobsen)과 옌스 할드(Jens Hald)가 알코올 의존증을 치료하던 의사 올루프 마르텐센-라르센(Oluf Martensen-Larsen)과 협력하기 시작하면서 상황이 바뀌었습니다. 그들의 헌신은 인상적이었습니다. 야콥슨은 디설피람이 에탄올의 대사를 지연시키는 효과로 인해 생기는 주관적인 불쾌한 느낌을 신중히 기록하면서 스스로에게 생체 실험을 했습니다.

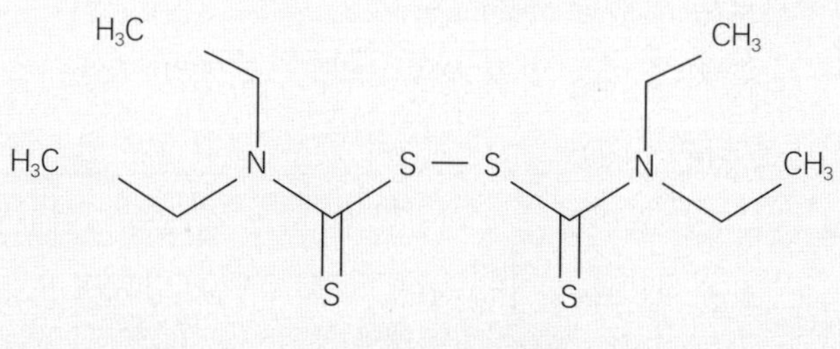

디설피람의 분자구조

1952년 덴마크 연구팀은 디설피람을 '안타부스(antabus)'라는 이름으로 특허를 받았고, 이후 몇 년 동안 '안타뷰즈(antabuse)'로 개명했습니다. 미국인들은 타임지의 '술 취한 사람들을 위한 약'에 관한 기사를 통해 이 약에 대해 알게 되었습니다(Kragh, 2008).

이 약물은 1950년대에 열렬한 환영을 받았지만 일부 국가에서만 치료의 중심이었습니다. 그래도 미국에서 중독 분야의 연구가 성숙하는 데 중심적인 역할을 했습니다.

다기관 임상시험(multisite clinical trials)은 종종 의학 연구의 최고봉으로 여겨지며, 미국에서는 이러한 임상시험 중 가장 큰 규모의 임상시험이 가장 많이 진행된 곳이 바로 재향군인회(veterans affair, VA)의 협력연구 프로그램입니다. 국립 알코올 남용 및 알코올 중독 연구소의 중요한 연구원이었던 의사 리처드 풀러(Richard Fuller)는 재향군인회를 설득하여 당시 중독 치료 분야에서 가장 비용이 많이 들고 정교한 다기관 임상시험을 실시하였습니다. 1937년 저명한 미국의학협회지(Fuller et al., 1986)에 발표된 디설피람에 대한 이 연구에서는 위약을 복용한 환자도 실제 약물을 복용한 환자만큼이나 완전한 금주를 달성할 가능성이 높았습니다.

그러나 고도로 이루어진 이 임상시험의 부정적인 결과는 이 약물의 인기에 별다른 영향을 미치지 못했습니다. 이후 디설피람은 알코올 및 코카인 의존증에 대한 치료제로 사용 범위가 확대되었는데, 고무 산업 노동자들의 우연한 발견에서 비롯된 놀라운 진화라고 할 수 있겠습니다.

디설피람은 천천히 흡수되므로 효과적인 혈중 농도를 형성하기 위해 며칠간 복용해야 합니다. 가능한 부작용으로는 초기 무기력증과 피로, 구토, 입안의 불쾌한 맛과 구취, 발기부전, 원인불명의 호흡곤란 등이 있습니다. 다른 덜 흔한 부작용으로는 정신병(보통 섬망과 동반되며 뇌의 도파민 수치 증가와 관련이 있을 수 있음), 알레르기성 피부염, 시신경 및 말초 신경병증, 간세포 손상 등이 있습니다. 디설피람은 다른 약물과 상호 작용하여 와파린의 효과를 높이고 삼환계 항우울제[TCA], 페니토인, 벤조디아제핀의 대사를 억제합니다. 환자는 복용 후 잘 맞지 않거나 힘들 경우 더 이상 약을 복용하지 말고 의학적 검토를 받아야 합니다(National Institute for Health and Clinical Excellence, 2011). 디설피람은 뇌의 도파민 수치를 변화시킬 수 있기 때문에 알코올과 코카인 사용 장애가 동반되어 있는 환자의 치료에도 유용할 수 있습니다(Carroll et al., 2004; 7장 참고). 디설피람은 혈장 수치를 증가시키고 비강 내 및 정맥 내 코카인의 제거율을 감소시키는 것으로 보고되었으므로 주의가 필요합니다(Baker, Jatlow, & McCance-Katz, 2007).

많은 환자가 특히 금주 초기 단계에서 디설피람이 도움이 된다고 하였습니다. 일부는 수년에 걸쳐 낮은 유지 용량을 복용하는 것을 선호하는 반면, 다른 일부는 고위험 기간 동안만 간헐적으로 투약하는 방식을 이용합니다.

디설피람의 임상시험 결과들을 검토한 결과, 디설피람이 위약보다 재음주를 예방하거나 알코올 관련 결과를 개선하는 데 유의미하게 우수하지는 않다는 결론이 내려졌지만(Jonas et al., 2014; National Institute for Health and Clinical Excellence, 2011; Slattery et al., 2003), 일부 연구에서는 우월성을 보이기도 했습니다. 알코올과의 상호 작용으로 인해 디설피람을 사용한 진정한 맹검 연구는 불가능합니다. 왜냐하면 환자가 알코올과의 상호 작용으로 인한 잠재적인 위험이 있음을 알고 있어야 해서 위약 투여 여부를 쉽게 감별할 수 있기 때문입니다. 개방 표지 연구에 대한 메타 분석은 디설피람의 효능을 뒷받침하며(Skinner, Lahmek, Pham, & Aubin, 2014), 날트렉손 또는 아캄프로세이트와 비교하여 디설피람이 더 나은 음주 관련 결과를 가져오는 것으로 나타나기도 했습니다(De Sousa & De Sousa, 2004, 2005; Laaksonen et al., 2008).

디설피람은 장기 지속형 이식 형태로도 제공되지만, 평가 연구는 방법론적으로 취약하며 이식 형태가 환자에게 약리학적으로 활성 농도의 혈중 디설피람 농도를 유지하지는 못했습니다(Garbutt et al., 1999). 법원의 치료 명령으로 디설피람을 투약하는 것도 한가지 방식이었으나 이는 널리 적용되거나 반드시 받아들여지는 방식은 아닙니다(Martin et al., 2003).

현재의 근거에 비추어 볼 때, 디설피람은 다른 약물에 비해 알코올 의존 치료에서 차지하는 비중이 작으며, 일반적으로 아캄프로세이트 또는 날트렉손을 사용한 후 또는 환자가 원하는 경우에만 고려됩니다(Hughes & Cook, 1997, National Institute for Health and Clinical Excellence, 2011). 다음 조건 중 하나 또는 두 가지가 모두 충족될 때 최상의 결과를 얻을 수 있는 것으로 보입니다. 첫째, 환자에게 약물 사용에 대해 설명하고 환자가 스스로 원하는 경우에만 투여해야 합니다. 환자의 의견을 묵살하거나 강압적으로 결정하면 안 되며, 자유롭게 이러한 치료에 참여토록 해야 합니다. 둘째, 관리 감독이 가능해야만 합니다(예: 병원 진료실, 직장 내 진료실 또는 지지하는 가족이나 친구의 감독하에 약을 복용하는 것). 또는 비상 대책에 대한 계획이나 연락할 사람이 있어야 합니다.

뇌 기능을 조절하는 약물

디설피람과 달리, 여기에 설명된 약물은 알코올 섭취 시 혐오 반응을 일으키지 않습니다. 대신, 보상과 동기부여, 스트레스 조절 등 알코올 의존에 관여하는 뇌의 회로를 조절하는 메커니즘으로 작동합니다(2장 참고). 디설피람과 달리 이러한 약물은 환자가 알코올을 섭취해도 위험하지 않습니다.

날트렉손

날트렉손naltrexone은 오피오이드 수용체 길항제입니다. 알코올은 뇌에서 엔돌핀(내인성 오피오이드)의 방출을 자극하여 도파민성 '쾌락-보상-동기부여' 경로를 활성화함으로써 강화가 이루어집니다(2장 참고). 날트렉손은 이러한 활성화를 차단하여 임상적인 치료효과를 내는 것으로 여겨집니다. 또한, 충동성 감소, 시상하부-뇌하수체 축(hypothalamus-pituitary axis, HPA) 및 스트레스 시스템 조절과 같은 다른 기전도 날트렉손의 효과를 매개하는 데 관여하는 것으로 연구되었습니다.

1994년 미국 식품의약국(food and drug administration, FDA)에서 알코올 의존증 치료제로 처음 승인된 날트렉손은 수많은 무작위 및 대조군 임상시험randomized and controlled clinical trials을 통해 경도에서 중등도의 효과가 있다고 보고되었습니다(Jonas et al., 2014; Maisel et al., 2013; Rosner, Leucht, Lehert, & Soyka, 2008). 현재 영국을 포함한 유럽의 여러 국가와 호주에서 시판이 허가되었습니다. 일반적으로 매일 50mg 용량의 날트렉손 복용은 심리사회적 치료와 함께 알코올 의존 환자의 재발률을 감소시키는 것으로 나타났습니다(참고문헌: Donoghue et al., 2015; Jonas et al., 2014; Lingford-Hughes et al., 2012; Maisel et al., 2013; National Institute for Health and Clinical Excellence, 2011). 이러한 치료 효과를 보기 위해서는 평균 12회의 치료에 필요한 횟수[NNT]가 필요한 것으로 계산되었습니다(Jonas et al., 2014). 그러나 날트렉손은 평균 20회 정도의 투약(NNT 20)으로는 금주 유지의 효과가 그다지 효과적이지 않은 것으로 보입니다. 따라서 날트렉손은 금주를 유지하는 사람보다는 가끔씩 술을 마시는 경우에 완전히 재발하지 않게끔 하는 용도로 사용하는 것이 나을 것입니다(Maisel et al., 2013). 날트렉손은 또한 알코올 섭취와 관련된 행복감이나 쾌락을 감소시키고 일부 연구에서는 음주 갈망감을 감소시키는 것으로 나타났습니다. 날트렉손과 병용할 때 어떠한 단일 심리사회적 접근법도 다른 방법들보다 특별한 이점이 있는 것으로 밝혀진 것은 없었습니다.

재발 방지를 위한 임상시험에서는 환자가 음주를 중단한 후 날트렉손 투여를 시작합니다. 치료는 보통 첫 투약 시엔 3~6개월 동안 진행되지만, 환자가 재발한 경우에는 투약을 계속할지 여부를 재평가해야 합니다. 초기 연구에서는 날트렉손의 유익한 효과가 지속되지 않을 수 있다고 나왔지만 COMBINE과 같은 후기 연구에서는 최대 1년 동안 치료적 이점이 지속되는 것으로 보고되었습니다(Donovan et al., 2008). 비록 모든 사람이 날트렉손의 치료 효과를 보는 것은 아니며 이를 예측할 수 있는 임상적 판단 기준이 있는 것은 아니지만, 일부 연구에서는 더 연구해 볼 만한 잠재적인 적응증들이 제시되기도 했습니다(Bogenschutz, Scott Tonigan, & Pettinati, 2009). 뮤(μ) 오피오이드 수용체 유전자의 기능적 다형성인 Asp40 대립유전자allele는 다양한 연구에서 날트렉손 치료 반응을 예측하는 것으로 나타나기도 했지만(예: COMBINE; Anton et al., 2006), 최근의 전향적 임상시험에서는 그러한 효과를 발견하지 못했습니다(Oslin et al., 2015).

날트렉손은 일반적으로 내약성이 좋고 안전한 약물입니다. 부작용으로는 메스꺼움, 구토 및 복통, 두통, 기력저하, 관절 및 근육통, 수면장애 등이 있습니다. 식욕부진, 설사, 변비, 갈증, 가슴통증, 발한(식은땀), 활력 증가, 과민성, 오한, 사정지연, 발기부전은 덜 흔한 부작용입니다. 간 독성에 대한 우려가 제기되었지만, 이는 일반적으로 알코올 의존증 치료에 사용되는 용량(50mg/d)보다 훨씬 더 높은 용량(>300mg/d)에서 발생했습니다. 실제로 날트렉손 임상시험에서는 알코올 섭취량이 감소함에 따라 간기능 검사 결과가 개선되는 경우가 종종 있었습니다. 그럼에도 불구하고 날트렉손은 급성 간부전 환자에게 사용해서는 안 되며, 혈중 아미노전이효소aminotransferase 수치가 정상보다 4~5배 높은 경우에는 특히 신중하게 사용해야 합니다. 또한 임신 중이거나 모유 수유 중인 여성에게는 처방해서는 안 됩니다.

대부분의 사람들은 매일 50mg의 용량을 투약하여도 특별히 문제가 없으나, 특히 여성에서 메스꺼움과 같은 부작용을 최소화하기 위해 치료 첫 3~4일 동안은 저용량(25mg)을 복용하는 것이 합리적일 수 있습니다. 최근의 날트렉손 임상시험에서는 50mg/d가 아닌 100mg/d를 사용했지만, 이러한 고용량이 더 효과적이라는 것이 명확하지 않으며 부작용이 더 많이 발생할 수 있습니다(Jonas et al., 2014). 날트렉손은 다른 많은 약물과 함께 안전하게 복용할 수 있지만, 오피오이드 길항제이므로 오피오이드(진통제)를 투약 중인 사람은 함께 복용할 수 없습니다. 따라서 환자가 처방을 받거나 약국에서 구입한 오피오이드를 복용하고 있는지를 신중하게 평가하는 것이 필수적입니다. 응급으로 진통제가 필요한 경우 날트렉손으로 인한 차단 효과가 최대 72시간까지 지속될 수 있으므로 비오피오이드계 약물을 사용해야 합니다. 이러한 응급상황에 대비하여 환자에게 날트렉손을 복용하고 있음을 알리는 카드를 소지하도록 권장해야 합니다.

환자가 날트렉손을 시작하기 전에 꼭 금주하고 있을 필요는 없지만 금주할 때 결과가 더 좋습니다(Maisel et al., 2013). 디설피람과 달리 날트렉손을 복용 중에 술을 마셔도 안전합니다. 실제로, 날트렉손은 알코올의 쾌락적 효과를 감소시키는 것으로 추정되는 작용 메커니즘 때문에 여전히 술을 마시는 사람들의 음주량을 줄이는 데 도움이 될 수 있다고 제안되었습니다. 알코올 의존도가 낮거나 과음하는 사람들을 대상으로 하는 날트렉손에 대한 몇 가지 연구에서 최근 젊은 음주자를 포함하여 약간의 치료 효과가 있는 것으로 나타났습니다만(예: Heinafa et al., 2001; Kranzler et al., 2009; O'Malley et al., 2015), 임상에서 널리 쓰이기에는 아직 근거가 부족합니다.

날트렉손은 최근 장기 주사 제형으로도 출시되었습니다. 한 달에 한 번 투여하기 때문에 치료 순응도를 높일 수 있으므로 금주 의지가 자주 흔들리고 약해지는 환자에게 도움이 될 수 있습니다. 초기 임상시험 결과는 긍정적이었으며 삶의 질의 개선과도 관련이 있었지만 아직은 많은 임상 경험이 축적되지 않았습니다(Garbutt et al., 2005; Pettinati et al., 2009). 주사제 날트렉손은 헤로인 의존 환자에게 사용할 때에도 인상적인 장점을 보여 주었기 때문에 마약에 중독된 문제 음주자 환자에게도 사용을 고려해야 합니다(Krupitsky et al., 2012).

▌날메펜

날메펜nalmefene은 1990년대에 알코올 중독 치료제로써 첫 임상시험이 실시된 오피오이드 길항제이기도 합니다. 하지만 영국을 포함한 유럽의 여러 국가에서 최근에야 이 적응증에 대해 허가를 받았습니다. 날트렉손은 뮤(μ) 수용체와 카파(κ) 수용체에 대한 길항제antagonist인 반면, 날메펜은 뮤(μ) 오피오이드 수용체에 대한 길항제이자 카파(κ) 수용체에 대한 부분 작용제partial agonist입니다. 이러한 특성이 날메펜의 임상적 효능에 미치는 영향은 명확하지 않지만 전임상 데이터에 따르면 의존을 보이는 동물 실험에서 중독물질의 섭취에 뮤(μ) 수용체보다 카파(κ) 수용체가 더 큰 역할을 하는 것으로 나타났습니다(Walker, Zorrilla, & Koob, 2011). 날메펜과 날트렉손을 비교한 임상시험은 없었습니다.

두 건의 유럽 임상시험에서 날메펜은 6개월 후 알코올 의존 환자의 과음 일수와 총 알코올 소비량을 감소시켰습니다(Gual et al., 2013; Mann, Bladstrom et al., 2013). 심리사회적 개입은 의존 행동의 변화를 지지하기 위해 동기부여 및 순응도 향상의 요소들을 이용했습니다. 알코올 의존증 환자는 임상시험에 참여하기 전에 금주할 필요가 없었으며, '필요에 따라(즉, 음주의 위험이 있다고 여길 때)' 날메펜을 복용하도록 지시받았습니다. 대부분의 환자는 일주일에 최소 4일 이상 날메펜을 복용했습니다. 이 임상시험에 대한 추가 분석 결과, 선별 시점으로부터 무작위 배정까지 음주량을 줄인 사람들에게는 날메펜의 효과가 뚜렷하지 않은 것으로 나타났습니다. 따라서 날메펜은 여전히 고위험 음주 수준(남성의 경우 60g/d 이상, 여성의 경우 40g/d 이상)을 유지하고 있는 사람들에게 도움이 되는 것으로 나타났습니다(van den Brink et al., 2013). 이에 날메펜은 '초기 평가 2주 후에도 신체적 금단 증상이 없고 즉각적인 해독이 필요하지 않지만 고위험 음주를 계속하는' 알코올 의존증 환자의 알코올 소비를 줄이는데 사용할 수 있도록 허가되었습니다.

날메펜은 위약보다 메스꺼움, 현기증, 불면증, 피로와 같은 부작용이 더 많이 보고되었습니다. 이러한 부작용은 일반적으로 경증에서 중등도이며 처음 1~2일 동안만 나타나지만, 그럼에도 불구하고 치료를 중단하는 원인이 되기도 합니다.

아캄프로세이트

아캄프로세이트acamprosate(화학명 calcium bis-acetyl homotaurinate)는 아미노산 타우린의 단순 유도체로써 유럽에서 20년 이상 알코올 의존증 치료에 사용되어 왔으며, 현재는 미국에서도 사용할 수 있게 되었습니다. 뇌에서 아캄프로세이트가 작용하는 표적부위는 확실하지 않지만, 대사성 글루타메이트 수용체 아형5[mGluR5] 길항 작용과 관련된 NMDAglutamatergic N-methyl-D-aspartic acid 수용체 전달을 조절하는 것으로 추정됩니다. 아캄프로세이트는 GABAAgamma-aminobutyric acid 수용체 활동에도 간접적인 영향을 미칠 수 있습니다(Kalk & Lingford-Hughes, 2014). 아캄프로세이트는 알코올 금단 효과를 조절하고 음주 중단과 관련된 혐오감을 제한하는 것으로 생각됩니다.

아캄프로세이트와 심리사회적 개입을 결합한 수많은 임상시험이 전 세계에서 진행되었으며, 특히 유럽에서 집중적으로 실시되었습니다.

메타 분석에 따르면 아캄프로세이트는 금주율을 크게 향상시키며, 음주 재발을 방지할 수 있는 치료에 필요한 횟수[NNT]는 약 12회입니다(Donoghue et al., 2015; Jonas et al., 2014; National Institute for Health and Clinical Excellence, 2011; Rosner et al., 2010). 아캄프로세이트가 음주의 양과 빈도를 줄이는 정도는 확실하지 않습니다. 따라서 아캄프로세이트의 주요 효과는 금주가 재발로 이어지는 것을 예방하는 것이 아니라 금주를 유지하는 것이므로 날트렉손과 반대입니다(Maisel et al., 2013). 아캄프로세이트 정제(각 333mg)는 환자의 체중에 따라 매일 1,998mg(6알) 또는 1,332mg(4알)의 용량으로 복용합니다. 알약의 수와 크기가 일부 환자에게는 복약 순응도에 문제가 될 수도 있습니다.

임상시험에서는 날트렉손과 마찬가지로 아캄프로세이트는 환자가 금주한 뒤에 시작됩니다. 미국(COMBINE)과 영국의 임상시험에 따르면 아캄프로세이트를 시작하기 전에 금주 기간이 길수록 결과가 더 나빠지는 것으로 나타났습니다(Chick, Howlett, Morgan, Ritson, 2000; Gueorguieva et al., 2015). 아캄프로세이트의 잠재적인 신경 보호 효과와 해독을 위한 다른 약물들과 함께 안전하게 투여할 수 있다는 점을 고려할 때(11장 참고), 아캄프로세이트는 해독 후가 아닌 해독 전 또는 해독 중에 시작할 수 있습니다(Lingford-Hughes et al., 2012). 아캄프로세이트 투약은 일반적으로 최대 6개월까지 권장되지만, 허가사항에서는 1년을 권장하고 있으며, 중단 후에도 그 치료 효과가 지속될 수 있습니다(Rosner et al., 2010). 금주가 유지되지 않고 4~6주 후에도 음주 행동에 변화가 없다면 아캄프로세이트를 계속 복용해야 하는지 고려하는 것이 현명합니다(National Institute for Health and Clinical Excellence, 2011). 이전 보고서에서는 불안이 있거나 의존도가 심한 사람이 아캄프로세이트에 반응할 가능성이 더 높다고 제안했지만, 이는 검토 결과에서 발견되지 않았습니다(예: National

Institute for Health and Clinical Excellence, 2011; Verheul et al., 2005).

아캄프로세이트는 일반적으로 내약성이 좋고 안전한 약물입니다. 주요 부작용은 메스꺼움 및 설사와 같은 위장관계 증상입니다. 아캄프로세이트는 심각한 신기능 장애 또는 간부전이 있는 사람이나 임신 또는 수유 중인 여성에게는 처방해서는 안 됩니다. 알코올이나 디아제팜과 상호 작용하지 않으며, 약 자체가 중독성이 없는 것으로 보이며, 항우울제를 포함한 다양한 약물과 안전하게 병용할 수 있습니다.

날트렉손과 아캄프로세이트 비교

대부분의 임상 연구는 활성 약물과 위약을 비교하지만 일부 연구는 아캄프로세이트와 날트렉손을 직접 비교했습니다. 유럽의 한 연구에서는 날트렉손(50mg/d)이 아캄프로세이트(1,998mg/d) 또는 위약보다 우수한 것으로 나타났습니다(Kiefer et al., 2003). 그러나 동일한 용량을 사용한 호주의 연구에서는 둘 다 위약보다 우수하지 않다는 결과가 나왔습니다(Morley et al., 2006). 날트렉손과 아캄프로세이트를 병용하는 경우 아캄프로세이트 단독 투여에 비해서는 음주 결과가 개선되는 것으로 나타났지만 날트렉손 단독 투여와 비교해서는 그렇지 않은 것으로 나타났습니다(Kiefer et al., 2003). 9개 연구기관이 참여하여 알코올 의존에 대해 수행된 가장 큰 연구 중 하나인 미국 COMBINE 연구에서는 아캄프로세이트(3g, 즉 현재 허가된 용량보다 더 많은 용량)와 날트렉손(100mg)을 단독으로 혹은 일반적인 내과적 치료와 함께 투약하는 것과, 집중적인 복합 행동 개입(combined behavioral intervention, CBI)과 함께 투여하는 것을 비교했습니다(Anton et al., 2006). 날트렉손을 내과적 치료와 함께 단독으로 또는 CBI와 병용한 경우 위약 또는 내과적 치료만 받은 경우보다 더 큰 개선 효과를 보인 반면, 아캄프로세이트는 어떤 조합에서도 추가적인 효능에 대한 근거가 없었습니다. 아캄프로세이트와 날트렉손을 병용해도 효과가 없었습니다. COMBINE을 모델로 한 독일 연구인 PREDICT에서는 두 약제 모두 위약보다 우월하지 않다는 결과가 나왔습니다(Mann, Lemenager et al., 2013). 이 모든 연구에 대한 메타 분석 결과, 아캄프로세이트와 날트렉손의 전반적인 효과에는 아무런 차이가 없는 것으로 나타났습니다(Jonas et al., 2014). 그러나 임상시험들에 대한 또 다른 메타 분석에 따르면, 과음과 갈망 감소에서는 날트렉손이 아캄프로세이트보다 더 효과가 있었지만, 금주의 측면에서는 아캄프로세이트의 효과가 더 크다고 나왔습니다(Maisel et al., 2013).

날트렉손과 아캄프로세이트의 치료적 효과에 대한 연구결과가 이렇게 다른 이유는 무엇이며 이는 임상적 결정에 어떤 의미가 있을까요? 날트렉손에 대한 임상시험은 다른 곳보다 미국에서 더 많이 수행된 반면, 아캄프로세이트에 대한 임상시험은 대부분 유럽에서 수행되었습니다. 실제로 미국에서 실시된 몇 건의 임상시험에서는 아캄프로세이트가 효과가 없는 것으로 나타난 반면, 유럽 임상시험에서는 날트렉손이 효과가 있는 것으로 나타났습니다. 미국과 유럽 임상시험의 이러한 상이한 결과에 대한 광범위한 논의가 있었습니다(Donoghue et al., 2015). 유럽 임상시험에서는 일반적으로 입원 환자 중에서 연구 참가자를 모집하는 반면, 미국 기반 임상시험에서는 일반적으로 3일 동안 금주할 수 있는 참가자를 모집합니다. 따라서 미국 참가자는 의존도가 심할 가능성이 낮으며, 이 때문에 의료 환경의 차이와 함께 임상시험 결과의 다양성이 높을 가능성이 있습니다.

기타 약물 요법

알코올 의존증 치료 효과에 대한 여러 다른 약물의 효능이 평가되었으며 계속 연구되고 있습니다. 임신 중이거나 모유 수유 중인 환자에게 알코올 의존증 치료제를 사용하지 않는 것이 좋습니다.

바클로펜

바클로펜baclofen은 다발성 경화증과 같은 질환의 근육 경련 치료제로 허가된 $GABA_B$ 수용체 작용제agonist입니다. 이탈리아와 독일에서 실시된 임상시험에서는 갈망, 불안과 재발률이 감소한 것으로 보고되는 등 알코올 의존 치료에 바클로펜의 효과를 뒷받침하는 근거가 쌓이고 있습니다(Addolorato et al., 2007; Muller et al., 2015). 미국의 한 연구에서는 위약에 비해 바클로펜의 우월성을 입증하지 못했지만, 앞서 설명한 바와 같이 이는 임상시험 참여자의 특성 차이점 때문일 가능성이 높습니다(Garbutt et al., 2010). 미국 연구에서는 두 개의 유럽 임상시험과 달리 환자들의 알코올 의존도가 덜 심했고 대다수가 금주를 원하지 않는 상태에서 연구에 참여했습니다.

바클로펜은 알코올 해독 후 복용을 시작하며 매회 5mg씩 하루 세 번 투약합니다. 바클로펜의 최적 용량은 정해져 있지 않습니다. 일부 알코올 의존증 환자는 첫 번째 임상시험에서 사용한 용량의 10배가 필요한 경우도 있었습니다(예: 300mg/d 대 30mg/d). 일부는 이러한 고용량을 견디는 것으로 보이지만 시간이 지남에 따라 진정 및 중단 시 경련발작과 같은 부작용이 발생할 가능성이 높아집니다. 최근 연구에서는 최대

270mg까지 허용하는 등 더 많은 용량이 시도되었지만, 이 정도 용량에 도달한 환자는 3분의 1에 불과했습니다(Miiller et al., 2015). 니코틴 또는 코카인과 같은 기타 물질을 단독 사용하거나 알코올 중독과 동반된 경우, 바클로펜의 사용법에 대한 것뿐만 아니라 최적 용량에 대해서 임상의에게 정보를 제공하는 다른 연구들이 곧 보고될 예정입니다.

토피라메이트

토피라메이트topiramate는 글루타메이트, 가바, 도파민을 포함한 뇌의 여러 시스템에 영향을 미치는 항경련제입니다. 임상시험의 메타 분석에 따르면 토피라메이트는 과음을 줄이고 금주를 증가시키는 것으로 나타났습니다(Blodgett, Del Re, Maisel, & Finney, 2014). 특히, 이러한 임상시험 중 일부에서는 환자가 해독 후가 아니라 술을 마시고 있는 상태에서 토피라메이트 복용을 시작했습니다.

보고된 부작용으로는 감각이상/무감각, 메스꺼움/구토, 인지 기능 장애 등이 있었으며, 특히 고용량에서 충분한 용량 적응을 거치지 않은 경우 더욱 심했습니다. 용량에 대한 더 많은 연구가 분명 필요하겠습니다. 토피라메이트는 각성제 사용 장애 치료제로도 연구되고 있습니다.

프레가발린 및 가바펜틴

프레가발린pregabalin(제품명: 리리카)과 가바펜틴gabapentin(제품명: 뉴론틴)은 이름과 달리 GABA 시스템을 직접적으로 표적으로 삼지 않으며 칼슘 채

널 조절제입니다. 이 약물은 경련발작, 신경병증성 통증, 범불안장애(프레가발린만 해당) 등 다양한 장애를 치료하는 용도로 허가되었습니다. 이러한 약물은 알코올 및 기타 약물 의존에 대한 가능한 치료법으로 고려되고 있습니다. 두 약물 모두 알코올 금단 치료에 대한 연구가 진행되었지만, 그 근거는 아직 확실하지 않습니다(Guglielmo, Martinotti, Clerici, & Janiri, 2012; Leung et al., 2015). 그러나 일부 연구에서는 가바펜틴과 프레가발린이 재발 예방에 도움이 될 수 있다고 제안하기도 합니다. 그렇지만 다른 약물보다 일상적인 사용으로 권장하기에는 근거가 충분하지 않습니다(Pani, Trogu, Pacini, & Maremanni, 2014). 이러한 약물의 남용에 대한 우려와 알코올 및 오피오이드와 같은 다른 중추성 항우울제들과의 병용에 대한 안전성에 대한 우려도 있습니다. 그러나 지금까지의 임상시험에 따르면 이 약들은 대체로 내약성이 우수하고 안전성 프로파일이 양호한 것으로 보고되었습니다.

정신과적 동반 질환이 있는 알코올 환자를 위한 약물요법

다른 정신과적 질환과 함께 알코올 의존증을 치료하는 것은 일반적입니다(6장 참고). 이러한 이중 진단을 받은 환자를 대상으로 한 약물요법 연구는 소수에 불과하며 대부분 표본 수가 적고 추적 기간이 짧습니다. 대부분의 근거는 정부 지침에서 요구하는 기준에 미치지 못합니다. 그러나 정신과적 동반 질환이 얼마나 흔한지를 고려해볼 때 임상의는 이러한 연구들에 익숙해야 하며 이 활발한 연구 영역의 발전을 파악할 필요가 있습니다.

우울증

동반 질환 치료를 위한 항우울제 치료의 임상시험들에 관한 세 개의 메타 분석에서는, 항우울제가 우울 증상을 감소시킬 수는 있지만 알코올 의존증이 동반된 우울증 환자의 알코올 소비를 반드시 감소시키지는 않는다는 결과를 보였습니다(Lovieno et al., 2011; Nunes & Levin, 2004; Torrens, Fonseca, Mateu, & Farre, 2005). 혼합 세로토닌-노르아드레날린 항우울제[SNRI]는 세로토닌 재흡수 억제제[SSRI]보다 우수한 것으로 보입니다. 최신의 항우울제에 대한 위약 대조 임상시험은 아직 없습니다. 메타 분석에 따르면 환자가 음주를 계속할 경우 항우울제는 우울증 치료 효과가 떨어지나, 음주를 중단하거나 상당히 줄이면 일반적으로 기분이 크게 개선되는 것으로 나타났습니다. 따라서 금주(또는 음주량을 현저히 줄인 경우)를 달성한 후 항우울제의 필요성을 평가하는 것이 좋습니다.

재발 방지 약물과 관련하여, 동반 질환에 대한 가장 큰 임상시험 중 하나에서 우울증, 불안 및 정신병적 장애를 포함한 정신과적 동반 질환이 있는 환자를 대상으로 디설피람과 날트렉손을 단독 및 병용하여 위약과 비교했습니다(Petrakis et al., 2005). 우울증이 있는 환자와 없는 환자를 비교한 2차 분석에서는 날트렉손과 디설피람이 우울증이 없는 환자에서와 비슷한 효능으로 우울한 알코올 의존증 환자에게 안전하게 사용될 수 있다는 결론을 내렸습니다(Petrakis et al., 2007). 날트렉손(100mg) 또는 설트랄린(200mg)을 단독 또는 병용하여 비교한 최근 연구에 따르면 두 약물을 병용할 때만 음주 결과와 기분이 개선되는 것으로 나타났습니다(Pettinati et al., 2010).

이러한 검토와 임상시험들은 환자가 과음을 계속하는 동안에는 항우울제를 시작하지 말고 금주한 후 최소 2~3주 동안 우울증과 항우울제 필요성을 평가하라는 일반적인 임상적 조언을 뒷받침합니다(Lingford-Hughes et al., 2012; National Institute for Health and Clinical Excellence, 2011). 또한 재발 방지 약물에 대해서는 날트렉손에 대한 근거가 가장 많았고, 어떤 약물도 부정적 결과를 보이지는 않았습니다.

불안 장애

불안 장애를 치료하지 않고 방치하면 알코올 섭취를 줄일 가능성이 낮기 때문에 동반된 불안 장애의 여부를 신중하게 확인해야 합니다. 우울증과 마찬가지로 음주를 계속할 경우 불안 장애에 대한 치료 효과가 제한적이므로 금주를 권장해야 합니다(Lingford-Hughes et al., 2012; National Institute for Health and Clinical Excellence, 2011). 외상후 스트레스 장애[PTSD]에서는 날트렉손 또는 디설피람을 단독으로 또는 병용하면 위약보다 알코올 섭취가 더 많이 개선되는 것으로 나타났습니다(Petrakis et al., 2006b). 그러나 이후 전투 참전 용사를 대상으로 한 연구에서는 날트렉손을 데시프라민desipramine 또는 파록세틴paroxetine과 병용했을 때 추가적인 이점을 보여주지 못했습니다(Petrakis et al., 2012).

양극성 장애

음주 문제와 양극성 장애가 함께 있는 환자에게서 기분조절제 약물요법의 최적의 사용과 관련해서는 근거가 제한적입니다(Lingford-Hughes et al., 2012). 재발 방지 약물과 관련하여, 예비 보고서에 따르면 아캄프로세이트는 정신 상태의 악화는 없었지만 특별한 이점도 없었다고 합니다. 날트렉손과 디설피람에 대한 페트라키스Petrakis 박사의 연구에 대한 2차 분석에서는 대다수(73%)가 양극성 장애인 정신질환자군을 정신질환이 없는 참가자와 비교한 결과, 약물치료가 위약보다 우수하다고 보고했습니다(Petrakis, Nich, Ralevski, 2006a). 디설피람이 정신병적 증상을 증가시킬 수 있는 가능성을 고려할 때, 날트렉손은 양극성 장애에서 더 쉽고 안전하게 사용할 수 있습니다.

조현병

조현병schizophrenia에서 재발 방지 약물에 대한 몇 가지 연구를 보면 정신 상태에 부정적인 영향을 미치지는 않지만 음주 결과에도 특별한 이점이 없는 것으로 확인되었습니다. 디설피람은 조현병에 안전하게 사용되어 왔지만, 이는 정신과 의사가 단지 다른 방법이 마땅치 않을 경우에만 고려하는 것이 가장 좋습니다. 제한적인 근거에 따르면 2세대 항정신병 약물이 1세대 항정신병 약물에 비해 이점은 없었습니다(Lingford-Hughes et al., 2012; Petrakis et al., 2006a). 전향적 임상시험 결과는 없지만 일부에서는 클로자핀clozapine이 음주 결과를 개선한다는 의견도 있었습니다. 치료저항성 조현병refractory schizophrenia을 호전시키는 데 클로자핀이 치료적 효과가 있음을 감안할 때, 적절한 항정신병 약물치료에도 불구하고 조현병이 나아지지 않고 음주에 문제가 있는 환자에게는 클로자핀을 고려해야 합니다.

현실에서의 근거 기반 치료 제공

임상의는 근거에 기반한 치료법을 자신의 진료방식에 통합하고 연구의 지속적인 발전을 확인할 전문적인 책임이 있습니다. 하지만 그렇다고 해서 최신의 매우 정교한 임상시험에나 등장하는 지침화(매뉴얼화)된 치료법을 정확하게 적용하기 위해 경직되거나 기계적으로 굴 필요는 없습니다. 일선의 치료에서 달성할 수 있는 것은 항상 환자 집단의 특성과 직원의 질과 양, 치료 시스템의 더 큰 조직 및 재정적 조건에 따라 이루어집니다. 따라서 임상의가 그들의 개별적인 진료 환경에서 근거 기반 치료법을 구현할 방법을 찾을 때, 이를 즉흥적으로 변형하고 혁신하는 것은 흔하게 일어나며 실제로도 아주 적절한 것이라 할 수 있겠습니다. 정치에 대해 흔히 말하는 것처럼, 일선 현장에서의 임상적 치료는 '가능성의 예술'입니다.

음주 문제를 가진 환자들이 각각 다양하기 때문에 회복에 이르는 길은 하나만 있는 것이 아니며, 치료의 목적지도 하나만 있는 것이 아닙니다. 임상의가 대부분의 환자에게 효과가 있는 근거 기반 치료법이 특정 집단 또는 특정 환자에게는 전혀 효과가 없다고 생각된다면 그러한 접근법을 고집해서는 안 됩니다. 이 장에서 검토한 연구 근거들의 적절한 사용은 임상의의 판단에 정보를 제공하고 도움을 주려는 것이지, 결코 임상의의 판단을 대체하는 것이 아닙니다.

참고문헌

Addolorato, G., Leggio, L., Ferrulli, A., Cardone, S., Vonghia, L., Mirijello, A., … Gasbarrini, G. (2007). Effectiveness and safety of baclofen for maintenance of alcohol abstinence in alcohol-dependent patients with liver cirrhosis:

Randomised, double-blind controlled study. Lancet, 370(9603), 1915–1922.

Anton, R. F., O'Malley, S. S., Ciraulo, D. A., Cisler, R.A., Couper, D., Donovan, D.M., … COMBINE Study Research Group. (2006). Combined pharmacotherapies and behavioural interventions for alcohol dependence. Journal ofthe American Medical Association, 295,2003–2017.

Azrin, N. H. (1976). Improvements in the community-reinforcement approach to alcoholism. Behaviour Research and Therapy, 14, 339–348.

Azrin, N. H., Sisson, R. W., Meyers, R., & Godley, M. (1982). Alcoholism treatment by disulfiram and community reinforcement therapy. Journal of Behaviour Therapy andExperimental Psychiatry, 13, 105–112.

Baker, J. R., Jatlow, P. M., & McCance-Katz, E. F. (2007), Disulfiram effects on responses to intravenous cocaine administration. Drug and Alcohol Dependence, 87, 202–209.

Berglund, M., Thelander, S., & Jonsson, E. (2003). Treating alcohol and drug abuse: An evidence-based review. Weinheim, Germany: Wiley-VCH.

Blodgett, J. C., Del Re, A. C., Maisel, N. C., & Finney, J. W. (2014). A meta-analysis of topiramate's effects for individuals with alcohol use disorders. Alcoholism: Clinical andExperimental Research, 38(6), 1481–1488.

Bogenschutz, M. P., Scott Tonigan, J., & Pettinati, H. M. (2009). Effects of alcoholism typology on response to naltrexone in the COMBINE study. Alcoholism: Clinical and Experimental Research, 33(1), 10–18.

Bowen, S., Witkiewitz, K., Clifasefi, S. L., Grow, J., Chawla, N., Hsu, S. H., … Larimer, M. E. (2014). Relative efficacy ofmindfulness-based relapse prevention, standard relapse prevention, and treatment as usual for substance use disorders: A randomized clinicaltrial. JAMA Psychiatry, 71(5), 547–556.

Carroll, K. M., Nich, C., Ball, S. A., McCance, E., Frankforter, T. L., & Rounsaville, B. J. (2000). One-year follow-up of disulfiram and psychotherapy for cocaine-alcohol users: Sustained effects of treatment. Addiction, 95, 1335–1349.

Chick, J., Howlett, H., Morgan, M. Y., & Ritson, B. (2000). United Kingdom Multicentre Acamprosate Study (UKMAS): A 6-month prospective study of acamprosate versus placeboin preventing relapse after withdrawal from alcohol. Alcohol and Alcoholism, 35(2), 176–187.

Conklin, C. A., & Tiffany, S. T. (2002). Applying extinction research and theory to cue-exposure addiction treatments. Addiction, 97(2), 155–67.

Copello, A., Orford, J., Hodgson, R., Tober, G., & Barrett, C. (2002). Social behaviour and network therapy: Basic principles and early experiences. Addictive Behaviours, 27, 354–366.

Copello, A. G., Hodgson, R., Tober, G., & Orford, J. (2009). Social behaviour and network therapy for alcohol problems. London: Routledge.

Copello, A. G., Velleman, R. D., & Templeton, L. (2005). Family interventions in the treatment of alcohol and drug problems. Drug and Alcohol Review, 24, 369–385.

De Sousa, A., & De Sousa, A. (2004). A one-year pragmatic trial of naltrexone vs disulfiram in the treatment of alcohol dependence. Alcohol and Alcoholism, 39(6), 528–531.

De Sousa, A., & De Sousa, A. (2005). An open randomized study comparing disulfiram and acamprosate in the treatment of alcoholdependence. Alcohol and Alcoholism, 40(6), 545–548.

Donoghue, K., Elzerbi, C., Saunders, R., Whittington, C., Pilling, S., & Drummond, C. (2015). The efficacy of acamprosate and naltrexone in the treatment of alcoholdependence, Europe versus the rest of the world: A meta-analysis. Addiction, 110(6), 920–930.

Donovan, D. M., Anton, R. F., Miller, W. R., Longabaugh, R., Hosking, J. D., Youngblood, M., & COMBINE Study Research Group. (2008). Combined pharmacotherapies and behavioral interventions for alcohol dependence (The COMBINE Study): Examination of posttreatment drinking outcomes. Journal of Studies on Alcohol and Drugs, 69(1), 5–13.

Drummond, D. C., Tiffany, S. T., Glautier, S., & Remington, B. (1995). Addictive behaviour: Cue exposure, theory and practice. Chichester, UK: John Wiley & Sons.

Foxcroft, D. R., Coombes, L., Wood, S., Allen, D., & Almeida Santimano, N. M. (2014). Motivational interviewing for alcohol misuse in young adults. Cochrane Database of Systematic Reviews, CD007025.

Fuller, R. K., Branchley, L., Brightwell, D. R., Derman, R. M., Emrick, C. D., Iber, F. L., … Shaw, S. (1986). Disulfiram treatment of alcoholism: A Veterans

Administration cooperative study. Journal of the American Medical Association, 256, 1449–1455.

Garbutt, J. C., Kampov-Polevoy, A. B., Gallop, R., Kalka-Juhl, L., & Flannery, B. A. (2010). Efficacy and safety of baclofen for alcohol dependence: A randomized, double-blind, placebo-controlled trial. Alcoholism: Clinical and Experimental Research, 34(11), 1849–1857.

Garbutt, J. C., Kranzler, H. R., O'Malley, S. S., Gastfriend, D. R., Pettinati, H. M., Silverman, B. L., … Vivitrex Study Group. (2005). Efficacy and tolerability of long-actinginjectable naltrexone for alcohol dependence: Arandomized controlled trial. Journal of theAmerican Medical Association, 293, 1617–1625.

Garbutt, J. C., West, S. L., Carey, T. S., Lohr, K. N.,&Crews, F. T. (1999). Pharmacological treatment of alcohol dependence: A review of the evidence. Journal of the American Medical Association, 281, 1318–1325.

Gual, A., He, Y., Torup, L., van den Brink, W., Mann, K., & ESENSE 2 Study Group. (2013). A randomised, double-blind, placebo-controlled, efficacy study of nalmefene, as-needed use, in patients with alcohol dependence. EuropeanNeuropsychopharmacology, 23(11), 1432–1442.

Gueorguieva, R., Wu, R., Tsai, W. M., O'Connor, P. G., Fucito, L., Zhang, H., & O'Malley, S. S. (2015). An analysis of moderators in the COMBINE study: Identifying subgroups of patients who benefit from acamprosate.European Neuropsychopharmacology. Advanceonline publication. http://dx.doi.org/10.1016/j.euroneuro.2015.06.006

Guglielmo, R., Martinotti, G., Clerici, M., & Janiri, L. (2012). Pregabalin for alcohol dependence: A critical review of the literature. Advances in Therapy, 29(11), 947–957.

Haber, P., Lintzeris, N., Proude, E., & Lopatko, O. (2009). Guidelines for the treatment of alcohol problems. Sydney: Australian Government Department of Health and Ageing.

Haug, N. A., Duffy, M., & McCaul, M. E. (2014). Substance abuse treatment services for pregnant women: Psychosocial and behavioral approaches. Obstetrics and Gynecology Clinics of North America, 41(2), 267–296.

Heinälä, P., Alho, H., Kiianmaa, K., Lönnqvist, J., Kuoppasalmi, K., & Sinclair, J. D.(2001). Targeted use of naltrexone without prior detoxification in the treatment of alcohol dependence: A factorial double-blind, placebocontrolled trial. Journal of Clinical Psychopharmacology, 21(3), 287–292.

Hester, R. K. (1995). Behavioural self control training. In R. K. Hester & W. R. Miller (Eds.), Handbook of alcoholism treatment approaches: Effective alternatives (2nd ed., pp. 148–159). Needham Heights, MS: Allyn and Bacon.

Holder, H., Longabaugh, R., Miller, W. R., & Rubonis, A. V. (1991). The cost effectiveness of treatment for alcoholism: A first approximation. Journal of Studies on Alcohol, 52, 517–540.

Hughes, J. L., & Cook, C. C. H. (1997). The efficacy of disulfiram: A review of outcome studies. Addiction, 92, 381–396.

Hunt, G. M., & Azrin, N. H. (1973). A community-reinforcement approach to alcoholism. Behaviour Research and Therapy, 11, 91–104.

Iovieno, N., Tedeschini, E., Bentley, K. H., Evins, A. E., & Papakostas, G. I. (2011). Antidepressants for major depressive disorderand dysthymic disorder in patients with comorbid alcohol use disorders: A meta-analysis of placebo-controlled randomized trials. Journal of Clinical Psychiatry, 72(8), 1144–1151.

Jarvis, T. J., Tebbutt, J., Mattick, R. P., & Shand, F. (2005). Treatment approaches for alcohol and drug dependence: An introductory guide (2nd ed.). Chichester, UK: John Wiley & Sons.

Jonas, D. E., Amick, H. R., Feltner, C., Bobashev, G., Thomas, K., Wines, R., … Garbutt, J. C. (2014). Pharmacotherapy for 210 Treatment: Context and content adults with alcohol use disorders in outpatient settings: A systematic review and meta-analysis. Journal of the American Medical Association, 311(18), 1889–1900.

Kalk, N. J., & Lingford-Hughes, A. R. (2014). The clinical pharmacology of acamprosate. British Journal of Clinical Pharmacology, 77(2), 315–323.

Kelly, J. F., Humphreys, K., & Ferri, M. (in press). Alcoholics Anonymous and twelve-step treatments for alcohol use disorder. Cochrane Database of Systematic Reviews.

Kiefer, F., Jahn, H., Tarnaske, T., Helwig, H., Briken, P., Holzbach, R., … Wiedemann, K. (2003). Comparing and combining naltrexone and acamprosate in relapse prevention of alcoholism: A double-blind, placebo-controlled study. Archives of General Psychiatry, 60(1), 92–99.

Kohler, S., & Hofmann, A. (2015). Can motivational interviewing in emergency care reduce alcohol consumption in young people? A systematic review and meta-analysis. Alcohol and Alcoholism, 50(2), 107–117.

Kragh, H. (2008). From disulfiram to antabuse: The invention of a drug. Bulletin for the History of Chemistry, 33, 82–88.

Kranzler, H. R., Tennen, H., Armeli, S., Chan, G., Covault, J., Arias, A., & Oncken, C. (2009). Targeted naltrexone for problem drinkers. Journal of Clinical Psychopharmacology, 29(4), 350.

Krupitsky, E., Zvartau, E., Blokhina, E., Verbitskaya, E., Wahlgren, V., Tsoy-Podosenin, M.,…Woody, G. E. (2012). Randomized trial oflong-acting sustained-release naltrexone implant vs oral naltrexone or placebo for preventing relapse to opioid dependence. Archives of General Psychiatry, 69(9), 973–981.

Laaksonen, E., Koski-Jännes, A., Salaspuro, M., Ahtinen, H., & Alho, H. (2008). A randomized, multicentre, open-label, comparative trial of disulfiram, naltrexone and acamprosate in thetreatment of alcohol dependence. Alcohol and Alcoholism, 43(1), 53–61.

Leung, J. G., Hall-Flavin, D., Nelson, S., Schmidt, K. A., & Schak, K. M. (2015). The role of gabapentin in the management of alcoholwithdrawal and dependence. Annals of Pharmacotherapy. Advance online publication. doi:10.1177/1060028015585849

Lingford-Hughes, A. R., Welch, S., Peters, L., & Nutt, D. J. (2012). BAP updated guidelines: Evidence-based guidelines for the pharmacological management of substance abuse, harmful use, addiction and comorbidity: Recommendations from BAP. Journal of Psychopharmacology, 26(7), 899–952.

Ludwig, D. S., & Kabat-Zinn, J. (2008). Mindfulness in medicine. Journal of the American Medical Association, 300(11), 1350–1352.

Maisel, N. C., Blodgett, J., Wilbourne, P. L., Humphreys, K., & Finney, J. W. (2013). Metaanalysis of naltrexone and acamprosate for treating alcohol dependence: When and for what are these medications most helpful? Addiction, 108, 275–293.

Management of Substance Use Disorders Workgroup. (2009). VA/DOD clinical practice guideline for the management of substance abuse disorders. Washington, DC: Departments of Defense and Veterans Affairs.

Mann, K., Bladström, A., Torup, L., Gual, A., & van den Brink, W. (2013). Extending the treatment options in alcohol dependence: A randomized controlled study of as-needed nalmefene. Biological Psychiatry, 73(8), 706–713.

Mann, K., Lemenager, T., Hoffmann, S., Reinhard, I., Hermann, D., Batra, A., … PREDICT Study Team (2013). Results of a double-blind, placebo-controlled pharmacotherapy trial in alcoholism conducted in Germany and comparison with the US COMBINE study. Addiction Biology, 18(6), 937–946.

Marlatt, G. A., & Gordon, J. R. (1985). Relapse prevention. New York: Guilford.

Martin, B., Clapp, L., Bialkowski, D., Bridgeford, D., Amponsah, A., Lyons, L., & Beresford, T. P. (2003). Compliance to supervised disulfiram therapy: A comparison of voluntary and court-ordered patients. American Journal of Addictions, 12, 137–143.

Meyers, R. J., & Miller, W. R. (2001). A community reinforcement approach to addiction treatment. Cambridge, UK: Cambridge University Press.

Meyers, R. J., Smith, J. E., Serna, B., & Belon, K. E. (2013). Community reinforcement approaches: CRA and CRAFT. In P. Miller (Ed.), Interventions for addiction: Comprehensive addictive behaviors and disorders (pp. 47–56). San Diego, CA: Academic Press.

Miller, W. R., Andrews, N. R., Wilbourne, P., & Bennett, M. E. (1998). A wealth of alternatives: Effective treatments for alcohol problems. In W. R. Miller & N. Heather, eds., Treating Addictive Behaviours (2nd ed., pp. 203–216). New York: Plenum.

Miller, W. R., & Rollnick, S. (2002). Motivational interviewing: Preparing people for change. New York: Guilford.

Miller, W. R., Walters, S. T., & Bennett, M. E. (2001). How effective is alcoholism treatment inthe United States. Journal of Studies on Alcohol, 62, 211–220.

Miller, W. R., Wilbourne, P. D., & Hetema, J. E. (2003). What works? A summary of alcohol treatment outcome research. In R. K. Hester & W. R. Miller (Eds.), Handbook of alcoholism treatment approaches: Effective alternatives (3rd ed, pp. 13–63). Boston, MA: Allyn and Bacon.

Monti, P. M., Abrams, D. B., Binkoff, J. A., Zwick, W. R., Liepman, M. R., Nirenberg, T. D., & Rohsenow, D. J. (1990). Communication skills training, communication skills training with family and cognitive behavioural mood management training for alcoholics. Journal of Studies on Alcohol, 51, 263–270.

Monti, P. M., Rohsenhow, D. J., Colby, S. M., & Abrams, D. B. (1995). Coping and social skills training. In R. K. Hester & W. R. Miller (Eds.), Handbook of alcoholism treatment approaches: Effective alternatives (2nd ed., pp. 221–241). Needham Heights, MS: Allyn and Bacon.

Monti, P. M., Rohsenhow, D. J., Rubonis, A. V., Niaura, R. S., Sirota, A. D., Colby, S. M., ··· Abrams, D. B. (1993). Cue exposure with coping skills treatment for male alcoholics: A preliminary investigation. Journal of Consulting and Clinical Psychology, 61, 1011–1019.

Moos, R. H. (2005). Iatrogenic effects of psychosocial interventions for substance usedisorder: Prevalence, predictors, prevention. Addiction, 100, 595–604.

Morley, K. C., Teesson, M., Reid, S. C., Sannibale, C., Thomson, C., Phung, N., ··· Haber, P. S. (2006). Naltrexone versus acamprosate in the treatment of alcohol dependence: A multi-centre, randomized, double-blind, placebo-controlled trial. Addiction, 101(10), 1451–1462.

Müller, C. A., Geisel, O., Pelz, P., Higl, V., Krüger, J., Stickel, A.,···Heinz, A. (2015). Highdose baclofen for the treatment of alcohol dependence (BACLAD study): A randomized, placebo-controlled trial. European Neuropsychopharmacology, 25,1167–1177.

Najavits, L. M., Weiss, R. D., & Liese, B. S. (1996). Group cognitive behavioural therapy for women with PTSD and substance use disorder. Journal of Substance Abuse Treatment, 13, 13–22.

National Institute for Health and Clinical Excellence. (2011). Alcohol dependence and harmful alcohol use (NICE Clinical Guideline 115). London: National Institute for Health and Clinical Excellence.

Nunes, E. V., & Levin, F. R. (2004). Treatment of depression in patients with alcohol or other drug dependence: A meta-analysis. JAMA, 291(15), 1887–1896.

O'Farrell, T. J., Choquette, K. A., Cutter, H. S. G., Brown, E. D., & McCourt, W. F. (1993). Behavioural marital therapy with and without additional couples relapse prevention sessions for alcoholics and their wives. Journal of Studies on Alcohol, 54, 652–666.

O'Farrell, T. J., & Clements, K. (2012). Review of outcome research on marital and family therapy in treatment for alcoholism. Journal of Marital and Family Therapy, 38(1), 122–144.

O'Malley, S. S., Corbin, W. R., Leeman, R. F., DeMartini, K. S., Fucito, L. M., Ikomi, J., … Kranzler, H. R. (2015). Reduction of alcohol drinking in young adults by naltrexone: A double-blind, placebo-controlled, randomized clinical trial of efficacy and safety. Journal of Clinical Psychiatry, 76(2), e207–e213.

Oslin, D. W., Leong, S. H., Lynch, K. G., Berrettini, W., O'Brien, C. P., Gordon, A. J., & Rukstalis, M. (2015). Naltrexone vs placebo for the treatment of alcohol dependence: A randomized clinical trial. JAMA Psychiatry, 72(5), 430–437.

Pani, P. P., Trogu, E., Pacini, M., & Maremmani, I. (2014). Anticonvulsants for alcohol dependence. Cochrane Database of Systematic Reviews, CD008544.

Petrakis, I. L., Nich, C., & Ralevski, E. (2006a). Psychotic spectrum disorders and alcohol abuse: A review of pharmacotherapeutic strategies and a report on the effectiveness of naltrexone and disulfiram. Schizophrenia Bulletin, 32(4), 644–654.

Petrakis, I. L., Poling, J., Levinson, C., Nich, C., Carroll, K., Rounsaville, B., & VA New England VISN I MIRECC Study Group. (2005). Naltrexone and disulfiram in patients with alcohol dependence and comorbid psychiatric disorders. Biological Psychiatry, 57(10), 1128–1137.

Petrakis, I. L., Poling, J., Levinson, C., Nich, C., Carroll, K., Ralevski, E., & Rounsaville, B. (2006b). Naltrexone and disulfiram in patients with alcohol dependence and comorbid post-traumatic stress disorder. Biological Psychiatry, 60(7), 777–783.

Petrakis, I. L., Ralevski, E., Desai, N., Trevisan, L., Gueorguieva, R., Rounsaville, B., & Krystal, J. H. (2012). Noradrenergic vsserotonergic antidepressant with or without naltrexone for veterans with PTSD and comorbid alcohol dependence. Neuropsychopharmacology, 37(4), 996–1004.

Petrakis, I., Ralevski, E., Nich, C., Levinson, C., Carroll, K., Poling, J., … VA VISN I MIRECC Study Group. (2007). Naltrexone and disulfiram in patients with alcohol dependence and current depression. Journal of Clinical Psychopharmacology, 27(2), 160–165.

Pettinati, H. M., Gastfriend, D. R., Dong, Q., Kranzler, H. R., & O'Malley, S. S.

(2009). Effect of extended-release naltrexone (XR-NTX) on quality of life in alcohol dependent patients. Alcoholism: Clinical and Experimental Research, 33, 350–356.

Pettinati, H. M., Oslin, D. W., Kampman, K. M., Dundon, W. D., Xie, H., Gallis, T. L., Dackis, C. A., & O'Brien, C. P. (2010). A double-blind, placebo-controlled trial combining sertraline and naltrexone for treating co-occurring depression and alcohol dependence. American Journal of Psychiatry, 167(6), 668–675.

Project MATCH Research Group. (1997a). Matching alcoholism treatments to client heterogeneity: Project MATCH post-treatment drinking outcomes. Journal of Studies on Alcohol, 58, 7–29.

Project MATCH Research Group. (1997b). Project MATCH secondary a priori hypothesis. Addiction, 92, 1671–1698.

Project MATCH Research Group. (1998). Matching alcoholism treatments to client heterogeneity: Treatment main effects and matching effects on drinking during treatment. Journal of Studies on Alcohol, 59, 631–639.

Raistrick, D., Heather, N., & Godfrey, C. (2006). Review of the effectiveness of treatment for alcohol problems. London: National Treatment Agency for Substance Misuse.

Rogers, C. R. (1957). The necessary and sufficient conditions for therapeutic personalitychange. Journal of Consulting Psychology, 21, 95–103.

Rohsenhow, D. J., Monti, P., Rubonis, D., Gulliver, S. B., Colby, S. M., Binkoff, J. A., & Abrams, D. B. (2001). Cue exposure with coping skills training and communication skills training for alcohol dependence: 6- and 12-month outcomes. Addiction, 96, 1161–1174.

Rösner, S., Leucht, S., Lehert, P., & Soyka, M. (2008). Acamprosate supports abstinence, naltrexone prevents excessive drinking: Evidence from a meta-analysis with unreported outcomes. Journal of Psychopharmacology, 22(1), 11–23.

Rösner, S., Hackl-Herrwerth, A., Leucht, S., Lehert, P., Vecchi, S., & Soyka, M. (2010). Acamprosate for alcohol dependence. Cochrane Database Syst ematic Reviews (9):CD004332.

Shand, F., Gates, J., Fawcett, J., & Mattick, R. (2003). The treatment of alcohol problems: A review of the evidence. Canberra, Australia: Commonwealth Department of Health and Ageing.

Skinner, M. D., Lahmek, P., Pham, H., & Aubin, H. J. (2014). Disulfiram efficacy in the treatment of alcohol dependence: A meta-analysis. PloS One, 9(2), e87366.

Slattery, J., Chick, J., Cochrane, M., Craig, J., Godfrey, C., Macpherson, K.,. & Parrott, S. (2003). Prevention of relapse in alcohol dependence. Glasgow: Health Technology Board for Scotland.

Stade, B. C., Bailey, C., Dzendoletas, D., Sgro, M., Dowswell, T., & Bennett, D. (2009). Psychological and/or educational interventions for reducing alcohol consumption in pregnant women and women planning pregnancy. Cochrane Database of Systematic Reviews, CD004228.

Torrens, M., Fonseca, F., Mateu, G., & Farré, M. (2005). Efficacy of antidepressants in substance use disorders with and without comorbid depression: A systematic review and meta-analysis. Drug and Alcohol Dependence, 78(1), 1–22.

Tripodi, S. J., Bender, K., Litschge, C., & Vaughn, M. G. (2010). Interventions for reducing adolescent alcohol abuse: A meta-analytic review. Archives of Pediatrics & Adolescent Medicine, 164(1), 85–91.

UKATT Research Team. (2005a). Effectiveness of treatment for alcohol problems: Findings of the randomised UK Alcohol Treatment Trial(UKATT). British Medical Journal, 331, 541–544.

UKATT Research Team. (2005b). Cost effectiveness of treatment for alcohol problems: Findings of the randomised UK Alcohol Treatment Trial (UKATT). British Medical Journal, 331, 544–547.

van den Brink, W., Aubin, H. J., Bladström, A., Torup, L., Gual, A., & Mann, K. (2013). Efficacy of as-needed nalmefene in alcohol-dependent patients with at least a high drinking risk level: Results from a subgroup analysis of two randomized controlled 6-month studies. Alcohol and Alcoholism, 48(5), 570–578.

Verheul, R., Lehert, P., Geerlings, P. J., Koeter, M. W., & van den Brink, W. (2005). Predictors of acamprosate efficacy: Results from a pooled analysis of seven European trials including 1485 alcohol-dependent patients. Psychopharmacology, 178(2–3), 167–173.

Walker, B. M., Zorrilla, E. P., & Koob, G. F. (2011). Systemic κ-opioid receptor antagonism by nor-binaltorphimine reduces dependenceinduced excessive alcohol self-administration in rats. Addiction Biology, 16(1), 116–119.

Williams, E. E. (1937). Effects of alcohol on workers with Carbon Disulfide. Journal of the American Medical Association, 109, 1472–1473.

Witkiewitz, K., Bowen, S., Harrop, E. N., Douglas, H., Enkema, M., & Sedgwick, C. (2014). Mindfulness-based treatment to prevent addictive behavior relapse: Theoretical models and hypothesized mechanisms of change. Substance Use & Misuse, 49(5), 513–524.

14장

익명의 알코올 중독자들과 기타 자조 모임 단체

AAalcoholics anonymous는 어디에나 존재하지만 중독 치료 분야에서는 동시에 꽤나 잘못 이해되고 있는 단체이기도 합니다. AA는 신앙을 가졌든 그렇지 않든 누구라도 구성원으로 받아들이지만 어떤 치료자는 이를 기독교인들만의 단체로 생각하기도 합니다. AA는 구성원도 다양하고 분위기나 진행 과정도 모임에 따라 똑같지 않습니다. 그런데 일부 문제 음주자들은 그들이 특정 AA 모임 한곳을 참석해 보고서는 마치 모든 AA 모임을 다 경험한 것처럼 생각합니다. AA의 일대일 후원제는 피후원자에게 개별적으로 필요한 돌봄을 제공하고 있지만, AA를 잘 모르는 일부 사람들은 AA를 자기들끼리 어두컴컴한 방에 모여서 뭔가를 하면서 개별성을 인정하지 않는 비인격적인 모임이라고 생각합니다. 이 장에서는 AA 에 대한 잘못된 상식을 바로잡고, 치료자가 환자들이 AA 및 음주 문제에 초점을 맞춘 기타 자조 모임을 최대한 활용할 수 있도록 돕는 방법을 안내합니다.

저 역시도 신체적으로 정신적으로 그리고 영적으로 완전히 망가진 채 AA 모임에 나갔는데 그곳에서 저와 같은 육체적, 정신적 고통을 겪은 많은 사람을 만날 수 있었습니다.

마침내 나와 똑같은 생각을 하는 사람을 만났습니다. 놀랍게도 저 혼자가 아니었습니다. 그리고 서서히 조금씩 안개가 걷히기 시작했고 거의 4년이 지난 지금 태어나서 50년 만에 처음으로 술을 마시지 않았고 행복하고 만족스러운 삶을 살고 있습니다. 이제 저는 정말 신이 주신 삶을 사람답게 살아가고 있으며 이것은 정말 저에게는 놀라운 일이 아닐 수 없습니다. 술 없이도 인생이 이렇게 즐거울 수 있다는 것을 이전에는 전혀 몰랐습니다.

오랜 기간 회복을 하고 있는 AA 멤버의 이 고백에는 지난 80년 넘게 AA를 통해 단주를 지속하고 있는 수많은 멤버가 경험했던 감사의 마음을 잘 반영해 주고 있습니다. 1935년 오하이오주 애크런에서 설립된(Wilson, 1994) AA는 미국 내에서만 6만 개 이상의 모임이 생길 정도로 급성장했습니다. 1940년대 말까지 AA는 북미 전역으로 퍼져나간 뒤 다른 나라들로도 확산되어 갔는데(Eisenbach-Stangl & Rosenqvist, 1998), 부분적이긴 하지만 그 이유를 찾는다면 2차 세계 대전 중 또는 그 이후에 다른 나라의 군인들 간의 접촉이 증가했기 때문입니다. 2014년 현재 AA 국제 본부AA world service office에서는 전 세계 170여 개국 이상에서 10만 개 이상의 AA 모임이 있는 것으로 파악하고 있으며, 이 수치에는 인터넷을 통해서만 AA에 접속하는 나라 및 개인은 포함되지 않은 것입니다. 현재 전 세계 AA 모임의 정확한 회원 수는 알 수 없지만, 역학 연구에 따르면 약 500만 명의 멤버들이 활동하고 있는 것으로 추정됩니다(Humphreys, 2004).

AA는 수많은 사람에게 (종종 전문적인 도움이 실패했을 때에도) 도움을 주어 왔으며 그 안에는 놀라운 회복 경험이 무궁무진하며 때로는 웃기면서도 심오한 지혜의 보고寶庫이기도 합니다. 그리고 AA 모임은 음주 문제가 있는 사람에 대한 부정적인 사회적 관점을 바꾸어 사람들의 공감을 불러일으키는 데 큰 도움을 주었습니다. 치료자는 AA를 환자의 치료를 위한 잠재적인 자원으로 삼아야 하며, AA에 대한 무지, 오해 또는 지나친 전문가적 관점에서 비롯된 부정적인 진술로 환자를 AA에서 멀어지게 해서는 안 됩니다(예: "내 생각에는 당신이 AA를 너무 종교적이라고 생각하실 것 같습니다" 또는 "치료는 숙련된 전문가에게 맡기도록 합시다").

치료자는 AA 모임이 어떻게 진행되는지, AA가 추구하는 것이 무엇이며, 규칙은 어떻게 되는지를 기꺼이 알아보고 환자들이 AA의 혜택을 최대한 누릴 수 있도록 도와주어야 합니다. 이번 장에서는 이러한 내용들을 다루게 되는데 가장 좋은 배움은 AA에 관심 있는 사람이면 누구나 참여할 수 있는 'AA 공개 모임'에 직접 참여해 보는 것입니다. (반면 '진심으로 술을 끊고자 하는' 알코올 중독자만 참여할 수 있는 비공개 모임에는 중독자가 아닌 사람은 참여할 수 없습니다.)

상호지원 단체의 정의

때로는 '자조self-help 단체'라고도 불리는 상호지원mutual-help 단체는 유방암을 겪고 있는 사람 또는 장애가 있는 아동의 부모 또는 불안 장애의 고통을 겪고 있는 사람들이 서로 마음을 내어 모임을 만들고 운영해 나가는 일종의 사회 관계망이라고 볼 수 있습니다. 상호지원 단체의 관심 분야는 다양하지만 특히 약물 및 알코올 문제는 세계 최대 규모의 상호지원 단체인 AA를 비롯하여 The Links(스웨덴), Danshukai(일본),

Women for Sobriety(미국), 그리고 Narcotics Anonymous(전 세계) 등 많은 단체에서 중점적으로 다루고 있는 주제입니다.

상호지원 단체는 개념적으로 '치료'의 범주에 포함되기도 하지만, 여러 측면에서 볼 때 전문적인 접근 방법과는 차이가 있습니다. 첫째, 공식적으로 자격증이 부여되거나 지도 감독을 받거나 모임 운영 지침이 매뉴얼화 되어 있지 않습니다. 그래서 동일한 단체 내에서도 모임의 방식, 규범 및 구성원이 크게 다를 수 있습니다. 둘째, 도움을 주는 사람과 도움을 받는 사람이 정해져 있는 전문 치료와는 달리, 상호지원 단체는 어떤 경우에는 도움과 조언을 주기도 하고 또 어떤 경우에는 도움과 조언을 받을 수 있는 상부상조의 관계입니다. 셋째, 상호지원 단체에서는 참가비가 무료이거나 소액의 기부금 형식으로 비용이 지불된다고 볼 수 있습니다.[8)]

AA의 활동

AA 모임이 AA의 가장 주요한 활동이라고 말할 수 있습니다. 모임은 얼핏 보기에는 격식이 없는 것처럼 보이지만 분명하고도 중요한 메시지가 공유되는 독특한 분위기를 갖고 있습니다. 모임에 참석하는 인원은 집단마다 다르지만 대개 10~20명 정도입니다. 참석인원이 많은 경우에는 강의실 스타일로 진행되는 반면, 소규모 집단일 때는 일반적으로 테이블에 마주 보고 앉아서 진행되는 경우가 많습니다. 참석자 중 일부는 수년

8) AA 모임의 경우 모임이 끝날 때 돌리는 '제7전통'이라 불리는 작은 주머니에 내고 싶은 만큼의 소액을 돈을 넣는 시간이 있음(역자 주).

간 모임에 참석해온 사람인 반면, 뒷좌석에 앉은 사람은 난생처음으로 머뭇거리며 모임에 참석한 사람일 수 있습니다. 각 모임의 사회봉사자는 돌아가면서 맡게 되며 선출 방식은 대개 복잡한 절차 없이 속전속결로 이루어집니다(예: "제가 10월까지 모임을 이끌었는데… 마가렛, 11월부터 모임을 이끌어 주시겠어요?"). AA 단체 사무국에서와 마찬가지로 사회봉사자 통치할 수 있는 막강한 권한을 부여받는 것이 아니라 필수적인 업무를 처리하는 '신뢰받는 하인'의 역할을 합니다.

가장 흔한 모임의 형태는 사회봉사자에 의해 지명된 멤버가 자신의 알코올 중독과 회복에 관한 경험담을 나누는 것으로 진행됩니다. 어떤 모임은 AA 책자를 읽어가면서 진행하기도 하며 또 다른 유형의 모임은 새로 참석한 사람을 위해서 술 앞에 무력함을 인정하는 제1단계(〈표 14.1〉 참고)에 대한 경험담을 나누기도 합니다. 일부 지역에서는 모임에 처음 참석하는 사람이 있을 때 항상 모임의 초점을 '제1단계'에 맞추는 전통을 고수하는 경우도 있습니다. 마지막으로, 어떤 모임은 참석자들이 즉석에서 제안한 특정 주제(예: 수치심, 후원자 제도, 감사, 영성, 비판, 정직, 갈망감)에 대한 경험담을 중심으로 모임이 진행되기도 합니다.

모임은 사회봉사자가 "저의 이름은 OO입니다. 저는 알코올 중독자입니다"라고 말하면서 시작됩니다. 이 말에는 엄청난 의미가 담겨 있는데 자신이 알코올 중독자임을 부끄러워하지 않고 거리낌 없이 사실로 인정하고 받아들이는 것입니다. 또한 이러한 고백은 중독이라는 장애 자체를 말하는 것이 아니라 본질적인 정체성에 대해 말하고 있다는 점을 유의해야 합니다(즉, 암이나 감기에 걸린 것처럼 "나는 알코올 중독이라는 질병을 앓고 있어요"라고 말하는 것이 아닙니다).

이어서 사회봉사자(남성 혹은 여성일 수도 또는 여성일 수 있음)는 모인 참석자에게 인사를 하고 새로 온 참석자에게 손을 들도록 요청하고, 구체적인 환영의 인사를 전합니다. 이를 통해 모임이 끝난 뒤 기존의 멤버들이 새로 온 사람에게 다가가 인사말도 건네고, 커피 한 잔 또는 격려의 말을 할 수 있도록 돕는 신호 역할이 됩니다. 모임은 AA 관련 도서에서 발췌한 몇 가지 글귀들을 읽으면서 시작됩니다.

이 시간이 끝나면 본격적으로 경험담 나누기를 시작합니다. 첫 번째 경험담 발표자는 '과거에는 어떠했으며 무슨 일이 있었으며 현재는 어떠한가'에 대한 자신의 이야기를 자발적으로 하게 됩니다. 발표자는 약 20~30분 동안 중단 없이 자신의 개인적인 성장 배경을 설명한 다음, 음주 문제의 발전 과정, 자신이 겪은 고통 그리고 다른 사람들에게 입힌 해, 음주 시절 당시의 기만과 탐욕, 그리고 종종 중대한 전환점, 즉 '바닥 치기' 경험에 대해 이야기를 합니다. 이어서 모임에 나오게 된 계기, 동료애를 통한 회복 과정, AA가 자신의 삶에 어떻게 영향을 미쳤고 AA 생활이 자리 잡게 된 과정을 설명합니다. 발표자는 자기만의 고유한 경험을 자서전 형식으로 전달하는데 심지어 공개적인 강연을 한 번도 한 적이 없는데도 불구하고 감동적이고 설득력 있는 경험담을 할 수 있는 이유는 명백하게도 특별히 지켜야 할 지침이 없기 때문입니다. 경험담은 준비된 연설이나 추상적인 강의보다는 단지 자신의 개인적인 경험을 이야기하면 되는 것입니다. 비교적 최근에 회복한 경험이 있는 사람이 꾸밈없이 들려주는 경험담이 여러 차례 경험담을 했던, 그래서 경험의 생생함이 다소 떨어지는 기존 멤버의 아주 세련되고 멋진 경험담보다 훨씬 더 잘 받아들여지는 경우가 많습니다. 회복을 위한 실제적인 전략을 다루고 회복을 통한 보상을 서술하는 경험담이 취중진담을 포함한 술 마신 날에 대해 길게 늘어놓는 이야기보다 더 많은 참석자의 관심과 웃음을 이끌어 냅니다.

경험담이 끝나면 참석자는 간단한 소감 또는 개인적인 의견을 나누게 되는데 주로 경험담을 나눈 멤버와 다른 점보다는 유사점을 찾거나 경험담과 자신의 이야기를 '동일시'하면서 공통점을 발견하게 됩니다. 이때 전형적인 집단치료와는 다르게 다른 사람의 말을 끊거나 비판하는 행동을 했다가는 매우 빈축을 살 수 있습니다. 오히려 각자의 경험과 용기, 그리고 희망에 대해 이야기합니다. 하지만 앞선 경험담의 주제는 이어서 경험담을 나눌 멤버도 다룰 수 있는데 대체로 앞선 경험담과 유사성을 강조하면서 "나에게도 그런 일이 있었다"라고 표현합니다.

AA 모임에서는 무거운 감정적 주제를 다루기도 하지만, 재치와 거침없는 웃음의 시간도 많이 갖습니다. 유머는 AA 모임에서 아주 소중한 역할을 합니다. 술 마시며 늘 시끌벅적한 분위기에 익숙해 있었던 중독자, 특히 AA 모임에 처음 나오는 사람의 경우에는 모임에서 묵식하고 신지한 분위기가 계속되는 것을 힘들어하는데 유머는 이런 분위기를 가볍게 하는 데에 큰 도움이 됩니다(Humphreys, 2000). AA 모임에서 등장하는 전형적인 유머는 자주 자기 자신의 어리석음을 드러내는 것으로, 자신은 술을 마시면 문제가 생기는 사람인데 이것을 알아차리고 솔직하게 고백하는 과정에서 웃음이 발생합니다. (예: "내 술 문제가 직장생활을 망치고 있었고 그래서 나는 어떤 변화가 필요하다는 것을 깨달았습니다. 그래서 나는 직장을 때려치워 버렸습니다"라고 말한다거나, "어젯밤 꿈에 어떤 마법의 가게에 들어갔는데 아무리 마셔도 계속 맥주가 나오는 맥주병 하나를 주인이 주길래 나는 그 주인에게 한 상자에 얼마냐고 물었지요"라고 하는 것입니다.)

대체로 모임은 간단한 의식ritual으로 마무리되는데 AA 책자의 일부분을 함께 읽거나, AA 구호를 모든 참석자가 따라서 말하거나, 때로는 기도문을 읽습니다. AA 모임에서 잘 알려진 인생의 어려움에 대처하는 데 유용한 조언을 담고 있는 기도문이 바로 '평온함을 청하는 기도'입니다.

하나님

어쩔 수 없는 것을 받아들이는 평온함을 주시고

어쩔 수 있는 것을 바꾸는 용기를 주시고

그리고 이를 구별하는 지혜도 주소서

이렇게 모임이 끝나면 멤버들은 차나 커피를 마시며 담소를 나누고 특히 새로 나온 멤버가 부담을 덜 느끼며 함께 지속적인 모임 생활을 할 수 있도록 돕기 위해서 도움을 주려고 애씁니다. AA 공개 모임이 끝난 후에도 소규모 집단으로 모여서 경험담을 더 나누기도 합니다.

AA 모임 외에도, 다른 많은 AA 활동이 있습니다. 멤버들이 서로의 가정을 방문하기도 하고, 외식을 함께 하거나 다른 친교 활동을 공유하기도 합니다. 일부 지역에서는 멤버들에게 술 마시지 않고 춤추기, 단주자를 위한 댄스, 둘레길 걷기, 수련회 및 기타 야외 활동 등의 정보를 제공합니다. 술 마시는 친구는 끊어지고, AA에서 단주를 하는 친구를 새로 사귀게 됩니다. 일부 지역에서는 AA 모임이 때로는 연구 모임이나 AA에서 발간된 책자 등을 돌아가면서 읽으며 자신의 경험을 나누는 시간으로 활용됩니다. 주말을 이용하여 수련회 형태의 일박을 하면서 진행되는 라운드업 모임에 참여하며 지역별 라운드업 모임, 또는 국제 컨벤션 모임에 참석합니다. 단주 경험이 많은 기존 멤버들은 교도소나 병원에 가서 집단 모임을 지원하며 지역에 있는 AA 모임에 참석해 발표자로 메시지를 전달합니다.

AA의 주요 활동 중 하나는 바로 후원관계 맺기sponsorship입니다. 이 전통은 초창기 AA의 공식 문헌에 언급이 되지 않았지만 오랜 기간 동안 유기적으로 발전해 온 활동입니다. 단주 경험이 있는 후원자는 새롭게 AA 모임을 시작하는 초심자 멤버에게 개인적인 조언과 함께 전화번호도 교환하여 문자도 보내 주기도 하며 저녁 시간 AA 모임에 참석할 수 있도록 약속을 잡는 등의 특별한 도움을 제공합니다. 후원자는 또한 초심자 멤버가 12단계 프로그램을 수행하는 데 본보기가 되기도 하며 지도 역할을 수행합니다. 예를 들어, 아직 해결하지 못한 문제가 너무 많다고 하소연하는 피후원자에게 후원자가 건네는 전형적인 질문은 "오늘 술 마셨어요?"입니다. 피후원자가 "아니요"라고 대답하면 후원자는 "오늘 먼저 해야 할 일이 바로 첫 잔을 피하는 것이죠. 잘하셨어요"라고 하면서 격려의 말을 건넵니다.

한 사람이 말하고 있는 동안에는 끼어들지 못하는 공식적인 AA 모임과는 다르게 후원자는 피후원자에게 직접적으로 이야기할 수 있습니다(예: "보는 것을 아내 탓으로 돌리기보다는 당신도 불행한 결혼 생활에 어떻게 기여하고 있는지 직시해야 해요"). 후원자의 방식은 후원자마다 다양하며, 효과는 후원자와 피후원자 사이에서 이뤄지는 대인 관계에 따라 부분적으로 영향을 받습니다(Whelan, Marshall, Ball, & Humphreys, 2009). 다시 말해서 다소 거만하거나 예의 없어 보이는 신규 멤버에게는 직설적인 말투의 후원자가 도움이 되고, 정서적으로 연약하고 자기 의심이 많은 피후원자에게는 부드럽고 안심할 수 있는 후원자가 더 도움이 될 수 있습니다.

[Box 14.1] 역사의 한쪽으로부터: 워싱턴 시민들의 극적인 흥망성쇠

> 우리는 우리의 이름을 걸고 상호 유익을 위한 사회를 만들기 위해 그리고 우리의 건강과 지위 및 가족에게 해를 끼치는 해로운 관행을 방지하기 위해, 맥아주나 포도주 등의 어떤 종류의 술을 마시지 않을 것을 엄중히 서약합니다.
>
> – 워싱턴 시민의 서약으로부터(맥스웰, 1950)

1840년 4월 5일, 술을 심하게 마시는 볼티모어 시민 6명이 이 서약서를 만들고 서명하여 미국 초대 대통령인 조지 워싱턴을 기리기 위해 그의 이름을 딴 한 단체를 설립하였다. 워싱턴 소사이어티는 금주 운동(temperance movement)의 당시 사회적 분위기에 영향을 받았지만, 이 단체는 사회 변화보다는 '술주정뱅이' 개인의 변화에 초점을 맞춘다는 점에서 질적으로 달랐다. 많은 사람에게 급속히 알려진 이 단체는 복음주의 기독교 부흥운동과 유사했다. 개인의 파멸과 구원에 대한 감동적인 경험담들을 많이 나누었고, 방황하던 많은 사람이 대중 앞에서 자신의 삶을 변화시키겠다고 서약하였다. 이 단체의 사람은 복음주의적 삶의 방식을 취했으며, 알코올 중독자에게 열심히 복음을 전하고 모임에 초대하여 희망의 메시지를 들려주었다.

워싱턴 소사이어티는 심각한 문제 음주자뿐만 아니라 금주 서약에 서명하는 모든 남성도 회원이 될 수 있도록 하였다. 이러한 개방적인 운영 방침과 모임 특유의 정서적인 매력 덕분에 참석자의 수가 급증하였다. 창립 1년 만에 수천 명의 미국인이 가입했고 1842년에는 회원 수가 수십만 명에 달했다. 당시 차기 대통령 아브라함 링컨이 방문하여 연설할 정도로 이 단체의 명성과 신뢰도는 높았다.

그러나 10년이 지나자 열기는 시들해졌고 이 단체는 사라지고 말았다. 역사학자 윌리엄 화이트(1998)는 워싱턴 소사이어티가 이러한 운명의 역사를 맞이한 이유를 다음과 같다고 지적하였다. 금주법 옹호자, 종교 단체, 금주 운동 등과 같은 외부 단체와 빚어진 갈등, 자기 뜻을 실현하는 데 집착을 보인 지도자를 통제하지 못한 점, 단체의 조직 운영 능력 부재, 아울러 일관된 치료 접근법의 부재 등 이후 한 세기가 지나기 전에 익명의 알코올 중독자들의 모임(alcoholics anonymous)이 태동되었고 AA는 이러한 문제를 해결하고 단주를 위한 보다 지속 가능한 단체로 자리매김할 수 있게 되었다.

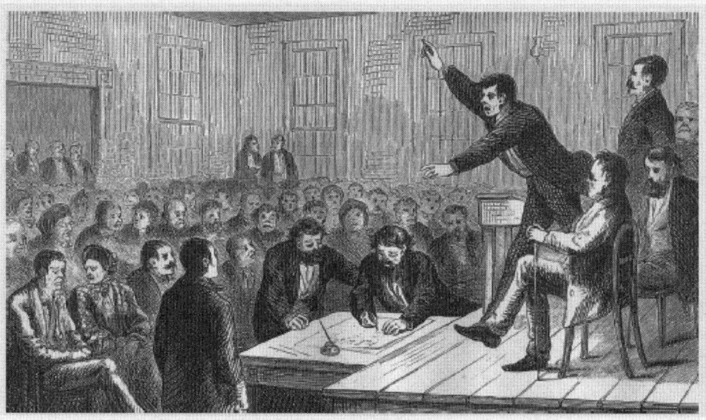

[그림 14.1] 워싱턴 소사이어티 모임의 한 장면

일리노이주 중독 연구소 자료

〈표 14.1〉 AA의 12단계(AA, 1977)

제1단계	"우리는 알코올에 무력했으며, 우리의 삶을 수습할 수 없게 되었다는 것을 시인했다."
제2단계	"우리보다 위대하신 힘이 우리를 본정신으로 돌아오게 해주실 수 있다는 것을 믿게 되었다."
제3단계	"우리가 이해하게 된 대로, 그 신(神)의 돌보심에 우리의 의지와 생명을 맡기기로 결정했다."
제4단계	"철저하고 두려움 없이 우리 자신에 대한 도덕적 검토를 했다."
제5단계	"우리 잘못에 대한 정확한 본질을 신(神)과 자신에게 그리고 다른 어떤 사람에게 시인했다."
제6단계	"신(神)께서 이러한 모든 성격적 결점들을 제거해 주시도록 완전히 준비했다."
제7단계	"겸손하게 신께서 우리의 단점을 없애 주시기를 간청했다."
제8단계	"우리가 해를 끼친 모든 사람의 명단을 만들어서 그들 모두에게 기꺼이 보상할 용의를 갖게 되었다."
제9단계	"어느 누구에게도 해가 되지 않는 한, 할 수 있는 데까지 어디서나 그들에게 직접 보상했다."
제10단계	"인격적인 검토를 계속하여 잘못이 있을 때마다 즉시 시인했다."
제11단계	"기도와 명상을 통해서 우리가 이해하게 된 대로의 신과 의식적인 접촉을 증진하려고 노력했다. 그리고 우리를 위한 그의 뜻만 알도록 해주시며, 그것을 이행할 수 있는 힘을 주시도록 간청했다."
제12단계	"이런 단계들의 결과, 우리는 영적으로 각성되었고, 알코올 중독자들에게 이 메시지를 전하려고 노력했으며, 우리 일상의 모든 면에서도 이러한 원칙을 실천하려고 했다."

변화 요인

AA 멤버의 변화를 가져오는 근본적인 요인은 무엇일까요? 질문에 대한 답은 개인마다 다르겠지만, 일반적으로 다음과 같은 요인들이 중요하게 작용합니다.

단주에 기초한 행동 실천 프로그램

AA는 멤버들에게 명령은 아니지만 변화를 위해서 다양한 AA 구호 및 슬로건들과 12단계에 담긴 생활 방식을 직접 실천해 보도록 적극적으로 제안하고 있습니다(〈표 14.1〉 참고). 이 실천 프로그램의 목표는 단순히 술만 마시지 않는 '금주'가 아니라 '단주'를 통해 자신의 삶을 보다 평온하게 만들고 책임감 있고 의미 있는 삶을 살아내는 것입니다. 12단계 프로그램 안에는 이처럼 광범위한 삶의 변화가 중요하다는 메시지가 암묵적으로 깔려있습니다. 1단계가 가장 중요하지만, 12단계 전체를 잘 살펴보면 알코올에 대한 유일한 언급이 1단계에서만 들어 있다는 것을 알 수 있습니다.

AA에서 출간되는 문헌은 이러한 12단계들의 정신을 중심으로 삼고 있으며 모임에서 하는 경험담도 12단계 프로그램을 실제로 해 본 경험을 나누며 특히 자신의 후원자와 함께 12단계 프로그램을 구체적으로 생활에 적용해 보게 됩니다(예: 제5단계). 회복 초기에 있는 멤버들은 대체로 1단계를 진지하게 받아들이는 데에만 집중하라는 권유를 받습니다(예: "술을 마시지 말고 모임에 참석하고 도움을 요청하세요"). 후원자는 "하루 하루에 살자"라는 슬로건의 의미를 피후원자에게 강조하며 회복 초기에는 가급적 단기 목표에 관한 일 처리만 하도록 조언합니다. AA 모임에서 듣는 경험담과 다양한 의견들 그리고 후원자로부터 받게 되는 도움 등은 당면한 문제를 어떻게 해결해 나갈 것인지에 대한 지혜를 제공합니다. 음주 문제를 다루는 것이 그들의 최우선 순위이지만 12단계 프로그램을 통해서 그들은 자기 중심성, 만성적인 부정직성, 그리고 마음 저변에 깔려 있는 분노와 같은 심리적인 문제를 점검하게 됩니다. 자신의 단점을 솔직하게 점검해 보는 제4단계는 이러한 자기 검토의 핵심적인 부분이

기도 하며 오랫동안 미해결 과제로 남아있는 수치심과 죄책감을 처리할 수 있도록 도와줍니다.

이러한 12단계는 자신의 음주로 인해 생긴 관계의 상처를 회복할 수 있도록 여러 가지 제안 사항들을 내포하고 있습니다. 제8단계와 제9단계를 통해서 과거 잘못을 보상하도록 안내하고 있으며 제10단계에서는 앞으로 다른 사람들과 관계를 할 때는 더욱 진솔하고 성숙한 태도로 임할 수 있도록 도와줍니다.

AA 프로그램은 누군가를 기쁘게 하기 위한 것이 아닌 '자기부터 챙기는 이기적인 프로그램'이며, 순수하게 자신의 행복을 위한 단주를 목적으로 합니다. 다른 멤버가 혹시라도 재발을 하더라도 비난하거나 손가락질하지 않기 때문에 몇 번이라도 단주에 재도전을 할 수 있게 됩니다. 안정적인 단주 생활이 이어지고 있을 때에는 제12단계가 실천되고 있을 것입니다. 이런 시점에서는 이미 다른 멤버들을 돕는 생활을 통해 자기 스스로를 돌보는 생활 방식이 체득되었을 것이며 자신감 또한 얻게 되었을 것입니다. 다시 말해 AA 프로그램의 묘미를 맛본 멤버라면 다른 멤버들에게 이 프로그램의 소중함을 전하려고 마치 열정적인 전도자처럼 애를 쓰며, 전하지 않으면 자신의 단주가 위험에 처할 수 있다고까지 생각을 할 수 있습니다.

앞서 언급했듯이 다음의 AA 구호를 보면 12단계 프로그램의 정신을 이해하는 데 도움이 됩니다. "마치 이루어진 것처럼 행동하라", "감사의 태도를 잊지 말라", "단순하게 하자", "여유 있게 하자", "먼저 할 일을 먼저 하자" 소위 공부를 많이 하신 전문가가 AA의 수많은 구호와 그리고 얼핏 보기에는 단순해 보이는 조언을 가볍게 여기는 것은 실수라고 생각합니다. AA 멤버들이 제시하는 실용적인 조언의 대부분은 과학적 지식을 갖춘 인지행동 심리학자가 조언을 제공할 때 사용하는 용어와는 조금 다르지만 의미는 전혀 다르지 않습니다. 여러 예들이 있겠지만 두 가지만 제시해 보겠습니다. “미끄러운(위험한) 사람, 장소, 물건을 피하십시오”처럼 AA 멤버가 건네주는 조언은 전문가들이 말하는 “어떤 자극이 술을 마시게 하는지 살펴보고 재발을 촉발시킬 수 있는 요인을 피하기 위한 계획을 세우자”와 같은 지혜를 표현합니다. 다른 예로, 왜곡된 “부정적인 생각stinking thinking을 조심하세요”라는 멤버의 조언은 약물에 대한 자동적인 인지 왜곡이 어떻게 약물 사용 행동으로 유도되는지를 잘 살펴야 한다는 전문가의 조언과 같은 의미를 담고 있습니다.

유연하면서도 일관성 있는 관점

정신의학과 인류학의 고전인 『설득과 치유』라는 책에서 제롬 프랭크(1973)는 문화권마다 치료자는 환자가 왜 아픈지 그리고 어떻게 하면 고통을 완화할 수 있는지를 설명하는 그들만의 철학이나 이야기 방식이 있다고 말합니다. AA 역시 마찬가지입니다. 멤버들은 함께 이해받는다는 느낌과 자신들의 경험에 의미를 부여할 수 있는 유연하면서도 일관된 그들만의 이야기를 공유하고 있습니다. 알코올 중독자 자신들은 ‘알코올에 대한 알레르기’ 반응을 보이는 ‘알코올 중독이라는 질병’을 앓고 있다고 여깁니다. 그들의 체질은 다른 사람들과 다르게 알코올에 아주 예민하게 반응하도록 되어 있으며 알코올 중독은 완치될 수는 없지만, 다시는 술을 마시지 않으면 알코올 중독이라는 질병을 ‘때려잡을 수 있다’고 이들은 생각하고 있습니다.

그러나 알코올 중독병에 대한 정의는 전통 의학의 정의보다 더 광범위하며, 신체적 요소뿐만 아니라 정서적, 영적 요소를 포함하고 있습니다. AA 멤버가 경험하는 술 문제 외에도 대부분의 알코올 중독자가 다양한 문제를 가지고 있다는 관점은 중독이라는 병을 순전히 생물학적 관점으로만 보기보다는 병에 관한 이러한 확장된 관점으로 접근하는 것이 오히려 AA 프로그램에 대한 더 많은 '적절한 이해'를 공유할 수 있게 해줍니다. 알코올 중독에 대한 자신의 경험을 지속적으로 말로 표현하는 과정을 통해 AA 멤버들은 알코올 중독에 대한 AA의 이야기 방식을 자기 자신의 인생 이야기에 통합하게 됩니다(Humphreys, 2000). 이런 방식을 통해서 자신들의 과거 기억을 생생하게 유지시킴으로 회복의 동기 또한 지속될 수 있습니다.

AA 철학의 이러한 유연한 특성은 '종교적이라기보다는 영적인' 측면에서 분명하게 나타납니다(Kurtz, 1991). 12단계에서는 회복에 필수적인 '우리보다 더 위대한 힘'으로서의 신을 분명하게 이야기하지만, 대부분의 AA 멤버들이 무신론자이거나 불가지론자인 지역(예: 스웨덴)도 있습니다(Makela et al., 1996). 이와 관련하여 초창기 AA 설립자들은 개신교 신자였으나 멤버 중에는 유대인, 무슬림, 불교도뿐만 아니라 수많은 가톨릭 신자들도 포함되어 있었다고 합니다(Humphreys, 2004). 일부 멤버들은 'G.O.D.=Group Of Drunks, 주정뱅이 그룹'이라는 공식을 제시하면서 자신들의 위대한 힘은 AA 모임 그 자체라고 생각합니다. 영적인 주제에 대해서는 15장에서 더 다루도록 하겠습니다. 다만 여기서는 '우리가 이해하게 된 대로의 신'이라는 AA의 신에 대한 개념 자체가 위대한 힘에 대한 거의 모든 이의 관점을 충분히 담고 있다는 것이 중요합니다.

유대감의 영향력

개인 심리치료 기법을 훈련한 치료자는 개인적인 행동, 사고, 정서 및 병식에서의 변화를 시도하게 됩니다. 이러한 모든 변화가 AA 프로그램을 실천해 나가면서 일어나지만 심리치료와는 다르게 AA는 알코올 중독자가 평생 동안 참여할 수 있는 유기체적인 사회적 네트워크라는 사실을 우리는 간과해서는 안 됩니다. 실제로 AA의 12단계와 영적인 틀도 중요하지만, 심층적인 연구에 따르면 AA의 한결같은 장점은 본질적으로 사회적 관계의 맥락을 놓치지 않는 점입니다(Kelly, Hoeppner, Stout, & Pagano, 2011).

AA의 유대 관계fellowship를 통해서 멤버들은 새로운 친구를 사귈 수 있으며 단주를 중심으로 하는 관계망을 알게 되고, 외로움을 덜어낼 수 있고, 시간을 효율적으로 사용하는 방법을 배우며, 음주 문제에 대한 사회적 낙인을 줄이는 데 도움을 받게 됩니다.

또한 이러한 유대 관계를 통해서 친밀한 지지와 격려를 얻게 되는데 이것은 단주 생활을 시작하는 회복 초기에 특히 중요합니다. 이때는 술 없이 살아가는 새로운 생활 방식의 기초를 힘겹게 구축하는 시기이고 또한 예전의 음주 생활로 회귀하고 싶은 유혹을 강하게 받는 시기이기 때문입니다.

또한 유대 관계는 변화의 본질적인 구성 요소(희망)를 불어넣기 위한 AA의 중요한 방법입니다. 단주와 온전한 생활을 잘하고 있는 기존 멤버들과의 유대 관계를 통해서 자신이 아무리 절망적인 알코올 중독자라고 할지라도 회복이 가능하다는 믿음을 얻게 됩니다. AA는 추상적인 머리 중심의 개념들을 이야기하는 것이 아니라 개인의 경험에 기초한 설득력 있고 실천 가능한 생각들을 공유합니다. AA가 단주를 시작하는 신규 멤버들에게 자신들이 직면한 문제를 해결하고 앞으로 더 잘 살아갈 수 있는 길을 제시해 보여줄 수 없다면 중독 문제가 무엇인지 그리고 회복은 어떻게 하면 되는지에 대한 아무리 그럴듯한 이론적 설명은 그야말로 무용지물입니다. 기존 멤버들이 자신들의 회복 경험을 분명하게 전달할 수 있기 때문에 AA 멤버들은 이런 확신에 대해서는 의심의 여지가 없습니다. 단주하고 있는 기존 멤버들은 이 모든 과정을 겪어왔기에 단주 성공의 가능성에 대한 확실한 증거를 몸소 보여 줄 수도 있지만 동시에 자기기만과 부정의 모든 전략에 대해서도 너무나 잘 알고 있습니다.

AA 모임 참여를 위한 전문적인 도움

어떤 환자가 AA 모임에 참여할 가능성이 높을까요? 다른 전문적인 상담치료와 마찬가지로 AA 모임은 만병통치약이 아닙니다. AA 모임에는 적어도 보통 이상의 심각한 알코올 중독 문제를 가진 사람들이 참여하며 따라서 단주를 목표로 하는 것을 전적으로 수용하는 멤버들을 중심으로 모임 결속력이 만들어집니다. 조절 음주를 목표로 하는 심각도가 낮은 음주 문제를 가진 사람들에게는 AA가 자신들에게는 잘 맞지 않다고 주장할 가능성이 높습니다. 처음에 AA 모임을 만든 사람들은 일부 문제 음주자가 '신사처럼 음주할 수 있다'는 것에 동의하지만 이런 사람을 돕기 위해 AA가 만들어진 것은 아닙니다.

AA의 일반적인 특징 외에도 AA 모임의 구성과 과정은 매우 다양하기 때문에 누가 AA에 잘 맞을까를 예측해 보는 것은 그다지 큰 의미가 없습니다. 오히려 치료자나 환자가 함께 고민해야 할 문제는 어떻게 하면 AA 모임에 좀 더 편안한 마음으로 다가갈 수 있을까 하는 것입니다.

치료자가 환자들에게 AA를 소개할 때는 모임을 딱 한 번 참석한 후 모임이 어떻다고 판단하지 않아야 하는 AA 모임의 다양성을 강조해야 합니다. 모임이 열리는 장소와 시간에 따라 참석자들의 사회 계층이 다를 수 있습니다. 수요일 저녁 주유소 위층이나 시내 한 교회의 지하실에서 열리는 AA 모임에는 금융가에서 열리는 점심 모임과는 다른 성격의 사람이 모일 수 있다는 뜻입니다. 어떤 모임은 남성만 모이거나, 여성만을 위한 모임, 기타 성소수자, 비흡연자, 변호사, 의사만 모이는 모임도 있어서 각각의 모임에 필요한 봉사 규칙도 정해져 있기도 합니다. 일부 모임은 알코올 중독자의 영적 측면을 훨씬 더 강조하기도 합니다. 어떤 모임은 참석자가 100명 넘게 모이기도 해서 초심자가 눈에 띄지 않게 조용히 뒷줄에 앉아 참관할 수 있기도 하지만 어떤 모임은 서로를 너무 잘 알고 있는 소규모 모임이어서 신규 멤버가 오게 되면 항상 눈에 띄고 특별한 환영을 받게 되기도 합니다.

치료자는 AA의 모든 잠재적인 변수를 환자에게 알려 주면서 불안을 자극할 필요는 없습니다. 그보다는 가장 적합한 AA 집단을 찾는 데 시간과 인내심이 필요할 수 있다는 설명을 간단히 해 주면 좋습니다. 환자와 함께 '홈 그룹'과 후원자에 대한 중요한 결정을 할 수 있도록 도와주면 환자가 AA에 안착할 가능성을 높일 수 있습니다. 특히 대인 관계에 어려움을 겪는 환자라면 더욱 효과적입니다. 예를 들어, 환자에게 어떤 사람을 후원자로 삼고 싶은지 그리고 그런 사람을 믿고 후원자로 삼고자 하는 이유 등을 물어봐 주는 것도 도움이 됩니다, 마찬가지로, 환자가 불편함을 느끼는 모임은 어떤 모임인지, 또 어떤 모임에서 안전하고 편안한 느낌이 드는지를 함께 다루어 주는 것이 중요합니다.

환자들에게 AA의 도움을 받도록 할 때 치료자의 자세는 독단적이지 않고 낙관적이어야 합니다. 대부분의 환자는 AA를 억지로 받아들이게 한다는 느낌이 들면 좋아할 리 없습니다. AA를 거부하는 환자는 대체로 AA가 도움이 되지 않기 때문이 아닙니다. 단주를 하는 주체가 자신이라는 사실을 치료자에게 확인시켜 주려는 사인을 보내는 것일 수도 있습니다. 만일 치료 과정에서 AA에 합류하려는 노력은 하지만 현재 별로 효과를 보이지 않고 있는 환자가 있거나 아니면 과거 AA 모임에서 겪었던 부정적인 경험을 현재에도 하고 있다면 치료자는 그런 환자를 비난해서는 안 됩니다. 오히려 음주 행동의 변화를 지속할 수 있는 다른 방법을 찾아보도록 지원하는 것이 더 중요합니다.

치료자가 환자에게 AA를 소개할 때 단순히 AA 모임에 대한 책자나 전화번호를 제공하는 것만으로는 환자가 AA에 성공적으로 참가하기란 어렵다는 것을 알아야 합니다. 반대로 치료자가 AA 모임이 어떻게 진행되는지도 설명해 주고 모임에 처음 참석할 때 생길 수 있는 불안감을 함께 상담하며, 믿을 만하고 단주 경험이 많은 회복자를 직접 소개해 주면 환자가 AA에 합류하여 단주를 시도해 볼 가능성을 훨씬 높여줍니다(Timko, DeBenedetti, & Billow, 2006). 치료자가 AA 공개 모임에 가끔 참석하게 되면 환자에게 AA 모임에 대한 신뢰도를 높여주고 인근의 AA 모임과 소중한 인맥도 쌓을 수 있습니다. AA 모임 참석을 촉진하고 중독 치료와 AA 모임과의 동반상승 효과를 더 낼 수 있는 방법이 미국 국립 알코올 남용 및 중독 연구소[NIAAA](Nowinski, Baker, & Carroll, 1999, https://www.niaaa.nih.gov/sites/default/files/match01.pdf)에서 제작한 12단계 촉진 소책자북에서 무료로 찾아볼 수 있습니다.

치료자는 환자에게 AA를 소개할 때 다음의 2가지 사항에 주의를 기울여야 합니다. 첫째는 간혹 AA 멤버 중 신규 회원 초심자들에게 'AA가 정신과 약물을 복용하지 못하게 한다'라는 등의 잘못된 정보를 제공하는 멤버도 있다는 것입니다. 이 문제에 대해서 걱정하는 환자에게는

AA 멤버가 '의사 행세'를 하지 못하도록 하는 의약품에 대한 AA의 설명문(인터넷에서 무료로 제공: https://www.aa.org/sites/default/files/literature/p-11_0324.pdf)을 소개해 줄 수 있습니다. 두 번째는 많은 사람이 집단 앞에서 말하는 것을 불편해하기 때문에 반드시 자기 이야기를 해야만 모임에 다닐 수 있는 것이 아님을 환자에게 설명해 주어야 합니다. 원한다면 한동안 모임에 참석해서 듣기만 해도 됩니다. 이 문제에 대해 공포증에 가까울 정도의 불편함을 겪는 환자가 있다면 치료자는 온라인 AA 모임을 제안해 줄 수 있습니다.

AA 효과성에 관한 연구

여러 해 동안 AA가 효과적이라는 주장은 과학적 증거보다는 많은 사람이 공감하는 개인의 증언, 그리고 인지된 주관적 이득에 근거를 두었습니다(Edwards, 1995). 하지만, 최근 수십 년간, 주도면밀하게 진행된 종단 연구를 통해 AA 멤버들 간의 유대 관계에는 치유의 힘이 있다는 멤버들의 믿음이 입증되었습니다.

팀코와 동료는 알코올 또는 불법 약물 의존증의 치료를 받고 있는 345명의 외래 환자를 대상으로 무작위 실험을 진행했습니다(Timko et al., 2006). 절반은 AA 및 기타 12단계 프로그램(예를 들면 모임 목록을 제공하거나 AA 모임에 참석하라는 독려를 함)에 대한 소개를 받았고, 나머지 절반은 치료 프로그램에서도 알려진 AA 기존 멤버들과 연결을 시켜주는 등 보다 집중적인 AA 소개를 받았습니다. 후자의 그룹이 6개월 추적 조사에서 12단계 모임 참석률이 더 높았고 알코올 및 약물 문제가 더 많이 개선되었습니다.

팀코의 연구는 퇴역 군인을 위한 시설에서 치료를 받고 있는 소수 민족 남성으로 주로 구성된 표본을 대상으로도 진행되었는데 결국 현저하게 다른 표본을 사용한 실험에서도 AA가 효과적이라는 팀코의 실험 결과가 입증된 것입니다(Humphreys, Blodgett, & Wagner, 2014).

AA에 관한 연구에 대한 세세한 분석은 이 책의 범위를 벗어납니다. 그러나 관심 있는 독자는 최근에 보강된 Cochrane Collaboration 리뷰(Kelly, Humphreys, & Ferri, in press)를 참고하길 바랍니다.

다른 12단계 프로그램 단체들

AA가 설립된 이래로 만성 부채, 도박, 흡연, 조현병 등의 문제를 가진 수많은 다른 단체에서 12단계 프로그램을 활용하고 있습니다. 여기서는 음주 문제가 있는 환자와 그 가족들이 가장 관심을 가질 만한 일부 단체를 소개합니다.

알아넌Al-Anon은 AA와는 독립적이면서도 협력 관계에 있는 단체입니다. 알아넌은 '알코올 중독자를 사랑하는 모든 사람'을 대상으로 합니다. 대부분의 알아넌 멤버들은 중독자의 배우자(또는 연인)이지만, 중독자의 자녀를 위한 모임(알아틴Alateen)도 있으며 중독자 가정에서 성장한 성인을 위한 모임(adult children of alcoholics, ACOA)도 있습니다. 알아넌은 자체 12단계 프로그램이 있기는 하지만 AA의 12단계를 응용하여 만들었습니다. AA 모임이 한 장소에서 진행될 때 보통은 그 옆 방에서는 알아넌 모임이 진행됩니다. 모임이 끝난 후에는 모두가 커피와 다과를 나누는 시간을 가지기도 합니다. 알코올 문제는 종종 가족 구성원들에게 영향을 미치며 여러 세대에 걸쳐 지속되기 때문에 AA 모임에도 참석하고 동시에 알아넌 모임에도 참석하는 사람을 흔히 만날 수 있습니다.

알아넌의 회복 원리 역시 AA와 공통점이 많기 때문에 여기서는 자세한 설명을 생략하기로 합니다. 그러나 알아넌 자체가 할 수 있는 매우 중요한 기능이 있다는 점이 강조되어야 하며 치료자는 이 점을 잘 알고 중독자 가족에게 설명할 수 있어야 합니다. 알아넌은 배우자의 음주를 막기 위해 온갖 방법을 다 동원하고 그 과정에서 스트레스와 좌절을 겪고 있는 중독자의 남편이나 아내에게 즉각적인 안도감을 제공해 줄 수 있습니다. 알아넌은 중독자의 음주 행동을 통제하려는 불가능한 시도를 중단할 수 있도록 '냉정한 사랑'을 가르쳐 줍니다. 알아넌 멤버들은 먼저 자기 자신의 행동을 돌아보는 시간을 갖게 됩니다. 중독자를 통제하려 했던 자신들의 역기능적인 습관을 내려놓고 오랫동안 소홀히 해왔던 자기 돌봄을 강화하라는 조언을 듣게 됩니다. 알아넌에 대해서 소수지만 명확한 연구를 참조해 보면 알아넌 모임에 참여하면서 원한, 불안, 우울, 분노가 감소하는 것을 확인할 수 있습니다(Humphreys, 2004).

알코올 외의 약물에 초점을 맞춘 12단계를 적용한 단체(예: Marijuana Anonymous, Cocaine Anonymous)는 알코올 중독 문제와 동시에 기타 다른 약물에도 중독 문제를 보이는 환자에게 도움이 될 수 있습니다. 가장 규모가 큰 단체는 NAnarcotics anonymous(익명의 약물 중독자들의 모임)입니다. 그 이름은 약물 중독을 나타내고 있지만 실제로는 모든 약물, 마약 또는 기타 알코올을 포함한 다른 약물 문제를 가진 모든 사람을 환영합니다. 100개국 이상에서 널리 이용되고 있는 NA는 철학과 모임 진행 과정 등이 대부분 AA와 유사합니다.

대체 알코올 상호지원 단체들

일부 단체는 계획적으로 AA와는 다른 접근을 시도해 왔습니다. 기존의 AA와는 다른 결을 가진 단체들과 LifeRing Secular Recovery에서는 영적 요소를 배제하는 회복 철학을 제시하면서 다양한 모임을 제공하고 있습니다(Connors & Dermen, 1996; Humphreys, 2004). SMART Recovery 역시 영적인 부분은 포함하지 않고 있으며 과학적으로 뒷받침되는 인지행동치료의 원리를 기반으로 하는 변화 전략을 사용합니다. 여성의 회복을 돕는 단체women for sobriety는 여성만 참여할 수 있으며 AA의 대안으로 활동하는 단체로써 멤버들의 자존감 향상에 초점을 맞추고 있습니다(Kaskutas, 1996). 절주 관리(moderation management, MM)라는 단체는 완전한 금주가 아닌 조절 음주를 위한 지원 단체를 제공한다는 점에서 다른 단체와는 분명한 차별화를 보입니다(Kishline, 1995). MM에 참여하는 멤버들은 AA 모임에 참여하는 멤버들보다 경제적 여유가 더 있고 음주 문제가 덜 심각한 경향을 보입니다(Klaw, Luft, & Humphreys, 2003).

앞서 소개한 AA를 대체하는 대면 모임은 주로 미국과 캐나다 일부 지역에서 진행되고 있고 정도는 좀 덜하지만 호주나 영국에도 모임이 있습니다. 음주 문제가 있는 사람을 위한 자조 모임 단체 중에서 AA만큼 국제적이거나 쉽게 접근할 수 있는 곳은 없습니다. 따라서 환자가 AA를 대체하는 모임의 도움을 받도록 도우려 할 때 가장 큰 어려움은 참석할 수 있는 가까운 모임을 찾기가 어렵다는 점입니다. 이 문제는 인터넷을 기반으로 하는 온라인 모임을 제공한다면 개선될 수 있습니다. 물론 장기적인 관점에서 본다면 대면 모임을 확대하는 것이 자조 모임의 도움으로 회복하는 사람들의 수를 증가시키는 데 필수적일 것입니다. AA 대체 단체와 모임을 새롭게 만들려는 의료진 및 전문 기관이 많이 생긴다면

AA와 같은 치료 방식이 잘 맞지 않는 알코올 중독 환자들에게는 큰 도움이 될 것으로 보입니다.

참고문헌

Alcoholics Anonymous. (1977). Twelve steps and twelve traditions. New York: Alcoholics Anonymous World Services. Connors, G. J., & Dermen, K. H. (1996).

Characteristics of participants in Secular Organizations for Sobriety (SOS). American Journal of Drug and Alcohol Abuse, 22, 281–295.

Edwards, G. (1995). Alcoholics Anonymous as mirror held up to nature. In G. Edwards & C. Dare (Eds.), Psychotherapy, psychological treatments, and the addictions (pp. 220–239). Cambridge: Cambridge University Press,.

Eisenbach-Stangl, I., & Rosenqvist, P. (1998). Diversity in unity: Studies of Alcoholics Anonymous in eight societies. Helsinki, Finland: Nordic Council for Alcohol and Drug Research.

Frank, J. D. (1973). Persuasion and healing: A comparative study of psychotherapy. Baltimore, MD: Johns Hopkins University Press.

Humphreys, K. (2000). Community narratives and personal stories in Alcoholics Anonymous. Journal of Community Psychology, 28, 495–506.

Humphreys, K. (2004). Circles of recovery: Self-help organisations for addictions. Cambridge: Cambridge University Press.

Humphreys, K., Blodgett, J. C., & Wagner, T. H. (2014). Estimating the efficacy of Alcoholics Anonymous without self-selection bias: An instrumental variables re-analysis of randomized clinical trials. Alcoholism: Clinical and Experimental Research, 11, 2688–2694.

Kaskutas, L. A. (1996). A road less travelled: Choosing the Women for Sobriety Program. Journal of Drug Issues, 26, 77–94.

Kelly, J. F., Hoeppner, B., Stout, R. L., & Pagano, M. (2011). Determining the relative importance of the mechanisms of behaviour change within Alcoholics Anonymous: A multiple mediator analysis. Addiction, 107, 289–299.

Kelly, J. F., Humphreys, K., & Ferri, M. (in press). Alcoholics Anonymous and twelve-step treatments for alcohol use disorder. Cochrane Database of Systematic Reviews.

Kishline, A. (1995). Moderate drinking: The Moderation Management (TM) guide for people who want to reduce their drinking. New York: Three Rivers.

Klaw, E., Luft, S., & Humphreys, K. (2003). Characteristics and motives of problem drinkers seeking help from Moderation Management self-help groups. Cognitive and Behavioral Practice, 10, 385–390.

Kurtz, E. (1991). Not-god: A history of Alcoholics Anonymous. Center City, MN: Hazelden.

Mäkelä, K., Arminen, I., Bloomfield, K., Eisenbach-Stangl, I., Helmersson Bergmark, K., … Zielinski, A. (1996). Alcoholics Anonymous as a mutual-help movement: A study in eight societies. Madison: University of Wisconsin Press.

Maxwell, M. (1950). The Washingtonian Movement. Quarterly Journal of Studies on Alcohol, 11, 410–452.

Nowinski, J., Baker, S., & Carroll, K. (1999). Twelve-step facilitation therapy manual. Washington, DC: National Institute on Alcohol Abuse and Alcoholism.

Timko, C., DeBenedetti, A., & Billow, R. (2006). Intensive referral to 12-step self-help groups and 6-month substance use disorder outcomes. Addiction, 101, 678–688.

Whelan, P. J., Marshall, E. J., Ball, D. M., & Humphreys, K. (2009). The role of AA sponsors: A pilot study. Alcohol and Alcoholism, 44, 416–422.

White, W. L. (1998). Slaying the dragon: The history of addiction treatment and recovery in America. Bloomington, IL: Chestnut Health Systems.

Wilson, W. (1994). The society of Alcoholics Anonymous. American Journal of Psychiatry, 151, 259–262.

15장

치료에서의 종교, 영성 및 가치관

> 저는 아들이 태어난 날 술을 끊었어요. 아내의 진통과 분만 과정이 너무나 힘겨워 아내는 죽은 듯이 잠에 곯아떨어졌어요. 저는 수유실 창문 밖에서 갓난아기를 쳐다보면서 너무나 아름다운 생명체를 바라보며 감탄하고 있었어요. 그러던 중 산모와 아기를 돌봐 줄 직원분이 있으니 병원으로 오던 길에 봐 두었던 술집에 가서 축하주를 한잔할까 하는 생각이 들었어요. 그 순간, 신이 주신 최고의 선물을 받은 그 순간, 저는 수유실 창가에 비친 내 모습을 쳐다보며 이런 생각을 했습니다. "나를 가장 필요로 하는 그 순간에 내가 가장 사랑하는 사람들을 내버려 두고 나 혼자 기분을 내겠다고 술집에나 가겠다고 하는 사람은 도대체 어떤 인간이란 말인가?" 저는 괴물을 쳐다보고 있다는 생각이 들었고 그 괴물이 나 자신이라는 사실이 견딜 수 없이 괴로웠습니다.

종교, 영성, 가치관의 문제는 말기 질환의 고통 완화 치료와 태아 성감별과 임신 의사 결정을 포함한 많은 의료 영역에서 생길 수 있습니다

(Koenig, 1998). 그러나 음주 문제가 있는 사람을 치료할 때만큼 이러한 문제가 지속적으로 발생하는 분야도 거의 없는데, 그 이유는 두 가지로 압축됩니다. 첫 번째는, 주요 종교계에서 음주 문제를 해명하려는 측면과 음주 문제로 고통받는 사람을 돕기 위한 단체를 지원하는 측면 모두에서 오랫동안 특별한 관심을 가져왔기 때문입니다. 두 번째로는 당뇨병, 고혈압, 천식, 암과 같은 문제가 있는 사람들과 달리 음주 문제가 있는 사람은 음주 운전으로 다른 사람을 위험에 빠뜨리거나, 술에 취해 동료들을 난처하게 만들거나, 친구나 가족에게 심한 욕설을 한다거나, 가족에게 꼭 필요한 돈을 술값으로 날려버리거나, 약속을 지키지 않는 등 자신의 도덕적 가치에 위배되는 행동을 하는 경우가 많다는 점입니다. 음주자의 도덕적 가치관이 어떤 종교적 배경에 뿌리를 두고 있는지와는 상관없이, 음주자의 내면에 깊이 박혀있는 옳고 그름에 대한 가치관을 이런 식으로 무너뜨리는 행위는 그 자체로 문제가 되는 수치심과 죄책감을 유발할 수 있으므로 치료 과정에서 반드시 다루어져야 합니다.

이 장에서는 몇몇 용어를 정의하고 난 뒤 음주 문제에 대한 종교적, 영적 이해의 선행 사례와 그 결과를 함께 소개하고자 합니다. 또한 음주 문제 치료에서 도덕적 가치관의 역할에 대해서도 논의를 해 보겠습니다. 이러한 가치관은 환자의 종교적, 영적 신념에서 파생된 것일 수도 있지만 전혀 상관없는 것일 수도 있습니다.

용어 정의

먼저 종교에 대한 정의를 내리는 것은 논쟁의 여지를 불러오게 되는데 이유는 일부 경우는 말로 설명하기가 힘들기 때문입니다. 여기서는 스미스(1963)의 종교에 대한 정의를 적용하고자 합니다. 즉 종교란 (1) 신앙으로 받아들여지는 일련의 공유된 신념을 의미하는 교리를 갖고 있으며 (2) 성스러운 글과 그림, 의식, 교훈적인 우화들 및 건축물 등 일련의 축적된 전통을 가지고 있는 기관 또는 단체를 뜻합니다. 이 두 가지 기준에 따르면 기독교, 이슬람교, 힌두교는 종교에 해당합니다. 반면, AA는 영적인 내용을 다루고 있기는 하지만 AA 멤버가 되기 위해 특정 신념을 요구하지 않기 때문에 종교는 아닙니다.

두 번째로 영성이라는 단어 또한 종교보다 역사가 짧지만 많은 논쟁거리가 될 수 있는 용어입니다(Cook, 2004). 영성이라는 말은 기독교 전통에서 등장했지만 이제는 모든 종교 전통뿐만 아니라 인간 본성의 불가해한 측면에도 적용되기 시작했습니다. 다음의 정의는 다른 정의들과 마찬가지로 논쟁의 여지가 있지만, 정신건강과 영성에 관한 글에서 널리 사용되고 있습니다.

> 영성은 독특하고 창조적이며 보편적인 인간 경험의 한 차원으로서 주관적인 내적 자기를 인식할 때에도 경험되며 공동체, 사회 집단, 전통 내에서도 경험된다. 영성은 자신과 다른 사람 안에 있는 친밀하고 내재적이고 개인적인 것과의 관계를 통해 경험될 수도 있고, 또는 완전히 '다른 것', 초월적이고 자기를 넘어서는 것과의 관계를 통해서도 경험될 수 있다. 이 경험은 궁극적으로 너무나 소중한 것이어서 삶의 의미와 목적, 진리 및 가치관의 문제와도 맞닿아 있다(Cook, 2004, pp. 548~549)

어떤 사람들은 종교적 맥락에서 영적인 삶을 경험하고 더 발전시켜 나가지만 종교와 영성이 반드시 연관성이 있어야만 하는 것은 아닙니다. 무신론자나 불가지론자는 전혀 종교적이지 않은 방식으로도 영적 생활을 할 수 있습니다.

마지막으로 가치관에 대한 정의를 살펴보고자 합니다. 가치관이란 상호 연관된 목표들의 집합체입니다(Kanfer & Schefft, 1988), 도덕적 가치관은 해당 개인에게 윤리적 중요성을 갖는 여러 가치의 집합입니다. 윤리적 가치관은 사람들이 옳고 그름을 논할 때나 자기 자신이 마땅히 이런 사람이 되어야 한다고 묘사할 때 사용됩니다. 도덕적 가치관은 엄밀히 말해 건강과 관련된 목표와 특성을 넘어서는 것으로, 예를 들어 훌륭한 시민 또는 좋은 친구가 되는 것, 고통에 직면했을 때 자비심을 보이는 것, 그리고 진실을 추구하고 정직해지려고 부단히 노력을 하는 것 등에서도 이러한 도덕적 가치관이 드러나게 됩니다. 가치관은 종교적 전통을 가진 사람들에 의해 직접 종교적으로 생겨날 수도 있고, 종교적 영향을 반영하는 문화적 규범을 통해 간접적으로 파생될 수도 있습니다(예를 들어, 정부 및 기타 사회 기관이 종교 기관과 분리되어 있는 영국과 같은 사회에서도 종교적 가치를 명시적으로 법과 규범에 편입시키고 있습니다). 도덕적 가치관은 종교적인 영향 없이도 독립적으로 생겨날 수 있습니다.

음주 문제를 이해하는 데 영향을 주는 종교와 영성

18세기 후반까지만 해도 유럽과 북미에서 음주 문제(당시에는 '만성적인 음주벽'으로 알려짐)는 주로 도덕성의 문제로 이해되었습니다. 당시에는 현재 흔히 비난받고 있는 도덕적 모델(즉, 그런 사람들은 다른 사람들과 별개로 도덕적으로 나쁘다는 것)로 음주 문제를 이해했던 것은 아니었습니다. 오히려 술에 취하는 것은 모든 인간이 어느 정도는 범할 수 있는 다양한 죄악 중 하나로 보았는데 의학적인 문제라기보다는 주로 영적/종교적인 문제라고 보는 유대-기독교적 이해를 바탕으로 하고 있었습니다. 이러한 이해는 19세기에 만성적 음주벽에 대한 의학적 개념이 극적 반영되면서 변화를 가져왔습니다.

19세기의 금주 운동에서는 심한 음주벽을 '의지의 질병', 즉 술에 의해 야기되는 하나의 질병으로 이해했습니다. 그러나 20세기에 들어 미국에서 금주법이 폐지되고 유럽과 북미에서 절주 운동의 열기가 식기 시작하면서 새로운 질병 모델이 등장했습니다. 종교적이지는 않으면서 영성적 단체라고 할 수 있는 AA(14장 참고)와 관련이 있는 이 질병 모델은 한 사람('알코올 중독자')이 스스로는 음주를 조절할 수 없는 어떤 질병을 앓고 있는 것으로 규정했습니다.

유럽과 북미에서 일어난 금주 운동은 단순히 '술 취하는 것'에 대한 이해의 관점을 바꾸는 것 이상의 성과를 거두었습니다. 이 운동은 '주정뱅이를 회복시키기', 즉 지금으로 치면 음주 문제를 치료하기 위한 다양한 프로그램을 도입시켰습니다. 이들 중 상당수는 기독교 전통에서 영감과 동기를 얻었습니다. 아마도 가장 유명한 것은 구세군이 알코올로 인해 삶이 파괴된 사람을 돕기 위해 헌신한 것인데, 물론 구세군만 그런 활동을 한 것은 아니었습니다. 유럽과 북미의 다양한 기독교 단체는 AA식의 영성에 발맞추어 알코올로 인해 삶이 망가진 사람을 구제하는 데 계속 관심을 가졌으며, 이들은 누가 보더라도 기독교 전통에 입각하여 이 일을 수행해 나갔습니다.

오늘날 전 세계적으로 기독교 방식의 수많은 중독 재활 프로그램이 계속되고 있는데 크게는 두 가지 접근 방식으로 나누어집니다. 하나는 보다 진보적인 전통을 따르고 또 하나는 보다 보수적인 전통을 따릅니다. 이들 사이의 일반적인 차이점에 있어 후자는(항상 반드시 그런 것은 아니지만) 전자의 방식과는 명확한 경계가 지어지는 부분이 있습니다. 예를 들어, Teen Challenge는 중독의 개념이 죄에 대한 신학적 개념과 어느 정도 일치하는 것으로 보고 치료적 접근을 시도합니다. 이런 패러다임으로 본다면 중독에서 회복하는 것은 모든 기독교적 전통에서 말하는 회심을 하고 그리스도인으로서의 영적 성장을 한다는 것과 뜻을 같이한다고 볼 수 있습니다. 반면에 덜 보수적인 기독교인은 의료 및 기타 일반적인 치료법의 도움을 쉽게 받아들이거나 아니면 특정 신앙이나 교단과 상관없는 AA와 같은 영적 프로그램의 도움도 크게 개의치 않고 받아들인다고 생각하면 됩니다.

기독교는 사회적이고 영적인 유대 관계를 통해 인간이 자유함을 누려야 한다는 것을 강조합니다. 이러한 기독교 전통을 적용한 예가 바로 중독의 굴레에서 벗어나지 못하는 사람을 걱정하고 그들의 회복을 돕는 일이라고 여기는 것입니다. 서구에서뿐만 아니라 세계 곳곳에서 이슬람교, 불교, 아메리카 원주민 종교 등 다른 종교 전통으로부터 영감과 동기를 받은 점점 더 많은 통합된 치료 프로그램이 보급되고 있습니다(Abdel-Mawgoud, Fateem, & Al-Sharif, 1995; Barrett, 1997; Garrett & Carroll, 2000). 이러한 전통은 각각 알코올 및 기타 약물과 관련된 문제들에 대한 독특한 연결점을 찾고 해결책을 제시합니다.

불교에서는 모든 인간이 사물에 대한 계속적인 집착을 키우는 경향이 있고 이로 인해 고통이 발생한다고 봅니다. '중독'이라고 할 수 있는 것 역시 이러한 보편적인 문제의 한 가지 징후일 뿐이라고 여깁니다. 따라서 불교의 기본 교리에 기초한 치료법(인지행동치료의 형태와 다르지 않음)은 알코올 의존 치료에 쉽게 적용될 수 있습니다(Marlatt & Kristeller, 1999).

코란에 따르면 이슬람교에서의 음주는 금지되어 있습니다. 따라서 음주 문제에 대한 이러한 전통을 적용해 본다면 치료보다는 (완전 금주를 명령으로 명시하고 있음) 예방을 강조한다고 볼 수 있습니다. 그러나 이러한 금지령이 잘 지켜지지 않기도 합니다. 영국에 거주하는 이슬람교도는 다른 영국인들보다 술을 마실 확률이 현저히 낮지만, 그럼에도 불구하고 상당수가 술을 마십니다(Valentine, Holloway, & Jayne, 2010). 이런 사람 중에는 치료를 받고 싶지만 자신의 문화적, 종교적 가치관과 맞지 않다고 생각하는 사람이 있기도 하며 개인적 또는 가족의 수치심 때문에 치료받을 가능성이 낮은 문제 음주자도 포함되어 있습니다. 다행히도 이슬람의 영적 수행법을 통합하면서 동시에 문화를 고려한 맞춤형 중독 치료 프로그램 및 상호 지원 단체 등이 생기고 있습니다(Abdel-Mawgoud et al., 1995; Millati Islami World Services, 2015).

우리는 여기서 미국 원주민 종교에도 주의를 기울일 필요가 있습니다. 그 이유는 유럽 정착민에 의해 음료용 알코올이 유입된 이후 북미 원주민이 경험해온 알코올 관련 문제의 비율이 매우 높아졌기 때문입니다. 그 중요성이 북미에 국한되긴 하지만, 미국 원주민 종교는 전통적인 신앙을 고수하는 영성과 종교적 관습이 AA의 12단계나 다른 모델을 기반으로 한 중독 치료 프로그램에 어떻게 잘 통합될 수 있을지에 대한 좋은 본보기가 될 수 있습니다. 미국 원주민 종교는 영적인 실재를 눈에 보이는 세계의 질서보다 더 '실제'로 받아들이는데, 중독은 이러한 실재와의 연결이 단절되는 것을 의미합니다. 따라서 치료는 이러한 실재와 다시 연결하는 것이며, 현재 다양한 치료 프로그램에서는 알코올 의존에서 회복하는 데 도움이 되는 talking circles(의사소통 및 의사결정 과정의 한 형태), sweat lodges(공동체 의식과 명상을 위한 장소), 전통 부족 음악, 그리고 pow wows(원주민 공동체가 함께하는 문화 모임이자 축하 행사) 등과 같은 미국 원주민의 전통 관습을 통합하고 있습니다.

서구 국가에서 전통 신앙에 명확한 기반을 둔 치료 프로그램을 개발하는 것은 비교적 드문 일입니다. 그러나 몇몇 연구 결과에 따르면 이러한 신앙 공동체 내에서 음주 문제 치료를 위해 전통 신앙을 적용시키고 있습니다. Morjaria and Orford의 연구에 따르면 음주 문제로 상담을 받고 있는 영국에 거주하는 남아시아계 남성이 회복 과정에서 기존의 자기 믿음(힌두교 또는 시크교)을 재확인한 것으로 확인되었습니다. 이는 '개종'을 경험한 AA 멤버들과는 대조적인 결과입니다(Morjaria & Orford, 2002). 그러나 두 그룹 모두에서 신과의 더 깊은 유대감을 경험했는데 이것이 개인의 독특한 영적 또는 종교적 전통 내에서 이해되는 회복의 영적 특성입니다. 이러한 역동성은 음주 문제(및 다른 형태의 약물 오남용)를 치료하는 데 중요한 영향력을 미칩니다.

음주 문제 치료에서의 종교와 영성 그리고 도덕적 가치관

Harold Koenig(2005)는 종교 단체와 정신건강서비스 제공 간의 상관관계에 대한 글을 기고하면서 신앙을 기반으로 하는 단체들이 다음과 같은 다섯 가지 범주로 구분된다고 보았습니다.

1. 정신건강서비스를 제공하는 교회, 유대교 회당, 이슬람 사원 등등
2. 상호 간의 교제를 돕고 정신건강서비스 관련 정책을 옹호하는 단체
3. 종교적 갈등을 피하기 위해 주로 종교적 색채를 배제한 서비스를 제공하는 단체
4. 일반적인 접근법과 종교적인 접근법을 혼용하는 훈련된 상담사
5. 주로 신앙에 기반한 치료법을 제공하는 단체 및 상담사

이러한 범주들의 각각에 대한 예는 아마도 음주 문제가 있는 사람과 함께 일하는 사람의 성향과 제공되는 프로그램의 특성에 따라 다를

수 있으며 제공되는 서비스의 성격과 범위도 나라마다 다릅니다. 예를 들어, 영국에서는 구세군이 각 항목에 해당하는 활동을 모두 한다고 볼 수 있지만, 다른 항목들보다 아마도 1번과 3번에 해당하는 활동이 더 많을 것입니다. 5번 항목에 가장 적합한 예는 주거 재활을 제공하는 복음주의 전통을 가진 기독교 자선단체일 것입니다.

일부 기독교인에게는 세속적 접근 방식과 종교적 접근 방식 사이에서의 선택이 어려운 문제일 수도 있습니다. 타협하려는 기독교 신앙에 대한 우려가 12단계를 보다 분명하게 기독교적 용어로 다시 표현하려는 운동(예: Overcomers Outreach)으로 표현되어 왔습니다. 반면에 또 다른 기독교인은 AA가 신앙의 어떠한 타협도 요구하지 않으면서 어떻게 실제로 회복 과정과 신앙적 성장 양쪽에 도움이 될 수 있는지에 대해 직접 경험담을 글로 표현하기도 했습니다(K.D., 2002).

영적 접근법은 완전히 비종교적인 치료 프로그램 내에서도 통합될 수 있는데 영국의 국민건강서비스에서 제공하는 프로그램이 바로 이와 같은 것입니다(Jackson & Cook, 2005). 이는 단순히 영국 내 모든 의료 서비스의 일부인 목회 서비스 제공의 문제가 아니라, 모든 의료 서비스 이용자의 영적 필요성을 인식하고 영성을 모든 종합 평가 및 치료 프로그램의 구성 요소로 인식하느냐 하는 문제입니다.

개인 치료

음주 문제를 가진 개인과 치료적 작업을 한다는 말은 무엇을 의미할까요?

첫 번째이자 가장 중요한 점은 영성과 신앙은 상담이나 임상 치료 현장에서 다루어야 하는 중요한 문제라는 것입니다. 누군가에게 중요한 어떤 영적 또는 종교적 신앙을 가지고 있는지에 대해 알아볼 수 있는 한두 가지 간단한 질문을 하는 것은 어려운 일이 아닙니다. 이런 식으로 영성이나 종교적인 것도 상담에서 다룰 수 있다는 것을 분명히 하고 나면 어떤 대화가 더 진행될 필요가 있는지, 또 진행된다면 어떤 방향으로 진행하면 좋을지가 자연스럽게 드러납니다

두 번째로 중요한 점은 신앙 공동체와 영적 또는 종교적 신념 체계의 맥락이 치료 계획에 중요하다는 것입니다. 음주 문제가 있는 사람들을 위해 서비스를 제공하는 신앙을 기반으로 하는 단체를 명확하게 소개할 수도 있으며, 때로는 AA가 '너무 종교적'이라고 생각하거나 기독교, 이슬람교, 유대교 및 다른 종교를 믿는 사람에게는 AA가 적합하지 않은 장소라고 여기는 개인의 두려움을 완화시키는 정도의 상담을 제공할 수도 있습니다. 아니면 모든 치료 프로그램과 대부분의(전부는 아니지만) 음주 문제에 영적인 측면이 있다는 것을 훨씬 더 암묵적으로 인정하는 수준의 상담을 할 수도 있습니다. 특정 종교 전통을 익숙하게 잘 활용하는 치료자라면 변화 과정을 이해하도록 돕기 위해 치료자 자신의 신앙과 유사한 신앙을 가진 환자에게 종교적 언어와 은유를 사용할 수도 있습니다. 예를 들어, 술을 마시고 싶지 않은데도 불구하고 술을 마시고 싶은 충동에 시달리는 경험은 급성적으로 고통스러운 내적 자기 분열로 경험될 수 있습니다. 이러한 내적 갈등의 경험은 기독교를 포함한 많은 종교에서 잘 설명되고 있으며(Cook, 2006), 이러한 갈등을 명료화해 줌으로써 개인의 신앙을 실천하려 할 때 경험되는 그 고통을 알고 인정해 주는 데 도움이 될 수 있습니다.

세 번째로 의료 전문가라면 신앙이 있든 없든 반드시 해야 할 것이 있습니다. 우리 모두가 각각의 종교를 전문적으로 비교할 능력을 소유해야 하는 것은 아니며 도움을 받기 위해 찾아오는 사람도 치료자에게 이

것을 기대하지 않습니다. 결국 개인은 자신이 믿는 것에 대해 전문가이며 어떤 경우도 자신의 전통적 신앙이 요구하는 것에 명확하게 맞지 않을 수 있습니다. 그러나 치료자는 근무하는 그 지역에서 어떤 영성과 종교가 활용 가능한지를 알고 있어야 합니다. 중독자를 담당할 수 있는 목회 상담이 어디에서 가능한지, 중독 영역을 다루는 신앙을 기반으로 하는 단체는 있는지, 특정 종교 전통에 강한 소속감을 가진 사람이 가장 편안하게 느낄 수 있는 곳은 있는지, 그리고 기독교 신앙과 AA의 양립 가능성에 대한 질문을 잘 다룰 수 있는 곳은 있는지 등을 파악하고 있는 것이 중요합니다.

네 번째로 중요한 점은 환자의 종교관에서 기인했든 그렇지 않든 그의 도덕적 가치관은 변화 동기에 큰 영향을 미친다는 것입니다. 자주 "내가 왜 변해야 하는가?"라는 질문에 대한 답이 바로 도덕적 가치관에서 나오기도 합니다. 간경화이나 자동차 사고의 위험을 별로 두려워하지 않는 환자라도 치료자가 음주 행위와 소중한 도덕적 가치(예: 헌신적인 부모가 되는 것) 사이의 모순을 부드럽게 지적하면 강력한 반응을 보일 수 있습니다. Kanfer와 Schefft(1988)의 질문을 수정하고 보완한 다음 질문들은 환자가 자신의 도덕적 가치관을 명료화하도록 도와줍니다.

- 누구를 위해 또는 무엇을 위해 당신이 소중히 여기는 것을 기꺼이 희생할 의향이 있습니까?
- 당신 외에는 아무도 알지 못하지만 당신 자신을 자랑스럽게 만드는 것은 무엇이고 또는 수치스럽게 만드는 것은 무엇입니까?
- 전 세계 수십억 명의 사람들이 볼 수 있는 60초짜리 텔레비전 광고를 만든다면 가장 담고 싶은 메시지는 무엇입니까?
- 5년 안에 방문한다면 당신은 어떤 종류의 사람으로 나와 만나고

싶으신가요?

- 앞으로 살 수 있는 시간이 1년 밖에 없다면 당신은 어떻게 남은 생을 보내고 싶으신가요?
- 당신이 죽은 후에 사람들이 당신을 어떤 사람으로 말해주기를 바라시나요?

다섯 번째로 치료자는 치료 과정에서 특정 종교적 관점을 강요해서는 안 됩니다. 치료자 자신과 종교적 전통이나 영적 관점이 다른 환자와 상담을 하는 것이 때로는 더 쉬울 수도 있고 때로는 더 어려울 수도 있습니다. 그러나 환자와의 치료적 관계를 중요시해야 하는 상담 현장에서 환자를 특정 종교나 불가지론 또는 무신론의 입장을 포교하는 장으로 오용해서는 안 됩니다. 예외적인 상황(예: 사이비 종교에 연루되었다가 살아남은 사람을 상담할 때)에서만 그 환자가 속했던 종교나 전통의 타당성에 대해 의문을 제기하도록 도울 수는 있습니다. 그렇더라도 회복 과정에 가족이나 건강한 신앙 공동체의 사람들을 적절하게 참여시키는 것은 매우 중요합니다.

마지막으로, 환자의 영적인 측면을 능숙하게 탐색하기 위해서는 치료자 자신의 영성은 어떠한지 돌아볼 수 있어야 하며 환자가 깊이 고민하는 그런 종류의 질문들과 씨름하는 것을 두려워하지 않아야 합니다. 사실 영성은 소위 도덕적 모델에 대한 훌륭한 해독제입니다. 우리가 영성을 지닌 영적인 존재라는 말은 우리가 서로 다른 방향으로 우리를 끌어당기는 다양한 욕망과 동기로 인해 우리 자신 안에서 고군분투하고 있음을 뜻합니다. 음주 문제로 고통받는 사람은 도덕적으로 나약한 존재가 아니라 그저 인간일 뿐입니다. 이들을 상담하는 우리 자신도 우리 안에 이러한 공통적인 인간성이 있다는 것을 인식할 때 가장 잘 도울 수 있을 것입니다.

참고문헌

Abdel-Mawgoud, M., Fateem, L., & Al-Sharif, A. I. (1995). Development of a comprehensive treatment program for chemical dependency at Al Amal Hospital, Damman. Journal of Substance Abuse Treatment, 12, 369-376.

Barrett, M. E. (1997). Wat Thamkrabok: A Buddhist drug rehabilitation program in Thailand. Substance Use and Misuse, 32, 435-459.

Cook, C. C. H. (2004). Addiction and spirituality. Addiction, 99, 539-551.

Cook, C. C. H. (2006). Alcohol, Addiction and Christian Ethics. Cambridge: Cambridge University Press.

Garrett, M. T., & Carroll, J. J. (2000). Mending the broken circle: treatment of substance dependence among Native Americans. Journal of Counseling and Development, 78, 379-388.

Jackson, P., & Cook, C. C. H. (2005). Introduction of a spirituality group in a community service for people with drinking problems. Journal of Substance Use, 10, 375-383.

Kanfer, F. H., & Schefft, B. K. (1988). Guiding the process of therapeutic change. Champaign, IL: Research Press.

K. D. (2002). Twelve steps with Jesus. Luton, UK: New Life.

Koenig, H. G. (1998). Handbook of religion and mental health. San Diego, CA: Academic Press.

Koenig, H. G. (2005). Faith and mental health.Philadelphia, PA: Templeton Foundation Press.

Marlatt, G. A., & Kristeller, J. L. (1999). Mindfulness and meditation. In W. R. Miller (Ed.), Integrating spirituality into treatment: Resources for practitioners (pp. 67-84). Washington DC: American Psychological Association.

Millati Islami. (2015). What is Millati Islami? Retrieved from http://www.millatiislami.org/

Morjaria, A., & Orford, J. (2002). The role of religion and spirituality in recovery from drink problems: a qualitative study of Alcoholics Anonymous members and SouthAsian men. Addiction Research & Theory, 10, 225-256.

Smith, W. C. (1963). The meaning and end of religion: A new approach to the religious traditions of mankind. New York: MacMillan.

Valentine, G., Holloway, S. L., & Jayne, M. (2010). Contemporary cultures of abstinence and the nighttime economy: uslim attitudes toward alcohol and the implications for social cohesion. Environment and Planning A, 42, 8-22.

16장

금주 이외의 치료 결과 추구하기

1960년대부터 1980년대까지 알코올 치료 분야는 '조절 음주 논쟁'(Roizen, 1987)에 휩싸였습니다. 한쪽에서는 금주 이외의 치료 목표는 문제 음주 환자에게 있어 사형선고나 다름없다고 주장했고, 다른 쪽에서는 조절 음주로의 복귀 가능성을 인정하지 않는 것이 일부 문제 음주자를 치료에서 멀어지게 하여 그 자체로 심각한 피해를 낳는다며 반박했습니다. 돌이켜보면, 양쪽의 사람들은 다양한 음주 문제를 가진 사람 중 서로 다른 하위 집단에 초점을 맞추었기 때문에 어느 정도는 서로를 이해하지 못한 채 이야기를 나누고 있었습니다. 결국 어떤 치료 목표가 절대적인 의미에서 옳으냐의 문제가 아니라 음주자 개개인에게 가장 적합한 치료 목표가 무엇이냐의 문제라는 것이 분명해졌습니다. 역설적이게도 이것이 바로 익명의 알코올 중독자 모임[A.A.]의 창립자들이 취한 입장이었는데, 이들은 통제된 음주 논쟁에서 모든 문제 음주자의 금주를 지지하는 것으로 자주 인용되었지만, 실제로는 일부가 조절 음주로 돌아갈 수 있다는 점을 구체적으로 인정했습니다(Humphreys, 2003).

이 장에서는 임상의와 환자가 어떠한 문제 음주자가 문제가 없는 음주로 돌아갈 수 있는 좋은 후보자인지에 대한 다소 어려운 결정을 내리는 데 도움을 주고, 문제 음주자가 목표를 달성하도록 돕는 방법에 대한 조언도 제공합니다. 또한 평생 금주 또는 조절 음주만큼 유익하지는 않지만 특정 임상 상황에서 성공으로 간주될 수 있는 다른 비금주 결과에도 주목합니다.

〈표 16.1〉은 주어진 환자에게 조절 음주 목표가 적절한지를 결정할 때 고려해야 할 주요 사항을 요약한 것입니다. 이 표에서는 금주를 목표로 하는 것을 기본으로 삼았는데, 이는 대부분의 임상 환경에서 금주를 목표로 적용하기 때문입니다. 전문 치료 환경(예: 입원 알코올 중독 치료실)에서 일하는 임상의에게는 표의 오른쪽 열이 환상처럼 보일 수 있지만, 음주 문제 치료는 표의 왼쪽에 있는 일부(예: 대학 상담 센터, 1차 진료 환경)를 포함하여 광범위한 장소에서 이루어지며, 여기에 도움을 요청하는 환자의 상당수가 포함된다는 점을 기억해야 합니다.

의존 정도

조절 음주 목표가 합리적인지 판단할 때, 단일 요인이 완전히 결정적인 것은 아니지만, 의존 정도는 확실히 유용한 지표입니다(Edwards et al., 1983; Rosenberg, 1993). 간단히 말해서 손떨림, 발한, 발작, 블랙아웃, 해장술 등을 경험한 적이 많은 환자일수록 조절 음주 목표를 달성할 가능성이 낮습니다.

〈표 16.1〉 조절 음주 목표 선택과 관련된 요인들

조절 음주 목표에 불리한 요인	조절 음주 목표를 지지하는 유리한 요인
심한 의존성	의존의 징후가 경미하거나 없음
이전 조절 음주 실패 경험	최근 지속적인 조절 음주
금주에 대한 음주자의 강한 선호	적당한 음주에 대한 음주자의 강한 선호
다른 영역에서 자제력이 제대로 발달하지 않음	삶의 다른 영역에서 나타나는 강력한 자제력의 증거
중독성 또는 정신과적 장애가 동반된 경우	양호한 정신건강
심각한 알코올 관련 신체 질환	알코올 남용으로 인한 신체적 합병증이 경미하거나 없음
과음하는 가족, 친구 및 직장 동료	절제된 사회관계망

최근 지속적인 조절 음주를 위해 노력한 경험

"당신과 술 중 누가 통제력을 가지고 있는가?"는 음주와 관련하여 환자에게 유용한 질문입니다. 1~2주 금주하는 것은 조절이 아니며, 특히 금주 기간이 끝나고 주말에 폭음하는 것은 더욱이 조절이 아닙니다. 오히려 조절이란 원할 때 마시고 원하지 않을 때 마시지 않을 수 있으며, 음주를 시작한 후에도 음주를 통제할 수 있는 능력을 의미합니다.

지난 몇 년 동안 환자가 3개월 이상 지속적으로 편안하고 조절된 방식으로 음주를 할 수 있었다면, 이는 환자가 정상적인 형태의 음주를 할 수 있는 능력을 보유하고 있으며, 이제 적절한 주의를 기울이면 조절 능력을 강화하고 연장할 수 있음을 나타냅니다. 그러나 이러한 증거는 신중하게 접근해야 합니다. 주의 깊게 질문하면 이전의 '지속적 조절 음주' 기간이 환자가 처음에 말한 것보다 덜 지속적이고 덜 '조절된' 기간이었으며, 의존성 회복으로 나아가는 과정이었을 뿐이라는 사실이 드러날 수 있습니다.

환자의 현실적 선호도 존중

음주 문제가 있는 대부분의 환자는 금주보다 조절 음주로 돌아가고 싶어 합니다. 그러나 성공 가능성이 낮아 보이는 상황에서 임상의가 그러한 합의에 동의하는 것은 무책임한 일입니다. 실제로 임상의는 망상에 빠져 있다는 비난을 받을 수도 있습니다. 그러나 조절 음주의 성공이 현실적으로 가능한 경우, 그 목표 또는 금주에 대한 환자의 선호도를 중요하게 고려해야 합니다. 이러한 환자의 선택에 대해 이야기할 때 임상의가 지켜야 할 황금률은 열린 마음을 가지되 속지 않는 것입니다. 또한 임상의는 환자의 선호도가 치료 과정에서 바뀔 수 있으며, 임상의가 현재 음주 목표의 달성 가능성에 대해 약간의 의구심을 품고 있더라도 환자가 치료에 계속 참여하도록 하는 것이 가치가 있다는 점을 명심해야 합니다.

자제력

삶의 다른 영역(예: 체중 관리, 재정 관리)에서 자제력을 발휘하는 데 능숙한 결단력이 있는 사람은 정상 음주에 성공할 수 있는 심리적 자원을 더 많이 가지고 있을 가능성이 높습니다. 반대로, 충동적인 선택을 중심으로 삶이 돌아가고 반쯤만 완성된 프로젝트가 산재해 있는 개인은 조절 음주 목표를 위한 후보로 적합하지 않습니다.

중독성 및/또는 정신과적 장애가 동반된 경우

정신질환, 특히 심각한 정신질환을 앓고 있는 환자는 일반적으로 조절 음주를 시도하기에 좋은 상태가 아닙니다. 성공적으로 치료되지 않은 약물 의존도 역시 알코올을 안전하게 사용하도록 되돌리는 것에서 배제되어야 합니다. 병적 도박은 음주에 대한 통제력 유지를 위협할 수 있습니다. 승리의 행복감, 패배의 우울감 또는 지속적인 도박과 관련된 긴장은 모두 과도한 알코올 사용으로 쉽게 돌아가도록 유도합니다. 반대로, 중독에 관련된 문제가 알코올 영역에서만 발생하고 일반적으로 심리적 건강이 양호한 사람은 조절 음주로 돌아갈 가능성이 더 높습니다.

알코올 관련 신체 질환

이 경우 실제 질병의 유형과 정도를 고려하여 결정해야 합니다. 알코올 관련 신체 질환은 일반적으로 환자가 더 이상의 음주를 피하고(영구적으로 또는 적어도 회복될 때까지 충분히 오래) 진행성 조직 손상의 위험을 피하는 것이 현명하다는 것을 나타냅니다.

사회관계망의 음주 형태

일반적으로 과음하는 사람들 사이에 있을 때보다 주변 사람들도 조절 음주를 하거나 술을 마시지 않을 때 조절 음주하는 사람으로 돌아가기가 쉽습니다. 다른 사람보다 피하기 쉬운 친구, 가족, 동료가 있는 경우와 마찬가지로, 사회관계망에서 과음하는 사람이 인정받는 환경에서도 조절 음주를 목표로 환자와 이러한 현실에 대해 논의해야 합니다.

조절 음주를 목표로 정하기 전에 고려해야 할 추가 사항

조절 음주 목표가 치료의 방향이라면, 상호 약속을 하기 전에 몇 가지 다른 사항을 고려해야 합니다. 이러한 사항들은 일이 잘 되든 되지 않든 환자에게 더 안전한 치료 과정을 만들어 줄 것입니다.

관련된 위험 확인

조절 음주를 목표로 하는 것은 파괴적이고 통제하기 어려운 약물을 환자의 삶에 통합하려는 시도입니다. 또한, 문제 음주자의 경우 금주보다 조절 음주의 결과가 시간이 지남에 따라 덜 안정되는 경향이 있습니다 (Miller at al., 1992). 따라서 임상의와 환자 모두 치료 과정에서 어느 정도 위험을 감수하고 있습니다. 다른 삶의 영역에서와 마찬가지로, 잘 지내는 생활에 대한 위험이 있다고 해서 도전적인 시도를 배제할 필요는 없지만, 윤리적 이유와 합리적인 기대치를 설정하기 위해 관련 당사자가 사전에 조절 음주의 위험성을 명시적으로 확인해야 합니다.

실험적이고 정직한 태도 취하기

임상의와 환자는 치료가 진행됨에 따라 조절 음주 목표의 타당성을 계속 평가하고, 환자의 삶의 증거에 따라 나타나는 가치에 대해 어느 정도 확신을 갖게 될 것이라는 데 미리 동의해야 합니다. 이 실험적 접근 방식은 조절 음주 목표를 미리 절대적으로 약속하는 것보다 우수하며, 이를 달성할 수 없는 환자가 실패한 것처럼 느끼거나 음주 정도에 대해 거짓말을 할 수 있는 것을 예방할 수 있을 것입니다.

초기 금주 간격 고려하기

환자가 먼저 몇 주 동안 술을 마시지 않을 경우, 금주에 성공할 가능성이 더 높은지에 대한 근거에 기반한 규칙은 없지만, 임상의와 환자는 항상 가능한 접근 방법으로 이에 대해 논의해야 합니다. 일부 환자의 경우, 혼란스러운 음주에서 바로 정상 음주가 시작되기도 합니다. 갑자기 또는 점진적으로 새로운 형태가 이전 형태를 대체합니다. 또는, 초기 금주 기간이 짧거나 길어졌다가 잠정적으로 조절 음주로 넘어가는 경우도 있습니다. 금주 기간 이후 음주를 하는 경우, 임상의는 이것이 큰 재발을 예고하는 슬프도록 익숙한 무방비 상태와 자기기만의 이야기인지, 아니면 실제로 다시 통제력을 회복하는 진화인지 환자와 함께 탐색해야 할 책임이 있습니다.

조절 음주를 확립하고 유지하는 기술

환자들은 스스로 음주량을 제한하는 방법을 매우 창의적으로 고안하는 경우가 많으므로, 이러한 개인적 전략을 탐색하고 격려하는 것은 항상 유용합니다. 다음 단락에서는 이를 위해 사용할 수 있는 다양한 방법을 설명합니다(Alden, 1988;Connors, 1993; Marlatt & Gordon, 1985; Saunders, 1994).

명확하고 측정 가능한 치료 목표 설정하기

거의 모든 사람이 '금주'라는 용어를 같은 의미로 이해하지만, 정확히 무엇이 '적당한', '정상적인' 또는 '조절된' 음주를 구성하는지에 대해서는 사람마다 해석이 다를 수 있습니다. 따라서 임상의는 환자가 정확히 무엇을 시도하고 있으며 치료가 이를 어떻게 지원할 것인지에 대한 대화를 시작해야 합니다(예: 환자는 이틀 연속으로는 술을 마시지 않고 술을 마시는 날에는 술을 세 잔으로 제한할 것입니다; Sanchez-Craig, Wilkinson, & Davila, 1995). 이러한 신중한 목표 설정 과정은 그 자체로 치료 동맹과 환자 동기를 동시에 강화할 수 있습니다(Kanfer & Schefft, 1988).

음료 종류 제한하기

한 종류의 알코올 음료에서 다른 종류의 알코올 음료로 전환하는 것은 자신의 문제가 특정 음료가 아니라 모든 종류의 알코올과의 관계에 있다는 사실을 직면하기를 거부하는 음주자의 전형적인 전략으로 종종 여겨집니다. '맥주는 안전할 것'이라고 믿는 위스키 음주자는 병의 상표가 무엇이든 알코올은 단순히 알코올일 뿐이라는 전형적인 경고를 받습니다. 임상의는 자기 착각과 건전한 전략을 구분해야 하지만, 조절 음주로 성공적으로 돌아가려는 환자는 종종 음료를 바꾸는 것이 도움이 된다는 것을 자발적으로 발견할 수 있습니다. 와인 대신 맥주를 마시거나 맥주 대신 와인을 마시는 등 '사교적인 음료'라고 할 수 있는 음료를 선택하지만, 어떤 경우든 오래된 연관이 없는 음료를 마시는 것이 좋습니다.

섭취량 및 섭취 빈도 제한

각 환자와 함께 '정상'으로 간주되는 것을 엄격하게 정의하는 것의 중요성은 이미 언급했습니다. 환자가 '…중 하나', '한 잔…' 또는 기타 친숙하지만 종종 다소 모호한 측정치('한 잔'은 환자가 직접 술을 따르는 경우 매우 불확실한 알코올 양)로 정의하는 경우 적절하게 객관적인 측정치에 동의해야 합니다.

음주 속도

환자는 음주 속도를 조절하는 방법을 배울 수 있습니다. 이는 천천히 마시는 동반자보다 빨리 마시지 않거나 시계에 맞춰서 마시는 것일 수 있습니다. 또한 술을 마실 때마다 적어도 한 잔의 무알코올 음료를 마시는 것도 유용한 훈련이 될 수 있습니다.

음주 동기

환자는 수면 부족, 배고픔, 분노, 지루함, 외로움 등 기분에 따라 술을 마시는 것이 현명하지 않다는 것을 알게 될 수 있습니다. 많은 환자가 술이 '필요'하지 않을 때만 술을 더 좋게 마십니다.

환경과 회사

다이어트를 하려면 식이요법이 필요한 것처럼, 조절 음주를 하려면 알코올 섭취가 필요합니다. 술을 마실 장소와 사람을 선택할 때, 환자는 과거에 조절 음주가 더 쉬웠던 장소를 목표로 삼아야 합니다. 예를 들어, 환자는 화요일에 배우자와 함께 모퉁이에 있는 술집에서 술을 마시되 토요일 밤의 인파는 피하기로 결정할 수 있습니다. 일주일에 하루는 동료들과 간단히 술 한잔하러 술집에 들르지만 집을 떠나 출장을 가는 날에는 호텔 바에서 혼자 술을 마시지는 않을 것입니다. 저녁 식사에 손님이 오면 식전 음료는 거절하고 대신 식탁에 음식이 올라갈 때까지 기다릴 것입니다.

'경쟁 활동' 식별

내담자는 통제되지 않은 음주의 위험을 예방하기 위해 즉시 참여할 수 있는 활동을 유용하게 파악할 수 있습니다. 예를 들어, 은퇴자는 과음의 유혹이 강한 외로운 오후에 할 수 있는 활동을 찾아서 시간을 보낼 계획을 세울 수 있습니다. 은퇴자는 쇼핑 여행, 손자 방문, 자원봉사 활동 등을 오후에 계획하는 등 간단한 전략을 세울 수 있습니다. 특히 조절되지 않은 음주를 유발하는 위험한 상황을 제한하고 경쟁적인 활동으로 무력화할 수 있다면, 정상적인 음주 연습은 성공 가능성이 더 높아질 수 있습니다.

개인 행동 분석

이전 내용에서는 모든 환자에게 제안할 수 있는 전략의 종류에 대한 대책을 제공했습니다. 본질적으로 중요한 것은 자제력입니다. 또한 환자의 음주에 대한 개별적이고 보다 상세한 행동 분석을 실시하는 것도 유용할 수 있습니다. 목적은 최근 사례를 사용하여 특정 환자가 과도하게 음주하는 경향이 있는 상황과 치료 중에 발생하는 경험을 파악하는 것입니다. "심심할 때 술을 마신다"와 같은 일반적인 진술은 무시해서는 안 되지만, 치료 계획에 있어 즉각적인 선행 사례에 대한 세밀한 분석보다 훨씬 가치가 적습니다.

예를 들어, 지난 금요일에 있었던 폭음의 상황에서 이 분석은 내적(기분) 및 외적(사건 및 상황) 측면에서 과도한 음주와 관련된 단서를 식별합니다. 이러한 **단서**를 개별적으로만 보지 않고 어떻게 상호 작용하는지에 대한 대책을 형성하고 개인이 과음에 빠질 때 어떤 경로를 따라 움직이기 쉬운지 이해하는 것이 필요합니다. 그런 다음 이러한 자료는 개인 음주 프로그램을 구성하는 일련의 전략을 계획하는 데 사용됩니다.

공식 인지행동치료 프로토콜

Heather와 동료들은 그들이 발견한 절제 지향적인 신호 노출과 행동적 자기 통제 훈련의 내용이 비교적 효과적이라고 설명했습니다(Heather et al., 2000). 일반적으로 금주 목표를 달성하기 위해 사용되는 인지행동치료 기법의 대부분은 목표가 조절 음주일 때에도 유용합니다.

프로그램은 어떻게 평가해야 하나요?

환자는 위험한 상황을 식별해야 하지만(Marlatt & Gordon, 1985), 이러한 상황을 피하기는 어려울 수 있습니다. 예를 들어, 직원 사이에서의 과음이 빈번한 작업장에서 스트레스를 비정상적으로 받는 경우가 있습니다. 그러나 이러한 위험한 상황에 노출되는 것은 피할 수 없을 뿐만 아니라 치료의 실질적인 효과를 위해서는 그러한 유혹에 노출되는 것이 매우 바람직할 수 있습니다.

환자 스스로 자제력을 발휘할 수 없는 무리한 요구를 해서는 안 되지만, 치료의 본질은 환자에게 어느 정도의 어려움과 유혹, 그리고 과도한 음주에 대한 갈망을 경험하게 하고, **그 유혹과 갈망에 성공적으로 저항할 수 있도록 하는 것입니다.** 관련 신호에 반복적으로 노출되고 과도한 음주 반응에 반복적으로 저항하면 해당 신호들의 효력을 소멸시킵니다. 갈망의 경험 없이는 갈망의 장기적인 소멸이 불가능합니다. 친숙한 비유로 설명하자면, 개를 무서워하는 아이가 단순히 모든 개를 피하는 것만으로는 그 두려움을 극복할 수 없는 것과 같습니다. 이러한 정상적인 두려움은 아이에게 개를 소개한 다음 칭찬과 긴밀한 지원을 통해 일시적인 불안을 견디고 도망가지 않도록 설득함으로써 일상적으로 다루어집니다.

비슷한 방식으로, 위험만 피하는 환자는 아마도 행동 순응도만 달성할 것입니다. 이들의 음주는 객관적으로 사회적으로 허용되는 한도 내에 있지만, 여전히 주관적인 불안과 연관되어 있으며, 환자가 과거의 신호를 피할 수 없는 상황에 처할 경우 통제 불능 상태가 될 위험이 있습니다. 주관적인 회복은 신호에 반복적으로 노출되고 과도한 음주 반응에 대한 저항이 반복될 때 이루어집니다. 반면에 환자가 실제로 과음하는 경우가 너무 많으면 치료는 역전되어 위험한 신호의 힘이 소멸되기보다는 더 확실해집니다.

약물 사용

알코올 관련 약물은 일반적으로 금주를 돕는 것으로 생각되지만, 오피오이드 길항제(13장 참고)가 함유된 약물은 심리사회적 개입과 함께 사용하면 조절 음주로 돌아가는 데 도움이 될 수 있습니다. 방금 설명한 전략과 마찬가지로, 목표는 금주를 치료에 도움이 되도록 활용하는 것입니다. 오피오이드 길항제는 알코올 섭취에 대한 보상을 감소시켜 환자가 술을 덜 마시도록 유도합니다. 영국 국립 연구소(2014)는 최근 즉시 금주할 필요가 없는 의존성 음주자의 음주량을 줄이기 위한 방법으로 날메펜의 사용을 승인했는데, 경구 또는 주사제인 날트렉손도 비슷한 기능을 할 수 있습니다.

동반자 참여시키기

음주자에게 동반자가 있는 경우, 그 사람이 환자의 문제 해결을 지원할 수 있습니다. 동반자는 종종 직접적이고 유용한 억제 요인으로 받아들여지며, 동반자에게 음주 문제가 없다는 가정 하에 그는 회사 내에서 정상적인 음주를 가장 안전하게 시도할 수 있는 사람으로 받아들여집니다. 그러나 동반자의 도움을 효과적으로 받으려면 그들의 의견을 고려해야 합니다. 동반자가 환자의 조절 음주 목표에 대해 가지고 있는 의구심에 대해 논의하지 않은 경우, 치료가 어려워질 수 있습니다.

끝까지 지켜보기

조절 음주를 목표로 하는 환자는 몇 달 동안 긴밀한 지원과 세심한 정보 수집이 필요할 수 있습니다. 기술은 이것을 예전보다 더 쉽게 만들어 줍니다. 예를 들어, 환자는 스마트폰에 매일 음주(또는 비음주) 기록을 남기거나 매일 병원에 음주량을 문자로 전송할 수 있습니다. 또한 경과 정보 수집에는 후속 치료 과정에서 환자가 직접 객관적이고 주관적인 보고를 해야 하며, 이러한 절차는 최소 2주 간격으로 이루어져야 합니다. 감마-글루타밀 전이효소[GGT]와 평균 적혈구 용적[MCV]이 정상으로 회복되기를 바라며 반복적인 실험실 검사 결과를 피드백하는 것이 도움이 될 수 있습니다(8장 참고).

그런 다음 어느 시점에서 진행 상황과 정보 수집에 비추어 두 가지 대안 중 하나를 결정해야 합니다.

성공적인 치료 종료. 약 12개월에 걸쳐 환자가 객관적, 주관적으로 음주를 정상화할 수 있을 때 치료가 성공적으로 완료된 것으로 간주할 수 있습니다. 성공 여부에 대한 판단은 언제나 그렇듯이 잠정적이지만, 어느 시점에서는 치료와 방문 횟수를 줄여야 합니다. 환자가 더 큰 어려움을 겪을 경우 다시 방문하도록 공개적으로 설명하거나, 향후 1~2년 동안 넓은 간격(예: 6개월)으로 후속 예약을 제안하고 상담을 강화하는 것이 현명할 수 있습니다. 가능하면 매일 매일(예: 안전한 웹사이트 또는 문자)의 전자 보고를 통해 이를 보완할 수 있습니다.

치료가 성공적이지 않은 경우 재평가. 진전이 없는 환자에게 검토 없이 즉시 정상적인 음주 목표를 포기하라고 말해서는 안 됩니다. 진전이 없는 경우 우선 원인을 면밀히 분석하고, 이를 바탕으로 계획된 전략의 일부 변경이 가능할 수 있습니다. 그러나 환자가 여전히 목표를 향해 나아가지 못한다면, 좌절감을 주고 해를 끼칠 수도 있는 조절 음주를 계속 권유하는 것이 실익이 없는 순간이 찾아옵니다. 이제 환자들은 경험을 통해 단기 또는 장기적인 해결책으로 금주 목표를 선택하는 것이 더 낫다는 것을 확신할 수 있습니다. 임상의가 조절 음주 노력이 실패하고 있다고 확신하는 경우, 환자가 조절 음주를 계속 시도하기를 원하더라도 이러한 판단을 근거로 금주를 목표로 하는 방향으로 바꿀 것을 권고해야 합니다.

금주 또는 조절 음주 이외의 결과도 허용합니까?

음주 문제 치료에서 결과를 분류하는 일반적인 방법 중 하나는 금주, 조절 음주, 실패의 세 가지 범주로 분류하는 것입니다. 하지만 다음 사례를 고려해 볼 필요가 있습니다.

> 캐리는 25세의 미혼모로, 만취 상태에서 심각한 부상을 입은 후 응급실에 실려와 알코올 치료 프로그램에 의뢰되었습니다. 당시 그녀는 술을 마시다 계단에서 넘어졌다고 주장했습니다. 알코올 상담에서 그녀는 실제로 심각한 음주 문제가 있었지만, 실제로는 자신과 5살 난 아들을 반복적으로 폭행한 폭력적인 동거 남자 친구에 의해 계단에서 떨어졌다는 사실을 밝혔습니다. 그녀의 남자 친구는 살인 미수로 감옥에서 복역한 전력이 있으며 경찰에게 폭력적인 소시오패스로 알려져 있었습니다. 어린 시절 받은 성적 학대의 생존자인 캐리는 남자 친구를 두려워하는 동시에 자신이 더 나은 삶을 살 자격이 없다고 느꼈습니다. 알코올 상담사는 캐리와 아들이 다른 도시로 이사할 수 있을 정도로 캐리의 자신감을 회복시키는 데 전념했습니다. 캐리는 이전처럼 계속 술을 마셨지만, 그녀와 어린 아들은 더 이상 폭력과 죽음의 위험에 처하지 않게 되었습니다.

> 리냐는 일주일에 7번 밤에 보드카 한 잔을 마시고 때로는 처방받은 진통제를 복용하는 60세의 알코올 의존증이 심한 점원입니다. 1년 동안의 치료에도 불구하고, 그는 2주 이상 금주를 지속하지 못했습니다. 하지만 정신과 의사와의 협력으로 진통제와 알코올을 같은 날 사용하지 않게 되어 과다 복용 위험을 줄였고, 리냐의 알코올 소비량을 치료 초기의 3분의 2 수준으로 줄였기 때문에 정신과 의사는 리냐를 계속 만나고 있습니다.

> 프랭클린은 조현병과 오랜 음주 문제를 앓고 있는 42세 남성입니다. 사회복지사는 그가 알코올 없는 회복 시설에 등록할 수 있도록 여러 차례 도움을 주었습니다. 그때마다 그는 금주하고 6~12개월 동안 조현병 치료에 적극적으로 참여했지만, 결국 정신병적 증상이 심해지면서 술을 마시기 시작했고, 결국 퇴소하게 되었습니다. 하지만 노숙자 쉼터에서 프랭클린을 만날 때마다 사회복지사는 그가 금주하거나 정신질환에서 벗어날 수 없을 것 같지만, 그를 포기하면 거리에서 조기에 사망할 가능성이 높다는 것을 알기 때문에 다른 숙소를 마련합니다.

세 사람 모두 금주하거나 조절 음주로 돌아간다면 더 나은 삶을 살 수 있을 것입니다. 일부 임상의들은 치료의 조건으로 금주를 해야 한다고 주장하지만, 이 책의 저자들은 그렇게 생각하지 않습니다. 때때로 개리와 그녀의 아이처럼 음주 경로를 바꾸려는 노력의 중요성보다 더 시급하고 심각한 위험에 직면한 사람들이 있습니다. 리나처럼 치료 결과가 좋지는 않지만, 부분적인 성공을 거둘 수 있는 경우도 있습니다.

프랭클린의 경우처럼 개인의 상태가 너무 나빠서 치료가 치료 목적이 아닌 완화 목적이 되는 경우도 있습니다. 임상의는 치료 성공의 기준을 너무 낮게 설정하여 환자를 방해하거나 음주의 문제점을 무시하려는 환자의 욕구에 동조하는 것을 항상 경계해야 합니다. 동시에, 정말로 치료할 수 있는 부분이 조금 밖에 없더라도, 환자를 염려하는 임상의는 치료를 포기하고 물러나는 것으로 만족하지 않을 것입니다.

참고문헌

Alden, L. (1988). Behavioral self-management: Controlled drinking strategies in a context of secondary prevention. Journal of Consulting and Clinical Psychology, 56, 280–286.

Connors, G. J. (1993). Drinking moderation training as a contemporary therapeutic approach. In G. J. Connors (Ed.), Innovations in alcoholism treatment: State of the art reviews andtheir implications for clinical practice (pp. 117–134). New York: Haworth.

Edwards, G., Duckett, A., Oppenheimer, E., Sheehan, M., & Taylor, C. (1983). What happens to alcoholics? Lancet, 2, 269–271.

Heather, N., Brodie, J., Wale, S., Wilkinson, G., Luce, A., Webb, E., & McCarthy, S. (2000). A randomized controlled trial of moderation-oriented cue exposure. Journalof Studies on Alcohol, 61, 561–570.

Humphreys, K. (2003). A research-based analysis of the moderation management controversy. Psychiatric Services, 54, 621–622.

Kanfer, F. H., & Schefft, B. K. (1988). Guiding the process of therapeutic change. Champaign, IL: Research Press.

Marlatt, G., & Gordon, J. (1985). Relapse prevention. New York: Guilford.

Miller, W. R., Leckman, A. L., Delaney, H., & Tinkcom, M. (1992). Long-term follow-up of behavioral self-control training. Journal of Studies on Alcohol, 53, 249–261.

National Institute for Health and Care Excellence. (2014). Nalmefene for reducing alcohol consumption in people with alcohol dependence (NICE Technology Appraisal Guidance 325). London: National Institute for Health and Care Excellence.

Roizen, R. (1987). The great controlled-drinking controversy. In M. Galanter (Ed.), Recent developments in alcoholism (pp. 245–279). New York: Plenum.

Rosenberg, H. (1993). Prediction of controlled drinking by alcoholics and problem drinkers. Psychological Bulletin, 113, 129–139.

Sanchez-Craig, M., Wilkinson, A., & Davila, R. (1995). Empirically based guidelines for moderate drinking: 1-year results from three studies with problem drinkers. American Journal of Public Health, 85, 823–828.

Saunders, B. (1994). The cognitive-behavioural approach to the management of addictive behaviour. In J. Chick & R. Cantweel (Eds.), Seminars on alcohol and drug misuse (pp. 154-173). London: Gaskell.

17장

치료 과정에서의 좌절과 어려움 다루기

경험이 부족한 임상의는 기존에 이해하는 것과 실제 임상에서 경험하는 것이 일치하지 않기 때문에 알코올 관련 문제를 치료하는 일반적인 과정을 왜곡하고 있을 수 있습니다. 이들은 그동안 임상 사례 집담회에도 참석하고 출판된 사례 연구 자료도 공부하고 심지어 텔레비전 쇼에 출연한 치료 전문가의 경험담 등을 보았을 것입니다. 그런데 여기서는 완전한 실패를 강조하기보다는 인상적인 성공을 반복해서 강조하는 경우가 많다는 것을 기억해야 합니다. 따라서 초보 임상의는 이런 자료를 보면서 다소 의기소침해질 수 있습니다. 이런 자료가 한결같이 제시하는 '치료 성공 기준'은 치료적 개입이 사려 깊고 능숙하게 실행되고 환자가 매우 긍정적으로 반응하는 경우에 해당하기 때문입니다.

이 장은 이처럼 비현실적이고 부정적인 결과를 초래하거나 해로울 수도 있는 기대치를 바로 잡고자 합니다. 특히 이 장에서는 치료하기 어려운 특정 유형의 환자와 치료 과정에서 좌절이 발생하는 일반적인 이유를 설명하고자 합니다(〈표 17.1〉 참고). 전반적으로 치료 과정에서 문제가 생겼을 때 상황을 바로잡을 수 있는 방법에 초점을 맞출 것입니다.

때때로 좌절을 경험하지 않고 음주 문제를 성공적으로 치료할 수 없습니다. 치료의 본질은 일직선의 발전보다는 시행착오의 연속인 경우가 많기 때문입니다. 최선의 치료 계획이 실패할 수 있다는 사실을 솔직하게 인정하는 것만으로 안심해서는 안 되고 오히려 임상의는 그런 상황에 경각심을 갖고 이를 바로잡기 위해 즉각적인 노력을 기울여야 합니다.

음주 문제가 있는 환자를 치료하려는 시도가 계획대로 잘 진행되지 않을 때 임상의는 그런 상황이 유발한 실질적인 문제를 처리하고 이에 대한 자신의 주관적인 감정 반응을 모두 관리해야 합니다. 이러한 과정의 일환으로 동료에게 자문을 구하거나 치료 과정에서 잘못되는 모든 것을 환자 탓으로 돌릴 수 없다는 것을 인정하는 겸손함을 갖는 것도 잊지 말아야 합니다. 고도로 숙련되고 경험이 많은 임상의라도 때때로 실수를 할 수 있기 때문입니다. 이 상황에서 전문가로서 임상의에게 요구되는 발전 과제 중 하나는 임상적인 역전이에 의해 좌절하거나 패배감을 느끼지 않는 것입니다. 대신 치료 과정에서 경험하는 좌절감을 가능한 한 좋은 치료적 이점으로 전환시켜야 하는데, 이를 학습 기회로 삼는 것이 중요합니다.

이번 장에서는 가능한 모든 상황을 고려하지는 않겠습니다. 이 분야에 경험이 있는 사람이라면 누구나 이 목록을 확장할 수 있는 방법을 알 수 있으며, 치료가 성공적이지 못했던 사례를 목록으로 정리하는 작업은(임상의가 이러한 경험을 마음속으로 학습하고 분석하여 지속적으로 정신적 파일에 보관함으로) 임상 기술을 지속적으로 개발하고 개선하는 아주 소중한 방법입니다.

〈표 17.1〉 치료 과정에서의 좌절과 어려움

균형 상실

- 음주 문제에만 초점을 맞추기 vs 그 외 문제에만 초점을 맞추기
- 너무 이상적인 목표 설정 vs 너무 비현실적인 목표 설정
- 너무 관대한 태도 vs 너무 까다로운 태도

어려운 환자 유형

- 저항을 보이는 환자
- 다른 문화적 배경을 가진 환자
- 공격적이고/폭력적인 환자
- 유명 인사인 환자
- 숨겨진 의도가 있는 환자

균형을 상실하게 되는 일반적인 3가지 방식

치료의 많은 부분은 임상적 접근 방식, 목표, 방향 사이에서 균형을 찾는 문제입니다. 다음 차원의 어느 쪽으로든 치우치게 되면 치료가 잘못된 방향으로 나아갈 수 있습니다.

음주 문제에만 초점을 맞추기 vs 그 외 문제에만 초점을 맞추기

음주 문제를 안고 있는 인간의 삶에 있어서 술이 전부인 것도 아니고 그렇다고 술이 아무것도 아닌 것도 아닙니다. 따라서 치료가 환자의 음주에만 지나치게 집중된 나머지 다면적인 상황 속에서 음주하는 개인의 복

합적인 특성을 간과해서는 안 되며 마찬가지로 환자의 전반적인 상황에 대한 인식이 높아진다고 해서 해로움을 유발하는 만연한 음주 문제를 경시해서도 안 됩니다. 이러한 균형을 잡는 것이 쉽지만은 않습니다.

임상을 경험하고 배우는 과정에서 부드럽고 열린 마음을 가진 많은 임상의가 때때로 음주 문제의 심각성을 과소평가하는 함정에 빠지기도 합니다. 그러나 전체적인 관점에서 사람을 이해하고 개인의 삶의 복잡성을 존중하려 노력하는 바람직한 열망이 음주의 실제적인 위협에 대한 인식과 상반되어서는 안 됩니다.

> 44세의 한 남성은 불우하고 힘든 어린 시절을 겪었습니다. 그러나 그는 16년간의 사랑스럽고 안정적인 결혼 생활 덕분에 성인 이후의 삶이 훨씬 더 행복해졌다고 말했습니다. 그러던 중 아내가 바람을 피우면서 행복은 산산조각이 났습니다. 피할 수 없는 거절에 대한 두려움으로 점점 불안해졌고 그의 내면은 아내를 향해 결코 용서할 수 없는 마음으로 가득 찼습니다. 그는 이런 불행한 사건을 크나큰 대재앙으로 여겼고 이혼한 뒤 직장을 그만두고, 집을 팔고, 친구 관계도 정리한 후 새로운 도시로 이사했습니다. 몇 년 후 그는 음주 중에 쓰러져 응급실에서 해독치료를 받았고 이후 임상심리사에게 1년간 치료를 받으면서 어머니와 관련된 문제를 다루었습니다. 그는 종종 술에 취한 채 상담을 받았는데 정신역동적 관점에서 보면 스스로 겪고 있는 심리적 내적 갈등을 완화시키기 위해 자가치료 방식으로 알코올을 사용한 것으로 볼 수 있습니다. 이후 그는 생명이 위협을 가하는 심각한 자살을 시도하여 입원하게 되었습니다. 다음 날 아침 병동에서 그를 만난 정신과 의사는 오랫동안 지속된 심각한 우울증으로 그를 진단하고 항우울제를 투여하기 시작했습니다. 의사는 환자가 "최근에 정서적 불편함에 대처하거나 안도감을 찾기 위한 방법으로 음주를 시작했다"고 언급했습니다. 항우울제를 처음 복용한 다음 날 저녁, 환자는 급성으로 정신착란 상태에 빠졌고 야

간 간호사 중 한 명이 진전섬망이라고 진단했습니다.

정신과 의사나 임상심리사 모두 이 남성의 상태에 대해 자신의 임상적 선호나 성향과 일치하는 특정 측면에만 집중한 나머지, 환자의 음주력을 살피지 않았습니다. 환자는 음주의 심각성을 적극적으로 숨기지 않았고 그럴 필요도 없었습니다. 하지만 두 치료자 모두 환자가 음주에 대해 언급할 때마다 귀를 막고 듣지 않았습니다. 이후 개인력을 면밀히 살펴보면서 결혼 초기부터 이미 음주 문제가 있었다는 것이 밝혀졌습니다. 남편의 과도한 음주로 인해 결혼 생활이 크게 영향을 받았으며, 아내는 음주와 관련된 폭력을 더 이상 참을 수 없어 집을 나가게 되었습니다. 환자를 치료한 임상의가 조금 더 진지하게 음주 문제에 접근했다면 환자는 극심한 고통을 피할 수 있었을 것입니다.

앞서 본 사례와는 반대로 종종 의사는 환자를 단순히 '알코올 중독자'로만 보고, 모든 문제를 중독자라는 틀 안에서 이해하고 치료하는 오류를 범할 수 있습니다. 다음의 짧은 사례를 보면 이러한 일이 어떻게 발생하는지 잘 이해할 수 있습니다.

> 33세의 한 건설 노동자가 알코올 치료 병동에 입원하여 알코올성 환각증 진단을 받았습니다. 이전에 다른 병원에 입원한 적이 있는 것으로 확인되었지만 이번 진단이 확실해 보였기 때문에 이전 병원의 의무기록을 요청하지 않았습니다. 환자는 병동 내 집단치료 모임에 참석했지만 집단에 집중하기보다 상상의 목소리를 듣는 등 자기 내부의 경험에 집중하는 데에 더 많은 시간을 보내는 것 같았습니다. 3주 후 퇴원을 했고 음주 문제를 가진 이를 위한 치료 공동체의 원칙으로 운영되는 시설에 입소했습니다. 도착한 날 저녁 어려운 집단치료 모임에 참석하게 되었고 얼마 지나지 않아 정신병적 증상이 다시 심해졌습니다.

이로 인해 알코올 병동이 아닌 처음 입원했던 병원에 재입원하게 되었습니다. 의무 기록지를 살펴보면 이 환자는 17세 때 조현병이 시작되었고 여러 차례 응급 재입원을 한 것으로 기록되어 있었습니다. 이후 스트레스를 많이 받지 않고 지지적인 환경을 찾게 되면서 상당히 잘 지냈습니다. 그는 기회가 있을 때마다 1년에 몇 차례 폭음을 했지만, 그 외에는 술을 거의 마시지 않았습니다.

이 사례에 등장하는 알코올 중독 치료자는 지나치게 전문가적 관점만을 고수하다 보니 조현병 병력에도 불구하고 환자에 대해 이미 정해진 심리적 선입견으로 대응했습니다. 일련의 진단 결과만을 중요시하다 보니 남성의 실제 필요와는 전혀 관련이 없는 집단치료와 대면 치료를 포함하는 치료 계획이 수립되었던 것입니다.

이상의 두 가지 극단적인 사례는 발생할 수 있는 불균형적 양극단을 보여줍니다. 오류는 일반적으로 작은 규모에서 더 미묘하게 나타납니다. 아마도 대다수의 일반의는 음주의 중요성을 과소평가하는 경향이 있는 반면에 알코올 전문가는 때때로 지나치게 알코올에 집중하여 과대평가하는 경향이 있습니다. 실수나 오류가 일반적으로 규모가 작고 미묘하여 쉽게 눈에 띄지 않는 것을 기억해야 합니다.

너무 이상적인 목표 설정 vs 너무 비현실적인 목표 설정

때때로 환자나 임상의가 달성할 수 있는 변화의 종류와 속도에 대해 비현실적인 기대를 가지고 있기 때문에 좌절을 경험할 수 있습니다. 진퇴양난의 상황은 치료의 어떤 단계에서든 발생할 수 있습니다. 문제는 치료 속도가 너무 빠르게 설정되어 환자가 더 이상 따라갈 수 없어 중도탈락하는 경우도 있지만, 반대로 치료 과정에서 진전이 없다고 느껴질 때에도 치료가 중단될 수 있다는 것입니다.

> 술은 끊었지만 여전히 아내를 무시하고, 장성한 자녀와 갈등을 일으키며, 텔레비전을 보면서 오락 프로그램의 질에 대해 툭하면 불평을 토로하는 것 외에는 다른 여가 활동을 전혀 하지 않는 60세의 한 남성이 있었습니다. 그는 1년이 지난 후에도 여전히 술을 마시지는 않았지만 끈질긴 적대감이나 뿌리 깊은 적개심으로 세상을 바라보고 있었습니다.

지역 센터의 정신건강 전문 간호사가 이 가족을 방문했을 때 남자는 의도적으로 텔레비전 소리를 높인 채 앞만 주시하면서 간호사를 허수아비 취급하고 화만 내고 있습니다. 이때 간호사는 대체 어떻게 해야 할까요? 아내는 주방에서 차를 준비하면서 이렇게 이야기합니다. "저 양반은 항상 저런 식입니다, 아무리 생각해도 변하지 않을 것 같아요. 진짜 내 인생의 원수 덩어리입니다." 이 사례의 경우 합리적이고 균형 잡힌 치료 목표는 무엇일까요?

실제로 이 남자가 평생 세상을 적대시했고 언제나 자신이 도덕적으로 올곧은 사람이라는 자아상을 가지고 살아왔다면 행동 방식을 근본적으로 바꾸기 어려운 것이 현실일 수 있습니다. 아내는 상황을 거의 정확하게 평가하며 남편의 무례한 태도에 크게 신경 쓰지 않는 듯합니다. 사실 그녀의 아버지도 남편과 비슷한 성향이었기에 남편의 행실을 이미 예상한 것마냥 체념한 것 같습니다. 남편이 더 이상 경제적 어려움을 초래하지 않는 것만으로도 충분히 만족하는 것 같습니다.

그러나 이런 상황에 만족하고 더 이상 개입하지 않는다면 무언가 아쉬움이 남습니다. 이 정도로 만족한다면 목표가 너무 낮게 설정된 것이고 지금보다 조금 더 높은 목표를 설정하여 도전하면 두 사람이 더 많이 행복할 수 있습니다. 목표를 정할 때는 시행착오를 겪을 수 있다는 것을 염두에 두고 일단은 조금 더 높게 설정하는 것이 좋습니다. 목표는 명확하고 구체적으로 표현해야 하며 특히 면담 초기에는 환자와 아내가 각각 원하는 바가 무엇인지 파악하는 시간을 갖는 것이 중요합니다. 이 사례에서 아내가 "남편은 물론 절대로 나를 휴가에 데리고 가지 않아요"라고 언급했는데 '물론'이라는 부분이 중요한 의미를 내포하고 있습니다. 부부의 의사소통을 살펴보면 종종 아내가 남편의 대답이 부정적일 것으로 예상하고 말한다는 사실을 확인할 수 있습니다. 이러한 상황에서 적절한 현실적인 목표는 부부가 함께 1주일간의 휴가를 보내고, 서로 즐거웠다는 느낌으로 집으로 돌아오는지 확인하는 것이었습니다. 먼저 아내와 면담을 통해 남편에게 "예"라는 대답을 기대할 수 있도록 도우면서 휴가가 진행되었습니다. 부부는 바닷가에서 일주일 동안 여행했고, 비록 불평이 많이 나왔지만 함께 보낸 시간은 결국 서로에게 보상받는 느낌을 주었습니다. 이렇게 나타난 변화 외에도 기존에 부정적으로 주고받던 관계 양상에 작은 변화가 일어났고, 앞으로 이러한 변화가 더 많이 일어날 수 있는 토대가 마련된 것입니다.

임상의는 환자에게 너무 높은 목표를 설정할 수도 있습니다. 환자를 생각하는 마음과 낙관주의에 의한 동기라 할지라도 치료 관계에 파괴적인 영향을 미칠 수 있다는 사실을 기억해야 합니다.

만성 요통, 외상후 스트레스 장애 및 낮은 자존감을 가진 26세의 한 참전 용사는 알코올 남용과 처방 약물(예: 오피오이드 및 벤조디아제핀) 남용으로 보훈 시설에서 치료를 받았습니다. 그녀는 최근 노숙자에서 벗어났지만 두 명의 동거인 모두 알코올과 기타 약물을 과다하게 사용했기에 공동 숙소에 만족하지 못했습니다. 참전 용사 출신으로 AA 모임을 통해 단주를 잘 유지하던 그녀의 상담사는 90일 동안 매일 한 곳의 AA 모임에 반드시 참석하고 평생 단주할 것을 권유했습니다. 평소 좋아하고 존경하던 상담사를 실망시키고 싶지 않았던 그녀는 10일 동안 간신히 금주를 유지했지만 이후 숙소 동료와의 야간 술자리에 합석을 하고 말았습니다. 그녀는 다음 정신을 차렸을 때 회복할 수 있다는 자신감은 산산조각이 나 있었습니다. 상담사에게 자신의 음주를 알려야 한다는 생각에 수치심을 느낀 나머지 그녀는 남은 상담 일정을 무시하고 연락을 모두 끊어버렸습니다.

평생 단주를 하면 환자의 삶이 개선될 것이라고 생각한 상담사에게 잘못이 있는 것은 아니지만 이것이 치료의 첫 번째 목표가 될 것이라고 환자와 협의한 것에 대해서는 다소 생각해 볼 필요가 있습니다. 상담사의 의도는 좋았으나 환자의 치료는 실패로 끝났습니다. 더 작은 초기 목표, 예를 들어 술을 마시는 유혹이 끊임없이 생기지 않는 거주지를 찾거나 처방받은 약물(오피오이드 및 벤조디아제핀)과 알코올을 동시에 사용하는 치명적인 조합을 피하는 등의 목표를 설정했다면 성공할 가능성이 높았을 것입니다. 더욱이 작은 성공은 심하게 손상된 환자의 자신감 및 치료적 동맹의 강화로 이어져 치료가 진행되면서 더 도전적인 목표를 추구하기 위한 든든한 기반이 될 수 있을 것입니다.

너무 관대한 태도 vs 너무 까다로운 태도

치료 관계에서 임상의는 한편으로는 지지적이고 비판단적인 태도를 취해야 하고 다른 측면으로는 강경한 태도로 명백히 불편한 현실에 환자를 직면시켜야 하는데, 양자 사이에서 균형을 잘 맞춰야 합니다. 상황을 절대성 측면이나 모순적 측면으로만 설명하는 것은 지나치게 단순한 접근이긴 하나 두 가지 대조되는 예를 살펴보겠습니다. 첫째는 지나친 관대함에서 발생하는 불균형입니다.

> 전문적 경험이 많지 않은 사회복지사가 어려움을 겪고 있는 가정을 돕기 위해 헌신적으로 노력하고 있었습니다. 그녀가 돕는 사람은 30세 남성으로서 알코올 의존증은 없었지만 자신의 소극성과 무능함을 개선하기 위해 음주하는 것으로 보였습니다. 그는 거의 일을 제대로 할 수 없었습니다. 돈을 빌리고, 전당포를 방문하고 심지어 절도까지 했습니다. 만성적으로 어려운 상황에 직면한 아내는 최선을 다해 가족을 부양하려고 노력했습니다. 방문 시 사회복지사가 할 수 있는 일이라고는 구호 물품을 전달하거나, 남성이 복지 수당을 받기 위한 불법적인 활동으로 발생할 수 있는 부정적인 결과를 방지하는 것이었습니다. 그녀는 면접을 볼 수 있도록 그에게 적당한 중고 의류를 챙겨주었으나 남성이 옷을 판 돈으로 술을 마시고 면접에 가지 않았다는 사실을 알았을 때 가볍게 장난치듯 반응했습니다.

사회복지사는 박탈감을 느끼는 환자가 그녀의 '선함'을 시험한다는 가설을 세우고 있었습니다. 그래서 그녀는 '환자를 거부해서는 안 된다'라고 생각했습니다. 그녀에게 잘못이 있다면 '사람을 거부하지 않는다'라는 말의 의미를 그 사람의 욕구를 지나치게 용인하거나 충족시켜주어야 한다고 가정한 것입니다.

다음의 '동기가 부족한' 환자 사례에서는 지나친 관대함과 까다로움 사이의 또 다른 극단적인 측면을 엿볼 수 있습니다.

심각한 음주 문제를 가진 남성이 감옥에서 출소하여 알코올 재활 시설에 입소하기로 원칙적으로 합의되어 있었습니다. 그러나 치료 시설 책임자는 '이번 치료에 진심으로 헌신하고 있는지를 시험하기 위해' 그에게 먼저 숙소를 찾고 직업을 구해야 한다고 전했습니다. 4년 만에 출옥한 남성은 유대 관계가 있는 가족도 없었기에 불안해서 어떻게 해야 할지 갈피를 잡지 못했습니다. 출소 직후 몇 시간 되지 않아 그는 예전 친구를 찾아가 술을 다시 마시기 시작했습니다. 며칠 후 그는 음주로 인한 난폭 행동으로 체포되었습니다. 시설의 책임자는 "여러분도 저처럼 '환자가 아직 변화할 준비가 되지 않았다는 느낌'을 잘 알아채는 능력을 얻었으면 좋겠습니다"라고 표현했습니다.

임상의에게 어려움을 주는 5가지 환자 유형

지금까지의 논의는 치료에서 균형을 잃지 않는 중요성에 대한 것이었는데 이는 모든 환자에게 적용됩니다. 이제는 치료할 때 임상의가 특별한 주의를 기울여야 할 특정 유형의 환자에 대해 살펴보려고 합니다.

저항을 보이는 환자

임상의 이번 주는 어땠나요?

환자 (웃으며) 수요일에 제가 화를 내지 않았다는 것을 아시면 기뻐하실 겁니다. 근데 이번 주는 예외였어요. 죄송해요, 선생님!

임상의 실망스럽군요. 음주가 가족에게 미치는 영향에 대해 분명히 말씀드렸다고 생각했는데요.

환자 글쎄요, 전 걱정거리가 따로 있어요.

임상의 가족이 환자분을 걱정하는 것은 당연한 일입니다. 다음 주가 되면 술을 마시지 않은 지 일주일이 되는데 계속 유지하려면 어떻게 해야 할까요?

환자 (벽에 걸린 의사 학위증을 쳐다보며) 미시간 주립대학에서 공부하면서 그런 식으로 말하라고 교육받았나요?

임상의 훌륭한 대학이죠.

환자 네, 선생님과 상담할 때마다 내가 더 낫다는 느낌이 드네요.

불쾌한 환자와 치료진 사이의 역동은 청소년 자녀를 둔 부모라면 쉽게 공감할 수 있을 것입니다. 알코올 문제를 치료하는 과정에서 이런 식의 문제는 특정 연령대에 국한되지 않고 나타날 수 있습니다. 반항적인 환자 입장에서 치료는 계속해서 술을 마시거나 치료자와 합의한 약속을 위반함으로써 자신의 자율성을 입증하려 하는 힘겨루기 같아 보입니다. 조금 더 심할 때는 임상의의 권위를 떨어뜨리려 하거나, 환자 자신이 결정해야 할 시기에 임상의를 비난하며, 어떻게 해서라도 임상의를 의도적으로 성가시게 하거나 자극하려 합니다.

14장에서 설명한 바와 같이 AA에서는 자신이 술에 무력하다고 가르치는데, 이는 많은 사람이 받아들이기 어렵습니다. 임상의들의 입장에서는 또 다른 종류의 무력함을 받아들여야 합니다. 다시 말해 환자의 삶을 근본적으로 통제할 수는 없다는 것입니다. 환자가 임상의에게 최종적인 권한이 누구에게 있는지를 보여주기 위해 애쓸 때 임상의는 힘겨루기에 개입하지 말고 대신 환자가 원하지 않는다면 치료를 진행할 수 없다는 뜻을 전해야 합니다. 환자의 변화 과정에서 임상의가 동반자 역할을 하지만 환자에 대한 근본적인 책임은 항상 환자 자신에게 있다는 사실을 기억해야 합니다. 환자가 실존적 부담감을 넘기려 할 때 임상의가 책임을 생각 없이 받아들여서도 안되지만 극구 대신 맡으려 해서도 안됩니다. 이러한 관점이나 사고방식으로 보면 유사한 환자와의 서로 영향을 주고받는 상황에 놓일 때 상반되는 의지의 대결 구도로 가기보다는 치료적 통제로 얻을 수 있는 것에는 한계, 즉 치료 과정에서 환자를 완전히 통제할 수 없음을 즉각적으로 그리고 자연스럽게 인정하고 받아들이는 것이 필요합니다.

임상의 이번 주는 어땠나요?

환자 (웃으며) 수요일에 제가 화를 내지 않았다는 것을 아시면 기뻐하실 겁니다. 근데 이번 주는 예외였어요. 죄송해요, 선생님!

임상의 제가 선생님의 음주에 만족하는지 아닌지는 그렇게 중요해 보이지 않습니다. 지금처럼 음주에 만족한다면 계속 술을 마시는 것도 선생님의 권리입니다. 하지만 진정 변화를 원한다면 이 목적을 위해 함께 시도할 수 있는 방법을 찾아볼 수 있어요. 그러니 환자분이 마음의 결정을 내린 것이 있으면 알려 주세요.다가오는 주에도 지난주처럼 계속 음주하고 싶나요? 아니면 그 반대인가요?

다른 문화적 배경을 가진 환자

"저는 그를 전혀 이해할 수 없어요." 지역 정신과 간호사가 환자의 집을 방문한 뒤 보고하며 말했습니다. "그는 과일 가게를 운영하는 파키스탄 남성으로, 60세 정도의 나이에 장성한 두 아들을 둔 가장입니다.

두 아들은 중독자 아버지의 업무 지시를 받으며 가게 일을 돕고 있습니다. 환자와 아내는 영어로 소통하는 것이 능숙하지 않았습니다. 그는 가게 뒤편에 위스키 한 병을 두고 하루 종일 꾸준히 위스키를 마십니다. 제가 방문했을 때 친절하게 대해 주었고 과일 선물도 잔뜩 줬지만 부정 방어기제가 매우 큰 것도 확인했습니다. 자신은 위스키를 약으로 조금씩 마신다고 했습니다."

간호사는 환자의 문화적 입장을 이해하지 못했다는 사실을 솔직하게 인정하는 열린 태도를 갖고 있었고, 분명히 상점 주인은 의사가 보낸 간호사의 역할, 자격 그리고 목적이 무엇인지 잘 알지 못했을 가능성이 매우 큽니다.

음주 자체에 대한 문화적 의미는 다소 이해하기 어려울 수 있습니다. 특정 문화 내에서 '정상적인' 음주는 무엇을 의미할까요? 종교적인 금기 사항이 실제로는 어떻게 해석되는 것일까요? 술의 합법적 기능은 무엇일까요? '과음'을 정의하는 문화적으로 합의된 개념이 존재할까요? 음주 행동에 대한 남성과 여성의 기대치가 비슷하거나 다를까요? 음주 자체를 이해할 때 문화 간의 여러 차이점이나 다양성 등이 퍼즐 조각처럼 존재하는데 이는 앞서 언급한 대답하기 어려운 전체 퍼즐의 일부에 불과합니다. 본질적으로 배경에 깔린 문제는 가족과 가족 역할, 종교적 신념, 사회적 계급이나 지위, 그리고 누가 누구에게 무엇을 말할 권리가 있는가 하는 것인데 이는 사람 사이의 상호 작용하는 방식과 의사소통에 큰 영향을 미치기 때문입니다. 서로 다른 문화로 인해 치료 접근 방식도 다른 견해를 가질 수 있으며 의약품 처방의 중요성이나 의료 전문가의 지시 사항에 대한 신뢰나 수긍 여부도 각 문화 간에 의견 차이가 있습니다(Galvan & Caetano, 2003; Heim et al., 2004; Lee, Law, & Eunjoo, 2003; Rao, 2006).

위의 가게 주인의 사례는 어느 국가에서 일하든지 임상의가 마주칠 수 있는 수없이 다양한 다문화 이해의 문제를 잘 보여주는 예입니다.

진료 대상자는 최근에 이민 온 가족, 외국에서 온 대학원생, 이주 노동자, 난민 또는 임상의와 같은 문화권이지만 지역이나 사회 계층이 다른 환자 등이 될 수 있습니다. 인종적, 문화적 차이를 잘 인식하지 못하는 알코올 치료 기관과 임상의라면 다소 익숙하지 않은 사람을 만나 어색할 수도 있고 상대의 기존 규범에 대한 배려가 부족할 수도 있으며 때로는 잘못 개입할 위험에 처할 수 있습니다.

이와 같은 사례에 부딪힐 경우 문제 해결에 필요한 협력자를 탐색할 필요가 있습니다. 예를 들어 과일 가게 주인의 경우 2세 가족 구성원 중에서 이해의 중재자 역할을 할 수 있는 사람을 찾을 수 있습니다. 환자의 아들은 대가족 관계 내에서 아버지의 문제에 조언을 하고 개입할 만한 영향력 있는 어른을 찾아볼 수 있습니다. 또한 지역 기관이나 병원 내에서 환자의 모국어를 구사하고 문화를 이해하며 평가 과정을 돕거나 사례를 맡을 수 있는 전문가를 구해볼 수도 있습니다.

공격적이고/폭력적인 환자

음주 문제가 있는 환자 중 일부는 만성적으로 분노에 가득 차 있기도 합니다. 환자는 친구, 가족, 동료에게 고함을 지르고 분노를 폭발시키며 외래 치료 대기실에서 의사, 행정 직원 또는 다른 환자에게 짜증이 나고 기분이 틀어지면 거칠게 크게 항의할 수 있습니다. 이러한 행동은 다른 사람과 관계를 맺을 때 이미 굳어진 자연스러운 방식일 수도 있고, 감정을 통제하려는 시도가 실패한 결과일 수도 있으며, 다른 사람이 자신에게 순응하도록 겁을 주기 위해 의도적으로 사용한 전략일 수도 있습니다.

도움이 필요한 환자라고 해서 다른 사람을 함부로 대하고, 상처 줘도 되는 특권을 가진 것은 당연히 아니며, 이는 모든 환자에게 사실대로 명확하게 전달되어야 합니다. 끓어오르는 분노와 언어적 공격성을 직면할 때 임상의는 환자의 병력(예: 직원 폭행 또는 폭력 범죄로 수감된 기록)과 공격적 행동이 어떻게 작동하는지 평가해야 합니다. 어느 정도 통찰력이 있는 공격적인 환자는 치료자가 조금만 도와주면 무엇이 자신의 행동을 유발하고 강화하는지, 스스로의 행동이 자신뿐만 아니라 다른 사람에게 어떤 악영향을 미치는지를 분석하고 점검할 수 있습니다.

일부 문제 음주자는 위협적인 언어적 행동을 넘어 신체적 폭력을 가하기도 합니다(4장 참고). 임상의는 종종 술에 취해 폭력적인 행동을 반복하며 진료를 요구하는 환자로 인해 걱정스러운 상황에 노출됩니다. 이 때는 직원과 다른 환자의 안전이 위험에 처하고, 큰 불안감을 초래할 수도 있습니다. 알코올 치료 기관이 다른 시설과 밀접한 경우 이런 소동이 통제를 벗어나 걷잡을 수 없게 된다면, 어느새 기관에 대한 부정적인 소문이 돌 것입니다.

> 오랜 음주 경력을 지닌 40세 남성은 집에서 쫓겨나 현재 임시 숙소를 떠돌거나 길거리에서 잠을 잡니다. 6개월 동안 그는 두 번이나 입원했으나 매번 술에 취해 병실에 돌아와 간호사를 폭행하고 집기류를 부쉈습니다. 마지막 퇴원 후 며칠 뒤 밤늦게 병원에 찾아온 그는 보안요원과 몸싸움을 벌였습니다. 이후 외래를 방문한 환자는 술에 취한 채 입원을 요구하며 입원을 시켜주지 않으면 추가 폭력을 행사하겠다고 위협했습니다.

이러한 상황에서 다음의 두 가지 행동 방침은 반치료적이기에 따르지 않아야 합니다. 첫 번째는 더 이상의 추가적인 폭력이나 폭력의 위협을 용인하는 것입니다. 계속해서 인내하는 것은 환자에게 도움이 전혀 되지 않을뿐더러, 치료 서비스의 사기는 저하할 것이며, 직원은 실질적인 상처를 입을 수 있습니다. 두 번째는 환자의 출입을 금지시키는 것입니다. 금지 조치가 설령 성공하더라도 폭력 문제는 또 다른 사람에게 떠넘겨질 뿐이며 일주일 후 남성이 폭행 혐의로 기소되어 병원이 책임을 회피했다는 판결을 받으면 상황은 그리 녹록지 않게 될 것입니다. 이러한 유형의 환자에 잘 대처하려면 주변 환경에서 유발되는 특정 상황이나 단서에 의해 폭력적 반응이 자주 발생한다는 사실을 잘 인식하고 있어야 합니다.

이러한 문제는 개인이 혼자서 독립적으로 처리하기보다 치료 서비스를 통해 단체로 처리할 때 더 잘 해결될 수 있습니다. 예를 들어 이러한 유형의 문제를 해결해야 하는 병원이 책임을 떠넘긴다면 의사나 기타 지역 서비스 기관에서는 불만을 가질 것입니다. 필요한 것은 개인을 위해 마련된 명확한 치료 정책입니다. 정책은 명시적인 한계를 설정하지만 단순한 억제 정책이 아닌 치료 정책이어야 합니다(〈표 17.2〉 참고). 이 정책은 건설적인 행동을 보상하고 받아들일 수 없는 행동을 어떠한 방식으로도 강화하지 않아야 하며, 환자에게 공정하고 공개적으로 전달되어야 하고, 의무기록 첫 장에(전자 기록지에서는 눈에 잘 띄도록 표시) 위치해야 하며, 환자와 관련된 모든 직원에게 각각 한 부씩 사본으로 제공되어야 합니다. 이런 환자를 위한 치료 계획 수립은 직원 회의를 개최하여 모든 치료진이 충분히 이해한 상태에서 합의한 후 일을 진행하는 것이 좋습니다. 필요한 경우 치료 기관에 근무하는 행정 직원도 법률 자문뿐만 아니라 상담 및 지원을 받는 것도 좋습니다.

일견 엄격해 보이는 〈표 17.2〉의 지침에는 많은 시설에서 도움을 제공하는 것이 불가능하다고 판단되어 거부될 수 있는 환자에게 치료진이 지속적으로 도움을 제공할 수 있도록 고안된 여러 계획이 포함되어 있습니다. 실제 이러한 한계 설정은 환자 자신에게도 확실히 도움이 됩

〈표 17.2〉 폭력적인 환자(스미스 씨)에 대해 합의된 치료 계획 예시

치료 프로그램 내에서 이 환자를 계속 도울 수 있도록 치료팀이 다음과 같은 지침을 합의하였고 모든 치료진은 이 지침에 적극적으로 협조해 주시기를 요청드립니다.

1. 스미스 씨는 예약을 통해서만 진료를 받을 수 있으며, 예약 없이 내원하는 경우 퇴실을 요청할 수 있습니다.
2. 스미스 씨는 술에 취하지 않은 경우에만 진료를 받을 수 있습니다. 술에 취한 것으로 의심되는 경우 더 이상의 진료는 어렵고 퇴실을 요청할 수 있습니다.
3. 스미스 씨가 퇴실 요청을 거부하거나 위협 또는 폭력을 행사할 경우 병원의 평소 비상 연락망 통해 도움을 요청하고 경찰에 신고해야 하며 번호는 ○○○이며 어떤 경우에도 직원 개인이 이 환자와 언쟁해서는 안 됩니다.
4. 병원 시설 내에서 범죄 행위를 저지르고 적발되면 병원은 신속히 스미스 씨를 고발 조치하겠다는 사실이 전달되었습니다.
5. 이러한 기본 규칙은 스미스 씨에게 개별적으로 설명되었으며, 이는 직원을 보호할 뿐만 아니라 건설적인 치료 계획 내에서 이 환자와 계속해서 치료를 이어 나갈 수 있도록 마련한 것입니다.

니다. 무질서하고 일관성 없는 대응은, 심지어 환자의 폭력에 묵인하는 것처럼 보일 경우, 환자의 불안과 공격성을 더 악화시킬 수 있는 반면, 이처럼 확고한 지침을 통해 종종 환자가 건설적인 기대에 부응할 능력이 있는 것을 보여주는 계기를 마련할 수도 있습니다. 환자는 술에 취하지 않은 상태에서 진료받을 수 있고 새롭고 긍정적인 태도로 치료에 참여할 수 있게 됩니다. 그러나 모든 일이 항상 매끄럽게 진행되는 것은 아니며, 환자가 술에 취해 누군가를 때리려 하면 신고해야 할 수도 있습니다. 처벌받지 않으면 환자가 자신의 행동에서 배우지 못하고 계속해서 해로운 행동을 할 수 있기 때문에 이런 조치가 필요합니다. 치료 계획의 전반적인 목표와 전략에 부합하는 개입을 위해서는 치료진과 사법기관과의 협

력이 필수적입니다.

폭력의 즉각적인 위협이 통제되면 개별화된 긍정적인 치료 프로그램을 시작할 수 있습니다. 이제 폭력은 더 이상 핵심적인 문제가 아니며, 환자에 대한 평판이나 선입견 때문에 효과적인 치료와 지원이 영향을 받아서는 안 됩니다. 치료 과정 중 폭력에 대해 다루는 시간이 있을 것이며 환자는 알코올이 폭력성을 증가시킨다는 사실이 전체적으로 의미하는 바를 받아들여야 합니다.

또 다른 문제는 특정하기 어려운 상황에서 명시된 규칙을 어떻게 유연하게 해석해야 하는지입니다. 예를 들어 머리 부상 가능성이 있거나 신체 상태가 악화되어 있거나 기저 정신질환이 동반된 것은 아닌지가 우려되는 경우에는 적절한 도움을 받아야 합니다. 따라서 개인의 임상적 판단에 따라 응급 상황에 유연하게 대응할 수도 있겠지만 가능하다면 이런 상황이 발생할 때마다 치료진이 신속히 소집되어 어떤 일이 있었는지를 보고받고 중요한 결정을 내릴 수 있도록 해야 합니다. 일부 환자는 극단적으로 폭력성의 위험을 가지고 있기 때문에 이유 여하를 막론하고 직원과 대중의 안전이 최우선으로 고려되어야 합니다.

유명 인사급 환자

자주 일어나는 일이지만 장점이 많고 대중적으로 유명한 사람의 알코올 문제를 종종 잘못 다루는 경우가 있습니다. 명성의 영향 때문에 누구도 감히 중독으로 진단을 내리지 못하거나 단호한 입장을 취하지 못하는 경우가 있습니다. 한밤중에 전화가 걸려오고, 호텔 방으로 응급 방문을 요청하기도 합니다. 전체 병력을 파악하기 어렵고, 피상적인 대화마저 차단되고, 모든 상황이 대충 마무리되고, 비밀스럽게 처리될 때가 많습니다. 거물 인사, 정치인, 유명한 여배우, 판사 또는 저명한 외과 의사 등이 중독 문제와 관련해 강한 기대와 요구를 보일 때 임상의가 치료자의 입장이나 의견을 확고하게 유지하기 위해서는 상당한 자신감이 있어야 합니다. 환자가 같은 대학의 저명한 교수이거나, 지역 병원의 원장, 국민건강보험공단 고위 관리 등 임상의 스스로가 존경하는 저명인사라면 더욱 어렵게 느껴집니다. 하지만 임상의가 치료적 입장을 고수하지 않는다면 환자는 제대로 된 서비스를 받지 못하게 됩니다.

역설적이게도 부유하고 유명한 사람도 노숙하는 문제 음주자와 비슷하게 부적절하게 치료받는 위험에 노출될 수 있습니다. 임상의가 환자와 환자의 생활 방식에 지나치게 감명받거나 매료되면 질적인 치료가 근본적으로 위험해집니다. 상담이 환자의 필요를 해결하는 것에 초점을 맞추지 못하고 임상의가 개인적으로 가장 흥미를 느끼는 쪽으로 흘러갈 수 있습니다. 일반적인 환자에게는 결코 도움이 되지 않는 지속적인 음주에 대한 변명(예: "선생님도 할리우드 파티가 어떤지 잘 알잖아요….")이 받아들여집니다. 임상의가 저명한 인사에게 호감을 얻고 싶어서 또는 환자가 아첨을 좋아하고 심지어 솔직한 말에 보통과 다르게 공격적이거나 방어적으로 반응하리라고 임상의가 믿기 때문에 필요한 치료적 직면을 회피하게 됩니다. 일부 상황에서는 기관이 임상의에게 환자의 비위를 맞춰야 한다는 모종의 압력을 가할 수 있습니다(예: "그를 화나게 하지 마세요. 그의 어머니는 병원의 핵심 기부자입니다"). 임상의는 자신의 윤리적 책임을 망각하고 동료와 친구에게 스스로를 유명 환자의 구세주라고 암시하는 교묘한 방법을 찾는 유혹을 받을 수 있습니다.

어떤 측면에서 보면 유명 인사는 일반적인 기대와 달리 다른 사람들에 비해 대중에게 노출되는 것을 매우 두려워합니다. 예를 들어 번잡한 거리에 있는 알코올 치료 기관에 들어가야 하거나 소문을 퍼뜨릴 수 있는 다른 환자와 함께 집단치료에 참석해야 할 때 두려움이 커집니다. 알코올 치료를 받는 부두에서 일하는 막노동자는 언론의 먹잇감이 되지 않지만 알코올 치료를 받는 국회의원은 그럴 수 있습니다. 그런데도 유명 인사 환자는 자신의 음주 습관이 이미 대중에게 얼마나 널리 알려져 있는지와 동료에게 얼마나 부끄러운 일로 여겨지는지에 대해 크게 신경 쓰지 않습니다. 알코올 치료를 받고 있다는 소식이 오히려 피해를 감소시킬 수도 있습니다. 주요 지위에 있는 사람이 음주 문제를 공개적으로 인정하는 정도는 나라마다 직업군마다 다르겠지만 최근 몇 년간 국제적인 '회복 운동'이 부상하면서 공개적으로 인정하는 것에 대한 부담이 크게 줄었습니다(White, 2007).

지금까지 '특별함'에 대한 논의를 했습니다. 그러나 '특별함'으로 언급된 것은 반대로 주장될 수 있는 것도 명확한 사실입니다. 대중에게 노출되는 두려움은 회사 차량 운전자뿐만 아니라 회사 대표에게도 영향을 미칠 수 있습니다. 이와 같이 스트레스와 실패에 대한 두려움은 환자가 속한 계층과는 관계가 없는 공통의 주제입니다. 소위 '특별한' 환자에게 영향을 미치는 특정 요인이 무엇인지를 찾아내는 것이 중요하고 요인의 강도에 대해 주의를 기울여야 하지만, 치료 접근법의 기본을 고수하는 것이 무엇보다 중요합니다. 예를 들면 환자가 너무 바빠서 전반적인 평가에 임할 시간이 없다고 주장하는 것을 그대로 수용하기보다는 실제 해야 하는 평가를 진행할 수 있어야 합니다. 사례 개념화의 논의를 통해 진단이 제대로 되었는지, 치료 목표가 적절하게 설정되었는지 검토해야 합니다. 무엇보다, 관계의 질은 기본입니다. 한 측면에서 보면 유명 인사와 정신과 의사 또는 상담사 사이의 만남일 수 있지만 보다 근본적으로는 음주 문제를 가진 사람과 가능한 한 최선을 다해 도움을 제공하려는 사람 사이의 만남입니다.

숨겨진 의도가 있는 환자

오랜 음주 문제를 가진 중년 남성이 아내와 함께 부부 행동 치료 상담을 받으러 왔습니다. 두 사람 모두 술을 끊고 결혼 생활을 회복하기 위해 함께 노력하고 싶다고 말합니다. 치료를 시작한 지 한 달이 지나 치료 관계가 형성된 후 아내는 남편(그리고 임상의)에게 이렇게 말하며 충격을 줍니다. "이혼을 신청했어요. 저는 그동안 너무 지쳐 더 이상 노력하는 것이 너무 힘들어요. 당신이 도움이 필요하다는 것을 알기 때문에 헤어지기 전에 당신을 돌봐줄 수 있는 의사를 만나고 싶었을 뿐이에요."

환자는 수많은 이유로 알코올 치료를 시작하지만 그 동기는 상담 초기 혹은 심지어 상담이 한참 지난 후에도 잘 드러나지 않습니다. 음주 운전으로 재판을 기다리거나 이혼 양육권을 놓고 분쟁 중인 전 배우자와의 이혼 소송 중인 환자라면 '음주 문제에 대해 노력 중이다'는 객관적인 증거를 얻고 싶어 할 수 있습니다. 음주 문제를 고치려는 진정한 욕구가 마음속에 숨겨진 근본적인 다른 동기와 함께 존재할 수도 있고 그렇지 않을 수도 있습니다. 또 다른 환자는 소송이나 장애 청구에 유용하게 사용될 실제 또는 조작된 질병 기록(예: 음주, 우울증, 자살 충동)을 만들기 위해 알코올 치료를 받을 수도 있습니다.

어떤 환자는 임상의를 조종하여 정기적으로 용서하는 시간을 가지면서 행동을 바꾸고자 할 때 발생하는 마음의 부담을 제거합니다. 환자는 지적으로는 자신과 다른 사람에게 어떤 고통을 주고 있는지 알고 있지만, 반복적으로 용서를 받으면서 이러한 통찰을 깊은 감정으로부터 분리시킬 수 있습니다. 사실 연극 배우처럼 반복적으로 결실 없는 치료를 받고 있지만 도움이 되지 않는 동일한 행동이나 양상을 반복할 때 치료자의 묵인을 구합니다. 다음은 이런 경우를 보여주는 사례에서 발췌한 내용입니다.

> 환자는 의자에 앉아 자신이 '알코올 중독자'라는 것을 알고 수년 동안 AA 모임에 다녔으며 이제 해야 할 일은 오늘 하루만 술을 마시지 않고 지내는 것뿐임을 알고 있다고 말했습니다. 아내는 떠나겠다고 협박하고 있었고, 이번 '실수' 이후 그녀가 겪은 모든 일이 얼마나 고통스러운지 그는 전적으로 아내를 이해하고 조금도 비난하지 않았습니다. 그는 몹시 후회했으며 자신이 '돼지처럼' 행동했다는 것을 알았습니다. 더욱이 다시 의사를 실망시켰고 스스로 극심한 수치심을 느꼈습니다. 실제 감정과는 분리된 채 비슷한 참회의 표시로 그는 지금까지 똑같은 말을 여러 차례 했습니다.

임상의가 주기적 행동을 방조하면 상황은 더 악화됩니다. 이런 사례는 흔히 발생할 수 있으며 환자는 때때로 AA에 오랫동안 참석하고 있지만 거의 아무런 도움도 받지 못했을 수 있습니다. 임상의가 비치료적이거나 반치료적인 기반에서 환자와 계속 접촉하는 것은 도움이 되지 않습니다. 그보다는 일종의 고해성사를 거부하고 책임을 환자에게 돌리는 것이 더 도움이 됩니다. 문제를 직면하고 도전하도록 하는 것은 새로운 가능성을 만들어낼 수 있지만 환자는 일시적인 면죄부를 제공할 또 다른 치료자를 찾아 떠날 위험이 항상 존재합니다.

숨겨진 의도를 가진 모든 환자에게 임상의는 분노감, 기만당한 느낌, 심지어 학대당한 느낌을 가질 수 있습니다. 이런 감정은 충분히 이해 가능하며 치료자를 마음 깊이 지지하는 동료와 이야기를 나누는 것은 적절하지만 이를 토대로 환자를 처벌하는 행동을 정당화해서는 안 됩니다. 치료를 중단하는 것이 적절한 경우에도 비난하지 않고 침착하고 전문적으로 실행해야 합니다.

부주의한 치료

음주 문제를 치료하는 의사가 과실로 인한 소송을 겪는 경우가 드물지 않다는 점을 꼭 기억해야 합니다. 극단적으로는 의료 과실 소송에 휘말릴 수도 있습니다. 임상에서 피할 수 없는 어려운 문제이지만 그렇다고 해서 의사가 양질의 진료를 제공해야 할 분명한 책임이 면제되는 것은 아닙니다. 언제나 그렇듯이 의료진의 최선의 방어책은 동료 의료진이 보기에 합당한 진료로 여길 수 있는 양질의 치료를 제공하는 것입니다. 진료 기록을 꼼꼼하게 작성해야 하며 세심하게 소견서 및 진단서를 발급해야 합니다. 환자가 자신 또는 타인에게 위해를 가할 위험이 있는 경우, 상담 내용을 철저히 기록하고 동료와 논의하는 것이 좋으며 의료 법률 전문가의 자문을 구하는 것도 좋은 방법입니다.

다음은 모범적인 진료를 위해 이 분야에서 가장 강력하게 피해야 하는 문제 목록입니다.

- 위험한 처방으로 인한 부작용. 예를 들어 벤조디아제핀 및/또는 오피오이드 진통제를 다량 처방받은 환자가 과음 후 약물을 과다 복용하는 경우 법적 조치를 취하는 경우가 흔히 발생합니다.
- 응급실 의사가 초기 베르니케 뇌증을 진단하고 즉각적으로 치료하지 않는 경우 환자에게 뇌손상을 유발할 수 있으며, 병원과 의

사에게 엄청난 법적 손해를 줄 수 있습니다.

- 병동에서 금단 증상에 적절히 대처하지 못하고 안전한 환경을 유지하지 못하면(11장 참고) 해당 직원이 이에 대해 책임을 질 수 있습니다.
- 디설피람의 부주의한 처방은 알코올과의 위험한 상승작용을 유발할 수 있습니다.

이러한 유형의 사고가 결코 일어나지 않도록 해야겠지만 불행하게도 여전히 계속해서 발생하고 있습니다. 이는 모든 의료 환경에서 음주 문제에 대해 주의력을 강화하고 더 나은 교육을 제공하는 것이 필요한 증거입니다.

임상에서 좌절이 발생할 때 어떻게 할 것인가?

이 장에서는 음주 문제를 치료할 때 잠재적으로 위협적이고 불안을 유발하는 측면을 검토했습니다. 그러나 이로 인해 임상의가 자주 다루는 대부분의 만성적인 건강 문제보다 음주 문제가 훨씬 더 높은 회복률을 보이는 낙관론을 놓쳐서는 안 됩니다. 부분적으로 잘못된 치료 과정을 바로잡기 위한 많은 전략이 존재하기 때문입니다(〈표 17.3〉 참고).

음주 문제를 가진 사람을 치료하는 것은 가능한 모든 전략을 동원하여 스스로 회복할 수 있도록 돕는 것입니다. 가장 풍부한 배움은 직접적인 상호 작용으로 실제적인 경험을 통해 일어납니다. 때로는 문제가 발생하는 것을 경험하면서 인내심, 유연성 및 상호 노력으로 문제가 바로 잡히는 행복감을 경험하면서도 큰 배움을 얻습니다.

개인과 치료진 모두는 진료 환경 내에서 어떻게 하면 긍정적이고 효과적으로 문제를 해결하여 환자를 돕고 그 과정에서 스스로 배울 수 있을지에 대해 고민해야 합니다. 경력이 많고 적든 상관없이 모든 임상가는 자신의 경험 수준에 따라 효과적으로 역할을 수행하기 위해 적절한 도움이 필요합니다. 남성과 여성 직원은 때때로 각기 다른 종류의 도움이 필요할 수도 있습니다. 혼자 문제를 끌어안지 않고 문제를 공유하는 것이 중요하며, 치료진 외부에서 숙련된 임상의의 지원을 받을 수 있다면 매우 유용할 수 있습니다. 자신이 받지 않고도 끊임없이 줄 수 있다는 파괴적인 신념에 굴복하기보다는 오히려 자신에게 필요한 것이 있다는 사실을 부끄러워하지 않고 기꺼이 받아들이는 것이 더 중요합니다.

〈표 17.3〉 임상적 좌절에 대한 긍정적인 치료 반응

- 문제를 공유해야 합니다. 동료와 함께 문제 상황을 나눕니다.
- 문제는 양방향에서 생길 수 있습니다. 자신의 행동, 태도, 기대치뿐만 아니라 환자의 기대치를 이해하려고 노력합니다.
- 치료 장애물이 없는지 확인해야 합니다. 특히 균형을 잃은 치료적 접근 방식은 조심해야 합니다.
- 변화에는 동기부여가 필수적입니다. 변화 준비를 위해 더 필요한 것이 있을까요?
- 초기의 평가 및 사례 개념화 내용을 다시 점검하고 사례 전체를 검토한 후 환자가 참여한 가운데 치료 동기를 회복하기 위한 의도적인 계획을 수립해야 합니다.
- 누구도 전지전능하지 않으며 임상의는 정당하게 도움받을 필요를 가지고 있다는 사실을 기억해야 합니다.

참고문헌

Galvan, F. H., & Caetano, R. (2003). Alcohol use and related problems among ethnic minorities in the United States. Alcohol Health and Research World, 27, 87–94.

Graham, K., Leonard, K. E., Room, R., et al. (1998). Current directions in research on understanding and preventing intoxicated aggression. Addiction, 93, 659–676.

Heim, D., Hunter, S. C., Ross, A. J., Bakshi, N., Davies, J. B., Flatley, K. J., & Meer, N. (2004). lcohol consumption, perceptions of community responses and attitudes to service provision: results from a survey of Indian, Chinese and Pakistani young people in greater Glasgow. Alcohol and Alcoholism, 39, 220–226.

Lee, M. Y., Law, P. F. M., & Eunjoo, E. (2003). Perception of substance use problems in Asian American communities by Chinese, Indian, Korean and Vietnamese populations. Journal of Ethnicity in Substance Abuse, 2, 1–30.

Rao, R. (2006). Alcohol misuse and ethnicity. British Medical Journal, 332, 682.

White, W. (2007). The new recovery advocacy movement in America. Addiction, 102, 696–703.

끝맺는 말

그리피스 에드워즈는 이 책의 초판을 거의 반세기 전에 쓰기 시작했는데, 그 이후로 음주 문제 치료는 다방면에서 크게 변해 왔습니다. 치료는 병원보다는 지역사회에서 제공되는 경우가 훨씬 더 흔해졌습니다. 과거에는 치료가 심각하게 의존적이고 기능이 많이 손상된 알코올 중독자를 대상으로 했다면, 이제는 덜 심각하긴 하지만 여전히 중대한 문제를 가진 문제 음주자들에게까지 치료가 확장되었습니다. 한때 알코올 치료에서 드물었던 여성 환자가 이제는 임상 사례의 상당 부분을 차지하고 있습니다. 새로운 약물과 심리 치료법은 환자와 대면 치료를 하는 임상의에게 다양한 선택지를 제공하며, 새로운 인터넷 기술은 대면 치료를 전혀 포함하지 않는 치료 선택지도 제공합니다. 이 책은 이와 같은 변화들을 잘 반영하고 있습니다. 그러나 치료 작업의 중요한 본질은 오랫동안 변함없이 유지되고 있으며 앞으로도 그럴 것입니다. 치료의 목적은 여전히 인도주의적이라는 점, 즉 어려움을 겪고 있는 사람과 주변 사람들의 고통을 줄이는 것입니다. 이 책에서 설명하는 어떤 기법을 사용하든 치료의 핵심은 항상 공감하고 존중하는 인간관계를 통해 동기를 부여하고 지속적인 변화를 촉진하는 것입니다. 이 책이 음주 문제 치료에 종사하는 사람들이 환자와 공감하고 존중하는 관계를 형성하며, 건강을 회복하고 공공 안전을 증진하며 삶을 변화시킬 수 있는 근거 기반 치료 기술을 적용하는 데 도움이 된다면, 저자들은 매우 기쁘게 생각할 것입니다.

찾아보기

(ㄴ)

(ㄷ)

(ㅁ)

(ㅂ)

(ㅅ)

(ㅇ)

(ㅈ)

(ㅊ)

(ㅋ)

(ㅌ)

(ㅍ)

(ㅎ)

지은이

키스 험프리스

스탠퍼드대학교 교수이며 정신의학 및 행동과학부 산하 정신건강정책 부장을 역임하고 있다. 또한 팔로 알토에 있는 VA 보건 서비스 연구 센터의 선임 연구 경력이 있는 과학자이자 킹스 칼리지 런던의 정신의학 연구소 명예교수이기도 하다. 험프리스 박사는 공공 정책 수립에 광범위하게 관여해 왔으며, 마약 금지 지역에 관한 백악관 위원회, VA 국립 정신 건강 특별 조사단, 미국 약물 남용 및 정신 건강 서비스국의 국가 자문 위원회 위원으로 활동하고 있다.

앤 링포드 휴즈

임페리얼 칼리지 런던의 중독 생물학 교수이자 중북부 런던 NHS 신탁 재단에서 정신과 자문의로 일하고 있다. 특히, 알코올 문제와 동반 질환에 대한 약물학적 치료에 관심을 가지고 있다. 링포드 휴즈 교수는 영국 정신약물학회의 명예 사무총장을 지낸 바 있으며 물질 오용 및 중독과 정신과 질환에서 나타나는 동반 질환에 대한 약물학적 관리에 대한 지침을 공동 개발하고 집필하였다. 또한 오피오이드 해독과 알코올 오용 및 의존에 대한 약물치료 NICE 지침서를 마련하는 데 기여하였다.

다사랑중앙병원

다사랑중앙병원은 2004년 9월 11일에 개원한 알코올 질환 전문 병원으로, 내과, 정신건강의학과, 한방과의 협진을 통해 알코올 의존증 치료를 전문으로 한다. 국내 최초로 여성 알코올 치료 병동과 어르신 알코올 치료 병동을 개설했으며, 국내에서 가장 많은 알코올 전문 상담사가 근무하고 있다. 다사랑중앙병원은 성별과 연령에 따라 병동을 분리하여 생활의 불편함을 최소화하고, 각 그룹의 특성을 고려한 맞춤형 프로그램을 제공한다.

옮긴이

김석산

- 나사랑중앙병원 원장
- 한국중독정신의학회 정회원
- 전) 다사랑병원(광주) 원장
- 의학박사

김태영

- 정신건강의학과 전문의
- 대한신경정신의학회 정책연구소 위원
- 한국중독정신의학회 평생회원
- 전) 안양시 중독관리통합지원 센터장
- 연세대학교 의과대학교 졸업

안민철

- 정신건강의학과 전문의
- 다사랑중앙병원 원장
- 대한신경정신의학회 정회원
- 한국중독정신의학회 평생회원
- 대한청소년정신의학회 평생회원

최강

- 정신건강의학과 전문의
- 다사랑중앙병원 원장
- 대한신경정신의학회 정회원
- 한국중독정신의학회 평생회원

허성태

- 다사랑중앙병원 원장
- 한국중독정신의학회 정회원
- 의왕시 기초정신건강심의위원회 부위원장
- 전) 국군벽제병원 정신과장
- 전) 한림대학교 평촌성심병원 정신과외래교수

하운식

- 정신건강의학과 전문의
- 다사랑중앙병원 원장
- 대한신경정신의학회 정회원
- 한국중독정신의학회 평생회원
- 한국정신신체의학회 평생회원
- 안양시중독관리통합지원센터 센터장

박차실

- 다사랑중앙병원 상담부장
- 한국중독전문가협회1급 상담사
- 백석대학교 상담학 박사

음주 문제

초판 1쇄 인쇄 2024년 8월 23일
초판 1쇄 발행 2024년 8월 30일

지은이 | 키스 험프리스, 앤 링포드 휴즈
옮긴이 | 다사랑중앙병원
펴낸이 | 소정영

펴낸곳 | 도서출판 하나의학사
출판신고 | 1988년 4월 1일 제2022-000082호

주소 | 서울특별시 송파구 동남로 159, 302호(한흥빌딩)
전화 | 02-730-2555, 2556 **팩스** | 02-730-2557
이메일 | hanampc1@naver.com
홈페이지 | www.hanampc.co.kr

ISBN 979-11-91658-48-4 93510